시각, 지각, 인지 뇌손상 환자의 평가와 치료에 대한 매뉴얼 개정4판

Vision, Perception, and Cognition Fourth Edition

A Manual for the Evaluation and Treatment of the Adult With Acquired Brain Injury

시각, 지각, 인지

뇌손상 환자의 평가와 치료에 대한 매뉴얼

양영애 외 옮김

Vision, Perception, and Cognition

A Manual for the Evaluation and Treatment of the Adult With Acquired Brain Injury

개정4판

Barbara Zoltan

영 문 출 판 사

■ **옮긴이** (가나다 순)

김경선 연세대학교 의료원 재활병원 작업치료팀장
김미점 청양대학 작업치료과 교수
김정기 대구보건대학 작업치료과 교수
김지연 우송대학교 작업치료학과 교수
김희정 가야대학교 작업치료학과 교수
박경영 경동대학 작업치료과 교수
양영애 인제대학교 작업치료학과 교수
오혜원 우석대학교 작업치료학과 교수
정복희 호원대학교 작업치료학과 교수
정현애 영남외국어대학 작업치료과 교수
조무신 춘해대학 작업치료과 교수
채경주 경복대학 작업치료과 교수
홍재란 광양보건대학 작업치료과 교수

Vision, Perception, and Cognition
A Manual for the Evaluation and Treatment of the Adult with Acquired Brain Injury
by Barbara Zoltan

시각, 지각, 인지 개정4판

2010년 7월 20일 초판인쇄
2010년 7월 27일 초판발행

지은이 : Barbara Zoltan
옮긴이 : 양영애 외
발행인 : 박 병 조
발행처 : 도서출판 영문출판사
등행록 : 1987년 12월 21일 제2-419호
주 소 : 서울시 강남구 삼성동 69-1
전 화 : (02) 514-5590, 776-5590
팩 스 : (02) 756-8943
E-mail : yeongmunsa@empal.com
정 가 : 25,000원
ISBN 978-89-7224-239-0 93510

※ 파본은 교환해 드립니다.

헌 정

이 책은 Les, Adam과 Scott
관심, 인내, 이해심에 감사를 드리며 헌정합니다.

차 례

Vision, Perception, and Cognition: A manual for the Evaluation and Treatment of the Adult with Acquired Brain Injury, Fourth Edition Instructor's Manual is also available from SLACK Incorporated. Don't miss this important companion to this book. To obtain the Instructor's Manual, please visit www.efacultylounge.com.

공헌자들

Susan L. Danniel, OD
Camila E. Dukes, OD, FCOVD
Gordon Muir Giles PhD, OTR, FAOTA
Rick Parente, PhD
Farrell Sheffield, OTR/L, CDRS
Joan Pascale Toglia, PhD, OTR, FAOTA
Mary Warren, MS, OTR/L, SCLV, FAOTA

연구 지원

Gavin Gruber

저자에 대하여

Barbara Zoltan, MA, OTR은 남부 캘리포니아에 있는 개인연구소의 상담자이다. 그녀는 Tufts 대학교에서 작업치료를 전공하였고, 남부 캘리포니아 대학교에서 석사학위를 받았다. 그녀는 감각통합과 신경발달치료 두 분야의 전문가 자격이 있고, 보건의료 분야에서 두부손상 재활과 작업치료 저널의 편집일을 하고 있다. 신경재활 분야에서 20년간 연구, 교육, 관리 및 임상실습을 해왔다. 또한 신경손상이 있는 성인의 재활과 관련된 20여개의 논문, 주제 및 서적을 출판하였다.

머리말

뇌 손상에 영향받지 않은 사람은 없으며, 장기간의 영향은 언어, 운동, 시각, 지각 및 인지 문제가 포함될 수 있다. 특히, 작업치료사는 환자의 일상생활활동에 영향을 미치는 이런 문제들과 씨름하면서 평가와 중재 전략뿐만 아니라, 이론적 틀(theoretical framework)을 향상시켜왔다.

시각, 지각 및 인지의 제4판: 뇌손상이 있는 성인 환자의 평가와 치료를 위한 지침서는 학생과 경험이 있는 임상가를 위한 중요한, 근거 중심의 책이다. 이 책은 실행기술에서 복잡하고 추상적인 개념들을 번역해서 뇌손상이 있는 성인 환자와 일할 때 쉽게 적용된다.

현재, 시각, 지각 및 인지와 관련된 이론, 평가, 중재로부터 전 과정에 걸쳐 독자가 더 잘 받아들일 수 있는 자원은 아무것도 없다. 제 4판은 신경가소성과 기능적 재조직, 시각전정 처리, 그리고 동적 평가와 같은 영역을 포함하여 새롭고, 관련되고, 시기적절한 많은 주제들과 함께 이전 모델을 기반으로 한다. 이 책에 포함된 자료는 가정 보건 관리에서부터 입원환자 재활까지 어떤 환경에서도 적용될 수 있다.

나는 독자들이 이 고전적인 자원을 소중히 여기고 손이 닿는 곳에 놔둘 것임을 안다.

Karen Jacobs, EdD, OTR/L, CPE, FAOTA
Clinical Professor
Boston University
Sargent College of Health and Rehabilitation Sciences
Boston, MA

서 문

미국에는 뇌졸중 생존자들이 460만 명이다. 미국에서 70만 명 이상의 사람들이 매년 뇌졸중(CVA)을 겪는다. 뇌졸중을 처음 겪은 환자들 중 50%는 5년을 더 생존할 수 있으며, 75%는 어느 정도의 독립까지 회복될 것이다. 이런 환자들 중, 60%~70%는 보행이 가능할 수 있지만, 환측 상지의 현저한 기능적 회복은 단지 30%~40%이다. 게다가, 매년 422천명의 외상성 뇌손상(TBI) 환자가 발생한다. 530만명의 미국인들이 외상성 뇌손상으로 인한 장애를 가지고 있다.

뇌졸중의 결과로 인해 잔존한 행동적이며 기능적인 문제들은 대체로 심각성이 줄어들고 있지만, 외상성 뇌손상의 결과와 유사하다. 최근, ABI나 뇌손상이란 용어가 발전되고 있다. ABI는 외부적 충격을 입은, 외상성 뇌손상 환자들과 내부적 충격을 입은, 뇌졸중, 뇌수술, 또는 동정맥기형(AVM) 환자 모두가 포함된다. 양쪽 분류의 환자들은 신경학적 기능장애 결과와 더불어 중추신경계(CNS)의 갑작스런 발병을 가진다. 이 책에 포함된 평가와 치료 기술들은 외상성 뇌손상과 뇌졸중 환자 모두에게 적절하므로, 나는 이 판에 ABI의 새로운 분류 용어를 채택한다.

최근까지, 재활치료는 운동성 회복 및 기능 상실에 따른 보상에 초점을 두었다. 수 년 동안, ABI의 결과로 알려진 시각, 지각 및 인지 장애는 많은 환자들에게서 운동기술은 회복하지만, 재활치료 과정의 지속적인 혼란과 결핍을 야기하는 것으로 알려지고 있다. 전체 외상성 뇌손상 환자들 중 2/3는 몇 가지 유형의 인지능력 손상을 경험한다. 최근 연구는 시각, 지각 및/또는 인지능력 손상과 기능적인 능력 간에 긴밀한 연관성이 있음을 분명히 밝힌다.

ABI 환자들이 증가함에도 불구하고, 확정적인 평가와 치료기법이 완전하게 구축되지 않고 있다. 이 책은 임상에 있는 전문가와의 의사소통뿐만 아니라, 광범위한 연구와 임상 경험 후에 완성하였고 성인 ABI 환자를 위한 시각, 지각 및 인지 과정 장애의 평가와 치료에 최근의 상태를 반영하고자 한다. 그것은 자료 서적으로 여겨지길 바라며, 추후 참고문헌이 되도록 자료들을 문서화하고 있다. 각 하위기술(subcomponent skill)에 적용되는 특정한 이론적인 정보뿐만 아니라, 작업에 근거한 이론적 정보도 포함된다. 특정한 참조의 틀(frames of reference)을 통한 실행에 이런 정보의 적용 또한 제공된다. 광범위한 연구와 각 분야의 전문가들과의 의사소통을 통해 발견한 근거 중심의 실행 정보는 책 전반에 걸쳐 제시되어 있다. 이런 이론적이며 근거 중심의 정보에 근거한 특정 평가 및 치료기술이 서술되어 있다.

평가와 치료에 상위하달식(top-down) 및 하위상달식(bottom-up) 접근뿐만 아니라, 동적 및 정적 평가와 관련 정보가 서술되어 있다. 마지막으로, 환자와 가족 또는 보호자 교육과 관련된 정보뿐만 아니라, 수행 시 환경적인 영향과 관련된 정보가 책 전반에 걸쳐 포함되어 있다.

경험있는 임상가와 학생 모두에게 이 책이 유용하게 사용되기 바라며, 또한 좋은 임상적 추론 기법(clinical reasoning skill)이 향상되고, 심화 연구 시도를 자극하하길 바란다.

Barbara Zoltan, MA, OTR/L

참고문헌

1. Gillen G. Coping during inpatient stroke rehabilitation: an exploratory study. *Am J Occup Ther.* 2006;60(2): 136-145.
2. Allen CK. Treatment plans in cognitive rehabilitation. *Occup Ther Pract.* 1989;1(1):1-8.
3. American Heart Association. Heart and stroke supplement. 2002. Available at: http://www.americanheart.org. Accessed
4. Joe BE. Accelerating stroke rehab. *OT Week.* 1995;9(42):14-15.
5. McCollough NC III, Sarniento A. Functional prognosis of the hemiplegic. *J Florida Med Assoc.* 1970;56:31-34.
6. Kong KH, Chua KS, Tow AP. Clinical characteristics and functional outcome of stroke patients 75 years old and older. *Arch Phys Med Rehabil.* 1998;79(12):1535-1538.
7. Rundek T, Sacco RL. Outcome following stroke. In: Mohr JP, Choi DW, Grotta JC, Weir B, Wolf PA, eds. *Stroke: Pathophysiology, Diagnosis, and Management.* 4th ed. Philadelphia, Pa: Churchill Livingstone; 2004.
8. Titus MLD, Gall NG, Yerxa EJ, Roberson TA, Mack W. Correlation of perceptual performance and activities of daily living in stroke patients. *Am J Occup Ther.* 1991;45(5):410-417.
9. Edmans JA, Lincoln NB. The frequency of perceptual and body image dysfunction to activities of daily living of persons after stroke. *Am J Occup Ther.* 1995;49(6):551-559.
10. National Center for Injury Prevention and Control. *Traumatic Brain Injury in the United States: A Report to Congress.* Atlanta, Ga: Centers for Disease Control and Prevention; 1999.
11. Suchoff I, Ciuffreda KJ, Kapoor N. An overview of acquired brain injury and optometric implications. In: Suchoff I, Ciuffreda KJ, Kapoor N, eds. *Visual and Vestibular Consequences of Acquired Brain Injury.* Santa Ana, Calif: Optometric Extension Program, Inc; 2001.

참고서적

Cicerone KD, Dahlberg C, Kalmar K, et al. Evidence-based cognitive rehabilitation: recommendations for clinical practice. *Arch Phys Med Rehabil.* 2000;81(12):1596-1615.

Dobkin BH. Rehabilitation and recovery of the patient with stroke. In: Mohr JP, Choi DW, Grotta JC, Weir B, Wolf PA, eds. *Stroke: Pathophysiology, Diagnosis, and Management.* 4th ed. Philadelphia, Pa: Churchill Livingstone; 2004.

Farah MJ, Feinberg TE. Consciousness of perception after brain damage. *Semin Neurol.* 1997;17(2):145-152.

Kaplan CP, Corrigan JD. The relationship between cognition and functional independence in adults with traumatic brain injury. *Arch Phys Med Rehabil.* 1994;75:643-647.

Rubio, KB, van Deusen J. Relationship of perceptual and body image dysfunction to activities of daily living of persons after stroke. *Am J Occup Ther.* 1995;49(6):551-559.

Vogenthaler DR. Rehabilitation after closed head injury: a primer. *J Rehab.* 1987;Fall:15-21.

Wolf PA, Clagett P, Easton JD, et al. Preventing ischemic stroke in patients with prior stroke and TIA: a statement for healthcare professionals from the Stroke Council of the American Heart Association. *Stroke.* 1994;30:1991-1994.

역자 서문

최근 우리나라에서 새롭게 이슈로 떠오른 고령화의 영향으로 인지와 지각의 중요성이 날로 부각되고 있다. 시각, 지각 및 인지는 서로 뗄 수 없는 불가분의 관계이며, 인간이 일상의 생활을 영위하기 위해서는 필수 불가결한 부분이다. 특히 뇌손상 후에 나타나는 증상을 살펴 보면 이 셋의 역할이 얼마나 중요한지 더욱 절실하게 깨닫게 된다.

작업치료의 각 활동들은 시각, 지각 및 인지 세 영역의 조화를 통해 이루어지므로, 시각, 지각, 인지 영역을 평가하고 훈련하는 교육이 꼭 필요하다고 생각된다. 작업치료 활동의 근간이자 기반이 되는 시각, 지각, 인지 영역에 대한 학습의 중요성을 인식하고 있던 역자들은 작업치료 전공 학생들과 임상가들에게 이 책이 좋은 지침서가 될 것이라 판단하여 소개하고자 한다. 본 역서의 역자들은 『Vision, Perception and Cognition』의 내용을 충실히 해석하고자 노력하였으며, 나아가 본서가 작업치료 학문 발전에 도움이 되기를 기원한다.

본서를 위해 수고하고 노력해 주신 조무신, 김정기, 오혜원, 정복희, 홍재란, 김희정, 김미점, 이선명, 박경영, 김경선, 채경주, 김지연 교수님께 감사의 말을 전한다. 아울러 작업치료서적 출판에 심혈을 기울이고 항상 도와주시는 영문출판사 박병조 사장님과 직원분들에게도 감사의 인사를 드린다.

2010년 6월 10일

역자 대표 양영애 드림

제1장

평가와 치료의 지침이 되는 이론적이고 부가적인 요소
(Theoretical and Additional Factors Guiding Evaluation and Treatment)

SECTION I

이론적 기반
(Theoretical Basis)

평가와 치료의 근본적인 이론
(Theory as a Basis for Evaluation and Treatment)

다른 학문적 연구 분야와 마찬가지로 작업치료에 있어서 치료에 관해 결정을 내리는데 지침으로 삼을 만한 개념적인 기초가 필요하다. 그러한 이론적 개념들이 모여 모델을 생성한다. 이렇게 생성된 모델 가운데 일부 방법론적인 면을 강조하고 있는 것들은 이론의 틀로 사용된다.[1] 이론의 틀(frame of reference)이란 이론을 실행에 옮기고자 할 때 이들을 연결시켜 주는 메커니즘이다.[2] 작업치료는 환자 또는 특정영역에 따라 수많은 이론의 틀이 마련되어 있다. 이러한 이론의 틀이 상당히 효과적이기는 하지만, 이론의 틀을 작업치료 실행에 관한 전반적인 이론적 기반과 관련되기 시작한 것은 최근의 일이다.

모든 작업치료사들은 작업치료가 인간 작업 모델에 근거를 둔다는 사실에 동의할 것이다. 환자는 일상생활에 필요한 수행능력이 없어 독립적인 생활을 하지 못하거나 이전 사회적 역할을 수행할 수 없을 때 작업치료를 의뢰하게 된다. 환자의 장애에 대해 평가 및 치료를 하는 방법에 있어 모든 작업치료사들의 의견을 같이하지는 않을 것이다. 많은 작업치료사들은 회복적 접근법(restorative approach)을 활용하고 작업수행 결핍을 야기하는 원인들을 규명하여 치료 계획을 세우기 위해서는 집중력, 기억력, 근력과 같은 기술요소(component skills)에 대한 평가가 필요하다고 주장한다. 대부분의 재활 프로그램에서 인지적 손상의 회복은 중재의 목표가 된다.[3,4] 연구조사 결과, 작업수행관련 문제점들과 특정기술 요소의 결핍사이에는 상관관계가 있다는 가정이 세워졌다.[5] 게다가, 회복적 접근법을 실행할 때 구조화된 기능적 활동의 제공은 수행요소의 획득을 통한 수행의 성공에 중요한 역할을 한다는 것을 이해하게 되었다.[6,7] 언제든지, 많은 작업치료사들은 작업-근거 회복 활동을 활용한다.

건강관리 비용과 시간 제약들과 같은 논점들은 많은 작업치료사들에게서 시각, 지각, 그리고 인지 결함에 대한 회복적 접근법에서 더 적응적인 또는 보상적 접근법들로 이행하기 위해 나타난다.[8] 게다가 구성요소 기술들을 평가하기 위한 회복적 접근법은 근래에 논의되어왔다. 몇몇 치료사들은 이 접근법이 환원주의적이고 평가와 치료에 더 총체적인 초점을 맞추는데 추천된다고 믿는다.[3,9,10]

몇몇은 "어떠한 원인적 관계가 수행의 인지요소들에 대한 미시적 수준에서의 향상에 의하여 존재하는 것은 실제 삶에서의 작업 수행에 향상을 가져올 것이고, 실제 수행 능력들에서의 큰 변화는 혼자 미시적 수준에서 바라보고 다뤄질 수 없음으로써 설명될 수 없다."라고 믿는다.[9] 이 치료사들은 작업 수행이 우선적으로 작업치료 평가와 치료에 초점을 두어야 한다고 믿는다. 다른 치료사들은 상위하달식 접근 방식이 환자를 지역사회 내에서 더 빨리 자리 잡을 수 있게 한다고 믿으며, 그것은 거론하지 않은 수행 요소들이 어떻게 장기적으로 신경학적 그리고 기능적 회복에 영향을 미칠 것이 명백하지 않는 점을 남긴다.

최근에 들어, 클라이언트 관리를 위한 회복적 그리고 적응적 접근법에 더하여, "배경적 접근법"이 복합적으로 더해졌다. 치료사들은 클라이언트의 결함에 초점을 두지 않고 클라이언트의 환경적 조건들 또는 수행의 제약을 고려한 이 접근법을 사용한다. 이 접근법의 주요한 가정은 클라이언트의 결함이 그 또는 그녀가 주어진 환경 내에서 수행하지 못할 때에만 장애가 된다는 것이다. "배경적" 접근법의 개념이 출현하였고 지속적인 개선을 경험할 수 있다.

어떠한 논의와도 마찬가지로, 비판적 사고 또는 질문은 종종 향상된 관점을 가져온다. 이 관점은 해결책의 형성과 많은 측면들로부터의 많은 견해들의 통합을 이끌며, 그것은 모든 임상가들에게 이롭고 유용하다. Catherin Trombly는, 예를 들면, 다음과 같은 "환원주의적"인 구성요소 기술들 평가에 대해 표기하였다:[11]

> *능력(abilities) 및 역량(capacities)을 포함한 작업기능을 계층화하는 이론이 수용된다면, 평가과정에 이러한 계층화된 레벨들이 포함되어야 한다. 평가를 귀납적인 것으로 보아서는 안되며, 오히려 각 레벨이 작업기능과 관련을 맺으며 확장되도록 해야 한다.*

Abreu 등은 4채널 접근법에 대한 묘사에서 평가와 치료의 다양한 수준들에 대한 필요성을 지지하였다.[3] 클라이언트들의 능력과 기술을 두 가지 수준(미시적, 거시적 수준) 모두에서 신뢰할 수 있게 모니터링하기 위하여 환자들의 작업 기능에 대한 미시적 그리고 거시적인 수준들을 평가하기 위해 치료사들을 격려하였다. Ben-Yishay와 Diller는 인지적 어려움을 "층을 이룬 그리고 공존하는" 이라는 말로 묘사한다.[12,13] 그들은 인지 재활을 위한 체계적이고, 다중-양상 접근법을 또한 추천한다. Farrell 등은, 시-운동 결함에 대한 효과적인 치료는 수직계층적 틀 내에서 체계적 접근법이 요구된다고 믿는다.[13] Weinstock-Zlotnik 그리고 Hinojosa는 하위상달식 접근법에서의 기본적인 요소들이 치료사가 신체적, 정신적, 그리고 인지 기능의 복잡성에 기초를 두게 한다고 믿었다.[14]

이전에도 언급하였듯이, 작업치료 중재의 전반적인 목표는 의미 있고, 생산적인 활동에 참여할 수 있도록 환자의 능력을 촉진시킴으로써, 일상생활로의 참여를 지지하는 것이다.[15] 후천적으로 뇌의 외상을 가진 성인(ABI)을 위해서, 치료사는 뇌의 외상의 결과를 최소화시켜 일상생활에 의미 있는 참여를 위한 이해가 필요하다.[16,17] 이것의 전반적인 목표는 상위하달식 접근법 또는 하위상달식 접근법 뿐만 아니라, 배경적 또는 환경적인 영향을 주는 클라이언트의 수행에 초점을 둔 접근법이 조화롭게 되는 것이다. 모든 접근법들은 클라이언트의 현재 가진 논의들에 초점을 맞추는 것을 필요로 한다.[6,7,17-20] 치료는 구성요소-기능 연속체에 대한 양 측면을 모두 포함한다.[17] Moyers는 다음과 같이 언급한다:[17]

> *효과적인 작업치료 중재는 적절한 환경에서의 작업수행을 촉진하기 위해서 기능과 장애(신체구조/신체기능 그리고 활동참여)에 대한 양쪽 요소들 모두 초점을 둔 동시에 복합적인 중재들의 조작이 요구된다.*

몇 가지 확인된 문제들에 대하여, 중재계획의 초점은 얼마간의 보상, 다른 전후관계들로 인해 회복될 것이고, 아직까지도 다른 이들은 클라이언트의 자기-관리를 돕는데 초점을 둘 것이다. 전반적인 중재 프로그램은 클라이언트가 기능적 역량을 회복하기 위해 같은 시간을 작업하는 동안 보상전략들의 사용을 통하여 더 기능적일 수 있게 한다.[7]

회복적 또는 적응적 접근법 사이에서 결정을 내려야 할 때 고려되어야 하는 한 가지 요인은 학습하기 위한 클라이언트의 능력이다.[21] 회복적 접근법을 사용하기 위하여, 클라이언트는 얼마만큼의 학습능력이 있어야 한다.[22] 치료사는 클라이언트가 가장 쉽게 처리할 수 있는 수용방식이 무엇인지, 클라이언트가 과제를 하기 위해 여전히 유용한 접근법이 무엇인지, 그리고 환자에게 여전히 의미 있는 과제가 무엇인지를 확인해야 한다.[22]

치료를 위한 다양한 이론의 틀은 조직화되어 왔으며, 회복적 또는 적응적 개념의 근거 안에 있다. 게다가 금방 묘사한 것처럼, "배경적 접근법"과 관련된 개념은 오늘날 나타나고 있다. 엄격한 배경적 접근법들과 관련된 개념들이 아직 완전히 조작화되지는 않았지만, 저자는 그것들이 가치가 있고, 그들은 이 장에 포함되어 있을 거라고 믿는다. 게다가, 작업을 근거로 한 이론의 틀은 "적응적 접근법" 부분이 클라이언트에게 미칠 수 있는 배경적인 영향을 고려한다고 기술하였다. 동적 평가 그리고 동적 상호작용 접근법에서 제시된 정보는 또한 수행의 배경적인 영향들과 관련된 개념을 포함한다. 회복적 신경발달학적 치료(NDT) 이론의 틀은 또한 그것의 이론적인 가정아래, 클라이언트의 수행에 영향을 미치는 배경을 포함한다. 마침내, 책을 통하여 차후 평가와 치료 부분에서 환자의 수행과 관련하여 모든 질문들을 제기하거나 환경적 또는 배경적 사항들에 대해 고려한다.

요약하면, 작업치료의 목표는 작업수행과 관련하여 장애가 야기되는 결함들을 가진 ABI로 초래된 결과를 최소화하기 위한 것이다. 평가와 치료를 위한 이론적 근거는 다른 것의 배제에 초점을 둔 한 가지 수준을 포함하는 것을 필요로 하지 않는다.

작업수행의 전제조건이라 생각되는 기능의 요소 결함에 초점을 둔 평가와 치료는 하위상달식 평가라는 용어로 명명되어왔다. 역할 능숙도를 검사하는 것은, 과제는 역할들과 클라이언트가 할 수 있는 것과 할 수 없는 것이 무엇인지 명확하게 하며, 이것은 상위하달식 평가라고 명명되어진다. 몇몇 임상가들은 클라이언트의 작업 수행에 배경적인 영향들이 초점이 될 때 배경적 접근법을 사용한다. 작업 기능뿐만 아니라, 클라이언트의 수행에 영향을 미치는 배경에 대한 고려하는 것과 같이 하위상달식 접근법과 상위하달식 접근법의 결합은 모든 수준에서의 클라이언트의 전반적인 기능에 대한 선명한 화상을 보여줄 것이다. 치료사는 최단시간에 클라이언트의 완전한 상황을 제공하기 위하여 평가와 치료의 결합을 선택해야한다.[1] 이러한 결정을 내리기 위하여, 치료사는 근본적인 개념들을 이해해야 하고, 정보를 해석하고 조직화하기 위한 틀을 가지고 있어야 한다.

게다가, 치료사는 적절한 평가와 치료 접근법들을 명확히 하기위해서 그 또는 그녀의 임상적 추론 기술을 사용하여야 한다.[15] 중재과정은 역동적으로 계속 진행 중인 평가와 밀접한 관계를 가져야 한다.[15] 마침내, 어떠한 접근법들을 사용해도 상관없을 때, 평가와 중재전략들은 가능한 한 모두 클라이언트 중심 그리고 근거-기반이어야 하며, 작업수행의 향상을 이끄는 최종 목표의 효과적인 적응을 가져야 한다.

회복적 그리고 적응적 접근법, 관련된 이론의 틀 뿐 아니라 클라이언트의 수행에 대한 배경적인 영향은 이장의 섹션 I 에서 기술된다. 섹션 II 에서는 평가와 치료를 안내하는 부가적인 요소들에 대한 정보를 제공한다. 이 주제들은 클라이언트 중심의 실행, 클라이언트와 가족 교육, 클라이언트의 학습 능력, 근거-기반 실행, 그리고 임상적 추론들을 포함한다.

회복적 접근법 (Restorative Approach)

회복적 접근법(이전엔 치료적 접근법)은 클라이언트의 장애에 기초한 손상에 초점을 둔 재활에서 사용된다.[15,17,22-25] 이 접근법은 클라이언트의 제한점, 실제 가지고 있는 장애들, 그리고 근력들에 기여하는 근본적인 요소들이 검토된다.[17] 그것은 학습에 대한 신경해부학적 그리고 신경생리학적 모델들에 기초를 둔다.[26] 그것은 개인의 정신적, 인지적, 생리학적, 그리고 신경행동학적 역량의 변화에 목표를 둔다.[15,20] 회복적 접근법의 목표는 처리하기 위한 클라이언트의 능력을 향상시키고 증가시키고 얻어진 정보를 사용함으로써 일상생활에서의 기능을 증가시키기 위한 것이다.[12,15,27]

회복적 접근은 뇌의 회복 또는 재 조직화를 강화시키거나 증진시키는데 목표를 둔다.[27,28] 회복적 접근법에 대한 기본적인 전제 또는 가정은 뇌가 시냅스 연결의 복구 또는 새로운 시냅스들의 발달에 의해 스스로 치유될 수 있다는 것이다.[29] 이 장에 포함되어 있는 뇌 영상 그리고 가소성에 대한 하위 섹션들에서 기술된 것처럼, 신경과학연구의 과다는 이 가정의 정당성을 입증한다. 상처를 입거나 손상된 뇌는 실로 회복과 신경-조직화된 능력을 보여준다.

뇌의 회복 기능들은 경험에 의존하는 것으로 보여져왔다고 기술되었다. 접근법을 사용할 때, 활동들은 향상된 수행과 능력들을 촉진시키기 위하여 클라이언트의 현재 기술과 복잡성의 증대로 인한 점진적인 등급화에 부합하여 결정된다.

회복적 치료는 작업 수행의 많은 영역들에 영향을 미치는 몇 가지의 손상들이 있을 때 가장 효과적이거나 효능적이다.[7,15,30] 회복적 치료는 역사적으로 클라이언트가 일상생활활동의 일반화가 가능할 것이라고 가정해 온 하위상달식 접근이다. 그것은 다음과 같이 가정되었다. "...인지 기능의 손상된 핵심영역을 치료하기 위한 하나의 훈련은 개인이 이러한 핵심 기능들과 관련된 일상생활의 상황들에서의 유능한 기능들을 시작할 수 있게 한다."[12]

전통적으로, 회복적 접근법은 작업치료 클리닉에서 운동을 수행하고 훈련을 반복하는 것을 포함한다. 이것의 가정은 작업수행의 하위요소들이라 믿고 있는 특정 수행 요소들의 회복이 그것 스스로 작업 수행 활동의 실제적인 향상을 가져오기 위해 일반화되는 것이였다. 그러나, 몇몇의 과거 연구에서는, 몇몇의 하위요소 기술들을 위한 회복적 접근법이 기능적인 활동들의 강화에 직접적인 영향을 주는데 제한되어왔다고 제시하였다.[12,31] 많은 재활 전문가들은 확연한 연구 지원의 부족은 매일의 기능을 위한 훈련과 임상의 운동들에 요구되는 기능전이에 기인하는 일부분이라고 믿고 있다. 대부분의 현대의 임상가들은 치료목표가 회복되었을 때 조차도 대부분의 자연스러운 환경에서의 작업-근거 활동들의 사용을 주장한다. 작업치료사가 회복적 접근법을 사용할 때 조차도, 중재양상은 대부분 늘 일상의 작업이다.[18] 예를 들면, 생계를 위해 전화기를 고치는 일을 하고 있던 구성 실행증을 가진 ABI 클라이언트를 치료한다면, 만들기 블록과 블록 디자인 모방하기를 사용하는 전통적인 임상의 활동 대신에 치료사는 클라이언트가 전화기를 수리하는 일을 하는데 따르는 결함에 초점을 맞출 것이다. 목표는 여전히 경험 의존의 뇌의 회복을 통하여 일어나는 가정된 구성능력 향상을 촉진시키기 위한 것이다; 그러나 경험은 작업-근거이며, 그러므로 학습전이의 상당량은 요구되지 않는다. 치료는 기능적이거나 작업-근거의 회복적 치료이다.

적응적 접근법 (Adaptive Approach)

적응적 접근법은 클라이언트의 능력 이용하기 위하여 환경으로의 적응을 증진시키는 상위하달식 접근법이다. 적응적 접근법들은 실제의 작업 행동의 훈련을 제공하고, 전통적으로 그것은 회복이 쉽지 않을 때 사용한다.[29] 이 접근법은 어떠한 기능들이 완전한 회복 또는 복구가 불가능하다고 가정한다.[26] 상위하달식 접근법으로써, 치료적 과정은 보통 작업 수행의 강점과 문제점들을 확인할 수 있는 인터뷰를 통한 라포 형성으로 시작한다.[6]

적응적 접근법들은 보상을 통하여 기능의 향상을 증진시킨다. 보상은 클라이언트의 기술 또는 능력이 환경적인 요구들과 부합하지 않을 때 필요하다.[32,34] 보상이란 단어의 일반적인 의미는 손실 또는 결함에 반응하는 것으로, 클라이언트의 역량들과 부합하기 위해 활동 또는 환경들을 변화시키는 것을 포함할 수 있다.[7,15,20,34-36] 부가적으로, 클라이언트는 다른 방법으로 활동을 수행하기 위하여 그 또는 그녀의 행동을 변경할 수 있다.[37] 클라이언트가 사용할 수 있는 보상에 대한 몇 가지 메커니즘은 다음을 포함할 수 있다. 1) 과제에 주어지는 시간 또는 노력을 증가시키기, 2) 성공적인 과제 완수로 이끌기 위한 다른 기술을 대신하기, 3) 사용하기 위한 다른 기술 개발하기, 4) 과제 수행에 대한 클라이언트의 기대 수정하기, 그리고 5) 다른 과제 또는 목표들을 선택하기.[37]

보상은 외부적일 수 있고, 외부 근원들, 또는 상황에 의해 조력이 제공될 수 있으며, 클라이언트에 의해 기술들이 사용될 수 있음으로써, 클라이언트는 타인에게 의존하지 않을 수 있게 된다.[38] 상황적 보상 기법들을 사용하기 위하여, 클라이언트는 결함에 대한 최소한의 인식을 가지고 있어야 한다. 이 인식은 클라이언트가 그 또는 그녀의 수행으로 좌절감을 안겨줄 수 있을지도 모른다; 그러나, 그것은 그 또는 그녀에게 학습하기 위한 새로운 전략들에 대한 동기를 부여하는데 도움을 줄 수 있다. 그 또는 그녀가 환경을 얼마나 조절할 수 있는 지에 관한 클라이언트의 지각은 손실의 경험과 보상 전략들의 유효성을 중재할 것이다.[39] 보상 행동들은 그들이 습관적으로 숙달되었을 때 가장 성공적이다.[31] 게다가, 보상 전략들은 다양한 다른 환경들에서 실행되어야 한다.[25] 활동 또는 환경적 보상들에 대한 선택과 계획은 작업치료사의 장애에 대한 이해와 활동 분석뿐만 아니라,[34] 클라이언트의 학습 방법과 역량에 대한 이해를 바탕으로 한다. 특정 보상 전략들은 클라이언트에게 강요되어서는 안되고, 치료사는 뇌손상 전에 클라이언트가 사용했던 성공적인 전략들을 탐색해야한다. 예를 들면, 목록 만들기 또는 작업 용구들 조직화하기가 있다.

치료적 개념을 활용한 이론의 틀 - 하위상달식 접근법
(Frames of Reference Utilizing an Restorative Conceptual Base: Bottom-up Approaches)

신경발달학적 접근법 (Neurodevelopmental Approach)

신경발달학적 치료(neurodevelopmental treatment: NDT)란 일상생활 동작과 관련하여 운동 기능을 회복시키기 위한 포괄적 관리 접근법이다.[40] 이 치료는 기능적인 어떠한 상황에서든 환자로 하여금 자신의 움직임을 조절할 수 있도록 하는데 그 치료목적을 둔다.[41] Bobath에 의해 시작된 신경발달학적 치료는 온전한 인간의 개인적인 문제해결에 중점을 둔 치료법이다.[42]

NDT접근법은 비정상적인 반사 메커니즘을 억제시키며 정상적인 움직임을 촉진시킨다.[41] 핸들링과 움직임을 통해 촉각 및 운동 감각적인 자극을 가하면, 환자가 외부 환경과 접촉할 수 있는 기회를 갖게 된다.[43] 환자는 기능을 요구하는 모든 과제를 수행할 때 정상적인 움직임을 사용하는 법을 익히게 된다. 치료사의 도움 없이 자동적으로 자신의 움직임을 조절하는 법을 익히도록 하는 것이 궁극적인 목표이다.[44] 체간의 움직임은 자세조절과 사지기능에 중요한 역할을 하므로 촉진해야 한다.[6] 치료사는 움직임을 자동적이고 쉽게 할 수 있도록 돕는 다양한 자세 준비(postural set)를 발달하도록 해야 한다.[41] 이는 정상적인 신체 도식의 재발달을 가능하도록 해주며, 나아가 더 높은 수준의 기술들을 행할 수 있게 해줄 것이다.

NDT접근법을 지지하는 사람들은 최근에 운동학습(motor learning)과 관련하여 현재까지 알려져 있는 사항들과 함께 이 접근법의 이론적인 개념들을 재분석했다. 431명의 치료사에게 설문조사를 한 결과, 89.9%가 NDT의 이론적 개념들을 신경과학, 운동학습, 동기부여, 실행(praxis) 등의 분야에서 관련있는 신지식을 포함시키는 방향으로 개정할 필요가 있다고 답하였다.[40] 또한 많은 치료사들이 여전히 근위점 조절(proximal points of control), 체중지지, 체중이동 등과 같은 핸들링을 사용하고 있지만, 가족–중심 접근법도 갈수록 많이 사용하고 있으며, 핸들링 기법들을 최소화 시키면서 환자의 적극적인 참여를 유도하는 방향으로 치료가 이루어지고 있음을 이 조사를 통해 알 수 있었다. 이러한 방향으로 치료접근법이 변화하는 것은 환자에게 직접적이면서 주도적인 동작을 수행할 기회를 부여하는 것이 중요시 되는 추세이기 때문이다.

신경발달치료연합은 현재 NDT운동에 새로운 부가적인 기본가정을 더한 새로운 개념을 조직화하였다. 현재의 NDT가 원래의 개념과 테크닉을 많이 포함하고 있다고 하지만, 새로운 NDT는 운동과학에서 통용되는 정보를 기반으로 한 것을 추가하였다.[42] 개념은 예로, 환자 스스로 문제해결의 중요성, 목적있는 움직임을 위한 협응 동기부여, 움직임의 반복은 현재 NDT의 중심이 되었다.[14,42] 움직임에서 전정계와 체성감각 시스템의 중요성은 이제 NDT에 포함된다. 환경과 인지적 처리는 운동수행에 영향을 줄 수 있는 부분의 일부라고 고려되고 있다. 즉, "...NDT는 CNS가 운동조절에 가장 중요한 요소이고, CNS손상인 환자에게서 특이하게 나타나는 비정성적 자세와 움직임을 책임진다는 생각을 버렸다."[42]

이전에 서술되었듯, NDT를 지지하는 사람들은 환경적 요소가 운동학습에 영향을 준다고 믿고 있다. 행위 또는 과제의 목표에 따라 중요한 환경요인이 무엇인지 결정된다. 타이밍 또는 공간적 구성요소를 다루는 분야도 환경요인이 될 수 있다. Howle의 말에서 " 환경에서의 특별히 요구되는 과제는 최종 자세와 움직임의 앙상블을 위한 다양한 신경지도 조합의 선택에 영향을 미친다."[42] 다양한 신경과 신체 시스템 사이의 상호작용은 과제의 목적, 개인적 취향, 문화에 따라 자세와 움직임에 많은 영향을 받는다.[42] 이러한 초점은 중재의 부가적인 방안을 감안하였다.[42]

인지 처리과정 또한 운동학습에 영향을 준다. "환자에게 서로 다른 여러 학습 환경을 제공하면, 환자에게는 새로운 과제를 해결하기 위해 여러 단계의 상이한 처리과정을 강제적으로 사용해야 하는 기회가 될 수 있다."[45] 새 기술을 습득할 때, 처음 시작단계에서는 더 크게 어려움을 느낄 것이다; 그러나 이는 기억과 학습 모두에게 유익하게 작용한다. Jarus는 운동의 재학습을 성공적으로 완수하기 위해 필요한 주요 분야를 다음과 같이 정리하였다:[45]

운동기술을 습득할 때, 학습 환경을 다양하게 조성하면서, 개방된 분위기로 진행하고, 예상 결과에 대해 많이 알고 있지 않는 것이 인지 운동 기능을 향상시키는데 도움이 된다. 이는 학습한 것을 좀더

오래 보유하게 해주며, 전이 현상에도 도움을 준다.

재학습 분야에서 마지막으로 고려해 보아야 할 것으로 움직임 분석이 있다. NDT로 치료를 하고 있는 많은 치료사들은 움직임을 분석 할 때에는 움직임에 영향을 끼치는 모든 시스템(system)을 대상으로 해야 한다고 믿고 있다. 이들 시스템으로는 근골격계, 공동작용(synergistic)조직화, 근긴장도, 감각, 자동반사, 평형 및 지각/인지 등을 들 수 있다. 예로, 경직은 비정상적으로 근긴장을 상승시키는 신경시스템 손상의 단 하나의 원인으로 고려된다.[6,42] 움직임의 분석요소로는 지지기반(BOS), 정렬, 연속성 및 안정성/이동성 등이 있다.[6] 이 치료의 궁극적인 목표는 환자들이 여러 다양한 움직임을 선택하여 움직임을 효율적이고 기능적으로 하게 하는 것이다.[6]

손을 이용한 촉진은 여전히 NDT의 중요한 치료전략이다; 그러나 반사억제자세와 반사억제패턴은 현재 NDT의 치료전략은 아니다.[42] 치료사들은 "비효율적인 자세를 위한 국소적으로 제한된 억제, 그리고 기능을 촉진하는 동안 움직임의 패턴을 되돌려 보내는 치료를 사용한다."[42] 이러한 핸들링과 억제 프로그램은 초기 치료, 시행착오와 독립적인 움직임에 정확하게 응용되어야 한다.[42]

정리하면, NDT에서는 Bobath가 소개한 대로 초기 개념 및 기법들이 여전히 많이 사용되고 있다. 그러나 이론적 기반은 최근에 운동학습에서 차용한 개념, 즉 움직임의 조직화, 움직임에 미치는 주변 환경의 영향 및 움직임 수행, 분석과 관련이 있는 인지처리과정을 포함하는 것으로 변화하였다(표 1-1).

신경발달학적 치료 접근법은 운동 기능을 정상적으로 회복시키는데 효과적일 뿐 아니라, 정상적인 신체 도식을 갖도록 신체를 재구성해 궁극적으로 지각 기술의 수준을 높이는데도 도움을 준다.

NDT에서 사용하는 양측성 활동은 신체인식을 자극하여 편측무시가 있는 환자를 돕고, 지각 운동능력을 효과적으로 향상시킨다는 것이 발견되었다.[46] 신경발달학적 접근법을 사용하여 치료한 예는 이 책의 신체 도식 장애편에서 기술하기로 한다.

강제유도치료 (Constraint - Induced Therapy)

최근 몇 년간 가장 좋은 치료적 접근들 중 하나는 강제유도치료(CIT)이다. CIT는 편마비 환자의 상지기능 운동조절을 기능적으로 향상시키기 위해 조정된 중재에 근거를 두었다.[47] CIT는 소수의 치료적 중재들 중 하나로 통제된 실험들 뿐만 아니라, 이러한 효과는 환자의 실제세계 환경에서도 효능이 증명되었다.[48,49] 게다가, 연구는 이러한 이점들이 만성 뇌졸중 환자들 (초기 발병으로부터 일 년이 지난 환자들에 대한)에게도 명백하다는 것을 보여주었다.[48,50] 마침내, 연구는 이러한 획득된 이점들이 또한, CIT를 그만 둔 후, 적어도 2년 여전히 제시되고 있다는 것을 보여주었다.[51]

CIT는 2가지 주요 요소들로 구성된다: 1) 비손상측 상지의 움직임을 억제시킨다. 2) 집중적인, 반복적인, 그리고 손상측에 초점을 둔 훈련을 시행한다.[48,52-55] 초점을 둔 훈련의 도입은 "형상화" 기법이다. 형상화는 "일반적으로 행동 목표(이 경우에는 움직임)는 점진적으로 어려움에 대한 작은 단계들 내에서 달성할 수 있는 조작적 조건형성 방법을 사용한다."[48] 활동들은 그 또는 그녀의

표 1-1
NDT - 과거와 현재

Bobath approach: where we began	Bobath approach: where we are now
1. 분석적 문제-해결 접근법은 반사/수직적모델에 기반을 둔다.	1. 분석적 문제-해결 접근법은 시스템/선택주의 모델에 기반을 둔다.
2. CNS구조와 기능에 대한 수직적 모델	2. CNS구조와 기능에 대한 분포모델
3. CNS는 "조절기"라는 관점이었다. 자동적인 자세조절기전을 CNS 움직임 조절의 간단한 책임이라 생각했다.	3. CNS는 다양한 내적체계와 움직임의 시작과 수행의 변동이 심한 외적체계로부터 들어온 정보로 신경활동의 패턴을 결정한다.
4. 숙련된 움직임은 반사적 움직임의 성숙으로 결정된다.	4. 숙련된 움직임은 명확한 기능적 목표로 결정된다.
5. 근육과 자세의 긴장도는 자세와 기능적인 움직임 패턴의 질을 결정한다.	5. 과제 목표, 경험, 개인 학습 전략, 움직임 시너지, 에너지, 흥미는 모든 움직임의 질에 영향을 미친다.
6. 감각의 피드백은 움직임의 실수를 바로 잡는데 중요하다.	6. 감각의 피드포워드와 피드백은 움직임의 조절에 있어서 다른 방향으로 똑같이 중요하다.
7. "긍정적 신호" 경직과 비정상적 협응은 변화 가능하지만, 비정상적 움직임 패턴이 반복과 운동된다면 제한이 발생한다.	7. "부정적 신호" 약화, 자세조절손상, 움직임의 결핍은 기능의 제한에 "긍정적 신호"와 같이 중요하다고 인식되었다.
8. CNS는 "하드웨어"가 아니다. 경직과 비정상적 협응은 변화가능 하지만, 비정상적 패턴이 반복되고 운동된다면 제한이 발생한다.	8. CNS는 회복 가능하고 일생동안 변화한다. 기능적 변화는 CNS의 구조적 손상으로 인한 제한이나 환경의 상태와 적응하는 것을 어렵게 한다.
9. 신경학적이고 발달학적인 CNS 병리학적 측면은 평가와 치료를 계획하는데 매우 중요하다.	9. 신경, 신체 체계와 환경요소의 상호작용은 평가와 치료계획의 일부이다.
10. 치료사는 환자를 치료하고 평가할 때 항상 "왜"라는 질문을 해야 한다.	10. 치료사는 환자를 치료하고 평가할 때 항상 "왜"라는 질문을 해야 한다.
11. 치료사는 말초신경 시스템을 통해 움직임에 강한 영향을 줄 수 있다.	11. 치료사는 움직임의 결과에 영향을 주기 위해 신체 시스템과 환경을 사용할 수 있다.
12. 치료방법은 주로 환자를 조절할 때 "손의 사용"을 통한 억제와 촉진을 포함한다.	12. 운동 학습개념, 변화를 포함하는 환경, 언어적 강화, 자가-시작 움직임, 시행착오와 같은 확장된 치료 선택이 있다. NDT는 신체적 제한의 치료적 전략으로 재인지되었다.
13. 기능적인 움직임은 움직임의 자동적인 요소에 의해 발생한다.	13. 기능을 학습하고 연습하는 것의 필요는 움직임의 요소를 촉진하는 것만큼 중요하다.

(계속)

표 1-1 *(계속)*

NDT - 과거와 현재

Bobath approach: where we began	Bobath approach: where we are now
14. 이 프로그램의 가족과 다른 사람들은 삶의 환경동안 이어지도록 보장한다.	14. 사회 환경요소로부터 기능적 활동에 대한 직접적인 교육은 이어진다.
15. 성공적인 결과는 주관적으로 평가되고, 기술되는 용어는 중재전략의 개인적인 반응에 기반을 둔다.	15. 결과는 반드시 NDT 중재의 효과를 제공하는 의학적 데이터를 수집해야 한다.

출처: reference 42: Howle JM, Neurodevelopmental Treatment Approach: Theoretical Foundations and Principles of Clinical Practice. *Laguna Beach, Calif: North American Neuro-Developmental Treatment Association; 2002:363.*

움직임 순서의 부분들의 수행을 돕는 환자가 가지고 있는 운동 결합에 초점을 맞추어 계획되었다.[56] 치료사는 또한 환자의 수행에 있어 소폭의 향상을 이끌어 내기 위해서 명확한 언어적 피드백을 제공하였다. 환자는 소폭의 향상이라도 그것을 위해 긍정적이고 열정적인 지지로 보답하였고 실패에 대해 절대 처벌하지 않았다.[48]

CIT는 근본적으로 "학습된 비사용"이 사용된 수 십년 간의 동물들의 연구에 바탕을 두었다.[47] 단 시일내에 그들의 손상측 상지를 사용하는 동물들의 연구는 사용하려는 노력이 좌절되고 성공하지 못하면서 중단되었다.[47] 동물들은 오직 비손상측을 사용하였고 "수술 후, 몇 달 동안 진행되어 온 중립적인 활동에 대한 좌절감이 나타날 때, 원숭이는 사지의 사용을 결코 학습하지 못하였다.[47] 3일 이상 비손상측 상지를 제한시킨 이러한 동물들을 대상으로 한 연구에서는 원숭이들이 손상측 사지의 사용의 학습이 가능하다는 것을 보여주었다.[47]

이러한 학습된 비사용은 또한 초기 외상 후 일반적으로 발생하는, ABI를 동반한 성인에게 제안하고, 강조하는 경향이 있다.[48] CIT는 ABI를 동반한 성인들에게 학습된 비사용을 전환하기 위해 시도되었다.[48] 이 영역에서의 최근 효능성에 대한 연구는 매우 고무적이다. Blanton과 Wolf는 외상 후 4개월 된 61세의 왼쪽 뇌혈관 장애(CVA) 환자에게 CIT를 적용하여 치료하였다.[47] 환자는 14일 치료기간 동안 일하는 시간(물을 사용하는 활동을 제외하고) 내내 비손상측 손에 장갑을 꼈다. 손상측 상지 사용의 향상은 16가지 평가 과제들을 사용하여 치료 전부터 치료 후까지 기록되었다.[48] Miltner 등은 발병일로부터 0.5년에서 17년이 경과된 15명의 뇌졸중 환자에게 CIT 연구를 수행하였다. 치료는 포함하였다.[48] 1) 12일간 깨어있는 전체 시간의 90%를 Resting splint/sling을 사용함으로써 비손상측 상지 움직임의 제한 2) 그 기간 동안 8주간 하루에 7시간 "형상화" 기법에 의한 손상측 팔의 훈련. 이 연구의 결과는 수행 후 평가 그리고 6개월 후 follow up에서의 의미있는 향상을 보여주었다. Miltner 등은 CIT가 만성 뇌졸중 환자의 상지 재활을 위한 강력한 치료적 도구라고 결론내렸다.[48]

Taub 등은 발병 후, 4년이 지난 CVA 환자에게 CIT를 집행하였다.[55] 환자는 14일 동안 깨어있는 시간의 90%를 비손상측 팔에 슬링을 착용하였다. 10일간 환자는 6시간 동안 손상측 팔에 훈련을 받았다. 연구결과는 치료 종결 후 2년간 여전히 대실제-세계에서의 팔의 사용과 움직임의 질에 대한 기술에서 의미있는 향상을 보여준다.[55] 이 계획의 입안자들은 이러한 향상은 이점들이 장기적으로의 지속이 보증되는 의존적인 피질 재구성의 사용 결과라는 이론을 제시하였다.[55] 최근 기능성 자기공명영상 (fMRI) 연구는 CIT의 치료적 효과와 관련하여 피질 재구성에 대한 이 이론을 지지한다.[49]

최근 신경영상 연구들에 대한 한 가지 흥미있고 의의있는 발견은 "...성인 신체 부분에 대한 피질 대응부의 크기는 그 부분의 사용한 양에 달려있다"는 것이다.[49] 이러한 발견점은 신체 무시를 가진 환자를 위해 직접적인 영향을 미친다. 학습된 비사용은 실제로 신체무시를 영구화하는 손상측 사지에 대한 피질 재구성의 감소된 결과를 가져왔다. 이러한 경우였다면, 이론적으로 CIT는 감소된 무시와 증가된 사용의 결과로 이러한 효과를 전환시킬 수 있었다.

van der Lee 등에 의해 수행된 66명의 만성 CVA 환자들에 대한 연구는 감각장애 뿐만 아니라 신체 편측무시를 가진 환자를 포함하여 CIT의 이러한 이점을 지지하기 위해 보여준다.[57] 66명의 환자들은 두 그룹으로 나뉘어졌다. 첫 번째 그룹은 두 번째 그룹이 신경발달학적 이론(NDT)에 근거한 집중적인 양측성 훈련을 동등하게 받는 동안 2주간 강제적인 사용 훈련을 받았다. 마지막 훈련을 받은 후 일주일, ADL을 수행하는 동안 손상측 팔의 사용뿐만 아니라, 손상측 팔의 기민성을 위한 양측성 그룹과 비교하였을 때, 강제적인 사용에 지지하여 효과성에서 의미있는 차이가 발견되었다.[57] 특별한 흥미로운 점은 강제적인 사용 치료의 효과가 감각장애와 편측무시를 가진 클라이언트들의 하위그룹들에 임상적으로 어떤 관련이 있는가 하는 것이다. 입안자들은 클라이언트들의 하위그룹에 강제적인 사용의 긍정적인 결과들이 클라이언트 때문이라고 가정한다 "감각장애와 편측무시를 동반한 클라이언트들이 그들의 편마비측 팔의 잠재된 전체 움직임을 사용할 수 없으며 그러므로 그들의 팔 기능은 더 잘 따를 것이다".[57]

요약해서, 연구는 구체적인 목표를 포함하여 제시되어왔고, ABI를 동반한 성인의 급성 그리고 만성의 회복기간 동안 손상측 팔을 위한 의미있는 중재는 상지기능의 장기적이고 긍정적인 효과를 가져올 것이다.[52] CIT는 이러한 클라이언트들을 위한 강력한 도구가 될 것이며, 의존적인 피질 재구성의 사용을 통하여 "학습된 비사용"에 대한 효과를 전환시키기 위해 사려된다. CIT가 편측무시, 신체무시, 그리고 감각 장애를 가진 클라이언트들에게 의미있는 효과를 가질 수 있는 것은 특별히 흥미로운 일이다. 몇몇에서는 전체 CVA 인구의 최소 50%는 CIT의 결과로서 상당한 향상을 가져오기 위해 따르게 될 것이라고 추정한다.[48]

뇌가소성과 기능적 재조직화 (Brain Plasticity and Functional Reorganization)

뇌가소성이라는 용어는 변화에 적응할 수 있는 용적, 학습과 기억할 수 있는 능력을 포함한다.[36]

뇌가소성은 새로운 학습과 손상에 대한 보상을 제공한다.[36] 지난 몇 년 동안 인간의 뇌는 소성이 있다고 잘 알려졌다. 그러나 이것은 단지 최근에 들어서 이러한 가소성의 근본적인 기전과 더불어 재활의 효과가 수행을 향상시킨다는 것을 이해하기 시작했다. 신경가소성은 뇌영상을 통한 뇌 처리과정의 변화나 현미경을 통한 세포조직의 변화와 같은 행동변화의 관찰을 통해 많은 다른 분야에서 연구되고 있다.[58] 신경과학 분야의 연구에서 뇌의 회복이나 가소성의 3가지 기전을 확인하였고 성인동안 내내 뇌에서 새로운 신경이 형성된다는 것을 알게 되었다.[26,59,60] 환경적 조작 이후, 나이 든 사람 뇌의 구조적 변화는 노화로 인한 결과임이 입증되었다.[36]

뇌 가소성의 첫 번째 기전은 기능적 재조직화나 뇌영역의 현재 사용되는 관계 이내에서 기능적 상호작용을 통하여 일어난다.[60,61] 손상받은 축삭돌기는 회생가능하고 이전에 연접했던 세포에 새로운 형태의 말단을 형성하거나 다른 신경의 축삭이 새로운 연접의 형태로 말단이 된다.[26] 관계망에 살아 있는 신경은 신경의 소실을 보상하기 위해 추가적인 수상돌기를 만들어서 그들의 기능을 유지한다고 연구에서 보여졌다.[62] 또한 연구는 대뇌피질 손상 후에 수상돌기의 성장이라는 변화는 기능적인 결과의 변화와 연관됨을 입증하였다.[61]

두 번째 신경가소성의 기전은 새로운 회로의 창조이다. 이것은 남아있는 신경사이의 새로운 형태의 연결이나 새로운 신경의 발생으로 이루어진다.[61] 연구에서 뇌는 회복에 두 가지 방법을 활용한다고 입증되었다.[60-62] 뇌는 영향을 받은 관계망에 새로운 영역을 구성하거나 특별한 과제 수행에 일반적으로 사용하지 않는 대안적인 관계망을 구성한다.[60]

신경가소성의 세 번째 기전은 손상받은 주위영역의 가소성을 포함한다. 이 형태의 가소성이 진행되는 동안, 감각운동 영역의 변화가 나타나고 이것은 손상받은 영역으로부터 이전에 나타난 기능을 인계받는 결과가 나타난다.[60] 이러한 재조직화 능력은 피질세포와 연결의 내재되어 있는 가소성을 나타내는 것일지도 모른다.[60]

손상받은 뇌의 재활은 손상받은 신경회로의 재연결을 발전시키거나 증진시킬 수 있다.[62] 능동적인 학습은 신경적 재생과 뇌의 재구조화를 향상시킨다는 것을 보여준다.[61] 피질의 구조는 변화가능하고 재구조화는 다양한 종류의 감각과 운동 경험의 영향을 받는다는 것이 잘 알려져왔다.[61] "상위수준의 인지기능을 지지하는 신경회로는 반환, 재조직화와 보상적 적응 또한 잘 처리한다."라는 강한 근거가 있다.[62] Robertson과 Murre는 지속적인 집중력 증진에 목표를 둔 재활이 지속적인 집중력의 향상과 이러한 과정을 보조하는 우측 앞마루엽 관계망의 활성화 결과라는 것을 발견하였다. 연구가들은 이런 결과가 뇌기능의 경험 의존성 복원 이론을 지지한다고 믿는다.[62]

Robertson과 Murre는 손상받은 뇌의 재조직화를 포함하는 재활에서 관찰된 이론적 추정을 제시하였다.[62]

1. 뇌 안에, 신경회로나 신경 연접성 연결망 또는 기능적으로 연결된 신경 세트가 존재한다. 이런 기능적 연결망은 특정한 인지활동이 일어날 때 함께 활성화된다.
2. 뇌에 손상을 받은 사람들은 그들이 손상받기전 기능을 떠올려 비슷한 방법으로 배울 수 있

다. 이것의 기초는 경험-의존성 뇌가소성이다. 이것은 연구에서 보여지는 경험-의존성 신경연접 변화와 행동의 회복 관찰에 기반을 둔 축삭의 발현에 의해 지지된다.

3. 뇌는 신경연접의 회전을 통해 많은 자가-회복을 할 수 있다. 이런 신경연접의 회전은 신경연접성 연결 패턴의 변화와 경험-의존 정도와 관련된 신경의 수상돌기 가지의 지속적인 변화이다. 이것은 뇌손상이후 학습과 기능 회복의 근본적인 중요한 기전이다.
4. 뇌손상에 따른 회복과정은 정상적인 학습과 경험-의존 가소성 과정과 일반적인 기전을 같이 사용한다.
5. 경험과 손상받은 신경회로의 이용할 수 있는 입력의 변화는 신경연접의 상호연결과 영향력 있는 회복의 형태가 된다.

신경가소성과 뇌 회복에 대해서 이해하는 것은 작업치료사에게 중요하다. 이러한 손상받은 이후 뇌의 구조적 변화에 대한 이해는 기능적 회복을 어떻게 자극하는가에 대한 치료사들의 이해를 돕는다.[61] 치료사가 기능적 회복과 관련된 구조적 변화를 이해한다면, 치료사는 뇌의 변화를 자극하는 중재계획을 시작할 수 있을 것이다.[61]

인간의 뇌가 행동에 의해 형태를 가지게 되는 것은 누가 봐도 알 수 있을 것이다.[58] 전기자극이나 집중적인 치료를 통한 뇌자극은 뇌기능에 전반적인 영향을 준다.[58] 신경과학 연구는 신경가소성을 발전시키는 재활적 접근법을 시험하는 쪽으로 이동하였다.[58] 이 흥미로운 연구의 동향은 ABI를 가지고 있는 어른의 작업치료 효과를 평가했을 때 높은 잠재력을 가지고 있었다.

뇌영상 (Neuroimaging)

신경과학, 신경가소성과 기능적 재조직화에 대한 정보의 발전은 뇌영상 기술의 발달과 개선이 중요한 기여를 했다. Burns가 지적하였듯 "... 성인 뇌영상 정보는 동물연구가들이 지난 1970년 이래로 보여준 것을 사실임을 입증했다. 다시 말해, 성숙된 뇌의 재조직화는 손상 이후 중요한 기능적 방법이다."[58] 더 정교해진 기능적 영상 기술은 연구자들이 이전에 논의되었던 뇌 병리학의 미묘한 점을 객관적으로 평가하고, 특별한 활동을 수행하는 동안 뇌의 활성과 가소성에 대해 평가할 수 있게 허락하였다.[26,59-63] 몇몇의 양전자 단층촬영(PET)은 컴퓨터 단층촬영(CT)에서 뇌손상에 대한 근거를 확인할 수 없을 때 신경심리학적 연구를 위해 사용된다.[63] 기능적 자기공명 영상(fMRI)과 같은 새로운 기술은 "체내에서" 감각, 운동, 인지 행동을 하는 동안의 뇌활동을 영상화하는 것을 가능하게 하였다.[64] 신경영상은 신경 루트나 언어, 문제해결, 다른 다양한 과제를 하는 동안의 신경처리의 비밀을 벗기기 시작했다.[19] 이런 비침습적인 기술은 복잡한 기능을 돕는 신경관계망의 비밀을 알게 하였다.[56] 예를 들면, 신경영상 기술은 이미 기능의 집행과 관련된 기술을 입증하였다. "...분배된 전기회로망의 포함은 별개의 구조보다 낫다."[65] 구체적으로 말하면, 후 대뇌피질 영역과 피질하 구조는 앞이마엽 피질과 성공적인 처리의 집행을 협력한다.[65] 이런 결과는 감독처리의 특별한 요소가 특정 뇌영역과 연관된 신경회로가 있다는 점은 정상인의 부가적인 활성화

연구에서 입증되었다.[56]

시각 무시를 가진 환자의 흥미로운 연구에서 신경영상은 특별한 재활프로그램의 결과로 뇌의 변화를 일으킬 수 있다는 사실을 입증했다.[56,60] 이러한 환자의 뇌는 시각적 스캔, 읽기, 따라 그리기, 그림을 말로 묘사하기에 참여하기 전후에 촬영되었다.

기능적 신경영상은 기능적 뇌의 회복을 연구하는 흥미로운 도구이다.[65] 이런 연구의 잠재력은 뇌졸중이라는 다른 형태의 잠재적인 재조직화 가소성에 자료를 제공할 수 있다.[65] 그것은 뇌졸중의 구체적인 범주에서 가장 중요한 뇌의 회복에 대한 이전에 서술된 기전을 알아내는 것과 결국 더 나은 중재전략으로 돌아가는 것을 돕는다.[65]

신경영상 데이터의 결과로부터 신경과학자들은 감각운동과 인지처리과정을 기능적 신경망체계의 생산물이라고 여기기 시작하였다.[60] 이것은 전통적인 엄격히 구분된 접근법에서 변화된 것이다. 이러한 철학의 변화 때문에 연구자들은 특정한 종류의 인지활동이나 운동활동 시 뇌 영역 사이의 상호작용과 환경의 변화에 상호작용이 어떻게 변하는지에 중점을 두고 있다.[60] 활동을 수행하는 동안 뇌의 변화에 대한 평가는 의사결정과 특별한 재활 프로그램의 디자인을 돕고 게다가 프로그램의 효과에 대한 모니터링을 한다.[60]

Grady와 Kapur는 뇌영상은 아래의 상황을 가능하게 한다고 했다:[60]

1. *대안적인 방법으로 통찰력을 제공하면 특정한 인지(운동) 과제를 성취할 수 있다.*
2. *어떤 뇌 영역이 회복이 일어나는지 확인하는 것은 필요하다. 그러므로 재활의 이점은 환자의 최상의 잠재력을 가능한 이끌어내는 것이다.*
3. *재활 절차의 효과는 치료가 끝나기 전후로 모니터링 되어야 한다.*

재활의 영역에서, 우리의 치료가 무엇보다 중요하다는 효과를 입증하는 것은 필요하고, 신경영상은 중요한 임상적 연구 도구로 발전할 것으로 예상된다. 이것은 뇌가 손상된 후에 재활을 받거나 받지 않을 때, 어떻게 회복되거나 적응되는지에 대한 우리의 이해를 도울 수 있다. 작업치료사는 치료를 지지하는 신경영상 기술을 포함하는 효과적인 연구를 만드는 상상을 해야 할 것이다.

적응적 개념을 이용한 이론의 틀: 상위하달식 접근법
(Frames of Reference Utilizing an Adaptive Conceptual Base: Top-Down Approaches)

작업에 근거를 둔 모델들 (Occupation-Based Models)

여기에는 작업치료학 안에 묘사된 작업적 행동과 관련된 4가지의 모델들 또는 틀(frameworks)들이 있다. 이 모델은 Model of Human Occupation(MOHO), Ocupational Adaptation (OA), Ecology of Human Performance와 Person-Environment Occupation Performance

표 1-2
작업에 근거를 둔 이론들(occupation-based theories)

이론	근본적인 가정
인간작업모델 (model of human occupation)	• 행동은 동적이고 환경에 의존적이다. • 작업은 자신의 조직화를 위해 필수적이다. • 이론은 반드시 환자를 이해하고, 작업치료의 코스에서 결정해야 한다. • MOHO에 근거를 둔 이론은 환자 중심이 되어야 한다. • 인간은 3가지의 요소들로 구성된다: 의지, 습관 그리고 수행 능력
작업적 적응 모델 (occupational adaptation)	• 작업에서 숙련도는 수행에서 내 · 외적인 요구를 위한 평생의 적응 과정이다. • 수행에서 요구들은 자연스럽게 사람의 작업적 역할의 부분과 주변 환경 (사람-작업-환경 상호작용)에 존재한다. • 수행에 대한 요구가 만족스럽지 않다는 것을 만나는 순간에 적응을 도전하였을 때 기능 장애가 나타난다. • 삶의 어떤 단계에서 사람의 적은 능력은 손상, 신체나 감정 장애, 삶의 스트레스에 의해 제한받게 된다. • 기능 장애의 가장 큰 단계는 사람의 적응 과정에서 변화에 대한 요구가 컸을 때이다. • 작업 수행의 성공은 자신과 다른 것에 만족하기 위해 충분한 숙달과 함께 적응할 수 있는 능력의 결과를 가지는 것이다.
인간 수행의 생태학적 모델 (ecology of human performance)	• 사람의 배경의 이해없이 사람을 이해한다는 것은 불가능하다. • 개인의 수행 범위는 사람과 배경사이의 상호작용에 의해 결정된다. • 부자연스러운 배경은 자연적인 배경과 다르다. 부자연스러운 배경은 아마 수행을 촉진하거나 억제시킬 것이다. • 평가와 중재는 자연적인 배경에서 수행할 때 개인의 실제 수행과 가장 비슷하다. • 작업치료임상은 자아결정의 활동과 환자의 모든 배경을 포함한다. • 독립은 환자의 욕구와 필요를 알기 위해 배경적 지지를 사용하는 것을 포함한다.
사람-환경-작업모델 (person-environment-occupation model)	• 행동은 환경적 영향, 종교적 요소, 그리고 신체적 정신적 요소와 분리 될 수 없다. • 환경은 끊임없이 변화하고, 사람은 변하는 목표를 이루기 위해 필요한 행동이 변화한다. • 환경은 작업수행을 가능하게 하거나 강요하는 것에 영향을 준다. • 환경은 작업 수행에 효과를 방해하거나 가능하게 할 수 있다. • 작업은 삶의 질을 위해 복잡하고, 다원론적이고(pluralistic) 필수적이다. • 사람, 환경 그리고 작업 사이의 관계는 섞여있고, 구분하기 힘들다. 이런 관계의 결과는 작업 수행이라고 불린다. • 개인의 역할이 변화함에 따라 작업 수행은 평생 동안에 변화한다.

출처: reference 1, 66-69

(PEO) model들(표 1-2)이다. 이런 모델들 또는 이론의 틀은 개념적의 단계가 다르고, 임상에 세부적으로 적용된다. 여기에는 각 틀 사이에 개념들이 섞여있고, 어떤 개념은 임상의 다른 모델 안에도 역시 존재한다. 아래 부분에 이런 4가지의 모델들을 각각 요약하였다. 이러한 자료들은 Willard and Spackman's Occupational Therapy에 제공된 정보로부터 최초로 만들었다.[70]

인간 작업의 모델(The Model of Human Occupation)

개인의 관점을 포함하는 시스템을 가진 MOHO는 작업에 초점을 맞출 수 있는 임상을 가이드하기 위해 만들어진 노력의 결과이다.[67] 이 모델 아래에는, 행동은 동적이고 주변 상황에 빠져든다는 가정(assumption)이 깔려 있다. 좀 더 구체적으로, 개인의 "내적 캐릭터는 개인의 감정, 행동과 수행에 영향을 주는 조건의 네트워크를 만들기 위해 환경과 상호작용을 한다."[67] MOHO의 두 번째 가정은 "작업은 자기 자신의 조직화(self-organization)를 위해 필수적이다"는 것이다. 그러므로 치료는 환자가 자신의 능력과 정체성을 바로 잡을 수 있도록 도와주는 것을 처리하는 것이다.[67] 치료하는 동안 변화에 대한 중요한 메카니즘(mechanism)은 환자가 수행할 때 스스로 느끼고 생각하는 것과 관련된다.[67] 결론적으로, MOHO에서 치료는 환자 중심이 되고 환자와 함께 공동으로 접근하는 기본이 반드시 전제되어 있어야 한다.[67]

MOHO는 3가지 하위 요소로 구성된다. Kielhofner 등은 아래와 같이 요소들을 정의하였다:[67]

- *자유의지(volition)* — 개인이 어떠한 일을 하고 선택할 때 동기가 있는 방향으로 가는 과정
- *습관(habituation)* — 사람의 행동이 패턴화되고 규칙적으로 조직화되는 과정
- *수행 능력(performance capacity)* — 작업 형태에서 경험을 살리기 위해 사람의 잠재적인 정신력과 신체능력을 둘 다 나타내는 것.

이 MOHO는 사람과 그들의 환경과는 갈라놓을 수 없다고 가정한다. 환경은 신체적, 사회적 요소 둘 다 포함한다. 환경은 가치, 흥미, 역할, 취미 그리고 개인의 수행 능력에 영향을 미친다는 것을 밝힐 것이다.[67]

작업적 적응 모델(The Occupational Adaptation Model)

이름에서 은연 중에 알 수 있듯이, OA 모델은 인간이 적응과 작업을 가진다는 것을 의미한다. Shultz와 Schkade은 OA 모델에 대해 6가지의 가정에 대한 것을 아래와 같이 개략적으로 서술했다:[68]

1. 작업의 숙련도는 수행에 외 · 내적으로 요구되는 적응의 평생 동안의 진행 과정이다.
2. 수행에서 요구들은 자연스럽게 사람의 작업적 역할의 부분과 주변 환경(사람-작업-환경 상호작용)에 존재한다.
3. 수행에 대한 요구가 만족스럽지 않다는 것을 만나는 순간에 적응을 도전하였을 때 기능 장애가 나타난다.

4. 삶의 어떤 단계에서 사람의 적응 능력은 손상, 신체나 감정 장애, 삶의 스트레스에 의해 제한 받게 된다.
5. 기능 장애의 가장 큰 단계는 사람의 적응적 과정에서 변화를 위해 크게 요구될 때이다.
6. 작업 수행의 성공은 자신과 다른 것에 만족하기 위해 충분한 숙달과 함께 적응할 수 있는 능력의 결과를 가지는 것이다.

OA 모델은 작업적 도전에 대한 반응 안에서 사람과 작업 환경 사이의 상호작용으로부터 발달하는 적응 과정을 설명한다.[68] 이런 도전은 작업적 역할 수행의 주변 환경 안에서 일으킨다.[68] 이 "...작업 환경으로부터의 기대와 개인이 가지는 내적 기대로부터의 수행은 도전하는 경험에 영향을 준다."[68] OA 모델은 치료에서 있어서 치료사의 역할은 환자 내부적인 적응 단계에 중요한 치료 변화의 원동력으로서 환자를 알아가고 좋아지도록 만드는 역할로 보고 있다.[68] OA는 적절하게 의미 있는 작업 활동을 사용하여, 환자 자신의 적응 능력을 만들어 주는 치료의 궁극적인 목표를 가진 환자가 중심이 된 접근이다.[68]

인간 수행의 생태학적 모델(The Ecology of Human Performance Model)

인간 수행의 생태학적 모델은 작업치료 임상적 배경에서 이해되어 발달된 틀이다.[66] 가장 중요한 이론의 가정은 "생태학 또는 사람과 주변 환경 사이의 관계는 사람의 행동과 과제 수행에 영향을 미친다."이다.[66] 이 모델의 가장 큰 가정은 환자의 주변 환경을 이해하지 않으면 불가능하다. 개인의 수행 능력은 그들의 자신과 주변 환경 사이의 상호 작용에 의해 결정된다.[66] Dunn 외는 인간 수행의 생태학적 모델을 적용할 때 사용될 수 있는 중재에 대해 설명하였다.

1. *주변 환경에 수행을 위해 개인의 능력을 세우거나, 회복시킨다.*
2. *사람이 수행할 때 실제 배경이나 과제를 바꾼다.*
3. *주변 환경의 특징과 요구되는 과제를 변형(적응)하여 환경 안에서 환자의 수행을 지지(support)한다.*
4. *주변 환경 안에서 수행 문제가 일어나거나, 발전(evolution)되는 것을 예방한다.*
5. *주변 환경 안에서 좀 더 적응하기 쉬운 수행이나 복잡한 수행을 할 수 있는 상황을 만든다.*

사람-환경-작업 모델(The Person-Environment-Occupation Model)

PEO 모델은 MOHO와 같이, 작업에만 초점을 맞추지 않았다. 하지만 작업 수행의 동적인 환경에 대한 초점이 맞추어져 있다.[69] 이것은 또한 작업과 수행이 강조된 환자가 중심인 이론이다.[16] 이 모델의 가정은 3가지 요소와 관련 있고, 이 가정들이 어떻게 상호 작용을 하는지 보여준다. 이 모델의 이름에서 유추할 수도 있듯이, 3가지 요소는 사람, 환경, 작업이다.

PEO 모델은 개인이 천성적으로 자신만의 내적세계를 연구하는 것과, 그것 안에서 전문가가 되는 것을 증명(노력)하며. 이러한 개인의 성취를 경험하는 환경은 자신의 감정을 자신에 대해 더 좋

은 감정을 느끼는 것에 돕는다는 것을 가정한다.[16]

PEO 모델은 또한 환경 그 자체는 끊임없이 변화하고, 작업 수행에 대한 효과를 촉진하거나 억제한다. 그리고 환경은 개인보다 좀 더 다루기 쉽다.[69]

PEO 모델은 마음, 몸, 정신력의 혼합과 같은 "사람" 요소를 정의한다.[69] 이 모델은 작업 수행을 억제하거나 촉진할 수 있는 개인의 내적인 요소를 이해한다.[71] Baum & Christiansen은 "이런 접근은 임상가(practitioner)에 의해 환자의 수행을 지지하거나 방해 할 지도 모르는 생리학적, 심리학적, 인지, 신경 행동과 정신력 요소에 대한 정보를 평가하여 모아야 한다."[71] 사람의 요소(신체영역)의 검증은 "손상, 활동들 그리고 참여 사이의 고리를 발견하는지"와 같은 것을 이해하고 처리하기 위해 중요하다.[19]

PEO 모델의 범위 안에, 작업은 모든 자조활동, 생산력, 여가를 포함한다고 정의한다.[69] 이 추정에서 작업은 삶의 질과 웰빙을 위해 "복잡하고 다원론적(pluralistic)이고 필수적이다"고 정의한다.[69] Stewart 외는 작업, 활동, 과제의 개념을 아래와 같이 설명하였다:[69]

> *활동은 과제의 기본적인 단위를 이해하는 것이다; 과제는 활동과 관련된 목적있는 것의 세트이다; 그리고 작업은 살아가는 시간에 사람이 맞물리는 자기 자신에 직접적이고 기능적인 과제와 활동의 그룹이다.*

PEO 모델의 핵심 가정은 "사람, 환경 그리고 작업은 환자의 조화를 증가시키거나 감소시키는 방향 안에서 시간과 공간을 지나 계속적으로 상호작용한다."이다. 더 가깝고 더 적당하고 더 크게 중복된 작업치료 수행.[69] 이 모델에서 이런 요소(사람, 환경, 작업)는 작업 수행에 주어진 시간과 관련되고, 중재에 대해 근거를 제공하도록 한다.[71] 작업치료사는 "개인의 능력을 창조, 환경을 변형, 또는 작업 처리 과정과 목표 재인식에 대한 기회를 확인하기 위해 환자와 함께 일한다."[71] 이 연구 아래에, Baum과 Christiansen는 잠재력, 환경, 활동 선택의 상호작용은 작업 수행과 참여를 이끈다고 발표했다.[71] 이 참여와 작업 수행은 개인의 역할과 자기 자신의 관점 변화와 같이 평생 동안에 변화한다.[69]

기능적/작업에 근거를 둔 접근법 (Functional/Occupation-Based Approach)

기능적 접근은 실제 작업과 함께 직접적으로 일하는 상위하달식 접근(top-down approach)이다.[3,27,72] 환자의 최대한의 독립을 위해 이런 기능적이거나 작업에 근거를 둔 과제를 사용한다. 기능적 접근은 환자의 강점과 수행할 수 있는 구체적인 영역(기능적으로 세분화된 과제의 반복적인 연습)을 강조한다. 그리고/또는 구체적인 적응이나 보상(compensation)을 포함한다.[27] 기능적인 접근이 원했던 결과물은 효과적인 적응이다. 효과적인 적응은 항상 환경적 배경 안에서 일어난다. 그러므로 기능적 활동들의 다양성은 다른 환경들 안에서 연습된다. 기능적 접근은 두 개의 중요한 기술의 분류된다: 보상과 적응.

보상(Compensation)

보상적 접근 안에서 환자는 자신의 문제에 대해 인식해야 하고, 그런 다음에 이런 문제에 대해 허용하거나 보상하기 위해 가르친다. 예를 들면, 편측 무시로 인해 공간의 절반을 무시하는 환자가 있다면, 치료사는 환자의 머리를 돌리거나, 환측에 눈을 이용해 스캔하도록 가르친다. 옷 입기 실행증(dressing apraxia)를 가진 환자의 대안으로, 치료사는 환자의 일상에서 특정한 옷 입는 패턴을 연습해야 한다.

적응(Adaptation)

적응은 보상작용을 동반한다. 이 접근에서 치료사는 증상이 있는 환자에 대해 보상하기 위해 환자의 환경을 적응시키거나, 환경을 변화시켜준다. 예를 들면, 공간의 한쪽 면에 무시하는 경향이 있는 환자의 경우, 치료사는 음식이나 도구들 같은 모든 것을 환자가 볼 수 있는 건측에 놓아두어야 한다. 환자가 전경배경에 대한 문제를 가지고 있다면, 치료사는 쉽게 물건을 놓고 찾기 위해 잘 정돈된 환경을 만들도록 해야 한다. 지리적 지남력 장애를 가진 환자의 경우, 치료사는 매일 움직이는 루트를 표시해야 한다. 환자가 바보스럽고 미쳤다고 생각하는 대신에, 환자 가족에게 환자의 문제를 알림으로써 그들은 그들 문제에 대해서 허락(해결)할 수 있는 것은 적응의 가장 적합한 형태이다. "비인간적(nonhuman)"인 환경보다 "인간적(human)"인 환자에 적응하는 것이 많은 방법 안에서 가장 중요하다.

요약(Summary)

기능적 접근은 오늘날 임상에서 가장 인기있는 접근 중에 하나이다. 최근 조사에서 이 접근은 편측 무시나 지각 장애를 가진 환자의 자조 활동을 증진시키는데 사용되었다고 나타났다.[72] 그러나, Rubio와 Van Deusen은 휠체어를 움직이며 운전할 때, 기능적이고 회복적(restorative)인 것의 연합이 가장 효과적인 접근이라는 것을 발견하였다.[72] 환자들은 자주 추상적으로 지각, 인지적인 훈련이 유치하고, 모욕적이고 자신들과의 문제와 관련 없다고 생각해서 반대한다.

기능적 접근 활용의 마지막 한 가지의 효과는 오늘날 건강관리의 초점이나 상태와 관련된다. 병원에 짧게 머무르는 추세와 측정된 결과의 특별한 방편의 필요는 이러한 접근의 사용을 필요로 한다. 그리고 이러한 요구들을 충족시킬 수 있다. 자주, 치료에 회복적인 접근을 위해서는 더 병원에 머무르는 것이 요구되나, 이것도 줄어들고 있다.

동적 상호작용적 접근법* (Dynamic Interactional Approach)

DIA의 중심적 개념 안에는 인지는 개인, 과제 그리고 환경 사이의 상호작용의 결과 또는 계속되는 생산물이라 생각한다.[24,73] 환자의 수행은 환자의 학습가능성에 대하여 변화하는 수행의 처리과정 전략(processing strategies)과 근본적인 조건(conditions)의 조사에 의해 분석된다.[24,74] 인지 장애는 처리 과정 전략에서 결함이 구조를 이룬 것이다.[24] 이 모델 또는 틀은 인지 기능의 핵심적인 측면과 같은 자기-인식과 처리 과정에서의 전략을 보여준다. 이런 측면은 활동과 같은 외적 요소와 구조적인 잠재력과 같이 내적으로 변화 가능한 환경이 동적으로 상호작용한다.[24,73] 어떤 상황에서, 개인적 요소는 중요하고 그 안에는 환경적 요소도 있다. DIA의 평가와 치료는 확인 할 수 있는 정보 처리과정의 실패가 깔려있는 조건과 같은 특정한 활동의 요구 분석에 의해 추정한다. 이것은 결핍은 과제에 의해 정의 된다는 가정을 가진 deficit specific approach와 대조를 이룬다.[73]

앞에서 언급한 것처럼, DIA는 인지의 핵심요소에 처리 과정의 전략을 보여준다. 이것은 처리과정 전략의 타입은 환자가 정보가 잘 처리되고 잘 유지되도록 영향을 주는데 사용한다.[24] 이 접근은 개인의 처리 과정 전략의 변형은 수행을 증진시킬 수 있고, 이런 처리 과정의 전략은 세부적인 인지 영역에 영향을 미친다.[24,75] 예를 들면, 세밀한 것을 위한 집중은 집중, 기억 그리고 시각 처리 과제 안에서 수행을 촉진할 수 있다.[24] 처리 과정의 전략은 내적(스스로 회상, 정신, 리허설 등) 외적, 그리고 상황적(구체적인 과제나 환경 안에서 효과적인) 또는 비상황적(과제와 환경의 넓은 다양성 안에서 사용 될 수 있다)으로 각각 될 수 있다.[24]

DIA는 환자의 사회, 신체 그리고 문화적 환경이 환경적 요구를 위해 환자의 적응에 영향을 줄 수 있다는 것을 가정한다. 사회적 환경은 이런 환자의 상호작용을 포함할 수 있고, 신체는 시각 또는 청각을 방해시키는 상황과 대상을 포함할 수 있다.[24,75] 게다가 수행에 개인적이고 환경적인 영향을 주기 위해 DIA는 과제 또는 활동 분석에 초점을 맞추고, 과제의 특징은 정보처리와 학습의 이동에 영향을 준다고 추정한다.[24] 과제 또는 활동이 복잡하거나 환자의 능력보다 높으면, 효과적인 전략은 사용되지 못할 것이다. 과제의 한계(parameter) 변화에 의해 조건 아래의 정보처리와 수행의 실패를 확인할 수 있다.[24] Toglia는 과제를 표면적 그리고 개념적 특징으로 분리했다.[75] 표면적 특징은 쉽게 관찰되는 특징을 지닌다. 반면에 개념적 특징은 직접적으로 관찰되지 않는다. 이 특징은 과제 수행에 사용된 전략이나 환자에 의미 있는 과제와 같은 것을 포함할 것이다.

이전에 언급에서, DIA는 인지 기능의 핵심의 하나는 개인의 자기-인식을 이해하는 것이다. 환자의 자기-인식의 어떤 결핍의 평가와 치료는 이 이론에 중심적이다. Toglia는 자기의식을 다양한 다차원적으로 보고 있고 다음과 같은 특징으로 정의하고 있다:[75]

- *자아-지식(self-knowledge)* — 자신이 가지는 인지 능력과 제한을 이해하는 것을 포함한다. 이 인지능력과 제한은 특정한 과제의 배경 밖에 존재한다.
- *On-line awareness* — 과제 요구에 맞게 올바르게 판단하는 능력과 같은 인지에 대한 인지(metacognitive) 기술을 포함한다; 문제가 생길 것을 예상한다; 그리고 활동의 주변 환경 속에서 수행을 감시하고 조절하고 평가한다.

* DIA는 회복적 그리고 적응적 접근 둘 다 볼 수 있다. 게다가 이 접근의 강한 요소는 환자의 수행에 배경 또는 환경의 영향을 이해하는 것이다. 그러나, 약간의 치료에서는 사람보다 과제나 환경을 바꿔야 된다. 궁극적으로 DIA는 환자가 수행하는 과제와 개인의 변화이다(personal communication Joan Toglia, PhD, OTR, FAOTA). 이 책의 목적을 위해, 이 접근과 관련된 치료 아이디어는 적응적 접근(adaptive approach) 안에 설명될 것이다.

감소된 자아-인식(self-awareness)은 수행의 속도, 효과적인 전략 사용, 실수로부터 학습하는 능력 그리고 행동 수정을 위해 피드백 사용의 능력에 영향을 줄 것이다.[75] Toglia는 개인의 자아-지식과 지각은 전략사용, 활동 선택 그리고 수행에 영향을 준다고 발표하였다.[75]

DIA는 환자의 인지 상태 평가를 위해 동적인 사정(assessment)을 사용한다. Toglia는 사정은, 1) 과제를 위한 자아-인식(self-perception)을 조사하는 것, 2) 수행 안에서 변화를 촉진하는 것, 그리고 3) 과제 후 사용하는 전략과 수행의 자아 인식을 조사하는 것으로 이루어진 개요를 서술했다.[75] 사정은 변화를 위한 환자의 능력에 초점을 맞추고 있다.[74] 이것은 학습 이동을 촉진시키기 위해 학습자 특징을 조사하고, 설정된 수 안에서 연습하고, 전략 훈련, 과제의 변형과 지시를 포함한다.[24] 이 사정은, 1) 특정한 과제의 힘든 정도를 평가하고, 2) 계획적이고, 3) 올바른 전략을 선택하고, 4) 환자가 가지는 활동의 결과를 예측하고, 5) 수행을 모니터하기 위해 환자의 능력에 초점이 맞춰져 있다.[24,75]

앞에 열거된 기술은 새로운 학습의 일반화를 위해 가장 중요하고, 동기와 경험 둘 다 관련되어 있다. 환자가 자신이 가진 조절의 정도를 약간 넘어 수행할 수 있다고 믿는다면, 환자의 동기는 증가될 것이다. 이 마음의 감정 상태는 진행되고 모니터 된 좋은 정보에 결국 어떤 영향을 준다.[76] 과거 경험은 환자의 처리 과정과 정보의 조직화를 이끌었다.[24] 새로운 정보일 때 이전의 지식, 이해 그리고 기억 증진과 관련된 것에 의해 처리되었다.

게다가, 환자의 가능적인 변화를 실험하기 위해서, 평가는 환자가 가장 잘 하는 수행과 무슨 과제와 이러한 수행을 성취하기 위한 환경적인 표준에 초점을 두었다. 이 동적 사정 과정은 "활동을 요구하거나 주변 환경을 변화할 때, 인지 전략과 self-monitering 기술들은 효율적으로 수행이 잘 변화하도록 필요하다."라고 가정한다.[77] 환자가 어려움을 가지고 있다면, 평가 절차는 변화된 다음에 환자 반응을 조사해야 한다. 동적인 사정 후, 환자가 세분화한 인지 영역에 결핍이 확인되지 않을 때, 사정은 좀 더 과제 수행에 영향을 주는 공통된 행동에 초점을 맞추어야 한다.[24,75]

DIA에 근거를 둔 중재는 다양한 배경 안에서 수행되었고 다양한 배경(multi-context appoach)으로 접근되어 왔다. 다양한 배경적 접근은 "올바른 도전 레벨 안에 자기-관리(self-monitoring) 기술과 개인이 사용하는 전략을 변경하는 것을 목표로 한다."[77] 다양한 배경에서는 이러한 치료 목적을 수행하기 위해서, 향상된 기술은 단지 한 배경과 연관되지 않을 것이다.[74] 이 접근은 동적인 사정 동안 보여준 환자와 함께 가장 잘 활동된다. 이 환자는 치료 중재(mediation)나 지시에 응답할 수 있고, 적어도 자아-인식의 제한 정도를 가지고 있다.[77] 행동은 과제의 큰 범위 안에서 관찰되어 왔다. 게다가 가장 반응적인 절차는 치료하는 동안 존재하는 것이다.[24]

요약하면, 인지 기능을 위해 DIA는 개별화된다. 조직화된 처리 과정의 접근은 "다른 조건 아래에 가능한 변화나, 변경할 수 있는 인지적 평가를 찾도록 한다."[24] 과제는 손상된 처리 시스템과 새로운 학습 이동을 위한 능력에 부가적인 요소 위에서 분석되고 개선된다.[24] 활동의 다양성은 테이블 위쪽, 컴퓨터, 기능적이고 대 근육 운동 과제가 포함된 것을 사용될 수 있다. 치료는 실패의 단계에서 시작하고, 과제는 학습의 일반화가 높은 단계로 일으킨다는 증거가 있을 때까지 개선되지 않는다.[74] 과제, 전략 그리고 자기 인식 훈련은 학습 이동의 궁극적인 목표와 함께 다양한 세팅 안에서 수행된다.

이 접근의 아래와 같이 확인된 제한점을 가진다; 1) 평가하는 동안 신호의 사용은 수행에서 측정을 진행하는 동안 초과(over time)되는 것을 방지해 준다, 2) DIA의 가장 큰 측면은 언어 기술의 사용이 필요하다는 것, 3) 두 환자가 같은 방법으로 같은 치료를 받을 때 경험적 조사를 만들기 힘들다는 것, 4) 시간의 과다 소비, 5) 임상의의 경험이 필요하다는 것, 6) 접근에 대해 아주 적게 문서화 되었다는 것.[24,77] 이런 제한점에도 불구하고, 이 저자는 계속된 이론 발달과 개선은 ABI를 가진 성인의 치료와 평가에 사용 될 수 있는 효과적인 임상적 접근인 DIA를 지지하는 정보를 계속적으로 만들 것이라고 믿고 있다.

환자 수행의 배경적 영향(Contextual Influence On Client Pereformance)

장애를 가진 개인의 전통적인 관점은 이런 질환이 개인으로부터 유래한다는 것이다. 그러나 이런 정의된 장애에 대한 생각이 옮겨졌다. 더 이상 장애를 가진 환자가 단지 개인의 잠재력에만 근거된 것은 아니지만, 환자의 장애는 수행을 제한하거나 예방하는 환경으로부터의 결과일 수도 있다.[78] 건강과 장애를 측정하고 만드는 국제적 표준인 새로운 국제 질병 분류(ICF)에서는 개인의 수행에 사회적 신체적 환경의 효과에 대한 메커니즘을 포함한다.[78] 또한, 작업치료 임상의 틀(Occupational Therapy Practice Framework)은 또한 개인의 배경이 작업 수행에 제한하거나 촉진한다는 이러한 측면을 지지하였다.[79,80]

배경적 접근(contextual approach)은 "작업 수행은 내적인 사람의 요소와 환경의 외적 요소 사이의 복잡한 상호작용의 결과"라는 신념을 지지한다.[78] 환경적 배경(environmental contexts)은 신체, 사회, 문화적, 종교적 배경을 포함한다.[79] Stark와 Sanford는 환경은 "사람의 수행에 대한 배경과 사람이 사회에 참여하는 동안 개인이 만나는 모든 것을 포함한다."라고 발표하였다.[78] Spencer은 4가지 레벨로 환경의 영역을 나누었다: 1) 개인적 상호작용을 포함하는 즉각적 범위의 배경들(immediate scale contexts)은 환자가 직접 접촉할 수 있는 환자의 즉각적인 주위 환경이다; 2) 가까운 범위의 배경들(proximal scale context)은 단순한 행동 세팅의 레벨과 같은 주위 환경을 포함한다. 3) 지역사회 범위의 배경들(community scale contexts)은 지리적 지역사회나 이웃을 포함한다. 4)사회적 범위의 배경들(social scale contexts)은 대중적인 정책이나 사회의 중요한 제도를 포함한다.[79]

배경적 범위의 수준과 스케일이 있더라도, 환자가 필요한 수행을 환경과 상호작용하지 못할 때 환자의 결핍은 장애가 될 것이다. 그러므로 작업치료사는 다른 배경 안에서 일어나는 활동을 평가하고 변화를 방해하거나 지지하는 배경을 적어두어야 한다.[15]

환경적 배경 혼자 작업치료 전체에 영향을 주지는 않지만, 폭넓게 인지적 수행에 영향을 준다.[81] 이 영향의 범위는 기본적인 지각에서 복잡한 문제 해결까지이다.[81] 앞 세션에서 서술된 가변성과 신경학적 영상(neuroimaging), 질 높은 개인의 환경은 뇌의 기능과 행동에 따른 직접적인 결과를 가진다.[81] Woodruff-Pak와 Hanson이 발표한 것처럼 "구조적 변화는 환경의 조작으로부터 오는 뇌의 결과와 살아 있는 동안 내내 유지된 구조적 변화의 발달에 대한 뇌가소성을 측정해왔다."[81] 이 대규모의 신경학적 영상의 결과 연구는 실제로 경험이 뇌가소성을 일으킬 수 없다는 것을 부인하게 만들었다.[63] 환자의 장애 수준에 맞춘 배경적이거나 환경적인 영향을 고려한 중재는 중재의 형태에 영향을 줄 것이다.[25] 앞서 설명한 것처럼, 배경은 환자의 학습 능력과 일상적인 수행에서 이런 학습한 내용을 적용하는데 영향을 준다. 작업 수행이 지연된 배경을 보상하기 위해 배경과 환경은 변형될 수 있다. 이런 환경적 변형은 장애가 되는 결핍이나 손상을 예방하는데 도움을 줄 수 있다.[82] 환경적 변형 또는 변경은 근본적인 수행 요소 변화의 예상 없이 환자를 위한 외적인 요소를 바꾼다.[37] 이 적응기나 변형은 잡동사니를 줄이고, 과제를 간단히 하거나 환자의 주방을 재조직하는 것과 같은 전략을 포함할 수 있다.

SECTION II

평가와 치료의 지침이 되는 부가적인 요소들 (Additional Factors Guiding Evaluation And Treatment)

환자-중심의 실행 (Client-Centered Practice)

작업치료사들이 전통적으로 환자의 요구와 가치를 치료과정에서 중심으로 보아왔을지라도, 이 개념은 최근 몇 년 사이에 더욱 관심을 집중받았고 지금은 종종 "환자-중심의 실무"로 언급된다.

환자-중심의 실무는 이제 작업수행에서 식별된 목표의 성공을 돕기 위해 환자에 의해 치료사들이 사용하는 서비스 제공의 다른 모델로 보인다.[83,84] 이것은 환자의 경험적 지식과 치료사의 학문 및 실무 지식을 결합시키는 것을 시도한다.[85] 환자-중심 모델 중재의 핵심 가정 중 하나는 치료사가 실제로 변화를 도모할 수는 없지만 변화를 촉진시키는 환경을 만들어 줄 수 있다는 것이다.[84] 환자-중심의 작업 치료에서 다른 하나의 핵심 개념은 환자를 그들의 삶, 일, 놀이의 환경과 지역사회로부터 분리시키지 않는 것이다.[86] 이 장에서 앞서 설명된 작업 수행 모델들은 실무의 환자-중심 모델을 고려한다.[86]

환자-중심의 접근법에서, 환자와 치료사는 협조적인 관계가 발달한다. 그들은 "작업 수행 문제점들의 본질, 중재의 초점과 필요성, 그리고 치료의 결과를 명시하기"위해 함께 일한다.[87] 치료사는 치료 목표에 도달하기 위해서 환자가 그들이 가진 문제해결능력을 사용할 수 있는 실제의 환경을 조성한다.[83] 이런 실제의 환경 조성을 돕기 위해, 치료사는 환자가 만들었던 선택권, 그들이 만들 수 있는 선택권, 그리고 개인적 대처 방법에 대한 존중을 보여준다.[86] 환자는 특정한 가치와 요구를 가진 개인으로 보여진다.[88] 치료사가 환자의 작업 수행 사안과 잠재적인 해결책에 관한 정보를 제공하면, 이해할 수 있는 방법으로 환자는 중재과정에 관한 선택을 할 수 있다.[86] 환자-중심의 실무에서, 치료사는 환자에게 환자의 일정한 흥미와 우선사항과 관련된 몇몇 중재 선택권을 제공한다. 이런 과정은 환자의 동기를 북돋아주고 환자에게 몇몇 조절 정도를 갖는 방법을 제공하는데, 이로써 자기 효능감을 지지한다.[25] 자기 효능감은 실무의 환자-중심 모델에서 중심을 이룬다.[86,87]

환자-중심 실무의 중요한 목표는 치료사와 그들의 환자 사이의 치료적 관계가 공동작업의 하나이다.[86] Hammell의 진술에 의하면,"환자와 작업 치료사에 의한 협조적인 목표 설정은 환자에게 가치 있고 사용하기 쉬운 숙달 기술로 향해진 중재 프로그램을 보장한다."[85] 게다가, 환자-중심의 실무에서, 치료사는 환자와 협동할 뿐만 아니라 환자 기밀에 국한하여, 환자의 환경과 관련된 어느 누구와도 협동한다.[87] 이것은 가족 구성원, 선생님, 이웃, 고용주, 또는 친구들을 포함시킬 수 있다.

환자-중심 접근법의 평가 과정은 환자가 그들의 요구에 관한 아주 중요한 정보를 가지고 있다는 개념을 포함한다.[86] 부가적으로, 환자는 치료사가 치료를 위해 그들의 보다 중요한 작업 수행 영역을 선택하는 것에 의해 고무된다. 환자-중심의 사정은 환자에게 의미 있는 직무 수행을 포함하고, 사람-환경 상호작용의 수준을 평가한다.[6,87] 형식적인 또는 비형식적인 인터뷰, 환자 설문지, 그리고 캐나다 작업 수행 측정(COPM)과 같은 도구는 환자-중심의 평가 도구의 예들이다.[84,87,89]

환자-중심의 평가는 또한 수행 요소의 평가를 포함할 수 있다. 예로, 최근에 발생한 뇌졸중으로 더 이상 가족들을 위한 식사 준비를 할 수 없기 때문에, 그녀에게 식사 준비는 중요한 것으로 나타난다. 작업치료사는 손상된 수행이 무엇인지 평가하기 위해, 가급적이면 환자의 집에서 식사준비에 대한 평가를 시작할 것이다. 평가를 하는 동안, 치료사는 집중력 및 문제해결력 손실의 가능성을 나타낼 수 있는 몇 가지 행동을 관찰한다. 그 시점에서, 부가적인 수행 요소 평가가 나타날 것이다. 이러한 수행 요소 평가로부터 얻은 결과는 평가 과정 전반에 걸쳐 수집된 다른 정보 속에 포함될 것이다. 만약 수행 요소 평가가 환자의 식사 준비하기 능력의 손상이 집중력 문제아래 있다는 것을 나타내면, 이것은 환자와 의사소통되고, 그 정보는 치료 계획에 사용된다. 환자와 치료사는 식사 준비하는 동안 집중력의 문제를 다루는 방법을 함께 결정할 수 있다(즉, 회복적 접근, 적응적 접근, 또는 둘 다 사용). 보통 이런 협동을 하는 동안, 환자가 어떻게 특정한 수행 요소(이 경우 저하된 집중력)가 특정 활동(이 경우 식사 준비하기)을 손상시키는지 이해할 때, 환자는 같은 수행 요소에 의해 손상 받은 다른 맥락(예를 들면, 운전)을 이해하고 인식하기 시작한다.

환자-중심의 실무 모델에 대한 주제를 떠나기 전에, 이 모델 사용의 장점과 단점을 모두 이해하는 것은 중요하다. 환자-중심의 실무 모델의 큰 장점은 자존감 및 자기 효능을 강화하는 것과 개별화된 접근법이라는 것이다.[83] 단점은 아마도 환자가 치료사를 미숙한 것처럼 여기고, 치료적 관계가 불명확해질 수 있고, 환자-중심의 평가 도구 신뢰도, 타당도의 수가 제한되어 있는 것이다.[83,84] 환자-중심의 실무는 어떤 조직에서는 실현되기 어려울 수 있다. 팀철학, 차팅, 그리고 필요조건 보고와 같은 실제적인 사안 또는 머물 수 있는 기간은 전체적인 환자-중심 실무의 포함을 어렵게 할 수 있다.[83,84]

"전체적으로" 환자-중심 접근의 다른 단점은 ABI를 동반한 성인에게 엄격히 적용하는 능력과 관련된다. 이런 환자는 종종 실어증과 같은 언어 결손이 있고, 충분히 의사소통하지 못한다. 인지 결손은 또한 그들의 케어 계획에 참여하는 능력에 영향을 미친다. 이 경우, Pollack과 McColl은 실제로 환자가 누구인지 다시 생각하고 가까운 가족구성원 또는 보호자를 명시할 것을 제안한다.[83,84] 이 사람들은 실제로 치료 또는 환자를 위한 선택권의 변화를 형성할지도 모른다. 이런 환자들에게, 그 사람은 치료 계획에 참여할 수 있는 가족 또는 보호자이다.[87] 보통, 이것은 논리적인 대안일지라도, 비극적인 사건(예, CVA 또는 TBI) 때문에, 특별하게 CVA 환자를 가진 가족구성원들은 그 상황에서 어찌할 줄 모른다.

이런 환자-중심의 실무를 적용하는 도전에도 불구하고, 대부분의 상황에서, 환자 또는 환자의 가족 구성원 및 간병인은 그들의 최상의 능력에 대해 선택하는 것으로 용기를 얻을 것이다. Law는 환자-중심의 실무를 아래에 요약했다.[86]

환자의 정보와 환자의 능력과 제한에 대한 실무자 평가로, 환자-중심의 계획이 구성된다. 실무자는 무엇이 가능한지 환자가 이해할 수 있도록, 그리고 그들을 돕는 일을 포함하는 사안이 그들의 목표를 만나는 것을 환자가 이해하도록 그들의 기술을 사용한다.

환자와 가족 교육 (Client and Family Education)

최근 환자-중심의 실무에 주목한 중요한 결과는 환자, 가족 및 보호자 교육의 중요성과 장점에 관심을 증가 시킨다. 환자-중심의 실무를 지지하여, 교육, 또는 환자에게 특정한 지식을 전달하는 것은 그들의 요구사항 및 우선사항과 관련되어야 한다.[25] 환자 교육은 임상적 의사결정에 환자를 포함시키는 중요한 요소이고, 이론적 가르침을 통해 상황에 대한 적절한 정보를 제공받을 것이 요구된다.[90] 게다가, 능동적인 가족 협력 관계는 작업치료사에 의해 홍보되어야 한다. 가족 또는 보호자는 일상생활에서 환자의 기능 대한 정보를 제공하기 위한 중요한 재원이기 때문에, 이런 능동적 협력관계는 필수적이다. 환자의 가족은 평가와 중재 계획을 세울 때 환자가 무엇을 추구하는지에 관해 치료사에게 신호를 줄 수 있다.[91] 가족은 또한 변화를 촉진시키고, 인지와 다른 수행 결손을 보다 효과적으로 다룰 수 있는 습관 및 역할을 수정하는데 보조할 수 있다.[91] 환자의 가족 또는 보호자와의 협동관계는 또한 거의 대부분 항상 인지 장애와 관련된 심리사회적 사안을 감소시키는데 중요하다.[91] 또한 작업치료사에게 심리적인 지지를 필요로 하는 보호자를 돌보는 것은 중요하다.[92]

치료사는 교육 또는 치료 기간 동안 명확한 계획과 목적을 전달해야 한다.[93] 학습이 필요한 과제에 대한 사람들의 속성 뿐만 아니라 결손의 성질 둘 다 때문에 그룹지도 보다는 개별화된 지도가 종종 ABI 환자에게 더 적합하다(예, 옷입기, 위생).[7] 게다가, 개별화된 지도는 필요한 학습의 양과 초점을 진전시키고 바꾸면서 작업치료사가 환자로부터 즉각적인 피드백을 얻을 수 있게 한다.[7] 가족 및 보호자 교육을 하는 동안, 환자의 집 또는 지역사회에서 이행할 수 있는지가 고려되어, 특별한 신호 전략이 활용된다.[7]

지침서, 오디오, 또는 비디오테이프의 사용부터 인터넷까지 환자 또는 가족 교육을 시행하는 방법은 많이 있다.[7] 결정은 환자의 인지상태 뿐만 아니라 환자와 가족 또는 보호자의 학습 스타일과 능력에 기초하여 사용되는 방법에 관여한다. Holm 등의 진술에 따르면, 특히 "...새로운 사람이 보호자 역할인 상황, 그리고 안전과 환자의 요구사항의 효과적인 관리에 대한 정보 필요성을 이해하고 공급하기 위해 보호자의 능력을 평가하는데 시간이 걸리는 상황."에서 진실이다.[7] 동기, 성공된 기술 수준, 인지 상태, 그리고 가능한 교육 시간은 모두 가르침 결과에 영향을 미친다.[93] 치료사가 사용하는 어떤 가르침의 방법일지라도, 환자나 가족 구성원에게 질문을 하거나 지침을 설명하는 시간을 할애하는 것은 중요하다.[7]

어떤 ABI 성인과 관련된 환자나 가족 교육 프로그램은 반드시 안전에 대해 다루고 초점을 둔다. 이것은 스토브 사용법, 브레이크 잠그기, 기능적 이동성인 길 건너기, 또는 운전과 같은 작업 수행의 주제를 포함할 수 있다. 게다가, 환자나 가족 교육의 궁극적인 목적은 다양한 환경에서 그들의

작업 수행을 어떻게 다룰 것인지 가르치는 것이다.[20]

Proulx는 가족구성원이나 보호자를 위한 설명이 필요할 것 같은 인지 재활과 관련된 아래의 질문들을 말한다:[91]

- *인지 손상이 뇌기능과 어떻게 연관되는가?*
- *인지 손상이 일상 활동에 어떻게 나타나는가?*
- *손상을 교정하거나 그것을 보상하는가?*
- *손실을 보상할 수 있는 잔존된 인지 기능과 강점은 무엇인가?*
- *교정, 보상, 그리고 기능적인 기술 훈련 사이의 차이점은 무엇인가?*
- *신경학적 상태의 자연사에 따른 중재의 변화와 조절에 어떻게 순응하는가?*
- *좋은 교육적 자료와 지역사회 지원 서비스의 목록은 무엇인가?*

이런 질문들은 시각 및 지각 영역 손실에도 쉽게 적용될 수 있다.

요약하여, 작업치료사는 ABI 환자의 치료 계획과 과정에서 환자, 가족과 보호자 교육을 포함하여야 한다. 환자-중심의 실무는 치료사가 환자뿐만 아니라 가족 및 보호자와 협동하는 것을 요구한다. 이런 파트너십과 교육 과정은 재활을 촉진시키고, 이것은 "...일반화의 궁극적 목표를 가진 가족의 삶을 재보정하기 위해 장애가 있는 사람을 가르치는 것처럼... 재활은 집 환경에서 얻어진다."는 것을 보여줄 수 있다.[91]

Proulx는 아래에 진술한다:[91]

> *명확한 정보와 교육은 일상 행동에서 인지 손상의 영향, 환자와 가족 모두에게 더 좋은 대처 기술뿐만 아니라, 효과적인 재활을 위한 모든 장애물을 감소시키는 적합한 지역사회 지원 서비스를 찾는데 보조하는 것을 관여한다.*

환자의 학습능력과 수행에 미치는 영향 (The Client' s Learning Capacity and Its Influence on Performance)

환자의 학습 능력은 재활과 그들의 궁극적인 수행 결과에 대해 중심을 이룬다. 사실은, 학습이 뇌 손상 이후 나타나는 많은 회복을 뒷받침하거나 거든다.[94] ABI의 결과로 나타나는 신체적, 인지적, 그리고 감각의 결손은 종종 많은 일반적 학습의 메커니즘을 제한한다.[95] 집중력과 기억력의 저하와 같은 인지 결손의 환자는 특히 중재동안 학습과 지시 따르기 시간에 어려움을 가질 것이다.[96] 환자가 학습이 가능한 비율은 어떻게 빨리 재활 목표에 도달할지에 영향을 미칠 것이다. 결국 이것은 보호받는 기간과 비용에 영향을 줄 것이다.[95]

환자의 학습 능력과 잠재력은 반드시 평가되어야 한다. Holm 등의 진술에 따르면, "학습에 대한 좋은 능력을 가진 환자와 변화되는 방법에 대한 개방성은 중재 선택사항의 증가와 학습에 요구되는 시간의 감소 때문에 더 많은 과제 결손을 다룰 수 있다."[7] 환자의 학습 잠재력을 평가하기 위하여, 치료사는 학습의 특정 유형과 무엇이 학습과정을 지연시키거나 촉진시키는지에 대한 기본적 이해를 해야 한다. 학습의 요소에 대한 기본적 개요는 평가와 뒤따르는 치료를 안내할 수 있다. 종합적인 상세한 검토는 이 책의 범위 내에는 없다.

다른 유형의 정보 처리과정에 요구되는 학습 유형은 3가지가 있다.[56,97] 첫 번째 학습 유형은 두 가지 사건 사이에서 관련성을 찾을 때 나타나는 연합학습이다.[58] 이것은 우주에서 많은 가능한 연합 중 어떻게 두 가지 일이 연관되는지 학습하는 능력이다. 연합학습은 활동이 "만약 이것이면, 저것이다."의 의미로 설명될 수 있을 때 나타난다. 개개인은 어떤 "이것"이 발생했을 때, "저것"으로만 증명될 때 반드시 학습한다.[56] 오직 학습 능력이 연합 수준인 환자에게 자기관리와 집안 관리 훈련에 대한 가장 효과적인 학습 환경은 집안 세팅이다.

학습의 두 번째 수준은 표현 학습이다. 표현 학습에서, "...개별적인 사건의 내재적 표현 형식은 사건이 조직되고 검색되는 방법을 포함한다."[58] 표현 학습 수준의 기능을 가진 환자는 활동의 제공에서 변화를 견디기가 가능하고, 전환 학습 중간 수준에 가깝게 보일 수 있다.[58] 그러나, 그들은 활동에서 큰 변화에 견디는 것은 불가능하다.

세 번째 가장 높은 수준의 학습 능력은 추상 학습 수준이다.[56,58] 추상 학습자는 시공간적인 맥락으로부터 독립적으로 나타난 사건에서 관념화되어진 법칙에 대한 지식을 얻고 저장할 수 있다.[58] 이런 학습자는 "지나간 경험에 기초한 활동의 성취를 위해 대안적인 이미지를 창조할 수 있다."[58] 그들은 클리닉에서 배운 것을 집안 환경으로 전환 할 수 있다. 이 학습 단계는 앞에 설명했던 두 단계보다 더욱 복잡한 정보 처리과정이 요구된다. 오직 몇 명의 ABI 성인만 이 단계의 기능을 할 수 있다.

성인 ABI 환자의 학습 능력을 방해하거나 촉진시킬 수 있는 많은 요인이 있다. 약물 사용, 기분, 걱정, 그리고 스트레스는 모두 환자의 학습 잠재력에 영향을 줄 수 있다.[95] 하루 중 환자가 수행할 것이 요구되는 시간은 학습능력에 영향을 미칠 것이다. Toglia는 학습과 일반화 과정과 관련있는 6가지 요소를 말한다: 환경적인 맥락, 과제의 성질, 학습 기준(외부적인), 고차원적인지, 처리과정 전략, 그리고 학습자의 개성(내부적인)이 있다.[74,77] 그녀는 더 나아가 수행은 이런 요소들 사이의 상호작용의 결과라고 믿는다.[74,77]

학습에 영향을 줄 수 있는 외부적인 요소는 외부적 환경, 과제의 성질, 그리고 학습 기준을 포함한다. 신체적인 환경은 환자의 태도와 정보를 처리하고 주시하는 능력에 영향을 미칠 수 있다.[74] 예를 들면, 붐비고, 친숙하지 않은 환경은 조용하고, 친숙한 환경보다 더욱 어렵게 한다.[74] 과제의 정도 또는 과제의 성격은 또한 학습 능력에 영향을 줄 것이다. 과제 완성에 요구되는 과제 정열, 친숙함, 예측성, 그리고 항목과 단계의 수는 모두 정보처리과정과 학습 능력에 영향을 준다.[77] 예로, "항목의 가지 수가 증가함에 따라, 적절한 자극, 우선순위, 무관한 세부사항을 차단, 그리고 계획에 더 많은 요구가 주어진다."[74] 만약 많은 양의 정보가 환자가 처리할 수 있는 것을 초과한다면,

환자는 효과적인 반응을 발달시키기 어려울 것이고 좌절하거나 중압감을 가지게 된다.[74]

학습과 관련된 세 번째 외부적 변량 및 요소는 학습 기준이다. 학습기준은 나타나는 학습의 양을 측정하기 위해 사용되는 과제의 종류를 말한다.[75] 사용된 측정에 의하면, 그 결과는 다양할 것이다.[75] 학습자의 특성은 학습에 영향을 주는 내재적 요인이고 사전지식, 기존의 기술, 태도, 기분, 경험, 가치, 인격, 동기, 그리고 감정을 형성한다.[74] 구상적 능력은 학습에 영향을 주는 또 다른 내재적 요인이고 개인의 타고난 고정된 능력을 나타낸다.[74] 그들의 자기-주시능력 뿐만 아니라, 인지능력을 고려한 개인의 지식은 또한 학습에 영향을 주는 내재적 요소이다.[75] 마지막으로, 과제의 친숙함과 인식된 어려움에 의존하는 개인에 의해 사용되는 처리과정 전략은 학습능력에 영향을 줄 것이다.[75]

가장 최근에 유망 받는 접근법 중 하나는 환자의 학습 능력을 다루는 인지 손상의 재활에 활용되는 "오류없는 학습"이다. 오류없는 학습 접근법의 사용 기간 동안, 환자는 어떤 오류의 발생으로부터 예방하기 위해 새로운 기술을 학습함으로써 힌트를 얻는다.[98] 과제가 명확하게 정의되고, 오류가 발생하면, 그것은 즉시 수정된다.[98] 오류 접근법의 시도와는 달리, 무오류 학습은 높은 수준이 요구되는 과제나 상황에 환자를 노출시키는 것을 최소화한다.[99] 환자가 더욱 능숙해짐에 따라, 단서의 깊이와 정도를 감소시켜준다. 무오류 학습은 특히 "학습과정에서 일찍이 오류를 피하기 위해 새로운 정보를 학습하는 무조건적인 기억 과정에 의지하는" 환자에게 중요하다.[56] 오류가 환자의 시작단계의 학습 과정에 발생한다면, 분명한 기억에 도달하지 않은 이런 오류를 제거하는 것은 아마도 어려울 것이다.[56] Giles 또한 기억력 소실이 있는 환자가 아래의 상태일 때 무오류학습의 사용을 지지한다:[99]

> *무오류 학습은 기억력 손상에서 더 우선의 방법(시도 및 오류방법과 비교하여)이다. 이런 결손을 가진 환자는 실패한 전략인 행동을 인지할 수 없을 것이고...주된 효과는 대부분 가능한 마지막 행동을 만들므로 다시 잘못된 수행을 할 가능성이 증가한다는 것이 원인이다.*

실무 지침을 위한 학습의 이론적 모델을 사용하는 것에 더하여, 치료사는 이전의 교육 수준 또는 학습장애뿐만 아니라 환자가 ABI 이전에 사용한 학습 유형과 방식이 무엇인지에 접근해야 한다. 예로, 환자가 ABI 이전에 시각적 학습자였다면, 모든 가능한 것이면, 시각적 학습은 치료기간동안 사용되어져야 한다. 반면 환자가 ABI 이전에 실독증이 있었다면, 이것은 치료기간 동안 현재 학습의 어떤 수단에 영향을 미칠 것이다.

근거-중심의 실무 (Evidence-Based Practice)

동시대 실무에 관여하는 어떤 치료사는 "증거-중심의" 실무라는 용어에 더 친숙할 것이다. 근거-중심의 실무, 또는 임상적 연구를 실무에 적용하고 변형하는 것은 왜 그들이 행하고, 무엇을 하고, 어떻게 하는지 해명하는 것이 치료사에게 요구된다.[7,15,100,101] 동시대의 최고 실무 지침의 사용과 함께 근거-중심의 실무 이행은 재정적 책임감을 유지하지만 질 높은 관리 결과를 성취할 수 있다. 최고의 근거를 반영한 정책, 절차, 그리고 권한은 발달할 수 있고, 결국 지지하는 지식의 제공을 통해서 실무의 변화를 고무할 것이다.[102]

근거-중심의 실무의 기대는 제공된 서비스가 예상된 결과를 낳을 것이라는 것이다.[20,71,102,103] 그러므로 근거-중심의 실무는 직접적으로 결과 평가를 위해 신뢰되어야 한다. 많은 치료사는 체계적인 결과 평가는 성공적인 결과 관리를 위해 중대하다는 것을 지지한다.[98,102,104,105] Law와 Philp은 아래와 같이 진술한다:[104]

> *작업치료 중재가 효과적인지 아닌지 그리고 환자 전체에 걸쳐 차이점이 만들어졌는지에 대한 증거를 획득하는 것이 가능한 결과 측정 전략을 사용하는 것은 모든 치료사들에게 중요하다.*

결과 관리는 새로운 것의 발달뿐만 아니라 초기의 임상적 지침과 실무의 지속적인 개선이 필요하다.[100] 이런 평가와 결과의 주시는 근거-중심의 실무를 이행하고 유지하기 위한 마지막 단계이다.[102] 근거-중심의 실무는 각각의 임상적 상황에 가장 가능한 증거의 사용을 강조하는 반면, 결과 관리는 근거-중심의 실무 결과의 지속적인 평가를 강조한다.[100] 많은 건강관리 조직은 이제 결과 분석에서 "벤치마킹"이라 불리는 테크닉을 사용한다. DeLise와 Leasure의 진술에 따르면, 벤치마킹은 실험적인 치료와 조사연구와 관련된 평가 방법을 더 엄격하게 통제한 실무 상황으로부터 결과를 비교한다.[102] 환자 관리의 벤치마킹은 다른 건강관리 제공자로부터의 내재적 또는 외재적 데이터와 관련 있는 연구로부터의 증거에 대항하여 통상적으로 설정되고 성취할 수 있는 질적인 관리 목표를 식별하고 증진시킨다.[103] 벤치마킹 또는 비슷한 처리과정은 시행된 실무 변화의 긍정적인 영향을 입증할 수 있다.[102]

전통적인 근거-중심의 실무의 주요 요소는 유의미한 조사 연구의 비판적인 분석이다. 치료사는 문헌 조사를 작업치료 발행물에 국한시키는 것이 아니라, 다른 지식분야에서 발표된 연구로부터 유용한 정보를 얻을 수 있다.[25] 치료사가 할 수 있는 일반적인 질문들이 아래에 있다:[101,106]

- 연구의 결과는 무엇인가?
- 충분한 질의 연구인가?
- 연구의 대상자는 나의 환자와 어떻게 비슷한가?
- 연구 결과를 어떻게 납득하는가(예, 통계적으로 또는 임상적으로 중대한)?
- 결과가 나의 환자를 돌보는데 어떻게 도움을 줄 수 있는가?
- 만약 양적인 연구라면, 신뢰도와 타당도의 측정은 무엇인가?
- 만약 질적인 연구라면, 얼마나 엄격한가?

이런 일반적인 질문의 대답에 의하면, 치료사는 비판적으로 더 세부사항의 연구를 분석하거나 연구가 유용하지 않을 것이라 결정하는 것을 선택할 수 있다. 특정한 기사 검토 시 치료사를 지침하기 위한 많은 유효한 형식이 있다. Law와 Philp는 질적 그리고 양적 조사 연구를 활용할 수 있는 포괄적인 적절한 형식을 제공한다.[104] 치료사는 또한 증거의 유용성과 타당성을 고려할 때, 대부분의 건강관리 전문가는 "근거의 위계"에 동의한다는 것을 염두에 두어야 한다. 가장 높은 수준의 근거는 편견의 공격을 덜 받는 것, 더 일반화할 수 있는 것, 연구된 중재에 기인할 수 있는 결과를 더 일반화할 수 있는 것일 것이다.[92] 이 수준은 통계적 분석에 사용하는 메타-분석 연구, 체계적 검토, 또는 무작위 통제 임상 연구를 포함할 수 있다.[92] 가장 낮은 위계의 근거는 존경받는 저자의 의견, 임상적 증거, 단일 사례 연구, 기술 연구, 전문 위원회의 리포트, 그리고 질적 설계 연구를 포함할 수 있다.[92]

근거-중심의 실무는 임상적 의사결정에 확고한 수준으로 발전할 것이다. 하지만, 하나의 해결책이 모든 상황에 적합한 것은 아니며 근거 안의 내용이 수행되어지고 변화를 촉진하는 방법이 고려되어야 하는 것을 치료사가 인식하는 것은 중요하다.[102,107] 똑같이, 치료사가 항상 환자의 개인적 요구사항을 고려해야 하는 것은 중요하다.[100]

평가와 치료 추천은 광범위한 문헌 검토, 이 분야의 전문가와 의사소통, 그리고 저자의 30년 임상 연구와 가르침 경험에 기초한 이 책에서 소개되었다. 근거의 위계 내에서 모든 수준의 임상 조사 연구는 적합하면 기초가 되고 포함된다. 모든 자료는 참고 문헌을 달고, 독자는 더욱 세부적인 정보를 이런 참고 문헌에서 찾아 낼 것을 격려받는다. 게다가, 독자는 언급된 근거를 분석하고 해석하기 위해 지속적인 조사 기술 발달이 고무된다.

임상적 추론 (Clinical Reasoning)

효과적인 환자의 치료는 작업치료사가 환자에 대한 정보를 얻고 분석하는 동적인 과정의 지속을 통해서 완수할 수 있다. 이런 정보는 환자의 능력과 특별한 그들 삶의 상황과 관련된다. 환자 삶의 상황이나 환경에 대한 지식은 이 과정에서 중요하고, 일차적 목표는 그들의 관점에서 환자의 장애에 대한 의미를 이해하는 것이다.[108]

작업치료사는 환자의 능력과 삶의 상황에서 환자의 문제영역을 규정하고 치료의 목표를 세우고 치료의 틀을 만드는 것과 관련되어 모인 정보를 분석한다.[108] 치료사들이 계획, 지시, 수행, 그리고 환자의 치료에 대해 심사숙고하는 사고와 의사결정과정을 임상적 추론이라 한다.[109] 임상적 추론이란 치료사들이 어떤 치료적 활동과 각기 다른 단계에 있는 환자의 중재와 회복하는 내내 사용하는 많은 추론전략을 활용하는 사고의 과정이다.[108]

임상적 추론은 치료의 과정동안 사용할 어떤 이론의 틀이나 기술의 선택을 가이드한다. 표 1-3은 사용할 이론의 틀을 결정할 때 치료사들이 할 수 있는 몇 가지 임상적 추론 질문의 예를 적어놓았다. 빠르고 지속적인 다른 형식을 가진 추론들의 혼합은 실질적인 지식과 이론적인 지식이 통합되는 동안 일어난다.[49,108] 이러한 다른 형식의 추론은 치료사들에 의해 나중에 논의되고 활용되어진다.

Unsworth는 임상적 추론의 세 가지 형태 혹은 범주를 서술하였다: 절차적, 상황적, 그리고 상

표 1-3
임상적 추론: 이론과 연관된 질문의 예

학습이론	환자가 학습할 수 있는 수준은?
작업행동	시각, 지각이나 인지손상이 어떤 역할과 작업에 영향을 주었는가?
동적 상호작용 접근법	활동, 환경 또는 요소의 어떤 변화가 환자의 처리전략과 자아-의식의 변화를 가져왔는가?
신경발달 이론	좋지 못한 자세 유지와 안정성, 그리고 비정상적 움직임 패턴에 따른 환자의 신체 도식과 시지각의 손상은 어떤 양상으로 나타나는가?
비손상측 상지 운동제한 치료	환자의 부분적 시각 신체 무시는 손상측 사지의 학습된 비사용의 결과인가?

호적이다.[49] 절차적 추론을 하는 동안, 때로는 진단적 추론이라 불림, 환자의 문제가 무엇인지와 이런 문제를 해결할 적절한 중재를 알아낼 때 이 전략은 활용된다. 절차적 추론은 특정한 활동이 발생하거나 치료사가 선택한 평가와 중재를 지지하는 근거에 대한 환경적 요소의 고려를 포함한다.[49]

상황적 추론은 평가를 통해 알게 된 환자의 능력에 대한 기본 지식을 초과하고 환자의 직업, 사회적 상황, 레저와 종합적인 자아-개념이 능력에 어떤 영향을 끼치는지 이해하는 것이다.[49] 치료사는 환자의 시간적 상황(과거, 현재, 미래) 속의 환자의 상황을 고려해야 한다.

그들은 이런 형태의 추론을 "...환자의 삶에서 아프거나 장애를 가지기 이전에 어떤 것을 좋아했고, 현재는 무엇을 좋아하고, 미래에 무엇을 좋아할 것인지에 대한, 환자에게 의미있는 것이 무엇인지를 이해하는 것." [49]

Unsworth에 의해 서술된 임상적 추론의 세 번째 종류는 상호적 추론이다. 상호적 추론은 치료적 과정동안 일어난다.[49] 이 종류의 추론은 환자의 흥미, 요구, 가치, 그리고 환자의 관점에서 장애의 문제를 이해하기 위해 사용된다. 이것은 환자와 소통하고 환자를 인간으로 이해하는 최고의 접근법이다.[49] 치료사는 상호적 추론동안 환자와 협력한다. 사실에 기반을 둔 절차적 추론과는 달리, 상호적 추론은 직관적이다.

Schell은 네 가지 종류나 측면의 임상적 추론을 서술하였다: 과학적, 서술적, 실용적, 윤리적 추론이다.[109] Unsworth에 의해 서술된 절차적 추론과 비슷하게, 과학적 추론은 개인에게 영향을 준 상황을 이해하는 문제의 정의와 관계가 있고 환자가 최고로 흥미를 가지는 중재를 결정한다. 서술적 추론은 장애의 결과로 인한 환자의 경험의 의미와 그들의 상황이 어떻게 방해를 받는지를 이해하는 것이다.[109] 이것은 Unsworth가 말한 상황적 추론과 매우 유사하다.

실용적 추론은 "...환경적 영향은 생각과 치료사의 개인적 상황에 영향을 준다."[49] 조직의 문화, 자원, 재원기간과 같은 사용가능한 소통 서비스, 배상 과제와 같은 실행 사정에 기반을 둔다.[109]

윤리적 추론은 무엇을 해도 되는지가 아니라 무엇을 해줘야 하는지에 대한 질문의 답이다.[109] 이것은 이전에 서술된 모든 실용적 상황에 대한 고려 때문에 종종 치료사들에게 저항이 된다. 과학적, 서술적, 실용적 추론은 모두 윤리적 추론 과정을 야기한다.[109]

요약하자면, 임상적 추론은 이전에 서술되었던 추론 종류의 지속적인 상호작용을 포함한다. 치료사는 환자의 평가와 환자의 반응을 이해하고 협력을 이끌어 내는 치료를 모니터해야 한다. 이러한 모니터링과 치료에 대한 지속적인 수정은 재원기간이나 서비스에 대한 배상과 같은 현실에서의 제약을 고려해야 한다. 모든 종류의 임상적 추론 사이의 상호작용과 융화는 치료실행의 효과적인 의사결정에 기반을 둔다. 치료과정 중에 문제가 발생하면, 이것은 해결책에 접근하기 위한 이유로 치료사의 능력을 촉진한다.[49] 강한 임상적 추론 기술은 효과적인 실행기술의 전제조건일 뿐만 아니라, 치료사들은 실행을 지지하기 위해 이러한 추론들과 반드시 소통해야 한다.[49,110]

참고문헌 (References)

1. Christiansen C. Occupational therapy: intervention for life performance. In: Christiansen C, Baum C, eds. *Occupational Therapy: Overcoming Human Performance Deficits*. Thorofare, NJ: SLACK Incorporated; 1991.
2. Mosey AC. The paper focus of scientific inquiry in occupational therapy: frames of reference. *Occup Ther J Res*. 1995;9(4):195-201.
3. Abreu B, Duval M, Gerber D, Wood W. Occupational performance and the functional approach. *AOTA Self Study Series: Cognitive Rehabilitation*. Bethesda, Md: The American Occupational Therapy Association, Inc; 1994.
4. Mcdonald B, Flashman LA, Saykin AJ. Executive dysfunction following traumatic brain injury: neural substrates and treatment strategies. *Neurorehabilitation*. 2000;17(4):333-344.
5. Taub E, Uswatte G, Elbert T. New treatments in neurorehabilitation founded on basic research. *Nat Rev Neurosci*. 2002;3(3):228-236.
6. Fisher AG. Uniting practice and theory in an occupational framework. *Am J Occup Ther*. 1998;52(7):509-521.
7. Holm M, Rogers JC, James AB. Interventions for daily living. In: Crepeau E, Cohn ES, Schell BAB, eds. *Willard and Spackman's Occupational Therapy*. Philadelphia, Pa: Lippincott, Williams and Wilkins; 2003.
8. Oddy M, McMillan TM. Future directions: brain injury services in 2010. In: Wood RL, McMillan TM, eds. *Neurobehavioral Disability and Social Handicap Following Traumatic Brain Injury*. Philadelphia, Pa: Psychology Press; 2001.
9. Abreu B, Toglia J. Cognitive rehabilitation: a model for occupational therapy. *Am J Occup Ther*. 1987;41(7):439-448.
10. Butler RW, Namerow NS. Cognitive retraining in brain-injury rehabilitation: a critical review. *J Neuro Rehab*. 1988;2:97-101.
11. Trombly C. Anticipating the future: assessment of occupational function. *Am J Occup Ther*. 1993;47(3):253-257.
12. Ben-Yishay Y, Diller L. Cognitive deficits. In: Griffith E, Bond M, Miller J, eds. *Rehabilitation of the Head Injured Adult*. Philadelphia, Pa: FA Davis; 1983.
13. Farrell W, Schultz-Krohn WA. A computer program for enhancing visuomotor skills. *Am J Occup Ther*. 1990;44(6):557-559.
14. Weinstock-Zlotnick G, Hinojosa J. Bottom-up or top-down evaluation: is one better than the other? *Am J Occup Ther*. 2004;58(5):594-599.
15. World Health Organization. International Classification of Functioning, Disability and Health (ICF). 2001. Available at: http://www3.who.int/icf/icftemplate.cfm.
16. Baum C, Christiansen C. Person-environment-occupation-performance: an occupation-based framework for practice. In: Christiansen C, Baum C, eds. *Occupational Therapy: Performance, Participation, and Well-Being*. Thorofare, NJ: SLACK Incorporated; 2005.
17. Weiller C. Imaging recovery from stroke. *Exp Brain Res*. 1998;123(1-2):17.

18. Arnadottir G. *The Brain and Behavior: Assessing Cortical Dysfunction Through Activities of Daily Living.* St. Louis, Mo: CV Mosby; 1990.
19. Law M, Baum C, Dunn W. Occupational performance assessment. In: Christiansen C, Baum C, eds. *Occupational Therapy: Performance, Participation, and Well-Being.* 3rd ed. Thorofare, NJ: SLACK Incorporated; 2005.
20. Moyers P. The guide to occupational therapy practice. *Am J Occup Ther.* 1999;53(3):247-322.
21. Wolf SL, Lecraw DE, Barton LA, Jann BB. Forced use of hemiplegic upper extremities to reverse the effect of learned nonuse among chronic stroke and head-injured patients. *Exper Neurol.* 1989;104:125-132.
22. Neistadt ME. Assessing learning capabilities during cognitive and perceptual evaluations for adults with traumatic brain injury. *Occup Ther Health Care.* 1995;9(1):3-16.
23. Fordyce DJ. Neuropsychologic assessment and cognitive rehabilitation: issues of psychologic validity. In: Finlayson MAJ, Garner SH, eds. *Brain Injury Rehabilitation: Clinical Considerations.* Baltimore, Md: Williams and Wilkins; 1994.
24. Toglia JP. A dynamic interactional approach to cognitive rehabilitation. In: Katz N, ed. *Cognitive Rehabilitation: Models for Intervention in Occupational Therapy.* Boston, Mass: Andover Med Pub; 1992.
25. Youngstrom MJ, Brown C. Categories and principles of interventions. In: Christiansen C, Baum C, eds. *Occupational Therapy: Performance, Participation, and Well-Being.* Thorofare, NJ: SLACK Incorporated; 2005.
26. Constantinidou F, Thomas RD, Best PJ. Principles of cognitive rehabilitation: an integrative approach. In: Ashley MJ, ed. *Traumatic Brain Injury: Rehabilitative Treatment and Case Management.* 2nd ed. Boca Raton, Fla: CRC Press; 2004.
27. Neistadt ME. A critical analysis of occupational therapy approaches for perceptual deficits in adults with brain injury. *Am J Occup Ther.* 1990;44(4):299-303.
28. Dougherty PM, Radomski MV. *A Dynamic Assessment Approach for Adults with Brain Injury: The Cognitive Rehabilitation Workbook.* Gaithersburg, Md: Aspen Publishers; 1993.
29. Neistadt ME. A meal preparation treatment protocol for adults with brain injury. *Am J Occup Ther.* 1994;48(5):431-438.
30. Kramer P, Hinojosa J. Activity synthesis. In: Hinojosa J, Blount ML, eds. *The Texture of Life: Purposeful Activities in Occupational Therapy.* Bethesda, Md: The American Occupational Therapy Association, Inc; 2000.
31. Radomski MV, Dougherty PM, Fine SB, Baum C. Case studies in cognitive rehabilitation. In: Royee CB, ed. *AOTA Self Study Series: Cognitive Rehabilitation.* Bethesda, Md: The American Occupational Therapy Association, Inc; 1994.
32. Dixon RA, Backman L. Concepts of compensation: integrated, differentiated and janus faced. In: Dixon RA, Backman L, eds. *Compensating for Psychological Deficits and Declines.* Mahwah, NJ: Lawrence Erlbaum Assoc; 1995.
33. White B. Neurodevelopmental theory. In: Crepeau E, Cohn ES, Schell BAB, eds. *Willard and Spackman's Occupational Therapy.* Philadelphia, Pa: Lippincott, Williams and Wilkins; 2003.
34. Allen CK. Treatment plans in cognitive rehabilitation. *Occup Ther Pract.* 1989;1(1):1-8.
35. Salthouse TA. Refining the concept of psychological compensation. In: Dixon RA, Backman L, eds. *Compensating For Psychological Deficits and Decline.* Mahwah, NJ: Lawrence Erlbaum Assoc; 1995.
36. Wood RL. A neurobehavioral approach to brain injury rehabilitation. In: von Steinbuchel N, von Cramon DY, Poppel E, eds. *Neuropsychological Rehabilitation.* Berlin: Springer-Verlag; 1992.
37. Mateer CA. The rehabilitation of executive disorders. In: Stuss DT, Robertson IH, eds. *Cognitive Neurorehabilitation.* New York, NY: Cambridge University Press; 1999.
38. Bruce MAG. Cognitive rehabilitation: intelligence, insight, and knowledge. In: Royeen CB, ed. *AOTA Self Study Series: Cognitive Rehabilitation.* Bethesda, Md: The American Occupational Therapy Association, Inc; 1994.
39. Carstenson LL, et al. Selection and compensation in adulthood. In: Dixon RA, Backman L, eds. *Compensating for Psychological Deficits and Decline.* Mahwah, NJ: Lawrence Erlbaum Assoc; 1995.
40. DeGangi GA, Royeen CB. Current practice among neurodevelopmental treatment association members. *Am J Occup Ther.* 1994;48(9):803-809.
41. Bobath B. *Adult Hemiplegia: Evaluation and Treatment.* London: William Hennemann Medical Books Ltd; 1978.
42. Howle JM. *Neurodevelopmental Treatment Approach: Theoretical Foundations and Principles of Clinical Practice.* Laguna Beach, Calif: North American Neuro-Developmental Treatment Association; 2002.
43. Davies PM. *Steps to Follow—A Guide to the Treatment of Adult Hemiplegia.* Berlin: Springer Verlag; 1985.
44. Meltzer M. Poor memory: a case report. *J Clin Psychol.* 1983;39(1):3-10.

45. Jarus T. Motor learning and occupational therapy: the organization of practice. *Am J Occup Ther.* 1994;48(9):810-816.
46. Bryan V. Management of residual physical deficits. In: Ashley MJ, Krych DK, eds. *Traumatic Brain Injury Rehabilitation.* Boca Raton, Fla: CRC Press; 2004.
47. Blanton S, Wolf SL. An application of upper-extremity constraint-induced movement therapy in a patient with subacute stroke. *Phys Ther.* 1999;79:847-853.
48. Miltner WH, Bauder H, Sommer M, Dettmers C, Taub E. Effects of constraint-induced movement therapy on patients with chronic motor deficits after stroke: a replication. *Stroke.* 1999;30(3):586-592.
49. Unsworth C. How therapists think: exploring therapists' reasoning when working with patients who have cognitive and perceptual problems following stroke. In: Gillen G, Burkhardt A, eds. *Stroke Rehabilitation: A Function-Based Approach.* St. Louis, Mo: Mosby; 2004.
50. Platz T, Winter T, Muller N, et al. Arm ability training for stroke and traumatic brain injury patients with mild arm paresis: a single-blind, randomized, controlled trial. *Arch Phys Med Rehabil.* 2001;82:961-968.
51. Tankle RS. Application of neuropsychological test results to interdisciplinary cognitive rehabilitation with head-injured adults. *J Head Trauma Rehabil.* 1988;3(1):24-32.
52. Feys H, De Weerdt W, Verbeke G, et al. Early and repetitive stimulation of the arm can substantially improve the long-term outcome after stroke: a 5-year follow-up study of a randomized trial. *Stroke.* 2004;35(4):924-929.
53. Liepert J, Miltner WH, Bauder H, et al. Motor cortex plasticity during constraint-induced movement therapy in stroke patients. *Neurosci Lett.* 1998;250(1):5-8.
54. Nelles G, Jentzen W, Jueptner M, et al. Arm training induced brain plasticity in stroke studied with serial positron emission tomography. *Neuroimage.* 2001;13(6[Pt 1]):1146-1154.
55. Taub E, Crago JE, Uswatte G. Constraint-induced movement therapy: a new approach to treatment in physical rehabilitation. *Rehab Psychol.* 1998;43:152-170.
56. Stuss DT, Winocur G, Robertson IH, eds. *Cognitive Neurorehabilitation.* Cambridge, Mass: Cambridge University Press; 1999.
57. van der Lee JH, Wagenaar RC, Lankhorst GJ, et al. Forced use of the upper extremity in chronic stroke patients: results from a single-blind randomized clinical trial. *Stroke.* 1999;30(11):2369-2375.
58. Burns MS. A whole-brain approach to adult and pediatric rehabilitation. *Adv Occup Ther Practition.* 2005;21(2):48.
59. Eriksson PS, Perfilieva E, Bjork-Eriksson T, et al. Neurogenesis in the adult human hippocampus. *Nat Med.* 1998;4:1313-1317.
60. Grady C, Kapur S. The use of neuroimaging in neurorehabilitative research. In: Stuss D, Winocur G, Robertson IH, eds. *Cognitive Neurorehabilitation.* New York, NY: Cambridge University Press; 1999.
61. Kolb B, Gibbs R. Frontal lobe plasticity and behavior. In: Stuss D, Knight R. *Principles of Frontal Lobe Function.* New York, NY: Oxford University Press; 2002.
62. Robertson IH, Murre JM. Rehabilitation on brain damage: brain plasticity and principles of guided recovery. *Psychological Bulletin.* 1999;125:544-575.
63. Mateer C. Attention. In: Raskin SA, Mateer CA, eds. *Neuropsychological Management of Mild Traumatic Brain Injury.* New York, NY: Oxford University Press; 2000.
64. Corbetta M. Functional anatomy of visual attention in the human brain: studies with positron emission tomography. In: Parasuraman R, ed. *The Attentive Brain.* MIT Press; 1998.
65. Elliot R. Executive functions and their disorders. *Brit Med Bulletin.* 2003;65:49-59.
66. Dunn W, McClain LH, Brown C, et al. The ecology of human performance. In: Crepeau E, Cohn ES, Schell BAB, eds. *Willard and Spackman's Occupational Therapy.* Philadelphia, Pa: Lippincott Williams and Wilkins; 2003.
67. Kielhofner, Forsyth K, Barrett L. The model of human occupation. In: Crepeau E, Cohn ES, Schell BAB, eds. *Willard and Spackman's Occupational Therapy.* Philadelphia, Pa: Lippincott Williams and Wilkins; 2003.
68. Schultz S, Schkade J. Occupational adaptation. In: Crepeau E, Cohn ES, Schell BAB, eds. *Willard and Spackman's Occupational Therapy.* Philadelphia, Pa: Lippincott Williams and Wilkins; 2003.
69. Stewart D, Letts L, Law M, et al. The person-environment-occupation model. In: Crepeau E, Cohn ES, Schell BAB, eds. *Willard and Spackman's Occupational Therapy.* Philadelphia, Pa: Lippincott, Williams and Wilkins; 2003.
70. Crepeau E. Analyzing occupation and activity: a way of thinking about occupational performance. In: Crepeau E, Cohn ES, Schell BAB, eds. *Willard and Spackman's Occupational Therapy.* Philadelphia, Pa: Lippincott Williams and Wilkins; 2003.
71. Baum C, Christiansen C. Outcomes: the results of interventions in occupational therapy practice. In: Christiansen C, Baum C, eds. *Occupational Therapy: Performance, Participation, and Well-Being.* Thorofare, NJ: SLACK Incorporated; 2005.

72. Rubio KB, van Deusen J. Relation of perceptual and body image dysfunction to activities of daily living of persons after stroke. *Am J Occup Ther.* 1995;49(6):551-559.
73. Titus MLD, Gall NG, Yerxa EJ, Roberston TA, Mack W. Correlation of perceptual performance and activities of daily living in stroke patients. *Am J Occup Ther.* 1991;45(5):410-417.
74. Toglia J. Generalization of treatment: a multicontext approach to cognitive perceptual impairment in adults with brain injury. *Am J Occup Ther.* 1991;45:505-516.
75. Toglia JP. A Dynamic interactional approach to cognitive rehabilitation. In: Katz N, ed. *Cognition and Occupation Across The Life Span.* 2nd ed. Bethesda, Md: The American Occupational Therapy Association, Inc; 2005.
76. Brown AL. Motivation to learn and understand: on taking charge of one's own learning. *Cognition and Instruction.* 1988;5:311-321.
77. Toglia J. Multicontext treatment approach. In: Crepeau E, Cohn ES, Schell BAB, eds. *Willard and Spackman's Occupational Therapy.* Philadelphia, Pa: Lippincott, Williams and Wilkins; 2003.
78. Stark SL, Sanford JA. Environmental enablers and their impact on occupational performance. In: Christiansen C, Baum C, eds. *Occupational Therapy: Performance, Participation, and Well-Being.* Thorofare, NJ: SLACK Incorporated; 2005.
79. Spencer JC. Evaluation of performance contexts. In: Crepeau E, Cohn ES, Schell BAB, eds. *Willard and Spackman's Occupational Therapy.* Philadelphia, Pa: Lippincott, Williams and Wilkins; 2003.
80. Occupational therapy practice framework: domain and process. *Am J Occup Ther.* 2002;56(6):609-629.
81. Woodruff-Pak DS, Hanson C. Plasticity and compensation in brain memory systems in aging. In: Dixon RA, Backman L, eds. *Compensating For Psychological Deficits and Declines.* Mahwah, NJ: Lawrence Erlbaum Assoc; 1995.
82. Charness N, Bosman EA. Compensation through environmental modification. In: Dixon RA, Backman L, eds. *Compensating For Psychological Deficits and Decline.* Mahwah, NJ: Lawrence Erlbaum Assoc; 1995.
83. McColl MA. Occupational therapy interventions in a rehabilitation context. In: Christiansen C, Baum C, eds. *Occupational Therapy: Performance, Participation, and Well-Being.* Thorofare, NJ: SLACK Incorporated; 2005.
84. Pollack N, McColl MA. Assessment in client-centered occupational therapy. In: Law M, ed. *Client-centered Occupational Therapy.* SLACK Incorporated; 1998.
85. Hammell KW. Client-centered occupational therapy: collaborative planning, accountable intervention. In: Law M, ed. *Client-centered Occupational Therapy.* Thorofare, NJ: SLACK Incorporated; 1998.
86. Law M. *Client-centered Occupational Therapy.* Thorofare, NJ: SLACK Incorporated; 1998.
87. Baum C. Client-centered practice in a changing health care system. In: Law M, ed. *Client-centered Occupational Therapy.* Thorofare, NJ: SLACK Incorporated; 1998.
88. Barth R. Stroke survivors share insight into rehabilitation. *OT Practice.* 2004:23-24.
89. Simmons DC, Crepeau EB, White BP. The predictive power of narrative data in occupational therapy evaluation. *Am J Occup Ther.* 2000;54(5):471-476.
90. Ersser S, Atkins S. Clinical reasoning and patient-centered care. In: Higgs J, Jones M, eds. *Clinical Reasoning in the Health Professions.* Oxford: Butterworth Heinemann; 2000.
91. Proulx GB. Family education and family partnership in cognitive rehabilitation. In: Stuss DT, Robertson IH, eds. *Cognitive Neurorehabilitation.* New York, NY: Cambridge University Press; 1999.
92. Holm MB. Our mandate for the new millennium: evidence-based practice; the 2000 Eleanor Clarke Slagle lecture. *Am J Occup Ther.* 2000;54:575-585.
93. Culler K. Home management. In: Crepeau E, Cohn ES, Schell BAB, eds. *Willard and Spackman's Occupational Therapy.* Philadelphia, Pa: Lippincott, Williams and Wilkins; 2003.
94. Robertson IH. The rehabilitation of attention. In: Stuss DT, Robertson IH, eds. *Cognitive Neurorehabilitation.* New York, NY: Cambridge University Press; 1999.
95. Fuhrer MJ, Keith RA. Facilitating patient learning during medical rehabilitation: a research agenda. *Am J Phys Med Rehabil.* 1998;77:557-561.
96. Kong KH, Chua KS, Tow AP. Clinical characteristics and functional outcome of stroke patients 75 years old and older. *Arch Phys Med Rehabil.* 1998;79(12):1535-1538.
97. Giuffrida CI, Neistadt M. Overview of learning theory. In: Crepeau E, Cohn ES, Schell BAB, eds. *Willard and Spackman's Occupational Therapy.* Philadelphia, Pa: Lippincott Williams and Wilkins; 2003.
98. Berkeland R, Flinn N. Therapy as learning. In: Christiansen C, Baum C, eds. *Occupational Therapy: Performance, Participation, and Well-Being.* Thorofare, NJ: SLACK Incorporated; 2005.
99. Guiles G, Clark-Wilson J. *Rehabilitation of the Severely Brain-Injured Adult.* 2nd ed. United Kingdom: Gray Publishing; 1991.
100. Bondoc S, Burkhardt A. Evidence-based practice and outcomes management in occupational therapy. *OT Practice.* 2004;9:CE1-CE8.

101. Dunn W. Measurement issues and practices. In: Law M, Baum CM, Dunn W, eds. *Measuring Occupational Performance: Supporting Best Practice in Occupational Therapy.* 2nd ed. Thorofare, NJ: SLACK Incorporated; 2005:21-32.
102. DeLise D, Leasure R. Benchmarking: measuring the outcomes of evidence-based practice. *Outcomes Manage Nurs Pract.* 2001;5(2):70-74.
103. Luquire R, Houston S. Linking outcomes management and practice improvement. The link between outcomes management and JCAHO functions. *Outcomes Manag Nurs Pract.* 1998;2(4):143-146.
104. Law M, Philp I. Evaluating the evidence. In: Law M, ed. *Evidence-Based Rehabilitation: A Guide to Practice.* Thorofare, NJ: SLACK Incorporated; 2002:97-109
105. Law M, Baum C, Dunn W. *Measuring Occupational Performance: Supporting Best Practice in Occupational Therapy.* 2nd ed. Thorofare, NJ: SLACK Incorporated; 2005.
106. Kellegrew DH. The evolution of evidence-based practice. *OT Practice.* 2005;10(12):11-16.
107. Kitson A, Harvey G, McCormack B. Enabling the implementation of evidence-based practice: a conceptual framework. *Qual Health Care.* 1998;7(3):149-158.
108. Chappero C, Ranka J. Clinical reasoning in occupational therapy. In: Higgs J, Jones M, eds. *Clinical Reasoning in the Health Professions.* Oxford: Butterworth Heinemann; 2000.
109. Schell BAB. Clinical reasoning: the basis of practice. In: Crepeau E, Cohn ES, Schell BAB, eds. *Willard and Spackman's Occupational Therapy.* Philadelphia, Pa: Lippincott Williams and Wilkins; 2003.
110. Rosenfeld M. From OT theory to practice: a bridge too far? *OT Practice.* 2004;9(13):14-19.

참고서적 (Resources)

Backman L, Dixon RA. Psychological compensation: a theoretical framework. *Psychological Bulletin.* 1992;112:259-283.

Burbaud P, Degreze P, Lafon P, et al. Lateralization of prefrontal activation during internal mental calculation: a functional magnetic resonance imaging study. *J Neurophysiol.* 1995;74(5):2194-2200.

Chi MTH, de Leeuw N, Chiu MH, LaVancher C. Eliciting self-explanations improves understanding. *Cognitive Science.* 1994;18:439-477.

Cicerone KD, Dahlberg C, Kalmar K, et al. Evidence-based cognitive rehabilitation: recommendations for clinical practice. *Arch Phys Med Rehabil.* 2000;81(12):1596-1611.

Davis ES, Radomski MV. Domain-specific training to reinstate habit sequences. *Occup Ther Pract.* 1989;1(1):79-88.

Fernandez-Ballesteros R, Zamarrón MD, Tárraga L, et al. Cognitive plasticity in healthy, mild cognitive impairment (MCI) subjects and Alzheimer's disease patients: a research project in Spain. *Eur Psychol.* 2003;8(3):148-159.

Feys H, De Weerdt W, Verbeke G, et al. Early and repetitive stimulation of the arm can substantially improve the long-term outcome after stroke: a 5-year follow-up study of a randomized trial. *Stroke.* 2004;35(4):924-929.

Fisher B, Yakura J. Movement analysis: a different perspective. *Ortho Phys Ther Clin N Am.* 1993;2(1):1-14.

Furphy KA. Community reentry options for stroke survivors. *OT Practice.* 2005;10:10-14.

Gutman SA. *Quick Reference Neuroscience for Rehabilitation Professionals.* Thorofare, NJ: SLACK Incorporated; 2001.

Katz DI, Mills VM. Traumatic brain injury: natural history and efficacy of cognitive rehabilitation. In: Stuss DT, Robertson IH, eds. *Cognitive Neurorehabilitation.* New York, NY: Cambridge University Press; 1999.

Kellegrew, DH. The evolution of evidence-based practice: strategies and resources for busy practitioners. *OT Practice.* 2005;10:11-15.

Kemick DP. Evidence-based medicine and treatment choices. *The Lancet.* 1997;349:570.

Larin H. Motor learning: theories and strategies for the practitioner. In: Campbell SK, Vander Linden DW, eds. *Physical Therapy For Children.* Philadelphia, Pa: WB Saunders; 2000.

Lyons A, Phipps SC, Berro M. Using occupation in the clinic. *OT Practice.* 2004:9(13):11-16.

Mathiowetz V. Role of physical performance component evaluations in occupational therapy functional assessment. *Am J Occup Ther.* 1993;47(3):225-230.

Melville LL, Baltic TA, Bettcher TW, Nelson DL. Patients' perspectives on the self-identified goals assessment. *Am J Occup Ther.* 2002;56(6):650-659.

Osman DC, Smet IC, Winegarden B, Gandhavadi B. Neurobehavioral cognitive status examination: its use with unilateral stroke patients in a rehabilitation setting. *Arch Phys Med Rehabil.* 1992;73(5):414-418.

Parker RS. *Concussive Brain Trauma: Neurobehavioral Impairment and Maladaptation.* Boca Raton, Fla: CRC Press; 2001.

Rijntjes M, Weiller C. Recovery of motor and language abilities after stroke: the contribution of functional imaging. *Prog Neurobiol.* 2002;66:109-22.

Schell BAB, Crepeau E, Cohn ES. Overview of intervention. In: Crepeau E, Cohn ES, Schell BAB, eds. *Willard and Spackman's Occupational Therapy.* Philadelphia, Pa: Lippincott, Williams and Wilkins; 2003.

Schlund MW, Pace G. Relations between traumatic brain injury and the environment: feedback reduces maladaptive behavior exhibited by three persons with traumatic brain injury. *Brain Injury.* 1999;13:889-897.

Seidel A. Rehabilitative frame of reference. In: Crepeau E, Cohn ES, Schell BAB, eds. *Willard and Spackman's Occupational Therapy.* Philadelphia, Pa: Lippincott Williams and Wilkins; 2003.

Uswatte G, Taub E. Constraint-induced movement therapy: new approaches to outcome measurement in rehabilitation. In: Stuss DT, Winocur G, Robertson IH, eds. *Cognitive Neurorehabilitation.* New York, NY: Cambridge University Press; 1999:215-229.

Wilson BA. Compensating for cognitive deficits following brain injury. *Neuropsychol Rev.* 2000;10(4):233-243.

Winstein CJ, Rose DK, Tan SM, et al. A randomized controlled comparison of upper-extremity rehabilitation strategies in acute stroke: a pilot study of immediate and long-term outcomes. *Arch Phys Med Rehabil.* 2004;85(4):620-628.

Zemke R. Task skills, problem solving, and social interaction. In: Royeen CB, ed. *AOTA Self Study Series: Cognitive Rehabilitation.* Bethesda, Md: The American Occupational Therapy Association, Inc: 1994.

제2장

일반적인 평가
(General Evaluation Issues)

다양한 일반적인 평가는 시각, 지각, 그리고 인지 처리능력에 대한 평가를 시작하기 전에, 고려되어야 한다. 치료사들에게 유용한 평가방법은 많은 종류가 있으며, 이러한 평가방법은 비형식적인 면담평가로부터 엄밀하게 표준화된 평가까지 모든 범위의 평가방법을 포함한다. 더욱이, 사정(assessment)은 동적 또는 정적, 질적 또는 양적으로 할 수 있고, 개개의 이론적 바탕으로 구성된다. 또한, 평가(evaluations)는 상위하달식(top-down) 또는 하위상달식(bottom-up) 관점으로 계획될 수 있다. 치료사가 선택한 평가방법은 궁극적으로 치료 방향을 결정하게 된다.[1] 다른 검사 방법은 최종 목적에 따라 분리 또는 병합되어 사용될 수 있다.[2] 고객의 회복단계는 사정(assessment)의 절차와 평가(evaluation)의 선택에 영향을 받을 수 있다.[3] 치료사는 치료시설과 변상과 같은 외적인 부분도 고려해야 한다. 결국, 환경적인 상태와 배경은 수행의 난이도를 해석할 때와 같이 평가 방법의 선택에 있어서도 고려되어야 한다.[3-5]

치료에 포함되는 임상적인 결정은 평가의 결과에 기초한다. 그러므로, 확실한 평가의 접근방법이나 평가도구를 왜 선택해야 하는지 치료사들이 이해하는 것이 중요하다.[6] 치료사는 고객에 대한 적절한 평가방법을 선택을 하기 이전에 평가도구의 신뢰도, 유효성, 초점, 유용성과 관련된 것들을 판단해야 한다. 평가 과정과 관련된 주요 핵심 사항들에 대한 정보를 계속적으로 설명하였다.

상위하달식과 하위상달식 사정 (Top-Down and Bottom-Up Assessments)

전통적으로 시각, 지각, 그리고 인지 평가(evaluation)들은 상위하달식과 하위상달식 사정 과정들 모두를 포함한다. 하위상달식 평가들은 집중력 또는 구조적 실행증과 같은 구성요소의 기술들을 평가하기위해 특별히 고안된 검사들이다. 연구에서 보여지듯이, 예를 들면, 구조적 실행 능력들은 옷 입기와 관련된다; 그러므로 구조적 실행 장애가 있는 고객은 옷 입기에 문제가 있을 수 있다.[7] 반면, 상위하달식 사정은 고객의 수행능력 부족의 근본적인 원인이 될 수 있다는 가능성을 이해하기 위한 방법으로 특정한 작업수행과제를 고객이 수행할 때 평가된다.

1장에서 기술된 것처럼, 평가의 특정 목적에서와 같이 치료사의 임상적 추론 과정의 모든 범위에서 상위하달식 또는 하위상달식 사정 또는 두 가지를 복합적으로 실행하기 위한 결정이 수행된다. 예를 들면, 시각, 지각, 인지수행요소들이 작업수행에 미치는 영향과 수행의 어느 것에 문제가 있는지를 평가하는 것과 같은 몇몇 상황 등에서, 고객의 작업수행 상태를 처음 평가하기 위해 이러한 사정방식들이 적절할 수 있다.[8] 그런 다음 이런 수행 요소들을 하위상달식 사정 방법을 이용하여 평가한다. 반면에, 어떤 경우에는 초기평가에서 하위상달식 접근방법을 적용하는 것이 더욱 적절할 수 있다. 예를 들면, 회계사와 같은 직업을 가진 환자가 자신이 가진 문제를 해결하기 위해 작업치료를 의뢰할 수도 있다. 이 경우 초기 면담평가 동안, 치료사는 집중력과 계산능력 장애와 같은 환자가 호소하는 문제들을 파악해야 한다. 치료사는 고객이 호소하는 장애의 종류와 손상정도를 평가하기 위하여 특정수행요소들을 평가할 수 있다. 이런 경우에 있어서, 작업수행에 영향을 주는 특수한 수행 요소들에 초점을 맞추는 것이 더욱 적절하고 효과적이다. 치료사는 고객의 계산능력이 어느정도 손상되었는지를 평가하여 치료의 적절한 형태와 강도를 계획할 수 있다.

작업-근거 평가 (Occupation-Based Evaluations)

현재 몇몇 치료사들은 중재들이 시각, 지각, 인지 기능을 증진시키는 방법이며, 후천적 뇌손상(acquired brain injury) 환자들은 실제 생활에 있어서 이러한 능력들을 평가하기를 요구하여서 이로 인해 후천적 뇌손상 환자들은 일상생활수행 능력이 더욱 향상될 수 있다고 믿고 있다.[5,9-11] 이런 철학에 대한 대답은 최근 몇 년 동안에 시각, 지각, 그리고 인지 기능장애에 대한 작업-근거 평가의 발달에서 보여준다. 이런 평가들은 특정 작업수행 과제들을 통해 기초적인 결손들을 평가하는 것으로 알려져 있다. 이 평가와 상위하달식 평가 방법과의 다른 점은 이 평가가 신뢰성과 타당도 뿐만 아니라 점수구분과 검사진행 방법에 대한 형식이 있고, 구조화된 평가라는 것이다. 이런 평가들은 신뢰도와 타당도 측정 도구로 사용할 뿐만 아니라 작업-근거 평가 시에도 사용할 수 있도록 하여 작업치료사들이 많이 이용할 수 있도록 검토하고 있다. 이러한 평가들은 이 책의 모든 장에서 설명되었다.

양적(정적) 사정 〔Quantitative (Static) Assessment〕

정적 평가들은 향상된 능력들을 양적으로 측정하여 제공한다.[12] 이러한 평가들은 수행능력을 증진시키기 위해 평가가 진행되는 동안 치료사에게 있어서 능동적인 중재역할을 하지 않는다.[8,13,14] 정적 사정들은 수행능력을 배우는 과정보다 학습결과와 관련이 있다.[15] 양적인 사정은 숫자를 이용하여 양을 측정한다.[16] 특수한 양적인 사정은 정확한 측정(실수한 횟수, 교정률, 정답수), 시간(수행속도, 반응빈도), 도움(도움의 양, 이용된 도움의 형태, 자가 수정의 수, 등)을 포함한다.[17]

표준화된 양적인 사정은 표준치를 이용하여 고객의 수행능력을 비교할 수 있다. 결과들은 치료사에게 손상의 정도뿐만 아니라, 치료진행에 대한 기준선을 제공해줄 수 있다.[2,8] Toglia는 "정적 평가는 진단, 치료관찰, 퇴원계획 그리고 예상되는 행동에 대한 고객과 간병인의 교육을 위해서 중요하다."[2] 표준화된 정적 평가들은 또한 근거-기초 연습을 제공하기 위한 임상적 연구를 위해 이용할 수 있다.

질적 사정 (Qualitative Assessment)

양적인 평가와는 다르게, 질적 평가는 비수치 정보를 제공한다.[18] 이러한 비수치 정보는 수행에 관련하여 문제가 있는 수행 요소를 분석하고, 상세하고 세밀한 정보를 제공할 수 있다.[18,19] 질적 평가 시, 고객의 활동 수행의 중요한 특징들이 설명된다.[16] 치료사는 고객이 어떻게 수행과제 또는 활동을 수행하는가에 대해 관찰한다.[2] 이런 유형의 평가는 고객이 수행을 왜 실패하는지에 대한 정보를 알아볼 수 있다. 비록 주관적인 평가(subjective rating scale)일 지라도, 질적 평가는 후천적 뇌손상 고객이 경험하는 문제들을 제공할 수 있다.[20] 이런 측정들은 우울, 신뢰 또는 주의산만의 정도와 같은 내적요인들과 소음 또는 방해와 같은 외적인 요인들을 포함할 수 있다.[21] 치료의 시작, 전부, 또는 끝에서 나타나는 문제들의 분명한 차이를 측정할 수 있다.[19]

Sohlberg와 Mateer는 일반적인 실패유형들에 대한 정보를 다음과 같이 열거하였다:[22]

- *시간이 경과하면서의 실패의 증가* — 지속적인 집중력의 부족, 피로요소
- *과제를 시작하면서의 실패의 증가* — 새로운 과제 수행의 어려움 또는 정신적 적응력 부족
- *과제수행전반에 있어서의 많은 실패* — 지시사항에 대한 이해 부족 및 작업의 단순화 능력 부족

질적 평가의 세 가지 주요한 방법은 임상적 관찰, 면담평가, 그리고 시각적 자료(평가와 퇴원요약과 같은 의학적 기록)가 있다. 임상적 관찰과 면담평가와 관련한 자료는 차후에 나타나는 부분에서도 포함된다.

고객의 수행에 대한 질적 분석은 특정한 수행자료를 이용하고, 양적인 정보와 함께 수집될 수 있다.[22] 더욱이 표준화된 양적인 평가들이 무익하거나 부적절한 상태일 때 사용할 수 있다.[23]

양적 평가 또는 질적 평가 또는 이 두 가지의 혼합 중 어느 것을 사용하느냐에 대한 문제가 아니라, 치료사는 개인의 다양한 상황에 따라 가장 적합한 결과를 얻을 수 있는 사정들을 선택하여야 한다.[24]

임상적 관찰 (Clinical Observation)

임상적 관찰들은 초기 사정, 치료진행 과정의 사정, 동기, 또는 치료의 반응을 보고자 할 때 사용될 수 있다.[18] 이런 작업수행의 직접적인 관찰은 고객의 직전 직업, 기대되는 역할, 일상생활을 반

영하여야 한다.[8] 임상적 관찰을 하는 동안, 치료사들은 고객의 수행장애에 원인이 될 수 있는 운동, 시각, 지각, 인지 요소들을 주의하여야 한다. 이러한 질적 정보는 치료사들이 차후에 평가해야 하는 수행요소 능력에 대한 양적평가에 대한 정보를 알려준다.

예를 들면, 질적인 평가는 고객이 침상에서 휠체어로 이동 시 휠체어의 팔걸이의 어떠한 문제로 인하여 이동을 완벽하게 할 수 없는가를 알 수 있다. 치료사들은 이런 행동에 대한 근거이유를 추론할 수 있어야 한다. 치료사는 일차적으로 운동기능의 장애를 배제한 상태에서 고객에게 시력 저하, 운동계획 장애, 깊이 지각 감소에 의한 문제인가를 알아보아야 한다. 치료사는 고객이 임상적으로 관찰되는 문제점에 대한 잠재적 원인을 추정하고, 고객의 시각처리 과정, 시각적 식별 그리고 운동 계획 능력들에 대한 정형적인 양적 사정을 실시할 수 있어야 한다.

질적 임상적 관찰과 함께 수행 장애의 원인이 될 수 있는 고객의 내적요인들에 대한 분석을 실시하여야 한다. 치료사는 외부환경 또는 배경과 같은 외적인 요소들을 관찰한다. 위와 같은 예인 상태에서, 고객의 수행능력을 변화시키기 위하여 휠체어의 위치를 가깝게 함으로써 이동에 대한 준비상태를 변경할 것인가에 대한 분석을 실시한다.

고객에게 있어서, 비정형화된 임상적 관찰은, 현재 임상적으로 유용하게 사용하기 위해 더욱 표준화된 관찰 사정방법으로 정형화되었다. 예를 들면, Functional Independence Measure (FIM), Rapideau Kitchen Evaluation(RKE-R), A-One, Assessment of Motor and Process Skills(AMPS), 그리고 The Cognitive Performance Test(CPT)가 있다.[8] 이런 다양한 평가들은 다음 장에서 설명하였다.

면담평가 (Interviewing)

면담평가는 치료사가 고객에 대한 이해를 도울 뿐만 아니라, 관계를 형성하고 고객 중심 중재 수립에 도움을 준다. 초기 면담평가 시, 고객의 행동 관찰을 통한 비형식적인 사정을 시작할 수 있다.[25] 치료사들은 어떻게 고객이 치료사에게 왔고, 고객이 평소 좋아하는 것이 무엇이고, 고객에게 중요한 게 무엇인지, 고객이 퇴원 시 어디로 가기를 원하는지, 그리고 그 또는 그녀가 중재 후에 희망하는 삶에 대해 이해할 수 있다.[26]

성공적인 면담평가를 위해 많은 요소들이 있다. 면담평가는 준비(의무 기록 재검토, 고객 비교, 고객의 동의 획득, 어디서 면담을 할지에 대한 결정)가 필요하다.[18,26] 성공적인 면담평가는 또한 질문을 하기 위한 바람직한 방법들이 필요하다. 질문은 조사〔설명, 유사점(어떤 상황이 발생하는 다른 상태들), 차이점(시간차이에 대한 차이점), 서술(상황이 발생할 때의 예)에 대한 대답을 위한 질문〕와 더불어, 더 구체적이고 구조화된 접근을 위한 개방형(open-ended) 질문들로 분류할 수 있다.[18,26] 최근 연구에 따르면 특별하면서, 행동적인 질문들이 고객 면담평가 시 더욱 효과적인 것으로 나타났다.[27] 치료사들은 면담평가 시 언어적 그리고 비언어적인 행동, 고객의 말을 경청하는 방법을 이용하여야 한다.[26] 마지막으로, 치료사들은 함께 목표를 설정하기 위하여 고객 계획에 대

해 토론하고 정보를 모아서 요약해야 한다.[26]

많은 후천적 뇌손상 고객들 중 특히 인지 손상을 가지는 고객은 면대면 면담평가와 오랜 시간 동안의 면담평가를 두려워하거나 위협을 느낄지도 모른다. 이와 같은 경우, 짧은 면담과정과 자가 작성 설문지를 결합하여 사용할 수 있다. 설문지는 면담평가로부터 즉시 나타나지 않는 특성 또는 결손에서 정보를 제공하는 장점을 가진다.[27] 설문지는 고객의 면담평가에 보다 먼저 실시할 수 있다; 더욱이 고객이나 가족원 또는 간병인이 설문지를 완성할 수 있다. 이런 과정은 가족원 또는 간병인의 답변과 고객과의 답변의 결과 비교로부터 작업수행에 대한 고객의 자가 인식을 분별하는데 특히 도움이 된다. 이것은 인지 손상을 가지는 후천적 뇌손상 고객들에게 특히 중요하다.[8]

동적 사정 (Dynamic Assessment)

향상된 능력의 양을 보기 위한 정적인 평가와는 다르게, 동적 평가는 개인의 잠재적인 능력을 시험하고 고객의 잠재적 학습 가능성의 양을 평가하기 위하여 실시한다.[12] 고객의 잠재적인 학습능력을 평가하고 약화된 능력을 평가하기 위한 상호적인 접근방법이다.[2,12,15] 동적 사정에 대한 가정은 인지의 가변성을 통하여 인지 능력의 변화가 가능하다는 것이다.[28] 이러한 접근방법은 변화와 학습이 과제 경험을 통해 대치된다는 가정이다.[2] 주요 목표 중 한 가지는 고객 자신이 계속적으로 변화하고, 이런 과정들이 변화되거나 수정될 수 있다는 것을 알아보기 위한 사고과정들을 평가하는 것이다.[13] 동적 사정은 학습 과정을 검사하는 것이다.[12] 전략에 유용한 가변성과 존재, 고유성을 알아보아야 한다.[15]

동적 사정은 평가자의 도움을 통하여 수행능력을 수정하기 위하여 실시한다.[29] Toglia는 "과제에 정보를 융통성있게 적용하는 능력과 학습은 인지에 없어서는 안될 요소이다. 그러므로 잠재적 학습능력과 학습 전이는 사정에서 직접적으로 작용한다"라고 하였다.[2] 동적 사정은 신중하고 계획된 교육 또는 중재 그리고 중재가 고객의 수행에 어떤 영향을 주는지에 대한 평가를 포함한다.[12,13] 고객의 수행 관찰보다는 오히려, 상태 평가가 고객의 학습을 촉진할 것이다.[8] 동적사정은 "고객이 교육된 지식을 숙달하고, 적용하고, 재적용하기 위한 능력이 얼마나 되는가?"라고 질문한다.[12] 기능의 수정을 위하여 능동적인 학습과정을 이용하여 고객의 생각, 지각, 학습 그리고 문제 해결을 평가한다.[13]

동적 사정은 간단한 피드백 제공으로부터 목표로 하는 중재의 형식을 이루는 범위까지 할 수 있다.[12,30] 인지 수정의 정도 또는 양을 결정하기 위해서 보조적 도움과 과제 변경 둘 다를 사용할 수 있다.[2] 평가 절차는 사용한 과제의 성질 및 또는 주어진 보조의 유형, 진행절차의 표준화에 따라 다를 수 있다.[2] Toglia는 "그것은 자가 지각과 같은 전략과 본인의 능력에 대한 자가 지각의 정도, 약물 또는 활동 요소의 수정에 따라 사용되는 자가 지각과 전략을 제공한다."[2]

최근에, 뇌손상 성인의 동적 사정의 사용에 대해 관심이 증가되었다. 몇몇 치료사들은 동적사정은 수행에 있어서 개인적인 차이점이 다른 형태의 중재에 따라 반응을 분석할 수 있음으로써, 임상적으로 도움이 되는 진단학적 정보를 제공한다고 하였다.[30] 반면 다른 사람들은 동적 사정 과정은 정적사정보다 학습 과정을 잘 반영한다고 하였다.[31] 그러나 대부분의 치료사들은 동적 평가가 정적 사정보다는 오히려 수행능력을 보충하는데 더욱 효과적이라고 믿는다.[8,14,29]

Toglia는 활동을 경험하는 동안 학습과 변화가 대치할 수 있다고 가정할 때, 동적 사정은 작업 치료 연습을 하기에 적절하다고 믿는다.[2] 동적 사정의 목표는 고객이 도움과 함께 할 수 있는 것을 이해하기 위한 것이기 때문에, 치료에 대한 고객의 반응을 예견하여 도울 수 있다.[8] 인지는 전체 기간에서 보여지고, 고객의 실제 인지 상태를 이해하기 위하여, 치료사는 과제 변수, 배경 그리고 사람, 세 가지의 상호작용을 분석해야 한다.[2,8] 치료사는 고객의 수행 변화를 시도하기 위해 사용한 방법들로서 기본의 질적 분석을 넘어서야 한다.[2] 치료는 개인의 반응을 기초로 삼고, 치료 활동들의 결과를 미리 결정하거나 규정해서는 안된다.[2]

Toglia는 작업 치료를 수행하는데 있어서 시각, 지각 그리고 인지 장애에 대한 평가와 치료의 동적 상호작용 접근 방법을 사용하기 시작하였다. 이런 평가들과 관련 정보는 이 책의 다음 장들에서 설명되었다. 표 2-1은 정적 그리고 동적 사정 사이의 차이를 나타내는 주요 요소들을 기술한다.

신뢰도 검사 (Test Reliability)

검사 신뢰도는 일관성과 정확성과 연관된다.[6,23,25,32] 신뢰도는 다양한 방법으로 측정할 수 있고, 특정 평가의 목표는 신뢰도 측정을 중요하게 다룰 것이다. 신뢰도 측정은 검사-재검사(test-retest), 내적 평가(intra-rater), 중간 평가(inter-rater), 그리고 내적 일관성의 측정을 포함한다.

검사-재검사(test-retest) 신뢰도는 이후의 검사의 안정성을 측정한다.[32,33] 검사 또는 평가는 개인의 다양한 시간에서 관리된다.[3] 점수가 반복된 검사들에 대하여 거의 같을 경우, 검사-재검사 신뢰도는 좋다고 말한다.

많은 사람들에게 동일한 검사를 반복함으로써, 통계학적 분석을 수행할 수 있고 검사의 상관계수를 나타낼 수 있다. 검사의 검사-재검사 상관성은 0에서 0.1 범위로 할 수 있다. 유효성(r)이 보다 높을 때 검사-재검사 신뢰도는 좋다고 한다. 0.90 또는 그 이상의 신뢰 계수는 다른 치료사들이 0.80 또는 그이상의 신뢰 계수를 설명하는데 비하여 높다[6]고 고려된다.[23] 일반적으로 상호작용 계수가 0.60보다 적을 때 임상적 사용을 위해 부적절하다고 받아들여진다.[6,23,32] 치료사는 고객에게 치료에 따른 향상을 측정으로써 검사의 사용을 의도한다면, 정말로 높은 검사-재검사 신뢰도를 가지는 검사를 확실히 해야 한다.

신뢰도 측정의 종류 다음은 검사 비율 또는 평가의 신뢰도 또는 일관성을 시험한다. 내적 평가 신뢰도는 같은 자극에 대한 다양한 결과로써의 평가 내 범위를 따라 다양하게 측정한다.[3] 중간 평가 신뢰도는 다른 평가일지라도 고객 평가 수행 중에 비슷한 비율로 독립적으로 지정할 수 있게 시험한다.[23,33,34] 중간 평가 신뢰도를 위해 두 가지 또는 그 이상의 평가점수가 비교된다. 점수의 설정은 각기 다르고, 더 좋은 것은 검사의 점수 신뢰도이다. 게다가 유효성(r) 계수의 일관성의 범위는

표 2-1
정적 사정과 동적 사정

정적	동적
이전 기술들의 결과로써 형성된 결과물과 관련된다.	학습과 변화를 포함하는 심리학적 과정들의 질을 강조한다.
시험자는 문제의 순서 등급을 제공하고, 검사 평가자(test-taker)는 이런 문제들 각각에 대답한다.	시험자는 각 과제의 제공 후에 문제의 순서 등급을 제공하고, 시험자는 검사 평가자에게 피드백을 주고, 검사 평가자가 성공하거나 포기할 때까지 피드백을 계속 준다.
검사 평가자에게 수행의 질에 관한 피드백이 없다.	피드백은 주어진다.
시험자와 검사 평가자 사이의 일방상호관계	시험자와 검사 평가자 사이의 쌍방상호작용하는 관계; 시험자-수험자 상호작용은 각 고객을 위해 개인화된다.

출처: *reference12: Grigorenko EL, Sternberg RJ. Dynamic testing.* Psychological Bulletin. 1998;124:75-111.

0에서 1.0까지이다.

중간평가 신뢰도를 위한 신뢰계수들이 항상 중간 평가 신뢰도 측정을 위한 최선의 통계학적 절차가 될 수 없어서 정리하는 것은 중요하다. 항목들은 기회의 일치 가능성을 갖는 한 몇몇의 반응 선택들과 함께 점수로 평가되고, 과장된 중간 평가 신뢰도 통계를 제공한다면 기회에서 제외할 수 있다.[33] 이것은 Kappa 계수로 이루어진다.

점수 할당을 위한 판단 결정의 기준이 부적절하다면, 검사 점수 신뢰도는 낮을지 몰라도 주관적인 검사가 명백하다. 그러므로, 검사가 다른 검사자들로 평가되었다면 고객들 사이 또는 같은 고객의 검사들 사이의 결과를 비교하기 어렵다. 그러나, 객관적인 검사를 제공한 이래로 어떤 사람이든 같은 결과를 가지게 해야 되고, 그러면 점수 신뢰도는 높게 나타난다. 아직 신뢰도 또는 일관된 검사가 아닐지는 모른다; 검사 재검사 신뢰도는 낮을지 모른다.

도구의 내적 일관성은 같은 시점에서 측정되고, 측정 시 나타나는 속성에서 검사 항목의 "같음"을 측정한다. 평가의 모든 부분들이 높은 상관계수를 가지는지 아닌지 시험하고, 측정된 기술은 모든 항목들로부터 측정되어야 한다.[33]

공통적인 신뢰도 통계 절차들은 Cronbach' s 계수 알파, Kappa 계수, Pearson 일관성, 그리고 내적 분류 일관성이 포함된다. 이런 절차의 정의뿐만 아니라 유효성과 도구와 관련된 정의는 부록 A에 설명되었다.

타당도 검사(Test Validity)

이 검사의 타당도는 측정하기 위한 목적에 맞게 얼마나 잘 측정이 되었는지를 나타낸다.[25,34,35] 여기에는 타당도의 몇 가지 종류가 있다. 보통 타당도의 세 가지 중요한 종류는 내용, 구성, 기준

타당도이다.[6,23,32,33,36] 내용 타당도는 "평가의 종합적인 판단과 이것이 측정하기에 중요한 개별적으로 중요하다고 생각되어지는 모든 측면이 포함되어져 있는지 또는 아닌지..."가 확립된 것이다.[23] 이것은 측정되어진 내용 특성의 전체적인 분야에서 검사에 어떻게 잘 나타내었는지를 묘사한다.[6,33,37] Polgar states에 따르면, 내용타당도에서는, 1) 범위의 모든 측면은 알맞게 포함되고, 2) 내용은 구성하기에 적절하고, 3) 테스트 항목의 만족스러운(충분한) 판단을 위한 필수적인 과정이 강조되고, 반응은 중요하다. 더욱이 개별적인 검사의 사실적인 내용, 진행을 위한 지침, 용어와 같은 요소, 점수를 매기는 것은 내용 타당도에 적절하다. 전문가의 의견, 고객이 반응하였을 때의 평가(강조되는 과정의 타당도 표기)와 경험적인 연구(같은 도메인 측정 시 다른 측정도구와 비교하는 것)는 만족할 만한 타당도를 설정하는 모든 방법이다.[6]

구성 타당도는 얼마나 검사점수가 이전의 이론상 이치 또는 형식에 적합한가를 측정하는 것이다.[23,32,33] Polgar states는, "주어진 환경에서 특정한 인구집단의 특정평가는 정당성을 증명하는데 필요한 구성요소들이 잘 갖추어졌다는 타당도를 증명하는 것이다.[6] 이러한 도구는 잘 구성된 두 연구가 이론적인 관련이 있고 정확한 구성 타당도를 가진다는 것을 보여준다.[32]

타당도의 기준은 특정 평가도구가 어떤 특성에 대한 정확한 측정을 얼마나 하였나를 측정하는 것이다.[23,32,36] 타당도의 기준은 공점적이거나 예언적(즉, 미래의 수행능력을 예시할 수 있는 검사) 또는 둘 다를 가지고 있어야 한다.[25,32] 만약 검사가 이런 기준사항을 모두 가지고 있다면 타당도가 매우 높은 것으로 고려되어진다. 상관계수 값은 타당도의 상태를 의미한다.[3]

오직 몇몇의 연구는 실제적인 기능의 상태와 장애를 가진 상태에서 지각과 인지의 검사시 상관성이 있는 것으로 나타났다. 이것은 실험의 타당도에 고찰된 결과이다. 성인 고객은 이 영역에서 기능적인 결손을 보이지 않을 수도 있지만, Ayers' Figure-Ground test에서 매우 부족함을 보일지도 모른다. 특정한 도구의 방법인 타당도 기준의 측정은 또 다른 몇몇의 특성을 가진 정확한 측정들과 일맥상통한다. 타당도의 기준은 서로 협력할 수 있고(즉, 예언된 미래 수행의 검사 능력) 다른 검사를 추측할 수 있다. 이 검사는 두 개의 잘 구성된 연구보다 훌륭한 기준타당도로 구성되었다. 상관계수의 가치(의미)는 기준타당도의 명확성(능력)을 의미하는데 이용한다.

검사의 점수와 관련된 연구부족의 문제와 기능적인 수행은 몇몇 작업치료사들을 형식적인 지각이나 인지적인 검사보다 단독적인 기능적인 검사(예로, 고객이 스스로 옷을 입을 수 있다.)를 하게 된다. 그 이유는 기능적인 검사의 문제는 환자가 과제를 수행하는 데에 대한 문제점이 항상 발견되는 것은 아니라는 것이다. 이것은 여러가지 근거들을 가설한다. 그리고 더욱더 많이 분리된 정형화된 시각, 지각 그리고 인지 검사를 평가하게 된다. 이러한 방법으로 기능과 지각이나 인지의 복합적인 과제를 대부분 유용하게 할 수 있다.

확립된 타당도를 사용하는 통계적 절차의 정의는 별첨 A에 설명되고 있다. 치료사들은 통계학적으로 타당도가 없거나 낮은 검사의 점수는 환자의 특정한 장애를 증명할 수 없는 결과라는 것을 명심하여야 한다. 타당도가 낮은 검사결과는 비슷한 검사를 추적적으로 실시할 필요가 있다는 것을 암시한다.

표준화 (Standardization)

어린이들을 위한 시각, 지각, 또는 인지에 대한 표준화 검사는 이루어졌지만, 성인들에 대한 시각이나 지각적 또는 인지적 검사들은 완전히 표준화되지 못하였다. 표준화된 검사는 검사에 대하여 전체인구의 평균치를 알아보기 위하여 많은 표본 모집단을 대상으로 실시하는 검사이다. 표준화된 검사는 표준화된 방식으로 된 검사를 사용하여 잘 선정된 그룹으로부터 산출된 통계적인 정상치를 만들어낸다.[6] 이 표준을 확립하기 위해서는 무작위 표본화가 사용되어야 하며 표본 규모는 측정 오류의 가능성을 상쇄시킬 정도로 커야 한다.[6] Polgar는 고객의 점수를 해석하는데 있어 일련의 표준들의 유용함 평가를 위해 다음의 지침들을 제공하였다.[6]

- 표준을 정하는데 사용된 표본의 특성에 대하여 주어진 정보는 무엇인가?
- 표본 선발의 방식은 무엇이었는가?
- 표본은 얼마만큼 대상 인구를 대표하는가?

검사들이 표준화되지 못하면 점수의 해석은 비교의 표준이 없기 때문에 빈약해진다.[38,39] 그 검사와 정상적인 성인이 어떻게 수행할 지에 익숙하지 않은 경우에는 우선적으로 고객과 같은 연령과 성별 및 직업이나 교육 수준의 여러 일반 성인들에게 시행해봐야 한다. 이러한 방식으로 검사 관리에 대한 기술을 개발하고 그 검사에 대해 한 일반 성인이 얼마의 점수를 내야 하는지 알게 된다.

점수 검사 (Test Scoring)

검사가 표준화되었다면, 검사의 표준을 사용하기 위하여 동반되는 지시사항에 따라 정확히 시행하는 것이 중요하다. 하지만 표준화된 객관적 검사는 자료가 어떻게 수집되었는지에 따라 주관적이거나 질적 정보를 제공할 수 있다. 예로, 표준화된 절차가 이용될 수도 있지만, 과제에 대한 고객의 접근과 고객 언어화는 기록될 수 있다.[40]

이 책에는 검사의 3가지 범주를 조사하였다.

1. *표준화* — 객관적으로 점수화되고 성인의 표준화 함.
2. *비표준화* — 객관적으로 점수화되었지만 성인을 표준화하지 않음.
3. *주관적* — 주관적으로 점수화되고 표준화되지 않음.

주관적이고 비표준화된 검사들을 점수화하는데 있어 고객의 수행은 대개 완전하거나, 손상되고, 매우 손상되거나 결여하는 것으로 표식된다. 완전한 수행은 검사에 대하여 일반적인 성인의 수행으로 정의된다. 심하게 손상/결여된 수행은 고객이 많은 실수를 하고 검사를 받는데 보통 이상의 시간이 걸리며 그리고/또는 시험을 마치는데 어려움이 있는 것으로 정의된다. 손상된 수행은 심하게 손상된 것과 완전한 수행 사이의 범위에 해당된다. 고객이 검사를 마치기는 하지만, 한 두 개의 실수를 하면 과제를 잘 수행하지는 못한 것이다. 다음의 장에서 주관적이거나 비표준화된 검사 점수에 관한 완전한 수행을 설명할 것이다. 고객의 수행이 완전하지 못하면, "손상된" 또는 "심하게 손상된" 것으로 수행이 표식된 것들은 그 둘의 차이가 어느 정도 손상된 것인가는 검사자에게 달려 있다.

일부 시험이 하나 이상의 부족을 평가하는데 사용될 때 손상된 수행의 설명은 다른 결핍을 가진 고객 중의 수행 차이를 구별하기 위해 고려되어야 할 것이다. 예로, 고객에게 집이나 꽃을 본 따서 그림을 그리도록 요구하는 Copy Flower와 House Test가 편측 무시와 구조적 행위상실 모두에게 사용된다. 시험이 편측 무시에 대한 평가 동안 사용될 때 그 둘의 차이를 구별하기 위해 어떻게 편측 무시를 가진 고객이 수행할 것인가를 고려해야 한다.

검사의 시행 (Administration of Tests)

다음 장에서 검사의 시행을 설명하는데 있어서, 하나의 문제는 많은 문제들과 관련되어 있음을 알 수 있다. 첫째, 어떤 검사도 완전하게 분리된 기능을 측정하지 못한다. 그것이 가장 주요한 기능을 강조할 수는 있지만, 대부분이 다른 영역과도 겹쳐지기 때문이다. 더 명료한 타당도를 가진 검사를 사용하기 위하여, 고객이 가지고 있는 다른 결손은 제외해야 한다. 예를 들면, 촉각 실인증(감각이 손상되지 않았더라도 촉각에 의해 물건을 알아내는 무능력)을 가지고 있는 환자는 촉각 검사를 우선적으로 실시해야 한다. 검사 설명 내내 "타당도를 향상시킬" 제목의 실행에 방해를 줄 수 있는 결손인자를 우선으로 테스트 한다. 불행하게도, 다른 결손인자가 검사의 고유한 부분일지도 모르고, 완전하게 제외하는데 불가능할지도 모른다. 그 예로, 우측 편마비 고객과 좌측 편마비 고객의 구조적 실행(constructional praxis) 검사가 실행되는 경우 손상된 것으로 나타나지만, 그 이유는 완전히 다른 이유에 의한 것이라는 것이다. 우측 편마비 고객은 구조적인 것을 시작하거나 이어가는 것에 어려움으로 실행(execution)하는 데에 문제를 가지고 있는 반면, 좌측 편마비 고객은 블록을 두서없이 움직이는 공간적 관계(spatial relation)에 문제를 가지고 있다. 따라서 검사자는 고객의 성과의 질에 주어진 테스트 및 예시에서의 부족한 성과의 다양한 원인을 고객의 실패에 대한 이유에 대해 인식하고 있어야 한다.

두 번째로, 모든 검사의 사용법에 대한 이해력을 요구한다. 어떤 것은 구두 응답을 요구한다. 따라서 실어증 고객의 사용법을 고려해야 한다. 이러한 검사는 실어증 고객에게 유용하지 않을지도 모른다. 검사는 지각이나 인지 기술보다는 오히려, 언어를 측정할 지도 모른다. 그러나 실어증 고객의 사용을 위해 개조된 몇 개의 검사가 책에 제시되어 있다.

세 번째, 많은 검사는 대답에 대한 한 부분으로 어떤 운동 행위를 요구한다. 운동 반응이 요구되는 검사부분에서는 실행증과 일차적인 운동 기술이 문제가 되는 고객에게는 제외되어야 한다. 네 번째, 고객이 정신적으로 명료해 보여도 고객이 집중하지 못하고 쉽게 산만해질 수 있기 때문에 검사에 서투를지도 모른다. 이것은 뇌손상의 결과일 수 있다. 특정 병변이나 손상의 영향으로 고객의 의도나 목적을 형성할 수 있는 능력에 영향을 미친다. 고객에게 업무가 너무 추상적이기 때문에 집중할 수 없을지도 모른다. Hague는 좌측 편마비 고객에게 복잡하고 추상적인 행동의 명확한 손상이 다른 것과 구체적인 단계에서 검사되어야 한다는 것을 증명하였다. 더욱이, 고객은 업무에 몰두하기 어려워하는 순간 시각 기억(immediately visual memory) 장애가 있을지도 모른다.

시각은 또한 검사의 중요한 부분이다. 종종 고령의 뇌혈관사고(CVA) 고객들은 그들의 안경으로도 잘 조정되지 않는 빈약한 시력을 가지고 있다. 중요한 검사를 시행하기 전에 시력을 측정하는 것이 중요하다. 노화에 대한 정보, 시각 및 시각적인 평가와 치료는 3, 12장에서 상세히 설명하고 있다.

환자의 후천적 뇌손상 이전(pre-ABI)의 지각과 인지 기술 및 교육과 문화 배경 또한 수행에 영향을 미칠 수 있다. 고객이 뇌손상 전에 발달적으로 지연이 되었다면, 고객은 손상이나 외상으로 인하여 아무런 지각, 인지에 문제가 없더라도 몇몇 추상적인 개념을 필요로 하는 것에는 어려움을 가질 것이다. 마찬가지로, 고객이 그리거나 쓰는 것을 배우지 못한 상태였다면, 필기 검사는 유용하지 않을 수 있다. 더욱이, 여러 가지 이유로 인하여, 고객이 지각과 인지 능력이 충분히 발달되지 못하였다면, 검사결과의 낮은 점수는 뇌손상으로 인한 결과가 아닐 수도 있다.

마지막으로, 고객이 검사의 유형에 부정적으로 반응을 보여서 부족한 결과를 얻을 수도 있다. 고객은 수행과제가 어린아이 같다고 느끼고 그것을 거절할 수 있다. 고객은 그것이 지능 검사라 생각하고 수행결과에 대해 매우 염려할 수 있다. 이런 이유로 치료사는 검사의 모든 목적의 설명에 신중을 기해야 할 것이다.

평가 선택 (Evaluation Choice)

사용해야 할 평가를 결정하는 데에는 많은 요소들이 고려되어야 한다. 이 책은 각각의 영역에 대한 다양한 평가 도구들에 대해 설명하고 있다. 실어증, 운동 그리고 시각 능력, 고객 환경, 그리고 작업수행 상태와 같은 요소들은 최종 결정시에 모두 고려되어야 될 것이다. 또한 배상, 도구 비용, 그리고 치료 시간과 같은 외부적인 압박도 고려되어야 할 것이다. 고객 반응, 기술의 이론적 지지 그리고 적절한 검사 관리에 대한 치료사의 능력 또한 고려되어야 한다.[43]

Unsworth는 평가 선택시 고려되어져야 할 질문사항들을 다음과 같이 열거하였다:[25]

고객 관련 질문 사항

- 고객이 정형화된 평가를 받을 준비가 되어 있는가?
- 고객의 나이와 진단은?
- 이 고객에 대하여 앞으로 어떠한 정보를 알고자 하는가?

사정 관련 질문사항

- 치료 가이드 모델은 무엇이고, 회복이나 적응성에 대한 지침은 무엇인가?

- 이러한 사정은 어느 대상을 대상으로 개발되었는가?
- 나는 이 사정방법을 이용할 수 있는 자격이 있는가?
- 사정은 적절한 신뢰도와 타당도가 있으며, 나는 이 자료를 해석하기에 충분한 자격이 있는가?
- 이 사정방법은 인지와 지각 영역의 어느 범위인가? 이런 영역들을 목표로 원하는가?
- 이 사정방법이 고객 상태 변화에 민감한가?
- 이 사정방법은 고객의 변화를 측정하기위해 중재 전 · 후에 사용할 수 있는가?

참고문헌 (References)

1. Weinstock-Zlotnick A, Hinojosa J. Bottom-up or top-down evaluation: is one better than the other? *Am J Occup Ther.* 2004;58(5):594-599.
2. Toglia J. A dynamic interactional approach to cognitive rehabilitation. In: Katz N, ed. *Cognition and Occupation Across The Life Span.* Bethesda, Md: The American Occupational Therapy Association, Inc; 2005.
3. Law M, Baum C, Dunn W, eds. *Measuring Occupational Performance: Supporting Best Practice in Occupational Therapy.* 2nd ed. Thorofare, NJ: SLACK Incorporated; 2001.
4. Spencer J. Evaluation of performance contexts. In: Crepeau E, Cohn ES, Schell BAB, eds. *Willard and Spackman's Occupational Therapy.* Philadelphia, Pa: Lippincott, Williams and Wilkins; 2003.
5. Uswatte G, Taub E. Constraint-induced movement therapy: new approaches to outcome measurement in rehabilitation. In: Stuss D, Winocur G, Robertson IH, eds. *Cognitive Neurorehabilitation.* New York, NY: Cambridge University Press; 1999.
6. Polgar J. Critiquing assessments. In: Crepeau E, Cohn ES, Schell BAB, eds. *Willard and Spackman's Occupational Therapy.* Philadelphia, Pa: Lippincott, Williams and Wilkins; 2003.
7. Baum B, Hall K. Relationship between constructional praxis and dressing in the head injured adult. *Am J Occup Ther.* 1981;35(7):438-442.
8. Golisz K, Toglia J. Perception and cognition. In: Crepeau E, Cohn ES, Schell BAB, eds. *Willard and Spackman's Occupational Therapy.* Philadelphia, Pa: Lippincott Williams and Wilkins; 2003.
9. Arnadottir G. Evaluation and intervention with complex perceptual impairment. In: Unsworth C, ed. *Cognitive and Perceptual Dysfunction.* Philadelphia, Pa: FA Davis; 1999.
10. Fisher A. Uniting practice and theory in an occupational framework. *Am J Occup Ther.* 1998;52:509-521.
11. Kreutzer JS, Marwitz JH, Seel R, Serio CD. Validation of a neurobehavioral functioning inventory for adults with traumatic brain injury. *Arch Phys Med Rehabil.* 1996;77(2):116-124.
12. Grigorenko EL, Sternberg RJ. Dynamic testing. *Psychological Bulletin.* 1998;124:75-111.
13. Haywood CH, Tzuriel D. Applications and challenges in dynamic assessment. *Peabody J Edu.* 2002;77(2):40-63.
14. Tzuriel D. Dynamic assessment of young children: educational and intervention perspectives. *Edu Psychol Rev.* 2000;12:385-435.
15. Lidz C. *Dynamic Assessment: An Interactional Approach to Evaluating Learning Potential.* New York, NY: Guilford Press; 1987.
16. Rogers J, Holm M. Activities and daily living and instrumental activities of daily living. In: Crepeau E, Cohn ES, Schell BAB, eds. *Willard and Spackman's Occupational Therapy.* Philadelphia, Pa: Lippincott, Williams and Wilkins; 2003.
17. Sohlberg M, Mateer CA. *Introduction To Cognitive Rehabilitation: Theory and Practice.* New York, NY: The Guilford Press; 1989.
18. Corcoran M. Using qualitative measurement methods to understand occupational performance. In: Law M, Baum C, Dunn W, eds. *Measuring Occupational Performance: Supporting Best Practice in Occupational Therapy.* 2nd ed. Thorofare, NJ: SLACK Incorporated; 2001.
19. McNeny R. Activities of daily living. In: Rosenthal M, Griffith ER, Kreutzer JS, Pentland B, eds. *Rehabilitation of the Adult and Child With Traumatic Brain Injury.* 3rd ed. Philadelphia, Pa: FA Davis; 1999.
20. Ratcliff G. Perception and complex visual process. In: Meir MJ, Benton AL, Diller L, eds. *Neuropsychological Rehabilitation.* New York, NY: Guilford University Press; 1987.

21. Raskin S. Executive functions. In: Raskin S, Mateer C, eds. *Neuropsychological Management of Mild Traumatic Brain Injury.* New York, NY: Oxford University Press; 2000.
22. Sohlberg M, Mateer CA. Effectiveness of an attention-training program. *J Clin Exper Neuropsych.* 1987;9(2):117-130.
23. Law M, Baum C, Dunn W. Occupational performance assessment. In: Christiansen C, Baum C, eds. *Occupational Therapy: Performance, Participation and Well-Being.* Thorofare, NJ: SLACK Incorporated; 2001.
24. Cohn ES, Schell BAB, Neistadt ME. Overview of evaluation. In: Crepeau E, Cohn ES, Schell BAB, eds. *Willard and Spackman's Occupational Therapy.* Philadelphia, Pa: Lippincott, Williams and Wilkins; 2003.
25. Unsworth C. *Cognitive and Perceptual Dysfunction.* Philadelphia, Pa: FA Davis; 1999.
26. Henry A. The interview process in occupational therapy. In: Crepeau E, Cohn ES, Schell BAB, eds. *Willard and Spackman's Occupational Therapy.* Philadelphia, Pa: Lippincott, Williams and Wilkins; 2003.
27. Whyte J, Laborde A, DiPasquale MC. Assessment and treatment of the vegetative and minimally conscious patient. In: Rosenthal M, Griffith ER, Kreutzer JS, Pentland B, eds. *Rehabilitation of the Adult and Child With Traumatic Brain Injury.* 3rd ed. Philadelphia, Pa: FA Davis; 1999.
28. Hesseks-Schlatter C. A dynamic test to assess learning capacity in people with severe impairments. *Am J Ment Retard.* 2002;107(5):340-351.
29. Swanson HL, Lussier CM. A selective synthesis of the experimental literature on dynamic assessment. *Rev Edu Res.* 2001;71:321-363.
30. Wiedl KH. Cognitive modifiability as a measure of readiness for rehabilitation. *Psychiatr Serv.* 1999;50:1411-1413.
31. Embretson S. Toward development of a psychometric approach. In: Schneider C, ed. *Dynamic Assessment: Interactional Approach to Evaluating Learning Potential.* New York, NY: The Guilford Press; 1987.
32. Law M, Philp I. Evaluating the evidence. In: Law M, ed. *Evidenced-Based Rehabilitation: A Guide to Practice.* Thorofare, NJ: SLACK Incorporated; 2002.
33. Hall K. Functional assessment in traumatic brain injury. In: Rosenthal M, Griffith ER, Kreutzer JS, Pentland B, eds. *Rehabilitation of the Adult and Child With Traumatic Brain Injury.* 3rd ed. Philadelphia, Pa: FA Davis; 1999.
34. Lincoln N. Outcome measurement in cognitive neurorehabilitation. In: Stuss D, Winocur G, Robertson IH, eds. *Cognitive Neurorehabilitation.* New York, NY: Cambridge University Press; 1999.
35. Dunn W, Foreman J. Development of evidence-based knowledge. In: Law M, ed. *Evidence-Based Rehabilitation: A Guide to Practice.* Thorofare, NJ: SLACK Incorporated; 2002.
36. Portney L, Watkins M. *Foundations of Clinical Research: Applications to Practice.* 2nd ed. Upper Saddle River, NJ: Prentice Hall Health; 2000.
37. Luria AR. Functional organization of the brain. *Sci Am.* 1970;222:66-72.
38. Boys M, Fisher P, Holzberg C, Reid DW. The OSOT perceptual evaluation: a research perspective. *Am J Occup Ther.* 1988;42(2):92-98.
39. van Deusen-Fox J, Harlowe D. Construct validation of occupational therapy measures used in CVA evaluation: a beginning. *Am J Occup Ther.* 1984;38(2):101-106.
40. Milberg WP, Herben N, Kaplan E. The Boston process approach to neuropsychological assessment. In: Grant I, Adams KM, eds. *Neuropsychological Assessment of Neuropsychiatric Disorders.* New York, NY: Oxford University Press; 1986.
41. Harrington DO. *The Visual Fields: A Textbook and Atlas of Clinical Perimetry.* 4th ed. St. Louis, Mo: CV Mosby; 1976.
42. Hague HR. An investigation of abstract behavior in patients with cerebral vascular accidents. *Am J Occup Ther.* 1959;13:83-87.
43. Okkema K. *Cognition and Perception in the Stroke Patient.* Gaithersburg, Md: Aspen Publishers; 1993.

참고서적 (Resorces)

Falik LH, Feuerstein R. Cognitive modifiability: a needed perspective on learning for the 21st century. Dynamic Cognitive Assessment. Available at: http://www.icelp.org/asp/Dynamic_Cognitive_Assessment.shtm.

Law M. *Client-Centered Occupational Therapy.* Thorofare, NJ: SLACK Incorporated; 2001.

van Deusen-Fox J, Harlowe D. Continued construct validation of the St. Mary's CVA evaluation: bilateral awareness scale. *Am J Occup Ther.* April 1987;41(4):242-245.

제3장

시각 처리 기술
(Visual Processing Skills)

시각은 인간이 환경에 적응하는데 있어 중요한 역할을 한다. 이것은 운동, 인지, 언어, 그리고 감정적 기능을 위한 주요한 수용기로서 작용한다.[1] 시각 처리는 빠른 결정을 내림으로써 환경으로부터의 명령에 대해 신속한 조절을 가능하게 한다.[2] 시각적 손상은 사람과 사물을 포함하는 환경과의 상호작용 전반에 걸친 환자의 능력을 변화시킨다.[3] 우리는 모든 일상생활에서 효과적인 시각 처리와 시각 운동 수행을 필요로 한다.[4] 시각은 지각 및 인지를 가능하게 하는 전제 조건이며 운동 계획과 자세 조절에 영향을 준다.[5] 그것은 환경의 성공적인 적응에 필요한 것을 예견하는 정보이다.[6] 시각적 결핍은 일상생활동작, 읽기, 운전하기와 눈-손 협응과 같은 문제에 대단히 많은 영향을 미친다.[7] 시각적 기술은 …모든 시각적 지각과 시각적 운동 활동의 조절과 발달에 필요한 가장 기본적인 기능이다.[8] 시각적 기능이 충분하지 않은 단계에서의 재활과정은 좋지 않은 영향을 미친다.[9] 부정확한 시각 결핍 진단은 재활 치료의 효과를 해치게 된다.[10] 시각 결핍 진단을 받은 경우 재활 의학적 치료가 필요하다. 시각 시스템 장애와 그들의 재활 의학적 치료는 재활 프로그램에 매우 중요한 구성요소이다.

지각 장애는 외상성 뇌손상 환자에게 그 발생 빈도가 매우 높다.[11,12] 뇌손상을 받은 환자는 눈 피로, 두통, 복시, 어지러움 증을 경험하며 문서를 읽을 때 초점을 맞추거나, 따라 읽기, 고정하기 등이 어렵다.[13] 또한 시력의 감소, 양안 장애, 조절장애, 시각 운동 장애 등을 경험하게 된다.[13] 외상성 뇌손상으로 인한 신체적 손상은 시각 시스템과 관련된 뇌의 구조와 영역에 영향을 미쳐 시각 기능에 상당한 손상을 줄 수 있다.[14,15]

뇌졸중 환자에게 시각적 문제가 특별히 나타나지 않더라도, 대부분의 뇌졸중 환자들은 당뇨병과 고혈압 등과 관련하여 망막, 수정체 병변과 같은 증상을 나타낼 수 있다. 또한 뇌졸중 환자들은 종종 시각적 구조에 문제를 갖고 있기도 하다. 정상적 시각은 뇌 혈류의 문제, 폐색, 출혈, 뇌의 혈액 순환에 있어서의 동맥의 산소 결핍 등으로 인해 시각 또는 시각과 관련된 문제를 갖게 된다. 효과적인 시각적 처리 과정은 각각의 반구 피질에 영향을 받고 시각은 대략 30개의 시각적 피질에 의해 나타나게 된다.[16] 이와 같은 결과로 인해 뇌졸중 환자들은 시각적 구조 손상에 있어서 몇 가지

문제를 갖게 된다.[17,18]

뇌졸중과 외상성 뇌손상으로 인한 주요한 시각적 문제는 원/근의 시력 감소, 안구 조절, 복시, 안구의 순간적 움직임의 질, 추적, 고정과 기능적 훑어보기, 색깔 인지, 입체시, 중심시 결핍과 사시와 같은 문제로 나타나게 된다.[8,19] Suchoff 등은 뇌손상으로 인해 나타나게 되는 흔한 시각적 문제로는 시야 결핍(예, 중심, 일시, 비일치, 동측 반맹증, 사분 맹암점), 무시, 안구 움직임 장애(예, 고정, 추적, 순간적 눈의 움직임 단속성 운동, 안구진탕), 동안근육 장애(사시, 동공부등, 각막건조, 안검하수)와 양안 장애(외사위, 수렴장애, 상하사시) 조절 장애(폭, 유연성, 지속성),[15] 지각 장애(대조의 민감도, 색깔 지각), 시각과 관련한 전정기능 장애 등이 있다고 하였다.[15]

O' Dell 등은 외상성 뇌손상으로 인해 나타나는 시각적 문제를 "외상 후 시각 증후군"이라고 분류하였다.[19] 증후군과 관련되는 것으로는 외사시 또는 외사위, 조절 장애, 복시, 수렴, 눈 깜박거림의 낮은 빈도, 공간지남력 장애, 고정과 추적의 어려움과 복시로 나타나게 된다. 게다가 외상성 뇌손상 환자는 스스로 자신의 눈을 손상시키기도 한다. 그러므로 치료사는 환자에게 적어도 자신의 눈의 구성요소에 대한 이해를 시켜야 한다. 표 3-1에 눈의 주요 구성요소와 기능을 요약해 놓았다. 눈의 구조와 해부학적인 부가적 정보를 얻기 위해서는 참고서적을 참고하여야 한다.

시각적 처리 과정은 두 가지 형식을 통해 일어난다. 촛점 조절 또는 집중 시와 주위 시, 주변 시 또는 집중 이전 시(prettentive vision)이다.[9,13,22,23] 초점 시각(focal vision)은 사물을 지각하고 분별하기 위해서 필요한 사물의 주요 특징을 집중해서 바라보는 것이다. 주위 시(ambient vision)는 고유수용기, 운동감각, 촉각, 전정계, 되먹임계(feed-forward system)를 통한 활동 등이 관련하여 작동한다.[13] 기능적이고 효과적인 초점시의 처리를 위해서는 초기에 주위 시 처리 과정이 시야를 조직화하고 안정시켜야 한다.[6,13] 주위 시 또는 주변 시는 환경 내에 존재하는 사건을 감지한 다음 자신과의 거리 및 공간상의 위치를 파악한다. 수직적으로 사물을 훑어본 다음, 바라보기에 알맞게 신체 자세를 맞춘다. 또한 주위 시는 기능적 운동성과 연결된다.[24]

뇌손상 이후에 지각 결손 증상이 나타났다면, 이는 "다른 감각 운동시스템과 함께 공간적 정보를 처리하는 주위시의 처리 과정에 장애"를 입었기 때문이다.[13] 이러한 능력 손상으로 인해 집중시 처리과정에도 이상이 발생하게 된다. 환경에 성공적으로 적응하기 위해서는 주위 시와 집중시가 서로 협력하여 작용해야 하며, 시각 시스템이 전체적으로 다른 감각 입력과 통합되어야 한다.

이미 1장에서는 작업치료사가 평가와 치료에 적용할 수 있는 이론적 근거의 틀 또는 모델에 대해서 언급하였다. 이것은 시각적 처리과정 장애에 있어 생각해 볼 수 있는 명확한 사례이다. 예로, 시각적 처리 과정에 관한 모델을 제외한 치료적 방법의 적용은 전체론적인 접근을 통해 환자가 다시 책을 읽기 위하여 필요하면 공간에서의 재교육을 통해 수렴과 같은 부분적 기술을 회복시키기 위한 시도를 하게 되는 것을 말한다. 이러한 생각은 치료적 중재를 위한 두 가지 모델로 짧게 설명될 수 있다. 첫번째는 정보처리 이론의 수정이다. 두번째는 많은 작업치료사들이 적용하는 Warren의 시각적 처리의 계층적 이론이다.[23,24]

표 3-1
눈의 주요 구성 요소들과 기능

구성 요소	기능
안와	안구, 시각 신경, 안구 근육들 그리고 그들이 신경과 맥관을 포함하고 있는 두개골 안의 골질의 오목한 곳
눈꺼풀	손상과 과도한 빛으로부터 눈을 보호; 각막의 수분 유지
각막	눈의 앞쪽 표면을 덮고 있는 투명한 조직 ; 주요한 굴절력을 가지는 눈의 요소
결막	각막 주변과 눈꺼풀 안쪽의 표면 안뿐만 아니라 겉 표면의 나머지를 둘러싸는 것; 자동적, 보호적이고 영양이 되는 특징을 갖음.
수양액	각막과 홍채와 수정체 사이의 공간을 채움; 혈관이 없는 각막과 렌즈를 위한 영양분을 제공
수정체	이차적인 굴절력을 가진 눈의 요소; 모양의 변화에 적응하거나 물체에 초점을 맞춤
유리액	렌즈의 뒤에 위치한; 빛을 투과, 망막의 공간에 담아두고, 렌즈를 통해 도움 제공
공막	눈의 외부의 안; 눈의 흰 부분; 눈의 뒤쪽의 5/6 덮음; 자동적이고 보호하는 기능 갖음.
맥락막	눈의 안 중개물 ; 영양분 제공 기능 갖음.
홍채	다양한 지름, 원형 눈동자에 의해 눈으로 들어오는 빛의 양을 조절
망막의 중심 와	망막의 부분; 물체를 보기 위해, 형태를 겨냥한 눈은 와에서 집중되어짐; 부드러운 추적과 순간적 움직임은 개별적으로 와에서 항상 사용됨
망막	빛에 예민한 눈의 안쪽의 속; 시각신경원반(맹점)과 와를 구성함; 두 가지 유형의 광수용체를 포함 : 원뿔세포(작고 세밀한 것과 색을 탐지하고 눈의 초점 기능의 조절) 그리고 막대세포 (낮은 단계의 빛 뿐 아니라 물체의 동작 탐지)

출처: *reference 5, 20, and 21*

조절된 정보 처리 이론(Modified Information Processing Theory)

입력/수용 (Input/Reception)

첫 번째, 입력 단계에 영향을 주는 것으로 정상적인 시각계 또는 눈의 건강상태, 선명한 시각적 이미지, 정상적으로 작동하고 있는 조절 및 집중 시스템, 양호한 연합 능력 및 효과적인 시신경 제어 등이 있다.[4] 이 체계들은 시각 피질에서 정확하게 시각적 입력을 처리하기 위해 중요하다.

안구 운동 기술들은 시각적 수용 또는 입력을 필요로 한다.[12] 근본적인 안구 운동 기술은 "... 머리와 몸의 움직임을 지각할 수 있는 기술의 영역에 관한 되먹임계(feed back)뿐만 아니라, 시각 운동을 조절하는 것으로부터 오는 되먹임계와 관련된 정보들에 영향을 받는 것을 말한다."[12] 주요한 시각적 피질에서, 양안 시 발생과 시각적 입력은 색, 외형, 대조 그리고 깊이에 의해 처리된다.[27]

지각/통합 (Perception/Integration)

두 번째 단계에는 통합, 처리, 감각과 고유수용에 관한 정보가 혼합되어 있다. 개념과 계획에서의 정보의 혼합과 결합은 활동과 반응을 가이드하게 된다. 공간의 조직화와 움직임, 형태 지각, 사물 재인지와 시각적 인식은 이러한 단계에 의해서 발전된다.[12] 시각적 통합은 "...정상적인 정보의 전달 뿐만 아니라 정상적인 정보의 수용은 시각적 처리 영역과 경로 그리고 이러한 처리 영역 사이"에 일어나는 과정에 의존하게 된다.[12] 또한 시각 입력의 통합에 다른 감각과 운동 영역의 지원에 의해서 경로의 조절이 이루어진다. 그러므로 중요한 것은 전체적인 모델을 유지하기 위해서 이러한 처리 단계에서의 테스트와 기능적 손실을 줄이기 위한 손상의 유효하고 자세한 정보를 얻는 것이다.[27]

운동출력/행동 (Motor Output/Behavior)

시각 입력과 통합은 결국 행동에 영향을 미친다. 이것은 운동성 또는 눈-손 협응과 같은 시각적 운동 행동을 말한다.[25] Suter는 "이러한 시각적인 지각 및 그것들에 의존하는 사고 과정은 매일 매일의 행동에 기초가 된다."고 하였다.[25]

시각 처리과정의 Warren의 계층적 모델 (Warren' s Hierarchal Model of Visual Processing)

최근 치료사들에게 잘 알려지고 있는 것으로 시각 처리과정을 설명하는 또 다른 관점은, 시각 처리 과정을 하나의 계층모델로 보는 것과 시각 처리과정을 일련의 적응과정으로 보는 것이다.[6] 시각정보 처리과정을 하위상달식(bottom-up)과 상위하달식(top-down)의 상호작용에서 생성되는 산물로 본다.[28] 시력 및 시각 처리과정을 하나의 단일화된 처리과정으로, 중추신경계가 적응하기 위해 사용하는 "하나의 전체론적인 것으로 간주한다."[6] 시각 처리과정은 일련의 독립적인 기능들이기 보다는 오히려 수직 계층적 기법(hierarchy)으로 이루어진다. 상위 단계에서의 기능적 기술은 낮은 단계 기술의 완전한 통합과 발달을 통해 이루어진다.[26]

계층적 모델(hierarchy)의 상부는 시각적 인지이다. 시각적 인지는 모든 처리 기능의 마지막 결과물이며, 신경계 내에서 시각 기능 통합에 있어서 가장 높은 수준이 된다. 그것은 시각적 정보를 정신적으로 조절하고 다른 감각 정보들을 통합하여 문제를 해결하고, 계획을 세우며 결정을 내리게 된다.[26] 시각적 인지는 복잡한 시각적 분석을 하게 하고 학문적 활동의 기초와 기본을 제공하는 역할을 한다.[3] 시각적 인지에 장애가 생기면 실인증, 실독증이 나타나거나, 시각폐쇄의 감소, 공간에 대한 지각 분석 장애, 전경배경과 공간 안에서의 자세 인식에 대한 능력이 감소하게 된다.[29]

계층적 모델(hierarchy)에서의 시각적 인지의 아래 단계는 시각적 기억이다. 시각적 기억은 "...시각적 자극의 조절과 눈으로 보는 사물에 대한 시각적 분석과 사물의 형태를 다시 기억해 내고 완성시키는 능력을 말한다.[3] 시각적 기억 아래는 도형 재인지이다. 이것은 모양, 윤곽을 분별하고 색깔, 재질과 같은 사물의 일반적인 또는 특별한 특징을 분별하는 것이다. 이러한 모든 과정에는 사물 재인지가 필요하다.[26] 도형 재인지는 시각적 기억보다 더 낮은 수준의 단계이다. 이는 시각적 이미지를 만들기 전에 기억을 저장하고 개별적으로 재인지하여 도형 이미지를 만들게 되기 때문이다.[3]

계층적 모델에서 가장 낮은 단계는 안구운동 조절, 시야 및 시력을 통해 시각적 감각 입력을 등록하는 일이 이루어진다. 이러한 세 가지의 주요 기술은 시각적 주의와 계층적 모델에서의 상위 단계의 기술들을 조절한다.[18,26] 예로, 도형인지는 시각적 환경에서의 훑어보기 등의 조직화에 의존하게 된다. 안구운동 조절은 먼 거리에서 빠르고 정확한 눈의 움직임을 통해서 지각적인 안정성을 가능하게 한다.[3] 시야와 시력은 이와 관련하여 시각적 입력의 양과 질의 조절하게 된다.

계층적 모델에서 어느 한 단계라도 손상이 되었을 때는 계층적 모델의 전체적인 구조에 영향을 미치게 된다. Warren에 따르면 "각각의 기능 단계는 이전 단계의 기능이 선행되어야만 효과적으로 기능할 수 있다. 이처럼 시각 인지는 시각기억, 훑어보기, 주의 등과 같은 조건이 제공되지 않으면, 그것을 유지하고 통합하는 것은 불가능하다."[29]

환자의 시각 능력의 치료와 평가 시에는 각각의 기술 구성 요소와 그러한 요소가 전체 시스템에 어떻게 작용하는지를 알아야 한다. 치료사는 시각 계층적 모델의 어느 곳에서 손상이 이루어졌는지 조사해야 하며 환자의 수행 능력 증진을 위해서 작업환경의 무엇을 변화시켜야 하는지 알아야 한다. 예로, 전경배경 능력의 감소와 같은 시각 인지 기술 결핍은 부정확한 도형 재인지로 인한 것이며 시야 결핍은 시각적 주의력 결핍의 결과로 나타나게 된다.[26] 전경배경 결손의 치료는 그 이전 단계의 치료가 첫 번째로 이루어지지 않으면 효과적으로 치료될 수 없다.

시각 기술의 평가와 치료 (Evaluation and Treatment of Visual Skills)

시각과 시각 처리 기술은 몇몇 팀의 구성원들에 의해 평가된다. 재활 팀의 몇몇 구성원들은 신경학자, 안과전문의, 신경-안과전문의, 작업치료사, 검안사로 이루어진다.[8] 안과 전문의는 눈 질환에 전문 임상 의사이다. 그들은 필요에 따라 눈의 수술 또는 약물 사용에 대한 목표를 명확히 한다. 검안사는 환경과 관련하여 시각적인 시스템이 어떠한 상태인가와 환자가 개별적으로 그들의 눈을 어떻게 쓰는지를 평가하게 된다.[21] 검안사들은 치료에서 시각장애의 넓고 다양한 관점에서의 재활의학적 시각 치료에 중점을 둔다. 검안사들은 표 3-2에 제시된 바와 같은 다양한 기술적 방법을 통해서 이러한 치료 방법을 획득하게 된다. 작업치료사들은 이러한 방법들에 대해 기초적인 이해를 하고 있어야 한다. 안경의 렌즈 또는 프리즘을 처방하는 것이 검안사들의 역할이라고는 하지만, 작업치료를 받는 동안에 이러한 방법들을 통해 그들을 도울 수 있다. 환자가 기능적 활동을 수행하는 동안 문제가 발생하였을 때 작업치료사와 검안사의 의견 교환을 통해 그들에게 도움을 줄 수 있으므로 이는 매우 중요한 점이다.

안과전문의, 검안사, 작업치료사는 시각 또는 시각 처리과정의 장애로 인한 기능적 의미하는 바를 설명한다.[2,3] Bryan에 따르면, 선별 검사의 목적은 진단을 내리기 위함이 아니라, 시각적 결핍

표 3-2
뇌손상 환자들에게 적용하는 검안 치료의 요약

기술	사용
렌즈(lenses)	시력과 명확성을 개선시킴, 복시 감소 제거, 시각적 불편함과 스트레스 감소
보상적인(compensatory) 프리즘	사시 상태 제거, 복시 완화 머리의 회전 및 기울임 감소
Yoked Prism	환자의 공간 지각 능력 변화, 환자의 정중 지각 수정, 체중 이동의 변화로 환자의 시야 감소를 줄일 수 있도록 함.
Filters or "Tints"	빛에 대한 민감도 감소
전체폐쇄(total occlusion)	복시; 지속적으로 복시가 나타나거나 다른 치료가 성공적이지 못하였을 때
부분 폐쇄(partial occulsion)	간헐적 복시; 사시를 동반하지 않은 복시인 경우, 유용하게 적용됨.

출처: *reference 30:Hellerstein L. Visual problemsassociated with brain injury. In:Scheiman M, ed.* Understanding and Managing Vision Deficit. *Thorofare, NJ: incorporated; 1997.*

이 잠재적으로 그들의 삶에 어떠한 영향을 미칠 수 있을 것인지를 알아내기 위함이다.[11] 또한 시각적 선별검사는 기능적인 독립을 도울 수 있는 시각적 능력을 알 수 있다. Warren의 작업치료적 시각 평가 검사의 목적에 따르면, 1) 기능적 손상을 명확히 하고, 2) 현재 나타나는 기능적 손상과 시각적 손상을 연결 짓고, 3) 평가 결과에 따른 적절한 치료적 중재를 결정하는 것이다.[3]

시각적 처리과정의 계층적 모델 안에서 구성 요소에 대한 임상적 평가를 해야 하면 그것들이 기능적 적응에 어떠한 영향을 주는지를 아는 것이 작업치료사의 역할이다. 평가에는 동공반사, 안구 정렬, 시력 시야, 안구 운동 조절, 수렴, 시각 주의력/훑어보기, 시각 기억, 시각 인지 등을 포함한다. 또한 시각처리과정과 기능적 적응 사이의 연결이 차단될 수 있으므로 환자의 시각 전정 처리 과정은 작업치료 프로그램과 통합되어 평가해야 한다. 끝으로 선별검사를 하기 전에 작업치료사는 시각적 평가를 위한 일반적 지침의 항목들로 환자를 관찰해야 한다. 작업치료사는 환자, 가족 그리고 간병인의 인터뷰를 통해서 선별검사를 하기 전에 환자가 가지고 있는 시각적 문제들에 대해 살펴보아야 한다. 그림 3-1에 인터뷰의 예가 제시되어 있다.[11]

시각 처리 기술 평가를 위한 일반적 지침
(General Guidelines for Visual Processing Skills Evaluation)

임상적 관찰(Clinical Observations)

눈을 감아버리거나, 눈을 가늘게 뜨고 본다든지, 머리와 턱 근육 긴장도가 증가한다든지, 머리를 돌리거나 위로 올리는지, 걷는 도중 머리 위치가 변하는지, 두통이나 피로를 호소하는지, 과제를 내주면 갑자기 흥분하는지 등의 시각적 스트레스 증상이 있는지 관찰한다.[31]

시각 증상 체크리스트

안경처방 :	네 ________ 아니오 ________
만약 '네' 라고 답했다면 :	손상을 받기 전에 안경을 쓰셨나요? ____________
	손상 받은 후에 안경을 쓰셨나요? ____________
	마지막 시각 검사는 언제였나요? ____________
	새로운 처방이 있나요? ________ 날짜? ________

아래의 질문을 보고 네, 아니오로 답하세요.	네	아니오
1. 흐릿하게 또는 두 개로 보이나요?	______	______
2. 더 명확하게 보기 위해 고개를 기울이지는 않나요?	______	______
3. 사물을 볼 때 눈을 찡그리거나 감지는 않나요?	______	______
4. 책을 읽거나, 텔레비전을 보거나 또는 차를 타거나 운전할 때 두통이 있나요? ________		
5. 당신의 눈이 피곤함을 느끼나요?	______	______
6. 책을 읽으면서 어디 읽는지 모르는가요?	______	______
7. 당신이 사물을 보거나 책을 읽을 때 보기 위해서 대상을 응시하거나 또는 자세히 읽는가?	______	______
8. 당신이 손상을 받기 전에도 책 읽기를 피하거나 종종 그랬던 적이 있나요?	______	______
9. 책을 읽을 때 단어, 문장 또는 숫자를 빠뜨리나요?	______	______
10. 색깔을 구별하기가 어려운가요?	______	______
11. 어두운 곳을 피하거나 어두워지면 운전을 하기가 어려운가요?	______	______
12. 때때로 좌.우 방향을 혼동하나요?	______	______
13. 문장이나 숫자, 또는 단어를 거꾸로 읽나요?	______	______
14. 길을 알거나, 거리의 표지판을 인식하는 것이 어려운가요?	______	______
15. 당신은 여전히 서 있는데도 사물이 위로 올라가거나 움직이는 것처럼 보여지나요?	______	______
16. 당신이 걷고 있는 동안 물건이 위로 올라가거나 움직이는 것처럼 보이나요?	______	______
17. 물체의 한 면 또는 다른 면과 부딪히나요?	______	______

그림 3-1. 시각 증상 체크리스트.[1](출처: Morton RL. Visual dysfunction following brain injury. InL Ashley MJ, *Traumatic Brain Injury Rehabilitative Treatment and Case Management* Boca Raton, Fla: CRC Press; 2004.)

얼굴에 열상이 있는지 조사한다. 눈꺼풀의 위치와 피부의 민감도를 체크하여 뇌신경 손상여부에 대해 평가한다.[1] 환자와 가족 또는 돌보는 사람에게 당뇨병과 고혈압 등과 관련하여 사시, 약시, 녹내장, 안구외상 또는 망막병리와 같은 질환이 있는지를 묻는다.[3] 또한 치료사는 아래와 같은 사항을 관찰하여야 한다:

1. 양쪽 눈을 함께 사용하는가?
2. 양쪽 눈이 함께 작용하는 정도는 어떠한가?
3. 어디에서 시각 조절 능력이 최대 및 최소로 발휘되는가?
4. 어떤 안구운동이 가장 효과가 크며, 가장 효과가 적은가?
5. 환경 또는 과제를 변경시키는 것이 어떻게 환자의 수행을 변화시키는가?

동공반응 (Pupillary Response)

동공은 정상적으로 동그랗고 부드러운 모양에 적절한 크기로 홍채 안에 위치해 있다.[2,32] 동공은 밝은 빛에 반응하여 빠르게 팽창했다가 다시 원래의 크기로 돌아온다.[32] 15~20세가 되었을 때에 어두운 곳에서의 지름이 약 7.5 mm 정도로 커지고, 70세까지 해마다 0.05 mm 정도씩 감소하게 된다. 그러나 정상 동공은 3.5~6.5 mm의 크기가 된다.[32]

정상 동공의 기능은 상의 정확한 초점을 맞추어 망막에 상이 맺게 하는 결정적인 것이다. 그러므로 그 전에 시력을 평가해야 한다.[2] 비정상적인 동공 반응은 빛을 자극에도 흐릿하게 보이게 된다. 뇌간 손상으로 인해 환자는 동공반응을 빠르고 효과적으로 조절하는 것이 어렵게 되고, 빛에 매우 예민해지며 조명의 변화에 따른 적응반응이 느려진다.[2] 외상성 뇌손상 또는 뇌졸중은 동공 크기의 손상, 빛에 대한 반응 감소와 조절반응의 어려움을 겪게 된다.

동공 반응 선별 검사 (Screening of Pupillary Response)[33]

동공 크기 (Pupil Size)

흐릿한 조명이 있는 방에서 환자에게 멀리 있는 사물을 보라고 한다. 동공 크기 평가를 위해 흐릿한 빛을 얼굴 아래로 비춘다.

빛에 대한 반응 (Response to Light)

한 쪽 눈에 밝은 빛을 비춘다. 빠른 수축과 함께 동공 크기가 빠르게 변화한다. 교감성 동공 반응은 다른 한쪽 눈에 빛을 제공하였을 때에도 이와 같은 반응이 관찰된다. 즉각적인 반응은 다른 쪽 눈에서도 동등하게 나타나야 한다.

*조절 반응 – biVABA[*2] (Response to Accommodation – biVABA[*2])*

양측 동공 반응은 가까운 사물의 초점을 맞출 때 안구의 수렴을 동반한다.

검사 재료 (Test materials)

- 기초적인 시각 기능 검사 테스트 평가지(basic visual function assessment test form)
- 원거리 목표물(distant target)
- 근거리 목표물(near target)

환경 (Environment)

적절히 밝은 방; 환자의 눈에 밝은 빛이 직접적으로 제공되어서는 안된다.

절차 (Procedure)

1. 환자는 안경을 벗고 편하게 앉는다.
2. 환자에게 멀리 있는 목표물에 초점을 맞추라고 지시한다; 동공 크기를 관찰한다.
3. 그런 다음 근거리의 목표물에 초점을 맞추게 하고; 동공 크기를 관찰한다. 동공의 크기는 원거리에서 근거리에 있는 목표물로 초점을 옮길 때의 수축 변화를 관찰해야 한다.
4. 환자의 수행을 테스트 기록지에 기록한다.

환자를 위한 지침 (Instructions to the client)

"나는 당신이 멀리 있는 목표물과 가까이 있는 목표물을 얼마나 잘 보는지를 체크할 것입니다(원거리, 근거리의 목표물을 가리키며). 내가 말을 할 때 한 곳을 보다가 다른 곳을 봐 주세요."

손상된 동공 반응의 치료 (Treatment of Impaired Pupillary Response)

동공 반응 손상이 환자의 기능적 손상으로 연결 될 수 있는 잠재적 가능성에 대해 표 3-3에 제시하였다.

손상 또는 비정상적인 반응이 나타난다면 치료사는 안과전문의, 신경-안과전문의 또는 신경 학자의 평가를 참조하여 비정상적인 반응의 원인을 알아야 한다.

시력 (Visual Acuity)

시력, 또는 눈의 선명도는 눈의 시각 체계와 중추신경계 처리과정이 통합하여 생성된다.[21,34] 시력은 중추신경계에 도달하는 것과 물체 인식을 위한 중추신경계의 능력에 기여하는 것에 질적으로 영향을 준다.[3,26,35] 감소된 시력은 흐릿한 시력, 시각적 피로와 눈의 긴장을 야기할 것이다.[8] 망막에서 빛에 초점을 맞추는 것으로 시작되는 시력은 외상적 뇌손상, 뇌졸중 그리고 노화의 과정 또는 나이와 관련된 병에 의해 영향을 줄 수 있다. 망막은 질병 또는 손상에 의해 직접적으로 다칠 수 있다. 외상성 뇌손상은 시각 신경이 잘라지거나 찢어지는 것을 야기할 수 있으며 눈에 직접적인 외상으로 인한 각막의 상처도 발생할 수 있다. 외상을 입은 눈은 유리액에 출혈이 생길 수 있으며, 이것을 통해 빛이 통과하는 것을 방해할 수 있다. 외상은 "... 수정체는 위치가 바뀌거나 렌즈를 흐리게

출처: *VisAbilities Rehab Services, Inc(http://www.visabilities.com), reference 2: Warren M.* Brain Injury Visual Assessment Battery For Adult: Test Manual. *Birmingham, Ala: VisAbilities Rehab Services Inc; 1998*

표 3-3
손상된 동공반응

반응	발생하게 되는 기능적인 영향
감소된 동공 크기 관찰	근거리에서 초점을 맞출 때 흐려 보이는 시력: 빛에 예민
팽창된 동공 관찰(환자가 눈 조절하는 동안 동공 팽창이 남아 있는 시력을 가지고 있다면)	근거리에서 초점을 맞출 때 흐려 보이는 시력 : 근시 작업이나 책을 읽기 어렵다.
직접적인 빛 자극 동안에도 느린 동공반응	밝은 상태에서 변화에 적응하기 어렵다.
반대 눈에 직접적인 자극이 있는 동안에도 자극이 없는 동공은 느리게 반응하거나 수축되는 상태로 유지하기 어렵고 팽창되기 시작한다.	빛이나 밝은 빛에 예민. 가까운 물체를 보는 동안 깨끗하게 지속적으로 보기 어렵다.
동공이 직접적인 자극에 반응하지 않지만, 반대 눈의 자극으로 수축이 된다.	흑암시(맹인)는 반대 눈의 자극에도 반응이 없다: 눈 조절하는 동안 서로 조절하고 수축하여 두 눈을 뜨게 한다.
눈 조절하는 동안 동공 수축이 감소	가까운 물체의 망막 영상의 질적 감소
직접적인 빛 자극에 대한 동공 반응이 없다.	흐린 근거리 시력이 있지는 않지만 빛에 예민

출처: *reference 2: Warren M.* Brain Injury Visual Assessment Battery For Adults: Test Mannual. *Birmingham, Ala: VisAbilities Rehab Services Inc; 1998.*

하고 시력을 감소시키는 백내장이 그 후 생길지도 모른다."[3] 즉, Warren의 묘사에 따르면, 사고에 의한 뇌손상 대상자들은 대부분은 다음의 이유로 시력의 결손을 가진다. 1) 망막에 집중되는 빛의 감소, 2) 형상을 처리하기 위한 망막의 감소된 능력 또는, 3) 중추신경계에서 정보를 전달하는 시각신경의 감소된 능력.[2]

시력은 근거리 시력과 원거리 시력으로 나누어질 수 있다. 근거리 시력은 "... 팔 길이 안의 가까운 거리에서 분명하게 사물을 보고, 안을 면밀하게 살피고, 확인하고 이해하기 위한 능력"으로 정의될 수 있다. 원거리 시력은 같은 기술로 구성되지만 먼 거리에서 수행되어진다. 원거리 시력의 결손은 대상자의 깊이 지각, 공간의 판단 그리고 안면의 인식 같은 영역에 기능적으로 영향을 줄 수 있다. 근거리 시력의 결손은 읽고, 쓰기 그리고 "정밀한 일"을 포함한 어떤 다른 기능적 활동에 영향을 줄 수 있다. 덧붙여서, 시력은 중심시력(반점이 있는) 또는 주변시력으로 고려되어질 수 있다. 작고 세밀한 것, 대조, 색깔을 구별하기 위한 능력에 영향을 주는 중심시력 손실은 쓰기, 읽기, 그리고 미세 운동을 구별하는 능력에 손상을 야기한다.[3] 이것은 라벨 읽기, 수표 쓰기, 화장하기, 또는 전화 번호 누르기 같은 기능적인 활동들에 영향을 줄지도 모른다. 이에 반해서 주변시력 또는 시각적 범위 손실은 전반적인 이동성(즉, 표지물의 이용, 장애물 보기, 운전하기, 쇼핑하기)에 영향을 줄 수 있다.[3] 시력은 원거리에서의 자극에 대해 개인이 인지하는 평가에 의해 나타내어질 수 있다. 검사의 자극을 통해 정상시력을 알 수 있다.[21] 예로, Sheiman의 묘사에 따르면 "...20/100은 정상 시력을 가진 대상자는 100피트 거리에 나타난 글자를 확인할 수 있다고 한다. 실제적으로 평가된 대상자들은 오직 20피트에서의 글자만을 보게 되고, 시력이 정상에 비해서 감소됨을 보여준다."[21]

시력 손상은 근시, 원시, 난시 조절 장애, 두 눈의 시력 장애, 약시 또는 눈병의 원인이 될 수 있다. 이전의 단계에서 시각적 판별 검사 동안 시력 결손을 알아내는 것이 작업치료사의 역할이 아니다. 결손이 발견된다면, 작업치료사는 적절한 시력 전문가에게 대상자를 소개한다. 치료사가 대상자를 시력 전문가에게 소개했을 때, 이것은 그와 그녀에게 기능적 활동을 하는 동안 대상자의 수행에 영향을 주는 결손의 정도를 말과 글로 충분한 도움을 준다.

평가를 위한 일반적 지침 (General Guidelines for Evaluation)

1. 원거리 시력을 측정할 때 처음에는 20피트(약 6 m) 거리에서 측정한다. 근거리 시력은 4 cm(16 inch) 거리에서 측정한다.
2. 환자가 평상시 안경을 착용한다면, 그 안경을 착용한 채로 평가에 임하도록 한다.
3. Tumbling E 차트, Landolt C 차트, Lighthouse picture symbols test 등은 실어증 환자에게 특히 유용한 시력표이다.[21]
4. 중증 시지각 문제가 있는 환자에게는 testing을 수정하여 한번에 하나의 시각 자극을 주고 환자의 눈에 자극이 어디 있는지 알게 한다.
5. 높은 대조, 낮은 대조, 거리 그리고 근시를 평가한다.[3]
6. 최대로 환한 방과 검사 도표의 조명조차도 밝게 하여 검사를 수행한다. 반짝거리는 강렬한 것은 어떤 요소라도 제거한다.[2] 조명이 감소되었을 때, 시력도 감소되기 때문에 충분한 조명은 중요하다.[3]
7. 언어, 인지, 지각 문제를 가진 대상자로부터의 느린 반응은 검사 자극으로 증명된 시력의 부족을 반드시 의미하지 않는다. 대상자가 매우 정확하지 않지만 각 선의 검사 자극을 증명하기 위해 노력한다면, 대상자가 그 선의 중요한 항목을 더 이상 증명할 수 없는 선에 도달할 때까지 검사를 계속한다.[3]
8. 인지와 지각에 문제를 가진 사고로 인한 뇌손상 환자들을 검사할 때, 먼 거리 전에 가까운 것을 먼저 검사한다. 검사 과정을 가르치는 것이 더 쉽고, 먼 거리보다 가까운 거리가 대상자의 집중을 유지하는 것이 더 쉽다.[21]

시력 판별검사 (Visual Acuity Screening)

검사 1 – 근거리 시력 (Near Visual Acuity)[*7]

목적 (Purpose)

근거리(팔의 길이 이내의) 시각 명료도를 검사한다.

발견된 시각 이상 증상 (Vision problems detected)
시각의 손실, 교정되지 않은 굴절 상태로 인한 시각 감소, 눈 조절의 기능장애 등.

조절 (Control)
평상시 이용하던 안경 착용. 조명이 알맞은지 확인한다.

장비 (Equipment)
근시 측정용 시력 카드(글자, 그림 등)

절차 (Procedure)
카드를 적당한 거리〔각 카드에 명시된 거리 유지, 통상 13∼16 in(32∼38 cm)〕에서 들은 체로, 오른쪽 눈부터 검사를 시작한다. 절차는 원거리 시력과 같다.

재검사/의뢰 (Retest/referral)
양쪽 각각 20/30 또는 그 이상 읽을 수 있어야 하며, 20/40이거나 이하일 때는 다른 곳으로 의뢰해야 한다.

검사 2 – 근거리 시력 : Warren 글자 카드 (Near Acuity: The Warren Text Card)[*2]

설명 (Description)
환자는 최대한 할 수 있는대로 많이 읽어내려가고 마지막 줄은 정확하게 읽는 것에 따라 시력이 측정된다. Warren test 카드는 5학년이 읽을 수 있는 정도의 것이다.

점수화 (Scoring)
Snellen fraction equivalents가 각 줄에 주어져 있다.

검사 3 – Pepper의 시각기능 읽기 검사 (Pepper Visual Skills for Reading Test)[36]

설명 (Description)
Pepper 시각 기능 읽기 검사(Visual Skill for Reading Test; VSRT)는 책을 읽을 때 필요한 시각 요소들의 기능을 측정하는 검사로, 정밀성과 신뢰도가 우수한 검사 방법이다. 이는 일차적으로 시야의 중심 암점(central scotomas)에 황반부 질환(macular disease)을 앓고 있는 환자용으로 개발된 것이다. 이 질환은 독서능력을 저해한다. VSRT는 다음과 같은 기능을 측정한다 :

1. 시각적 언어 인식 능력

---

*출처: *Lynn Hellerstein, OD, Homestead Park Vision Clinic, PC, 6967 S. Holly Circle, Suite 105, Englewood, CO 80112.*

**The result of this test can be used 1) to make sure all written materials used by the client (ie. instructions, home programs,etc) will be at the right size of print and 2) to determine if magnification is needed and, if so, how much.*[2]

2. 단속적 그리고 순간적이고 재빨리 되돌아오는 안구운동 조절
3. 읽는데 필요한 시야를 명확하게 하기 위해 환자가 중앙 암점을 배치하는 능력

검사는 난이도, 시간에 의해 조정되며, 소요시간은 대략 10~15분으로, 개인별로 시행한다. 글자 크기 5로 인쇄된 15개의 글자카드를 사용한다. 카드에는 상관성이 없는 글자와 단어들이 적혀있다.

점수화 (Scoring)
시각기능 읽기 검사에서는 정밀도(각 줄 당 정확히 읽은 평균 퍼센트) 및 비율(분당 정확히 읽은 단어 수)을 계산/측정하여 점수화한다. 틀린 경우, 실수 유형도 기록한다.

타당도 (Validity)
VSRT와 Gray Oral Reading Test와의 상관도를 측정하였다. 두 검사 모두 독서 비율에 대해 피어슨 상관계수는 0.82 ($p<0.05$)이었다.

신뢰도 (Reliability)
정밀도에 대한 피어슨 상관계수(Person-product moment corrlation)는 0.90 ($p<0.01$), 비율 점수에 대해서는 0.97 ($p<0.01$)이었다.

검사 4 : 원거리 시력 (Distance Visual Acuity)[*7]

목적 (Purpose)
원거리 시각 명료도를 검사한다.

발견된 시각 이상 증상 (Vision problems detected)
시력 손실, 교정되지 않은 굴절 상태로 인한 감소(근시, 원시, 난시), 약시(움직임이 느린 눈) 등.

조절 (Control)
평상시 사용하던 안경 착용. 차트에서 적당한 거리만큼 떨어진 곳에 환자를 앉히거나 세운다.

장비 (Equipment)
원시 측정용 시력표(Snellen, pictures, tumbling E, Broken Wheel)를 보이지 않게 한다.

절차 (Procedure)
왼쪽 눈을 가린 채, 오른쪽 눈을 먼저 검사한다. 가장 작은 글자(또는 그림)부터 읽게 한다. 맞으면 그 다음 작은 글자를 계속 읽게 한다. 곁눈으로 슬쩍 보는 일이 없도록 주의를 준다. "추측"해서 읽도록 권한다. 잘 읽지 못하면 글자를 하나씩 따로 분리해내어 읽게 한다. 글자를 빠트리고 읽을

* 출처: *Lynn Hellerstein, OD, Homestead Park Vision Clinic, PC, 6967 S. Holly Circle, Suite 105, Englewood, CO 80112.*

때까지 계속한다. 다 마치면 왼쪽 눈을 검사한다. 그 다음 두 눈을 모두 사용하여 읽는 검사를 한다. 항상 차트(시력표)가 아닌 환자를 주시하도록 한다.

기록 (Recording)

가장 작은 글자가 있는 줄부터 비율을 기록한 다음, 이 비율 옆에 틀린 글자 수를 마이너스 표시와 함께 기록한다(예, 환자가 20/20줄에서 6글자 중 4개를 읽었다면, 20/20-2라고 기록). 20피트에서 읽어야 하는 시력표를 다 읽지 못해 10피트 앞으로 나가 검사를 했다면, 거리/가장 작은 줄로 기록한다(예, 10피트 거리에서 20/100 글자를 읽을 수 있으면, 10/100으로 기록한다).

재검사/의뢰 (Retest/referral)

양쪽 각각 최소한 20/30은 읽을 수 있어야 하며, 20/40이거나 이하일 때는 다른 곳으로 의뢰해야 한다.

검사 5 – 동적인 시력 (Dynamic Visual Acuity)

동적인 시력 평가의 정보는 시각적 전정 처리 부분 안에 포함되어 있다.

시력 손상 치료 (Treatment of Impaired Visual Acuity)

판별검사에서 이상이 있는 것으로 나타나면, 안과 전문의나 검안사에게 지속적인 평가와 안경렌즈 처방, 필요하다면 추가 치료 조치를 의뢰한다.

적응적 접근법의 활용 (Utilizing an Adaptive Approach)

안경렌즈로 시력이 교정될 수 없다면, 글씨가 큰 책을 읽도록 하고, 자극의 정도를 조절하며, 명암 및 조명을 활용한다. 환자의 독립생활을 향상시키기 위해서 필요하다면 환경 또는 기능적 과제에 적응하도록 하고, 안전한 환경을 조성하여 주도록 한다.

적응 (Adaptations)

1. 예를 들면, 개조되거나 조제된 음식성분, 주름이 없는 의류, 전자계산 등을 이용할 수 있도록 제안한다.
2. 가능한 한 물체의 크기를 크게 한다. 예로, 작은 음식물의 크기를 크게 하기(예, 마카로니, 씨리얼 등), 사용하기 용이하도록 저장함 정리하기, 큰 글자로 표시하기.
3. 글씨가 큰 시계, 계산기, 카드 등을 사용하고, 저시력 확대경, 확대거울을 사용하도록 한다.
4. 환자에게 맞는 글씨의 크기를 정할 때 "시력검사카드에서 쉽게 읽을 수 있는 마지막 줄을 작은 사이즈로 출력하여 사용한다." 이 카드를 복사하여 환자가 가정에서 사용할 수 있고, 적응할 수 있도록 환자, 가족, 간병인에게 사용하도록 한다. 가정방문을 할 수 없다면, 특히 이 부분은 중요하다.

5. 낮은 조도에서 시각적인 처리가 어려운 환자에게는 다음과 같은 환경을 조성하여 준다. 할로겐이나 형광등을 이용하여 눈이 부시지 않게 하면서 가능한 밝게 한다. 전구를 하나만 사용하여 그림자가 지는 일이 없도록 두 개 이상 밝힌다. 안경을 착용해야 한다면, 필터나 흡수 기능을 더해서 처방받도록 한다. 읽어야 하는 부분에 눈부심이 적은 종이나 노란색 아세테이트 용지를 올려놓고 읽는다. 눈부심이 문제가 된다면, 챙이 있는 모자나 측면 가리개를 사용할 수 있다. 가까이 대고 해야 하는 작업이라면 시력이 더 좋은 쪽이나 작업하는 손의 반대쪽에 조명을 놓는다. 표면에 그림자가 생기지 않도록 빛이 다 비칠 수 있는 쪽에 조명을 놓는다.
6. 나이가 많은 환자는 보기 위해 더 많은 빛이 필요하고, 종종 외상에 의한 뇌손상 환자는 빛에 민감할 수 있다. 그러므로 조절할 수 있는 조명이 필요하다.
7. 방문을 열면 자동적으로 켜지는 전등을 설치하게 되면 넘어질 위험을 줄일 수 있다.
8. 컴퓨터를 사용하는 환자라면, 글씨나 그림을 크게 확대할 수 있는 프로그램을 사용한다.
9. 시력 손실을 보상하기 위해, 다른 감각체계(청각, 촉각, 구별감각, 운동감각, 고유수용성)를 이용한다.
10. 전후관계상 관련이 있는 다양한 환경에서 치료하도록 한다.
11. 작업수행 준거기준을 적용함에 있어, 시각상의 문제로 인하여 영향을 받게되는 작업수행 영역을 확인한다. Warren은 치료 계획을 세울 때 5가지 주요 사항을 고려해야 한다고 소개한다;[29]
    a) 일상생활에서 읽기가 필요할 경우에는 시력 문제를 돕는 기구를 효과적으로 사용한다.
    b) 일상생활에서 의사소통을 원활히 하려면 판독이 가능한 글씨를 쓸 수 있어야 한다.
    c) 독립적으로 경제적인 사안을 관리할 수 있어야 하며, 금융거래를 완벽하게 할 수 있어야 한다.
    d) 자기-관리 및 집안일을 독립적이고 안전하게 최적의 효율성을 가지고 수행할 수 있어야 한다.
    e) 여가 활동을 즐기거나 지역사회 활동에 참가할 수 있어야 한다.

대비 민감도 (Contrast Sensitivity)

대비 민감도 약화는 환자의 독립성과 일상생활의 수행에 영향을 준다. 저 대비 시력검사에서 가끔 언급되는 대비 민감도는 사물을 탐색하고 인식하는 중추신경계의 능력과 관계가 있다.[3] 대비 민감도가 손상되면 얼굴과 사물을 인식하는 능력이 손상 받을 수 있다.[21] 대비는 "사물의 흑백의 정도 또는 배경의 휘도와 비교한 사물의 휘도 수준"으로 정의할 수 있다.[5] 정상적인 눈은 공간 주파수의 중간 단계에서 최대 대비 민감도를 가지고, 고/저 공간 주파수에서는 민감도가 떨어진다.[33]

대비 민감도는 Snellen 시력검사와 같은 전형적인 시력검사에서 정상이라고 할지라도, 손상받을 수 있다.[5] 종종, 전형적인 시력검사에서 정상으로 판정을 받은 환자가 사물이 잘 보이지 않는다고 불평할 수 있다.[39] 대비 민감도 저하는 다른 시각 손상과 동시 발생할 수 있다.[2] 검사는 환자의 유효한 시각의 질을 말해주고, 기능적 시각 변화를 측정하는 중요한 도구로써 인식된다.[5,21] 대비 민감도 검사는 예를 들면, 어두운 컵 안의 커피를 보는 것과 같이 경계 구별 능력을 검사한다. Warren은 "주파수 범위를 넘는 시력을 측정함으로써, 대비 민감도 기능 검사는 인간의 시각 능력의 더 포괄적인 평가를 제공하게 된다."라고 설명한다.[26]

대비 민감도 검사는 사인파 회절격자(sine-ware gratings)를 만드는데 이용되기도 하고, 환자의 회절격자 대비 차이 정도를 구별하는 능력을 평가하는데 사용된다.[5,33] 회절격자는 컴퓨터로 만들어지거나 Lea Number와 Lea Symbols 저 대비 검사 또는 Pelli-Robson 검사 같이 특별히 만들어진 검사도 있다.[3] Pelli-Robson 검사는 "비정상 대비 민감도를 통해 정상을 구별하고, 공간 주파수에 의한 대비 민감도 검사 필요 없이 병리적 문제를 찾아내는데 효율적"이도록 고안되었다.[33]

대비 민감도 평가(Evaluation of Contrast Sensitivity)

검사 1- Lea Number와 Lea Symbols, 저 대비 검사[21,41]

설명(Description)

피검자는 각 대비에 맞게 그림이나 숫자를 짝짓는다. 검사는 근거리, 원거리 모두 시행할 수 있다.

검사 2 – Functional Acuity Contrast Test[21]

설명(Description)

검사자는 피검자에게 검사지 아래에 있는 격자 견본을 보여주고, 좌, 우, 위 빈칸에 있는 표시된 것으로 한다. 피검자는 한쪽 눈을 가린 다음 검사지 위쪽부터 시작하여 왼쪽에서 오른쪽 방향으로 하고, 자극에 대한 오리엔테이션을 가지도록 하고, 위와 같은 방법으로 다섯줄을 검사한다.

손상된 대비 민감도 치료(Tretment of Impaired Contrast Sensitivity)

적응적 접근법의 활용(Utilizing an Adaptive Approach)

환자가 저 대비 환경에서 시각 처리 문제를 보인다면, 아래와 같은 환경을 제공하여 적응할 수 있도록 한다.

1. 대비가 잘 되는 다른 색상을 사용한다(예, 흰색 테이블보 위의 흰색 냅킨을 사용하지 말 것).
2. 흑백 대비가 되는 글씨가 좋다.
3. 사물과 대비가 되도록 배경색을 바꾼다(예, 검정 컵에 우유 붓기).

4. 카펫, 침대덮개, 그릇, 주방용 조리대 등은 단색으로 한다. 무늬가 있으면 배경과 어우러져 사물을 알아보기 힘들게 할 수 있다.
5. 주위 환경을 혼잡스럽지 않게 한다(예, 서랍, 옷장, 싱크대 등). 열고 닫기 편한 도구나 비밀번호가 숫자조합으로 되어 있지 않는 자석 자물쇠를 사용하는 것도 좋다.
6. 글씨를 쓸 때, 끝이 굵은 펜이나 마커를 사용하여 글씨를 크게 쓸 수 있도록 한다. 굵은 줄이 그어진 종이, 돋보기 스탠드, 글씨 쓸 공간을 확대하는 CCTV, 타자기, 컴퓨터 등을 이용할 수도 있다.
7. 계단에 밝은 색 테이프를 붙이기, 문이나 서랍에는 밝은 색으로 페인트칠하기, 처방 받은 약이나 캔으로 된 물건에도 밝은 색 라벨을 붙인다. 가구는 어두운 색으로 하되 벽은 밝은 색으로 한다. 전기 스위치나 전기기구 연결부위는 밝게 하여 찾기 편하게 한다. 버티컬 블라인드나 커튼으로 방의 밝기를 조절할 수 있다.

안구 정렬 (Ocular Alignment)

안구 정렬은 양쪽 눈의 협응 기능과 다른 일반적인 시각 처리과정에서 중대한 역할을 한다. 정상적인 안구 정렬은 정상적인 감각, 운동 체계의 통합에 의해 형성된다.[45] 눈동자를 움직이는 운동 체계는 6개의 근육과 3개의 뇌신경으로 이루어진다. 그러므로 두 눈이 함께 움직이려면 12개의 근육과 6개의 뇌신경이 있어야 한다.[1] 이런 근육과 신경이 어느 하나라도 손상을 받으면 안구 정렬에 영향을 준다. 12개의 눈 바깥 근육은 눈의 정렬에 영향을 주고, 동일 사물에 초점 맞추도록 하고, 다른 위치로 응시할 때 눈동자를 움직인다.[1] 이것은 단일 이미지를 지각할 수 있게 한다.

안구 운동 체계와 연관된 6개의 뇌신경 손상은 안구 편향(deviation)에 영향을 줄 수 있다. 뇌신경마비로 인한 안구 편향은 "처음에는 동시에 일어나지 않거나 응시할 때 다양한 방향으로 움직인다."[1] 손상 받은 근육 쪽으로 볼 때 더 큰 편향이 나타난다. 뇌신경과 근육 손상, 안쪽 세로다발(medial longitudinal fasciculus; MLF)에 영향을 주는 뇌줄기 손상은 안구 오정렬(misalignment)을 야기시킬 수 있다.[1]

안구 오정렬 상태를 사시라고 부른다. 사시의 대표적인 3가지 유형에는 내사시, 외사시, 상사시가 있다.[21] 사시는 "일치사시"라고도 불리며, 눈으로 응시할 때 향하게 되는 9개 방향으로 눈동자가 일정하게 머무르는 것을 말한다.[8,21] 사시의 정도는 양쪽 눈동자 사이의 거리로 비교하지 않는다. 사시의 정도는 사물을 응시할 때 한 위치에서부터 같은 거리에 있는 다른 위치로 비교하게 된다.[21] 환자가 간헐적인 사시를 보이지만 일부 시간 동안이라면 그 환자는 양안시이다. 간헐적인 사시 환자는 오른쪽 또는 왼쪽 눈동자로 번갈아가며 보거나 한쪽 눈으로만 보게 된다.[8] 최근 ABI 연구결과에 의하면 사시는 일치사시가 아니라고 말한다(예, 사물을 볼 때 눈동자는 사물의 방향에 의하여 변화된다).[8] 안구 편향이 있으면 사물의 이미지 이동시 안구 오정렬을 보상할 수 있는 프리즘을 사용할 수 있다.[1]

양쪽 눈의 정렬이 맞지 않으면, 이를 완화하기 위해 환자에게 한 쪽 눈을 감거나 패치를 붙이거나 머리 돌리기가 힘든 쪽으로 보도록 유도한다. 머리 돌리기가 힘든 쪽으로 보도록 하는 것은 환자가 마비된 근육을 사용하지 않는 것을 보상한다.[2,21] 양쪽 눈의 정렬이 맞지 않으면, 이중으로 보이며(복시), 현기증, 서투름, 멀미증상이 나타나고, 위치를 제대로 파악하기 어렵다.[8,49]

안구 정렬의 평가 (Evaluation of Ocular Alignment)

검사 1 – Hirschberg 기법[46]

절차 (Procedure)

환자 앞에 펜라이트를 켜놓고 불빛을 바라보도록 한다. 불빛이 양 눈의 각막에서 반사되는 정도를 관찰한다.

점수화 (Scoring)

양쪽 눈이 균등하게 정렬하고 있다면, 양 눈의 동공에 맺힌 반사체의 위치가 같을 것이다.

내사시(esotropia) — 한쪽 눈이 안쪽으로 몰려있다. 이 눈에 맺힌 반사체는 동공 측면에 위치한다.

외사시(exotropia) — 동공의 내측에 반사체가 맺힌다.

검사 2 – Scheiman Alignment Screening[*21]

필요한 도구 (Equipment needed)

1. 안구 정렬 카드(그림 3-2)
2. 휴대용 펜라이트
3. 적색 매독스

준비와 검사 방법 (Set-up and testing strategy)

인지와 지각에 이상이 있는 성인을 평가할 경우, 가까이에서 먼저 시행한다. 가까이에서 검사를 시행할 때 피검자의 집중도를 높이고 평가순서를 설명하기 쉽다. 자세는 중요한 부분인데, 작업치료사는 피검자가 과제에 집중할 수 있는 가장 적절한 자세를 찾아야한다. 양안 시력 검사 시, 피검자의 머리는 수직으로 들고 있어야 한다.

절차 (Procedure)

1. 줄무늬가 있는 매독스(Maddox Rod)를 쥐고, 줄무늬가 수평으로 맞춰지도록 오른쪽 눈 앞에

출처: *Scheiman M.* Understaning and Managing Vision Deficits. *Thorofare, NJ: SLACK Incorporated; 1997:96. Equipment needed may be purchased from the Bernell Corp, 750 Lincolnway East, PO Box 4637, Southbend IN 46634; 1-800-348-2225, www.bernell.com*

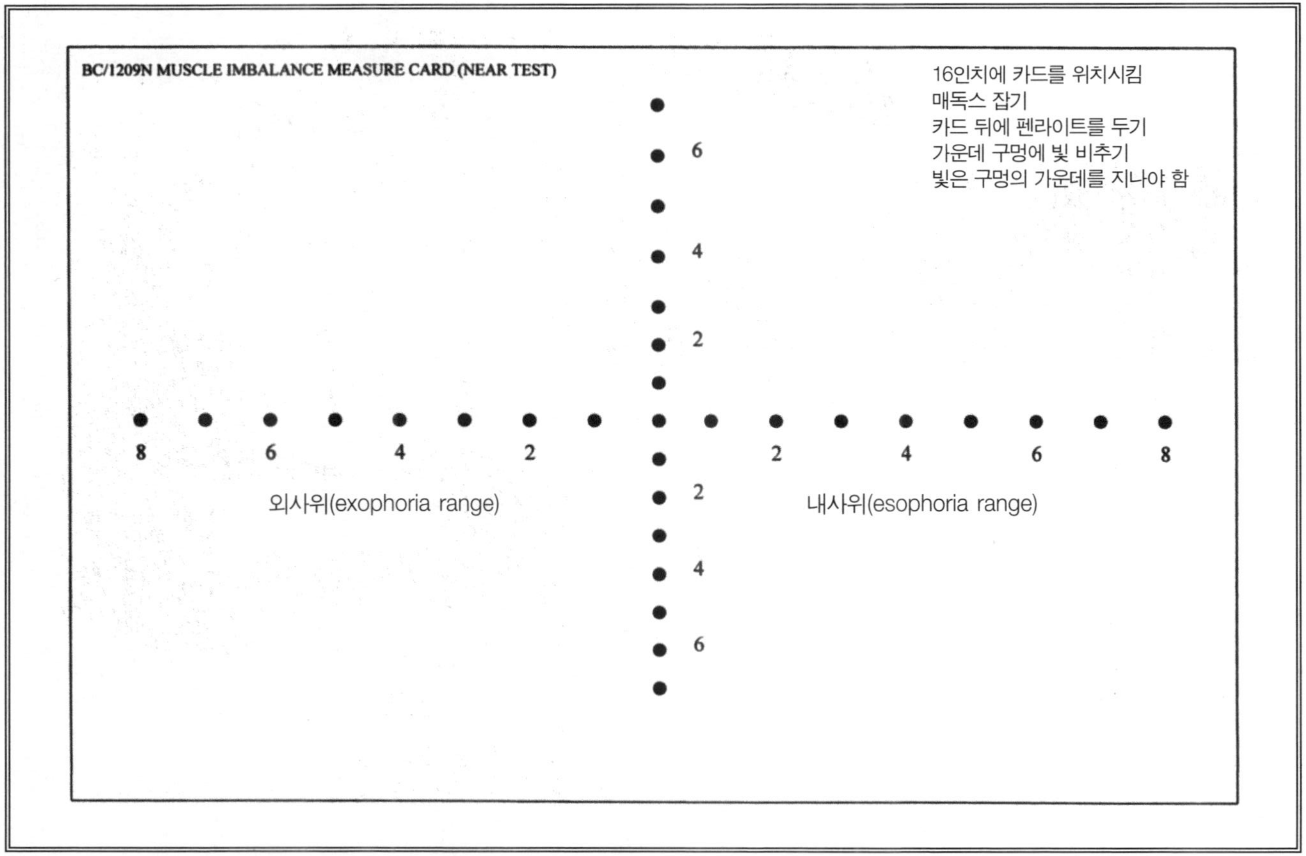

그림 3-2. 안구 정렬 카드.(출처: Scheiman M. *Understanding and Managing Vision Deficits.* Thorofare, NJ: SLACK Incorporated; 1997:97)

놓는다. 그런 다음 피검자에게 펜라이트를 보라고 지시한 다음 무엇이 보이는지 말하도록 한다. 피검자는 빛이 직접 비칠 때 수직선을 봐야한다. 피검자가 수직선을 볼 수 없다면, 검사는 의미가 없다.

2. 16인치 거리에 안구 정렬 카드를 놓는다.
3. 카드 뒤에 펜라이트를 놓고, 카드 가운데 구멍 속으로 빛을 비춘다.
4. 피검자에게 수직선의 수가 몇 개인지 말하도록 하거나, 간단하게 통과하는 선을 손으로 집어보라고 할 수 있다. 이것은 수평적 안구 정렬을 측정하기 위한 것이다. 예로 피검자가 가운데에서 왼쪽으로 3개의 공간에서 수직선이 보인다고 말한다면, 그 피검자는 3-프리즘-굴절력 외사위라고 할 수 있다.
5. 수직선 매독스(Maddox Rod)를 확인한다.
6. 피검자에게 빛을 통과하는 수평선의 수가 몇 개인지 말하도록 하거나 간단하게 통과하는 선을 손으로 집어보라고 할 수 있다. 이것은 수직적 안구 정렬을 측정하기 위한 것이다. 예로, 피검자가 가운데에서 위쪽으로 3개의 공간에서 수평선이 보인다고 말한다면, 그 피검자는 3-프리즘-굴절력 우 상사위라고 할 수 있다.

예상되는 결과와 가능한 반응 (Expected findings and possible responses)

외사위 범위 0~7 사이, 내사위 범위 0~3 사이는 이상이 없다고 생각해도 된다. 그러나 외사위 또는 내사위 범위가 이 수보다 크면 전문가와의 상담이 필요하다. 수직 사위가 관찰되어도 전문가와의 상담이 필요하다.

안구 정렬 손상 치료 (Treatment of Deficits in Eye Alignment)

안구의 정렬을 저해하는 원인은 무수히 많다. 시력 판별검사 결과에서 이상이 발견되었다면, 검안사나 안과전문의, 시력전문가에게 의뢰하도록 한다.

회복적 접근법의 활용 (Utilizing a Restorative Approach)

1. 검안사나 안과전문의, 시력전문가의 진단 결과, 근육 불균형 원인이라면, 안구 운동을 시작하도록 한다. 마비증상이 있는 방향으로 능동 운동을 한다(Warren, personal communication).
2. 복시현상이 나타나는 환자에게는, a) 폐쇄된 공간에서, b) 통합이 필요한 활동을 시행시킨다. 예를 들면, 먼 곳에 목표물을 세우고 이를 바라보며 통합하는 연습을 한다. 점차로 목표물을 멀리 이동시키면서 환자가 먼 거리에서도 통합된 상태를 유지할 수 있도록 유도한다(Warren, personal communication).
3. 일상생활활동 속에서 위의 활동 1과 2를 통합한다. 환자가 먼 거리에서 통합된 상태를 유지한다면, 환자의 기능향상을 위해 시계, 메뉴판 등을 그와 같은 거리에 위치시키고 훈련한다.

시야 (Visual Fields)

시야는 특정 공간 영역을 인식하는 시각 체계의 영역이다.[8] 시야는 머리 회전없이 두 눈으로 보이는 외부환경 범위이다.[19,47] 시야는 중추신경계가 완전한 정보를 받는 것으로 본질적으로는 망막의 수용기 세포들의 근원적인 기능을 말한다.[2,3] 손상되지 않은 시야는 첫 번째로 망막 수용체의 완전함과 분포, 두 번째는 시신경에서부터 후두엽 영역까지의 시각 경로의 완전함을 말한다.[5]

Kelly 는 시야를 아래와 같이 설명한다:[47]

> *망막에서의 축삭은 시신경과 다른 축삭이 결합되고, 수초화되는 영역인 시각신경유두로 나간다. 각각의 눈의 시신경은 시각교차에서 만난다. 그리고 섬유는 뇌줄기 특정영역의 신경섬유로 분류된다. 이 분류처리는 시야라는 용어로 이해될 수 있거나 또는 망막에 투사되는 시각 세계라고 할 수 있다.*

가장 예민한 부분인 망막중심와는 반점영역으로 둘러싸인 부분이고, 이 영역은 중심 시야로 일컬어진다.[2,48]

망막중심와는 빛을 받는 가장 민감한 부분이고, 희미한 작은 빛도 지각할 수 있다.[2] 반면, "공간의 사물은 망막으로부터 맺히는 곳이 더 멀기 때문에 (망막의 더 주변으로), 식별하기 위해서는 더 크고/크거나 더 밝게 되어야만 한다."[48] 중심 시야는 고정 시야 주위로 5° 정도 확장된다.[48] 이 영역은 책을 읽거나 다른 비슷한 작업을 할 때 관계가 깊다.[48] 중심 시야 또는 중심와주위 시야를 제외한 부분을 주변 시야라고 정의한다.[48] 주변 시야는 움직임에 반응을 매우 잘 하고, 중심 시야는 움직임에 낮은 반응도를 보인다.[48]

주변 시야와 중심 시야 모두 시각의 전체 영역을 위해 필요하다. 주변 시야 손상은 안전 보행, 환경 인식, 안전 운전에 영향을 줄 것이다.[11] 중심 시야 손상, 특히 망막 손상은 사물의 세밀한 부분 파악이 어렵고, 책 읽기 같은 기능적 수행에 영향을 줄 수 있다.[26] 아래 시야(inferior field) 손상은 균형 저하, 운동 저하, 계단 또는 커브 보기가 어려우며 균형을 잡기 위해서 좁은 걸음, 벽 가까이 걸으며, 시각적 이정표를 알아보기 어렵다.[8] 위 시야(superior visual field) 손상은 기호, 문자 보기의 어려움을 보이고, 책 읽기, 글쓰기, 첨삭 활동 저하의 문제를 보인다.[8] 환자의 우세손과 같은 쪽의 시야 손상은 환자의 미세 손 기능 활동에 문제를 야기할지도 모른다.[3] 이것은 기능적으로 글씨 읽기 저하로 나타날 수 있다.[3] 부가적으로 시야 손상과 관련된 보통의 행동 변화는 좁은 범위로 훑어보기, 손상된 쪽으로 천천히 훑어보기, 저하된 눈-손 협응을 들 수 있다.[3] 보통 손상된 범위의 시각 탐색은 천천히 나타나거나 지연되어 나타난다.[3] 사실, 환자는 "머리를 매우 조금 회전하고, 보이는 쪽의 근접한 영역만 시각 탐색한다."[6]

시야 손상과 관련된 기능적 손상은 무수히 많이 있고 종류도 다양하다. Warren은 시야 손상으로 인하여 다른 기능이 영향을 받을 것인지 여부에 대해 다음 4가지 요인이 있다고 보았다:[6]

1. *시야가 없어지는 것이 각각의 눈에서 동측 반맹(homonymous)인지, 대칭(congruous) 인지*

의 여부

2. *정상 시야와 없어진 시야의 경계선 모양(예, 경계가 울퉁불퉁하면 보상하기 더 어렵다)*
3. *중심 시야 잘림의 여부*
4. *환자의 시야 잘림 인식 여부*

시야 손상과 그와 관련된 장애는 그림 3-3에 설명되어 있다.

시야 평가 (Evaluation of Visual Fields)

시야는 중심을 0이라고 보고 그 정도를 측정한다.[1] 한 눈으로 볼 수 있는 정상 시야는 대략 위로 60°, 안쪽으로 60°, 아래로 70~75°, 바깥으로 100~110° 정도이다. 손상 위치와 크기에 따라 결핍 유형도 달라진다. 이들 유형으로는 동측 반맹증, 사분 일맹, 망막상의 암점(민감도 감소 영역) 등이 있다.[149] 시야 손상은 시각 무시와 함께 또는 단독으로 발생할 수 있다. 시야 이상 환자들은 대개 좁은 단속성 안구운동, 훑어보기 속도 저하(특히, 손상된 쪽의 순간적인 시야 손상의 경우), 훑어보기 범위 축소와 같은 증상을 보인다.[6,31]

시야는 전반적으로 측정으로, 대면 검사를 하거나 도구로 측정하는 시야측정이 있다. 대면 검사의 주요한 장점은 복잡한 도구가 필요하지 않다는 것이다.[1] 시야측정 검사는 평가하고자 하는 시야측정 유형에 따라 두 개의 다른 도구가 필요하다. 동적 시야 평가는 특정한 크기, 정도의 빛을 환자의 눈 중심 쪽으로 비추고, 환자가 그 빛을 따라 보게 한다.[1] 정적 시야 평가는 정적 도구를 사용하며, 환자는 고정된 위치에서 점점 밝아지는 빛을 본다.[1] 시야 측정 검사가 동적 또는 정적이든지 아니든지 간에 3개의 요소와 관련이 있다. Warren이 정리한 내용으로, 1) 검사동안 중심 목표물 고정, 2) 시야의 지정영역에 목표물 특정 크기 여부, 3) 환자의 목표 인식이다.[2]

이전에 언급했듯이, 대면 검사는 전반적으로 환자의 시야를 검사한다. 그러나 몇몇의 임상가들은 중심 암점, 수평 시야 결손, 수평 반맹 같은 중요한 손상을 대면 검사로 쉽게 알아낼 수 있다고 한다.[33] 그러나 몇몇의 신경학자, 검안사, 안과의사들은 대면 검사 결과는 영향력이 없다고 생각하기 때문에 받아들이지 않을지도 모른다.[21] 치료사는 대면 검사를 시행하고 결과물을 이용할 때는 시야 문제를 배제하지 않아야 됨을 명심해야 한다.[21] 치료사는 평가시 "시야 평가는 대면 검사로 시행함"을 기록해야 하고, 기능적인 활동 동안 임상적 관찰을 통해 잠재적인 시야 손상 부분을 평가하고 기록해야 한다. 예를 들면, 사물을 특정 시각 면에 위치시키고 사물이 어디 있는지 물었을 때 머리 위치 변화, 한쪽으로만 사물과 부딪힘, 한 쪽으로만 물건 놓기, 또는 책 읽기 시 오류 등이 있다.[3] Warren에 의하면 "글씨의 처음 또는 끝을 빠뜨리거나 잘못 읽기, 숫자 잘못 읽기 같은 지속적인 착독증은 중심 시야 암점일 수 있다."[2]

대면 검사가 영향력이 없다는 몇몇의 임상가들은 한 명의 검사자에서 두 명의 검사자로 바꾸어 시행한다.[2,21] 이 임상가들은 피검자가 검사 동안 검사자의 팔 움직임과 목표물을 지각하여 반응한다고 생각한다.[21] 이런 방법으로 한 검사자는 피검자 뒤에서 목표를 나타내고, 다른 검사자는 피검자를

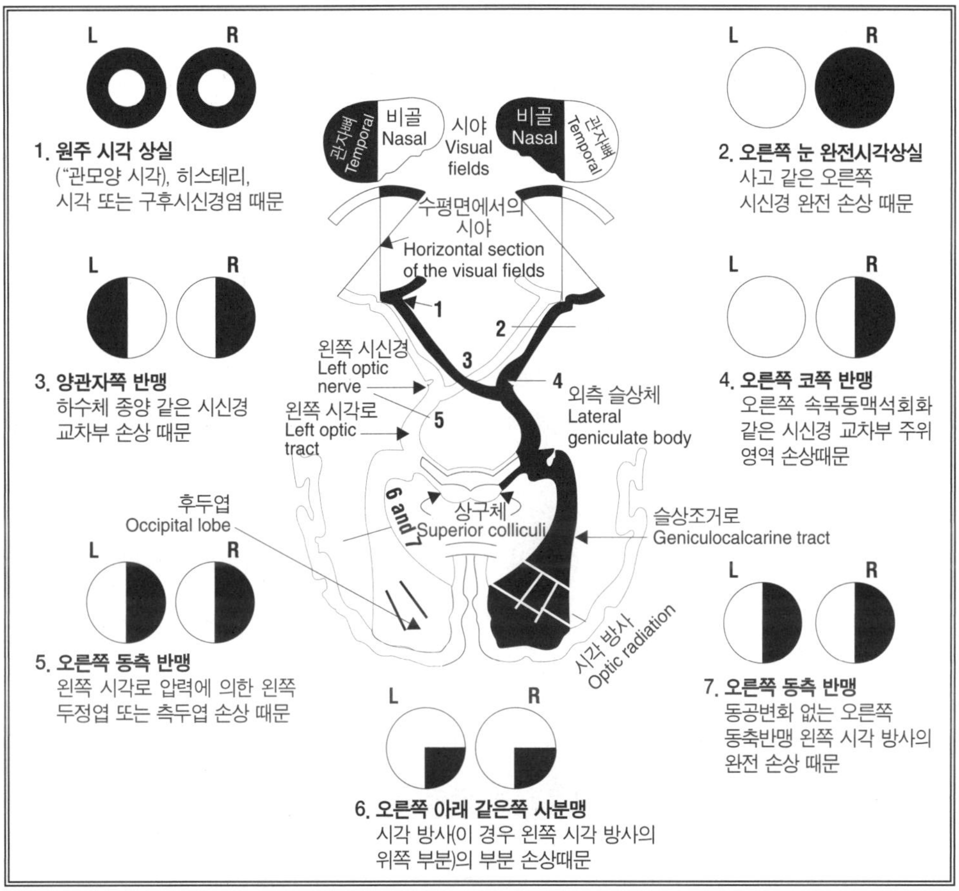

그림 3-3. 시야 손상과 그와 관련된 장애.

고정한다.[21]

검사 1 – 대면 검사(Confrontation Testing)[*21]

준비와 검사 방법 (Set-up and testing strategy)

피검자는 치료사와 마주 앉아야 하고, 머리를 수직으로 하기 위해 피검자의 자세가 중요하다. 대면 검사는 머리의 외상성 장애 경험이 없는 소아에게는 필요하지 않다. 뇌손상을 받은 성인과 소아에게 적합하다. 이와 같은 피검자를 평가할지라도 알맞은 시선 고정능력과 집중력과 주의력이 필요하다는 사실을 기억해야한다. 이런 능력이 없다면, 대면 검사는 가능하지 않을 것이다.

대면 검사의 기본적인 개념은 피검자의 시야와 검사자의 시야를 비교하는 것이다. 특히, 검사자가 목표물을 본다면, 피검자도 목표물을 보아야 한다.

---

*출처: *Scheiman M.* Understaning and Managing Vision Deficits. *Thorofare, NJ: SLACK Incorporated; 1997:110-111.*

필요한 도구 (Equipment needed)

1. 2개의 눈 패치
2. 목표물(무광이고, 3 mm 또는 그 보다 작은 직경의 흰 구)

절차 (Procedure)

Step I

1. 피검자의 왼쪽 눈 위에 패치를 놓고, 검사자의 오른쪽 눈 위에 패치를 놓는다.
2. 검사자의 왼쪽 눈이 검사자의 오른쪽 눈과 마주 볼 수 있도록 앉는다. 20인치 정도 거리를 둔다. 피검자를 위해 배경은 어둡고 단순하게 한다.
3. 피검자에게 옆쪽에서부터 목표물을 움직일 것이라고 설명하고, 피검자는 본 것을 기록해야 한다. 이 때 검사자가 왼쪽 눈으로 직접 관찰한다.
4. 12시 방향에서 시작하여, 피검자가 첫 번째로 본 것을 기록할 때까지 천천히 목표물 쪽으로 움직인다. 검사자의 반응과 피검자의 반응을 비교하여라. 피검자가 검사자가 보는 만큼 목표물을 보지 못한다면, 이상이 있음을 의미한다.
5. 2, 4, 6, 8, 10시 방향으로 움직이고, 단계 4를 반복한다.
6. 각 위치를 평가한 다음 피검자가 목표물을 어느 정도 보는지 기록한다.
7. 피검자의 오른쪽 눈 위에 패치를 놓고, 검사자의 왼쪽 눈 위에 패치를 놓는다.
8. 검사자의 오른쪽 눈이 피검자의 왼쪽 눈과 마주 볼 수 있도록 앉는다. 단계 3에서 6을 반복한다.

Step Ⅱ

9. 피검자의 왼쪽 눈 위에 패치를 놓고, 검사자의 오른쪽 눈 위에 패치를 놓는다. 검사자의 왼쪽 눈이 피검자의 오른쪽 눈과 마주 볼 수 있도록 앉는다.
10. 검사자의 오른쪽과 왼쪽 손을 3시, 9시 방향으로 동시에 뻗는다. 검사자의 손가락의 위치를 확인한다. 피검자는 몇 개의 손가락이 가리키고 있는지 말한다.
11. 피검자의 오른쪽 눈 위에 패치를 놓고, 검사자의 왼쪽 눈 위에 패치를 놓는다. 검사자의 오른쪽 눈이 피검자의 왼쪽 눈과 마주 볼 수 있도록 앉는다. 위의 단계를 반복한다.

예상되는 결과와 가능한 반응 (Expected findings and possible responses)

단계 1 에서 피검자는 검사자가 보는 목표물을 대략적으로 볼 수 있어야 한다. 검사자와 피검자 사이의 불일치가 관찰되면 피검자는 시야 이상을 보일 수 있고, 전문가의 의뢰를 통해 정확한 시야 측정이 필요하다.

단계 2는 두 가지 사물을 동시에 볼 수 있는 능력을 검사하기 위한 것이다. 시각무시가 있는 피검자는 단계 1을 성공했을지라도 단계 2에서 문제를 보일 수 있다.

검사 2 – Damato 30 – Point Multifixation Campimeter

설명 (Description)

이 검사는 Bertil Damato 의사에 의해 개발되었으며, biVABA 평가의 일부분이다.* 이 검사는 제한된 고정 목표물의 연속을 피검자가 눈동자를 조절하여 보는지 관찰한다.[2]

시야장애의 치료 (Treatment of Visual Fields Deficits)

시야장애의 치료는 환자가 수행하는 동안에 이루어지는 범위를 고려해서 실시되어야 한다. 비록 치료를 위한 첫 번째 방법이 적응영역에 실패했다 하더라도, 제한적인 방법이 효과적이다.** 예를 들면, '준비단계' 로서의 치료 초기에 행해지는 방법은 기능적인 과제를 포함하는 훑어보기 활동(scanning activities)이 매우 효과적이다. 종종 이것은 환자들에게 유용한 방법이다. 중증의 인지 손상이 있는 환자를 위해 보호자나 가족에게 환자의 시야결손과 그것이 기능에 어떠한 영향을 미치는지에 대해 교육시키는 것은 중요하다. 이것이 집과 지역사회에서 안전과 관련하여 미치는 영향력에 대해 논의해 본다. 게다가 인지기능이 낮은 환자들은 전통적인 방법으로는 도움이 되지 않으며 거울과 Yoked 프리즘과 같은 시력을 측정하는 방법에 좀 더 의존적이다.

회복접근의 활용 (Utilizing a Restrorative Approach)

1. 효과적인 조사전략을 세울 때 환자와 함께 있는다.[3] 효과적인 조사전략의 내용은 다음과 같다.[3]
   - 보이지 않는 시야 쪽으로 넓은 범위로 머리를 돌리는 것으로부터 시작한다.
   - 보이지 않는 시야 쪽으로 머리와 눈을 움직이는 횟수를 증가시킨다.
   - 보이지 않는 쪽으로부터 시작된 조직화되고 효과적인 조사형태를 수행한다.
   - 보이지 않는 쪽으로 시각적 세부사항을 집중시킨다.
   - 보이지 않는 쪽의 중심시야와 주변시야 사이를 빠르게 주의를 이동한다.
2. 반맹 범위 내에서 환자 자신이 조사전략을 시작하도록 하고 일반적인 환경 내에서 순환하는 방법을 수행한다.[3] Scheiman 같은 다음과 활동을 이런 개념에 적용하고 있다:[21]

15에서 20까지의 숫자, 글자, 혹은 다른 목표물들을 무작위로 환자의 손상된 시야에 보통크기의 흑판에 놓는다. 환자는 정중앙 앞에 그리고 판과 적어도 10피트 떨어진 곳 그리고 다른 사람이 손전등으로 목표물(판에 있는)을 지적하게 한다. 환자가 이런 활동을 완성하면 판에 있는 것을 지우고 새로운 것을 쓰고, 건측의 손상된 반맹시야에 주로 한다. 환자는 Warren의 추천처럼 원형방법(circular manner)으로 판을 훑어보고, 그 다음은 이 활동을 하는 동안 환측 쪽에도 "좀 더 집중하세요" 라고 한다. 점차적으로 목표물을 양쪽 다 골고루 한다. 이런 활동과 같은 방법으로 일렬로 배열된 목표물도 할 수 있게 하고 같

The biVABA is published and distributed by VisAbilities Inc, However, Ala (http://www.visabilities.com).

***Recent research has demonstrated that Vision Restitution Therapy(VRT) induced visual field enlargement as well as having an effect on color and pattern recognition.[50] In addition, the use of a visuopatial cue to focus attention at areas of residual vision showed even greater restoration of vision.[44]*

은 방법으로 연필을 이용하여 특정한 글자나 숫자를 지적하게 한다(예, 어느 정도 할 수 있는 시야에서 조심스럽게 하고 점차적으로 양쪽 다 똑같은 숫자 등을 써서 고르게 한다).

3. 집중하거나 장기와 같은 게임에 중점을 두어야 한다.[3]
4. 침대 옆에 두는 책상, 빗, 신문, 그리고 일반적으로 사용하는 물건들은 시각 결핍이 있는 쪽에 두거나 환자에게 시각결핍이 있는 쪽을 보라고 강조한다.
5. 말이나 청각(벨, 손가락 튕기는 소리), 촉각과 같은 단서로 환자가 손상된 시각 쪽을 보도록 격려한다.
6. 시각적 훑어보기나 편측무시의 치료에 서술된 워크시트(worksheet)로 연습한다.[3]
7. 컴퓨터를 재훈련하거나 시야손상을 치료하기 위한 워크시트로 연습한다. 반점(macular) scoamas를 가진 환자를 위해 Warren의 읽기 전을 위한 것들이나 쓰기 연습 등은 유용하게 사용할 수 있다.*
8. 눈 움직임의 정확성과 속도를 증가시킬 수 있는 일을 한다. 걸으면서 훑어보는 활동들, 시각, 움직임, 지각을 통합하는 움직임의 다른 형태들을 사용한다.[8] Aloisio는 "언어적으로 시각적으로 일관된(routine) 계획은 결핍된 부위를 알게 하고 환자가 좀 더 생각할 수 있도록 도와 준다"라고 주장하고 있다.[8]

적응적 접근법의 활용 (Utilizing an Adaptive Approach)

1. 손상된 시야를 변화시키고 보상하기 위해 환자는 어떻게 기능이 손상되었는지 그리고 문제에 대해 인지해야만 한다. 치료사는 기능적인 활동을 하는 동안 신호와 격려를 주어 인지하고 발달할 수 있도록 도와 준다. 처음 격려하는 질문은 "이런 활동을 하는 동안 어느 부분에 가장 큰 문제가 있느냐?"이다. 환자가 좋아지면 "내가 이렇게 한다면 나는 어디로 갈 것 같은지 당신이 보이는 대로 말하라?"라는 단서를 제공한다.[21]
2. 환자의 시야 내에서 기능적인 독립을 위해 필요한 모든 항목을 놓는다.
3. 환자의 시야 상실에 대해 환자와 그 들 가족에게 교육 시키고 어떻게 손상된 기능을 향상시킬 수 있는지 교육시킨다. 문제점을 보상할 수 있는 안전한 환경을 제공해야 할지 모른다.
4. 가능하다면, 환자가 자신의 보상 전략을 알게 하고 환자에게 이런 전략을 적용되도록 다양한 활동들을 제공한다.
5. 읽기를 한다면, 본문의 각 밑 마다 자와 같이 고정할 수 있는 것을 활용한다. 벨크로가 있는 L자형 마커(표시자)는 경계선을 나타낼 수 있으므로 유용하다. 글을 쓸 때는 펜의 끝 부분을 보게하고 환자의 손이 쓰고 있는 면을 가로질러 움직일 때도 눈은 고정한다.[3]
6. 환자를 도와 주기 위해 가구 또는 문틀에 색을 칠하거나 대비를 주어 표시해 준다.[3]

**The use of computer retraining for visual field deficits remains controversial and should be used in conjunction and other approaches. Its effectiveness with the client should be monitored close1y.*

시각운동조절 (Oculomotor Control)

시각운동조절은 시각정보의 효율적인 처리를 위해 결정적이다. 시각운동기능을 위한 기초 신경계는 범위가 넓어서 외상으로 인해 손상받기 쉽다.[34] 눈의 움직임을 조절하는 뇌의 영역을 시각운동계라 한다.[51] 이 시스템은 중심와의 중간에 위치해 있으며 어떤 것을 볼 때, 그것을 처리하기 위해 중심와를 충분히 길게 유지시켜주는 역할을 한다. 이것은 다섯 개의 분리된 신경조절중심체로 단속적인 안구 움직임(saccadic eye movement), 부드러운 추적 움직임, 시선의 이동, 전정-시각운동 반사 그리고 눈이 서로 반대 방향으로 향하는 움직임으로 구성된다.[8,51] 이러한 모든 시스템은 각기 다른 신경학적 조절을 갖지만 공통된 마지막 경로를 거친다.[45]

즉, 시각운동기능은 중심와 안으로 물체의 상을 가져오고 시각처리를 위해 상을 유지시키는 것이다. 이는 두 가지 형태의 눈 움직임으로 구성된다. 첫 번째 집단은 단속적인 눈의 움직임, 빠른 주기의 안구진탕증, 빠른 눈의 움직임을 포함하고 있으며 시야 내에서 빠르게 변화되는 움직임과 반대 방향으로 향하는 눈의 움직임에 사용된다.[52] 비록 반대 방향으로 향하는 눈의 움직임이 더 느리지만, 동시에 두 눈의 중심와 안으로 단일 물체의 상을 가져와 입체영상을 보여준다.[52]

눈 움직임의 두 번째 집단은 시각처리를 위해 충분한 시간동안 중심와에 상을 유지시킨다. 이 상은 "시각계가 새로운 정보를 분석하고 물체의 성질이나 속성과 움직임 그리고 깊이를 해석할 수 있도록 충분히 유지되어야 한다."[52] 눈 움직임의 그룹은, 1) 머리의 움직임을 보상하는 전정자극과 시선의 이동, 2) 개인이 환경 내에서 움직이는 동안 중심와 안에 물체를 유지하도록 하는 추적 움직임(pursuit movements), 3) 두 중심와의 상에 동시에 유지하게 하는 이향운동(vergence)의 기능을 수행한다.[55]

또한 양안시는 시각운동계의 기능을 통해 이루어진다. 양안시는 "각 눈으로부터 오는 분리된 두 가지 상을 중추신경계를 통해 받아들이고 하나의 상으로 지각하는 것이다."[3] 시각운동조절은 움직임을 효율적으로 결합하게 해준다. 결합된 움직임은 두 눈이 같은 방향으로 함께 움직이는 것이다.[53] 분리된 움직임은 두 눈이 반대 방향으로 움직이는 것이다.[53] 모든 다섯 개의 시각운동조절계는 양안시가 구성되고 유지되기 이전에 눈이 먼저 움직여야 한다.[53]

시각운동장애는 뇌손상 이후에 일반적으로 나타나며 손상 당한 부위의 위치나 크기에 따라 다양하다. 이는 안구진탕증이나 사시와 같은 역학적인 비정상이 존재할지도 모르는 것을 말한다.[34]

시각운동조절장애에 따른 결과는 시각적 받아들임이나 주의집중을 방해하여 눈 움직임의 속도, 조절 그리고 협응을 느리게 한다.[3,6] 장애는 개인이 속한 환경을 기능적이고 효율적으로 받아들이는 능력을 손상시킨다. 환자는 과제 수행 중 머리를 기울이거나 한 쪽 눈을 감거나 곁눈질을 할지도 모르며 두통이나 매스꺼움을 호소할 수도 있다.[26] 눈의 운동장애는 시각운동장애 또는 눈 움직임장애라고 불린다. 시각운동조절장애는 세 가지 영역으로 구분된다: 안정적인 주시, 단속적 기능, 추적 기능.[21]

ABI와 함께 동반되는 일반적인 장애는 복시, 안구진탕증, 한쪽 또는 양쪽 눈의 불수의적이고 리드미컬한 진동이다. 복시의 평가의 치료는 이 장에 소개되어 있다. 안구진탕증과 관련된 정보는 시각-전정감각 처리와 관련된 장에 소개되어 있다.

시각 고정 (Visual Fixation)

시각적으로 집중하는 능력은 출생부터 형성되기 시작하여 약 4주간 성숙된다. 정상 성인은 시각 고정이 자발적으로 행해진다. 정상성인은 환경 내에서 물건을 선택해서 보는데 어려움이 없으며 그것을 응시하는데 초점을 맞춘다.[45] 고정하는 동안 "망막으로부터 입력된 외부감각자극은 눈의 외측 근육이 눈의 자세를 유지하기 위해 적합하고 효과적인 신호로 이끌어내는데 사용된다."[45] 고정은 아마도 연결되는 단속적 눈 움직임을 억제함으로서 유지된다; 그러나 표적을 안정적으로 고정하는 동안 이것은 천천히 이동(drifts)하거나 빠르게 튕기는 것과 같은 특징을 가진 무의식적인 눈의 작은 움직임을 연결한다.[53]

이동(drifts)은 흥미 있는 목표물에서 망막중심와로 간다; 홱 움직이는 것은 이동이 아주 먼 곳의 목표물을 따라가도록 목표물에서 망막중심와로 되돌아가는 작은 단속성 안구운동이다. 목표물을 최종적으로 바꾸어 놓지는 않기 때문이다. 우리는 망막의 지속적인 움직임으로 목표물의 가장자리를 본다면, 우리는 단지 사물을 지속적으로 볼 수 있다는 것이다.

"고정의 범위"는 머리를 움직이지 않고 눈을 움직임으로써 이루어지며 중심적인 고정영역을 말한다.[45] 반면에 고정의 실제적인 범위는 "가볍게 보는 것"처럼 두 눈과 머리를 움직이는 것으로 이루어진다.[45]

성인 ABI 환자들은 환경 내에서 시각적으로 물체에 집중하는데 어려움을 겪는다. 장애는 고정하거나 그것을 유지하는 능력을 잃는 것이다. 이는 공간무시, 신체무시 또는 부주의와 관련해서 나타날 수 있다. 낮은 고정능력은 과제를 수행할 때 환자가 부주의해지거나 충동적인 결과를 초래할 수 있다.[8]

시각고정평가 (Evaluation for Visual Fixation)

검사 1 – Warren[6]

절차 (Procedure)

아래에서 제시하고 있는 것처럼 시야 내에서 다양한 위치에 놓여있는 표적물을 고정하는 환자의 능력을 평가한다. 처음에는 표적을 신체 중심선에 놓고 얼굴과 바닥이 (21~36인치)에 놓이게 하고 중심에서 오른쪽과 왼쪽으로 (16~20인치) 표적물을 놓는다.

점수화 (Scoring)

환자 앞에 표적을 위치시키고 고정한 후, 환자가 몇 초 동안 그것을 고정하게 한다.

시각 고정 치료 (Treatment for Visual Fixation)

1. 시각고정을 위한 치료는 일반적으로 밀접한 관계를 가지고 있으므로 훑어보기로 한다(Warren, personal communication). 과제는 글자로 인식되는 것을 포함해서 도표읽기와 같은 좀 더 어려운 과제로 진행된다.
2. 만약 환자가 동시에 걷는 것과 같은 어떤 활동을 고정하지 못한다면 앉거나 눕는 동안 고정하도록 한다.

단속성 안구 움직임 (Saccadic Eye Movements)

단속성 안구 움직임은 시야 내에서 변화하는 순서화 된 빠른 눈의 움직임을 말한다. 단속성 안구 움직임 눈 움직임 체계는 시각적 공간 안에서 중심와의 표적을 향해 빠르게 반응한다.[53] 단속성 안구 움직임은 시야 내에 있는 모든 물체를 중추신경계에 기록하고 유지한다.[2] 그것은 "글자를 읽는 동안 단어에서 단어로부터 혹은 운전하는 동안 물체에서 물체로부터의 눈 움직임"이다.[12] 사실 Abramas가 요약하길, "만약 우리가 단속성 안구 움직임을 계획하고 조절하는 과정을 이해한다면 아마도 환경을 해석하고 받아들이는 과정과 관련된 정보를 이해하는데 도움이 될 것이다"라고 하였다.[54] 망막 말단에 도달하고 우리의 주의를 끄는 시각자극은 단속성 안구 움직임이 이끌어 낸 것이다.[54] 이 단속성 안구 움직임은 중심와에 상을 맺히게 하고 우리가 상에 주의를 끌 때까지 지속시켜 주고 유지시켜준다.[55] 단속성 안구 움직임의 중요성은 아래와 같다;[56]

> *우리가 눈을 움직일 때, 시각계 내의 상은 망막으로 이동하지만 우리는 시공간 내의 고정된 개념들을 유지하는 능력이 없다. 단속성 안구 움직임을 가로지르는 이 공간의 항상성(constancy)은 시공간 지각의 기본적인 기능이며 공간 내에서 시각적 목표물을 정확하게 위치시키기 위한 준비 단계이다.*

단속성 안구 움직임은 매우 빨리, 수초 내에 일어난다.[53,54] 작은 단속성 안구 움직임 기간은 약 20초 정도이며 매우 큰 움직임의 경우에는 100초로 증가된다.[57] 단속성 안구 움직임은 교뇌주시 중추(pontine gaze center)에 의해 아주 크게 조절되고 있다.[53] 게다가 이마엽(전두엽) 영역은 단속성 안구 움직임의 기능을 포함하고 있으며 뒤관자엽(후측두엽) 피질은 공간 프로그램을 포함한다.[56] 반사적 단속성 안구 움직임은 마루엽(두정엽) 기능과 관련있으며 수의적인 단속성 안구 움직임은 이마엽과 관련된다.[52] 단속성 안구 움직임의 정확성은 종종 소뇌손상과 관련있으며 표적물보다 더 멀리 지각하는 등의 주요한 장애가 나타난다.[58,59] 마루엽 손상 환자는 때때로 고정하는데 어려움을 겪고 실제로 보는 것과 다르게 더 멀리 있는 것으로 착각한다.[57] 즉, 그들은 일반적으로 단속적 운동을 하지 못한다. 반면에 이마엽 손상 시, 반대편의 사물을 보거나 갑자기 시각자극이 제공되었을 때, 단속성 안구 움직임 능력이 떨어진다.[40] 양측 마루엽 부위는 두 가지 목표물을 빠르고 교대로 고정하는데 어려움을 겪는다.[50] 단속성 안구 움직임이 천천히 일어나는 원인은 시운동 뉴론, 시운동 신경 그리고 시각운동근육의 손상은 단속성 안구 움직임이 천천히 일어나도록 한다. "...마비된 근육이 갑자기 움직이기 위해 힘을 필요로 할 때 움직인다."[59] 천천히 움직이는 단속성 안구 움직임은 실제로 일반적인 경우를 포함해서 어떤 부위에 의해서도 유발된다.[58]

단속성 안구 움직임의 평가 (Evaluation of Saccadic Eye Movement)

단속성 안구 움직임의 정확성, 속도 그리고 질은 반드시 평가되어야 한다.[21] 단속성 안구 움직임의 평가는 치료사가 직접적인 관찰을 통하여 시행되고, 시간을 측정할 수 있고 표준화된 평가를 포함해야 하는데 시각-언어적 방법과 전기시각그래프기구를 사용한 객관적인 안구의 움직임을 기록해서 이루어진다.[21] 작업치료사에 의한 적절한 단속적 받아들임의 우선적인 방법은 시각을 측정하는 검사를 직접 관찰하는 것이다. 이 방법은 아래에 서술되어 있다.

검사 1 – Notheastern State University College of Optometry (NSUCO)[8,21]

설명 (Description)

Two penpal fixators을 환자의 얼굴에서 16인치, 정중선에서 4인치 그리고 수평선에서 약 8인치 정도에 둔다. 시험관은 "제가 빨강이라고 말할 때, 빨강색 목표물을 보십시오. 제가 초록이라고 말하면 초록색 목표물을 보십시오. 내가 말하기 전에 보지 마십시오"라고 말한다. 피검자에게 총 10회의 고정을 위해 한 목표물에서 다른 목표물으로 5회 왕복시킨다.[21]

점수화 (Scoring)

정확한 임상적 관찰을 위해 머리 또는 신체의 움직임을 관찰하고, 모든 신체적 능력을 점수화 한다. 예를 들면, 목표물에 도달하기 위해 하나의 눈 움직임 또는 한 가지 이상이 필요한가? 환자는 5회를 모두 완전히 수행할 수 있는가? Notheastern State University College of Optometry (NSUCO)에 의해 만들어진 구체적인 점수 척도는 최소 점수뿐만 아니라, 능력, 정확성 그리고 머리 움직임을 위한 것들도 설명되어 있다.

나아가서 이 평가와 점수의 정보는 독자에게 참고 문헌으로 인용될 것이다.

검사 2 – 발달적 안구 움직임 검사 (Developmental Eye Movement Test, DEM)[23]

설명 (Description)

이 평가는 3가지 하위 검사(하위 검사 A와 B는 수직적 요소, C는 수평적 요소)로 이루어져 있다. 하위 검사 A와 B는 환자에게 가능한 빠르게 두 열(two column)에 있는 숫자들을 읽어 내려가는 것이고 하위 검사 C는 가능한 빠르게 두 열의 숫자를 교대로 읽는 것이다. 그림 3-4는 DEM의 하위 검사 C를 위해 사용된다.

점수화 (Scoring)

수직 시간 점수는 하위 검사 A와 B의 완료 시간을 더해서 산출한다. 수평적 시간 점수는 시간과 누락 그리고/또는 교차 실수의 식으로 계산한다. 이를 6~13세 아동을 대상으로 산출한 표준 데이터와 비교한다. 이 검사의 표준데이터는 13세까지를 대상으로 하고 있지만, 연령증가에 따른 수행도의 향상에 제한이 있는 뇌손상이 있는 성인에게 사용될 수 있다. 뇌손상을 받은 성인은 최소한 표준데이터의 최대 점수만큼 잘 수행해야 한다.

타당도 (Validity)

1. 원점수는 연령에 따른 점수의 변화를 나타낸다(즉, 시간과 실수의 증가에 따른 연령의 증가).
2. 내적 일관성 — 발달적 안구 움직임 의 구성 요소 사이의 상관 계수($p<0.001$)
3. 무작위로 선택된 58명의 아동으로 시행된 Wide Range Achievement Test(WRST)와 발달적 안구 움직임의 하위요소 사이의 상관계수($p<0.001$)
4. 정상과 학습 장애 아동 사이의 수행 점수 비교(각 40명)

신뢰도 (Reliability)

1. 검사-재검사 신뢰도는 40명을 대상으로 1주 간격으로 2회 발달적 안구 움직임 수행을 통해 수립되었다: 수직 시간 $r=0.89$($p<0.001$), 수평 시간 $r = 0.86$($p<0.001$), 비율 $r = 0.57$ ($p<0.01$).
2. 검사자간 신뢰도 — 검사자 2명, 대상자 40명: 수평 시간 $r=0.91$($p<0.001$), 수직시간 $r = 0.81$($p<0.001$), 비율 $r = 0.57$($p<0.01$).

검사 3 – Pepper 읽기 시각 기술 검사[36]

Pepper 읽기 시각 기술 검사는 63쪽의 시력 평가 부분에서 설명되었다.

단속성 안구 움직임 결핍 치료 (Treatment of Saccadic Eye Movement Deficits)

회복적 접근법의 활용 (Utilizing a Restorative Approach)

1. 환자에게 종이 양쪽 열(column)에 적혀 있는 글자들은 큰 소리로 읽거나 손으로 가리키게 한다(그림 3-5). 활동 수준을 높이려면, 양쪽 열을 가운데로 더 가깝게 모은다(그림 3-6). 환자의 경과에 따라서 흑판에 양쪽 열을 배열하거나, 양쪽 열 사이의 거리에 변화를 줄 수 있다.
2. 단속적 안구 운동을 필요로 하면서 기본적으로 전정계를 사용하는 활동을 수행하게 한다. 예를 들면, 환자를 1/4 바퀴 돌게 한 다음에, 매달려 있는 공에 적힌 숫자나 글자를 알아맞히도록 한다. 반 바퀴, 3/4 바퀴 등을 회전하고 맞추는 식으로 활동을 계속해 나간다.
3. 기본적인 안구 운동 능력 결핍 교정 목적으로 개발된 소프트웨어를 활용한 컴퓨터 훈련을 제공한다.

Test C

3		7	5				9			8
2	5			7			4			6
1			4		7			6		3
7		9		3			9			2
4	5				2				1	7
5			3		7			4		8
7	4		6	5						2
9		2			3			6		4
6	3	2		9						1
7				4			6	5		2
5		3	7				4			8
4			5		2				1	7
7	9	3			9					2
1			4				7		6	3
2		5		7				4		6
3	7		5				9			8

그림 3-4. 발달적 안구 움직임 검사.[23] (Reprinted with permission from Richman J, Garzia P. *Developmental Eye Movement Test.* Test booklet. South Bend. Ind: Bernel Corporation; 1987.)

적응적 접근법의 활용 *(Utilizing an Adaptive Approach)*

1. 읽기 과제를 수행하는 도중 힌트나 도움을 준다.
2. 시각적 정보의 비중을 조절한다.

원활 안구 추적 움직임 (Smooth Pursuit Eye Movement)

원활 안구 추적 움직임은 망막에 이미지를 안정적으로 유지하는 것이다. 이는 초당 30°의 속도를 갖고 있으며, 각각의 움직임을 망막에 고정하기 위하여 전정-안구 반사와 보완적인 관계에 있다.[12] 이러한 체계는 움직이는 물체뿐만 아니라, 고정된 물체에도 작용하며, 각 목표물의 종류에 따

1F	T1
2N	U2
3P	P3
4V	X4
5R	A5
6M	W6
7H	F7
8O	B8
9S	Z9
10T	L10
11K	E11

그림 3-5. 단속성 안구 움직임 평가 용지 1.

1X	C1
2M	T2
3A	W3
4F	B4
5O	L5
6Z	H6
7P	N7
8W	S8
9C	X9
10G	R10
11N	V11

그림 3-6. 단속성 안구 움직임 평가 용지 2.

라 다양한 과정을 사용한다.[53] 원활 안구 추적 움직임 또는 훑어보기는 우리가 머리의 보상적 움직임 없이도 시야를 넘어서 움직이는 그림(이미지)이나 물체를 따라갈 수 있도록 한다.[60] 급속 눈운동은 읽기와 같은 활동에 이용되는데 반해서 원활 안구 추적 움직임은 공중에 있는 축구공(풋볼)을 바라보는 것과 같은 활동에 이용된다.[16]

원활 안구 추적 움직임은 집중의 운동적인 표현이며, 수의적인 대뇌피질의 관여 또는 참여를 필요로 한다.[59] 측-후두엽 병변을 갖은 환자는 종종 정확한 원활 안구 추적 움직임이 불가능하며, 일반적으로는 동작의 발견에 있어서 선택적인 결손이 나타나게 된다.[52] 원활 안구 추적 움직임에 장애를 갖은 환자는 정확한 급속 눈운동에도 도움을 필요로 하게 될 것이다.[49,59] 원활 안구 추적 움직임이 급작스럽게 경련적이면 비정상으로 봐야 한다.

Warren은 원활 안구 추적 움직임 체계의 전반적인 기능과 메카니즘에 대하여 다음과 같이 잘 설명하였다:[2]

원활 안구 추적 움직임 체계는 물체가 고정되어 있을 때와 움직일 때, 망막의 중심와에 목표물을 유지시키는 역할을 한다. 만약 눈과 목표물이 모두 고정되어 있다면, 무의식적인 작은 안구 움직임을 지속적으로 제공하여 목표물의 경계를 따라 움직여 망막에 목표물이 유지되도록 한다. 만일 목표물은 움직이고, 보는 사람은 고정되어 있다면 결국에는 목표물은 망막밖으로 사라지고 초점을 맞출 수 없을 것이다. 이를 방지하기 위하여, 원활 안구 추적 움직임 체계는 목표물의 움직임의 방향, 속도에 따라 눈의 움직임을 시작하여 이미지가 fovea에 초점이 맞춰진 채로 있게 한다.

원활 안구 추적 움직임의 평가 (Evaluation of Smooth Pursuit Movements)

검사 1 : 응시 방향 (Direction of Gaze)

설명 (Description)

눈 움직임에 관여하는 6개의 근육을 모두 검사한다[4개의 직근(rectus muscles) — 상직근, 하직근, 내측직근, 외측직근 — 과 2개의 사근(oblique muscles) — 상사근 및 하사근]. 치료사는 환자에게 "먼저 한쪽을 바라본 다음 다른 쪽을 바라보십시오."라고 지시하여 내측직근과 외측직근을 검사한다. 한쪽 면을 바라보고 있으면서, 위, 아래를 바라보라고 지시한다그 자세에서, 내전된 눈은 상직근에 의해 올라가고, 하직근에 의해 내려오게 된다. 외전된 눈은 하사근에 의해 올라간다. 반대쪽으로 이 검사를 반복하여 반대쪽 근육도 검사한다.

점수화 (Scoring):

표준화되어 있지 않음(비표준화 검사)

정상 — 환자는 지시에 따라 모든 방향으로 응시할 수 있다.
손상 — 한 번 이상 지시한 방향으로 응시할 수 없는 경우가 있다(손상된 움직임 명시).
수행불능 — 어떤 방향으로도 지시한 대로 응시할 수 없다.

타당도 (Validity)

타당도를 향상시키기 위해서 실어증 및 낮은 시각적 집중에 의한 수행 능력 저하는 배제시킨다.

검사 2 – 추적 : 직접 관찰 기법 – NSUCO 검사[21]

준비와 검사 방법 (Set-up and testing strategy)

가능하다면, 피검자는 어깨 너비 정도로 다리를 벌리고 검사자의 앞에 선다. 피검자가 설 수 없다면, 머리를 바로하기 위한 자세를 취해주고, 어떠한 방법으로든 지지하지 않게 하라. 이것이 불가능하다면, 머리를 수직으로 세울 수 있도록 지지해 준다. 이 평가는 양쪽 눈으로 수행하며, 최소한 5세 이상에게 적절하다.

필요한 도구 (Equipment needed)

하나의 펜팔(pen-pal) 목표물

절차 (Procedure)

1. 피검자의 얼굴에서 16인치 떨어진 곳에 펜팔 목표물 또는 작고 흥미로운 목표물을 놓는다.
2. 피검자의 머리 움직임에 대한 지시를 하지 않는다.
3. 다음의 지시만을 사용한다: "공의 움직임을 따라보세요. 공에서 눈을 떼지 마세요."
4. 목표물을 시계방향으로 2번 회전시키고, 반시계 방향으로 2번 회전시킨다.
5. 4번 회전하는 동안 집중할 수 있었는지 측정한다. 표 3-4의 점수기준에 근거하여 1에서 5점 중에서 점수를 정한다.
6. 원활 안구 추적 움직임의 정확성을 관찰한다. 표 3-4의 점수기준에 근거하여 1에서 5점 중에서 점수를 정한다.
7. 피검자의 머리 또는 몸의 움직임이 있었는지 관찰한다. 표 3-4의 점수기준에 근거하여 1에서 4점 중에서 점수를 정한다.

예상되는 결과와 가능한 반응 (Expected findings and possible responses)

표 3-4에 추적안구운동 관찰을 위한 점수화 기준이 나타나 있다. 표 3-5에 실패와 관련된 기준이 명시화되어 있다.

조직화하여 훑어보기 (Organized Scanning)

조직화하여 훑어보기의 평가 (Evaluation of Organized Scanning)

검사 1 : Scanboard 검사[*2]

설명 (Description)

Mary Warren이 작업치료사들과 협력하여 개발, Eye Foundation of Kansas City, 2300

This is a subtes of the biVABA. which is distributed by VisAbilities Rehab Inc. Hoover, Ala (http://visabilities.com).

표 3-4
추적의 직접적인 관찰을 위한 NSUCO 안구움직임 검사 점수 척도

능력

점수	관찰
1	시계방향 또는 시계 방향 어느 쪽도 반 바퀴 회전할 수 없다.
2	어느 쪽 방향이든지 반 바퀴 회전
3	어느 쪽이든지 한바퀴 회전
4	한 방향은 두 바퀴 회전 완성 그러나 다른 방향은 두 바퀴 이내로 회전
5	양방향으로 두 바퀴 회전

정확도
(의뢰인은 추적할 때 재고정 없이 정밀하고 일관된 고정을 할 수 있는가?)

점수	관찰
1	목표물을 따라볼 수 없거나 10회 이상의 재고정이 요구될 때
2	5에서 10회 재고정
3	3에서 4회 재고정
4	2회 이하 재고정
5	재고정 하지 않음

머리와 신체 움직임
(의뢰인은 머리 움직임 없이 추적을 완성할 수 있는가?)

점수	관찰
1	머리 또는 신체의 큰 움직임
2	머리 또는 신체의 중간정도 움직임
3	머리 또는 신체의 약간의 움직임(〉50%)
4	머리 또는 신체의 약간의 움직임(〈50%)

출처: *the Optometric Extension Program, referrence 61 : Maples WC, Athchley J, Ficklin T. Notheastern State University college of optometriy's oculomotor norms.* J Behav Optometrist. *1992;3:143-150*

표 3-5
연령과 성별에 의한 NSUCO 추적 검사 위탁 척도

성별	능력	정확도	머리 움직임
소년	5이하	5~6세: 2 이하 7~9세: 3 이하 10세 이상: 4 이하	5~6세: 2 이하 7~9세: 3 이하 10세 이상: 4 이하
소녀	5 이하	5~8세: 3 이하	5~9세: 3 이하 9세 이상: 5 이하 그 외 모든 나이: 4 이하

출처: *the Optometric Extension Program, referrence 61 : Maples WC, Athchley J, Ficklin T. Notheastern State University college of optometriy's oculomotor norms.* J Behav Optometrist. *1992;3:143-150*

Holmes Street, Kansas City, MO 64108.

목적 (Purpose)

환자는 움직이지 않는 상태에서 시각적인 정보를 훑어보기(screening)할 때, 조직적이고 체계적인 전략을 세울 수 있다. 정상 성인을 대상으로 실시한 실험 연구 결과, 이들은 다음 세 가지 패턴 중 하나를 사용하여, 조직적이며 연속적인 훑어보기 패턴으로 숫자를 읽어 나가는 것으로 나타났다. 시계방향, 시계반대 방향 또는 직선방향. 많은 사람들이 왼쪽 상단에서 읽기 시작하며, 왼쪽에서 오른쪽으로, 위에서 아래로 읽어 나간다.

검사 재료 (Test materials)

스캔 보드와 이젤

설명 (Description)

1. 환자는 신체 중심을 바르게 잡고 안정된 자세를 취하고 앉는다(낮은 의자에 두다리를 벌리고 앉는 자세가 가장 좋다). 환자의 눈높이 정중앙에 보드(board)를 위치시키며, 팔을 뻗어 보드에 적힌 수를 만질 수 있을 정도의 거리를 유지한다.
2. 환자에게 다음과 같이 지시한다. "이 보드에 10개의 수가 있습니다. 보이는 대로 숫자를 지적하십시오. 특별한 순서는 없습니다 — 보이는 대로 그냥 따라서 지적합니다. 제가 받아 적을 수 있도록 천천히 하십시오. 시작하십시오."
3. 점수 기록지에 환자가 맞춘 순서대로 각 숫자 밑에 줄을 그어 기록한다.
4. 검사 중간에 힌트나 도움을 주지 않는다 — 마칠 때까지 계속하게 한다.
5. 검사가 끝나면, 훑어보기 패턴을 분석한다.

검사 2 – 훑어보기 과정, 방향 (Scan, Course)[2]

목적 (Purpose)

환자가 보행하는 동안 시각적 탐색을 관찰하기 위한 비표준화 검사이다. 환자는 복도를 걷고, 치료사는 각 벽에 10장의 카드를 붙여놓는다. 환자는 걷는 동안에 각 카드를 지적하며 읽는다.

검사 3 – Warren 시각적 검색 하위검사 (Warren Visual Search Subtests)[2]

목적 (Purpose)

Warren는 biVABA의 7개의 시각적 탐색하위검사를 개발하였다: 섞인 단문자(single letter crowed), 단순한 것 찾기(search-simple), 구조화된 단 문자 찾기, 복잡한 원 찾기, 무작위로 보이는 원-단순, 무작위로 보이는 원-혼합, 무작위로 복잡한 원 찾기. 이 검사 중에서 일부는 환자가 체계적으로 구조화된 자극을 찾도록 배치되어 있고, 일부는 무작위로 배치되어 있다.

점수화 (Scoring)

정확하게 응답한 숫자가 백분위로 변환되어 나타난다.

타당도/신뢰도 (Validity/reliability)

이 평가에 대한 신뢰도 측정이 이루어지지 않았지만, Warren은 biVABA의 지금 사용하고 있는 사람들을 위해 도구 내에 사용되는 문자를 제시하였다.[62]

이 검사는 무시(부주의)와 관련된 시각적 추적의 변화를 제시했던 연구의 폭넓은 적용에 의해 확립된 타당도와 신뢰도를 갖고 있는 시각적 추적 검사의 수정판이다. 뇌손상 환자와 정상인을 대상으로 시야 검사를 하여 얻어진 결과는 시각적 추적 수행에 대한 다른 실험 연구의 결과와 매우 동일하다.

검사 4 – 동적 물체 탐색 검사 (Dynamic Object Search Test)[27]

설명 (Description)

이 검사는 환자의 학습 능력, 일련의 과제 내에서 전략을 적용하는 환자의 능력을 강조하는 시각적 탐색 또는 훑어보기에 대한 동적인 평가이다. 이는 물체가 24줄로 그려진 종이 12장으로 구성되어 있으며, 그 크기와 배경은 네 개의 과제 조건에 따라서 다양하다.

점수화 (Scoring)

단서가 제공된 점수 뿐만 아니라, 각 수행의 기초선 점수도 매겨진다. 환자가 습득할 수 있는지, 목적한 전략을 적용할 수 있는지, 유사한 형태의 과제를 통해 피드백을 받을 수 있는지를 나타내는 학습 곡선 또는 학습 프로파일이 생성될 수 있다.

타당도 (Validity)

편측 무시가 있는 우측 뇌졸중 환자 20명에게 동적인 평가 후에 기능적인 시각적 훑어보기 과제가 시행되었다. 다음과 같은 결과를 나타내었다. 동적 평가를 받지 않은 대조군과 비교했을 때, 유사한 과제와 다소 유사한 과제에서 편측 무시에 유의한 변화를 보냈다. 게다가, 두 집단 사이에서 왼쪽에서 탐색을 시작하고, 이러한 전략을 사용하는 것에서 통계학적으로 유의한 차이를 보였다.

조직화하여 훑어보기 결핍 치료 (Treatment For Deficits in Organized Scanning)

회복적 접근법의 활용 (Utilizing a Restorative Approach)

1. 시각적인 정보를 조직적인 방법으로 습득하는 전략을 개발한다. 환자에게 공간적인 부분에 집중하는 훈련을 시킨다.
2. 효과적인 훑어보기를 하기 위해 기능적인 활동을 수행하는 것은 완전한 수행을 요구하기는 하지만, 활동 자체에 초점이 맞춰져 있는 것은 아니다. 환자의 기능적 목표의 우선순위를 반

영하여 활동을 선택하여야 한다.[63]

시각적 훑어보기를 포함하고 있는 기능적 활동의 예가 제시되어 있다(단속성 안구 움직임, 고정뿐만 아니라).

a) 식기세척기에서 은색만 분류하기[8]
b) 저금통에서 동전 분류하기[8]
c) 세탁물을 색깔에 따라 분류하기[8]
d) 방이나 치료실에서 특정한 물건을 찾게 하기
e) 식료품 가게, 백화점, 약국, 철물점와 같은 같은 곳에 데려간 후, 치료사가 작성한 물품 목록을 가게에서 찾아오라고 한다.
f) 신문의 구인광고란에서 치료사가 지정해 준 이름, 종류, 임금에 맞는 것을 찾아 위치를 가리켜보라고 한다.
g) 전화 번호부에서 이름, 번호 또는 주소를 찾아보라고 한다.

3. 환자에게 다음과 같은 과제를 수행하도록 지시한다.
   a) 잡지나 신문기사 또는 치료사가 만든 훑어보기 워크시트에서 목적한 글자를 찾아 연결시킨다(예, 모든 A). 시작지점 가르쳐주기(anchoring), 속도(pacing), 정도(density), 피드백(아래 적응적 접근법 1 참조)과 같은 재교육 원리를 활용한다.
   b) 훑어보기 기술을 요구하는 미로 찾기나 퍼즐과 같은 활동을 한다.
4. 단안시(monocular) 검사상의 장애가 있다고 하면, 양안 훈련을 하기 전에 각 안구가 동일한 능력을 획득할 수 있도록 단안 외측안구 움직임을 훈련한다.[12]

적응적 접근법의 활용(Utilizing an Adaptive Approach)

1. 환자에게 다음과 같은 적응 방법과 단서를 제공한다.[63-65]
   a) 어디서부터 보는 것을 시작해야 할지 시작점 또는 단서를 마련한다. 예를 들면, 읽어야 할 모든 줄의 왼쪽 시작점에 빨간 테이프를 붙이거나 마커로 표시를 해둔다.
   b) 환자의 반응 속도에 대해 보조를 맞추어 주거나 단서를 제공한다. 이는 충동적이거나 특이하게 훑어보기 하는 것을 조절해 주며, 적당한 속도를 유지할 수 있게 해줄 것이다. 찾아낸 숫자나 글자를 큰 소리로 읽게하거나, 그 밑에 스티커를 붙이면서 진행하면 속도를 조절하면서 진행할 수 있다.[65]
   c) 시각 자극물의 정도(density) 또는 간격을 조정한다. 즉, 글자간 간격을 변화시킨다.
   d) 훑어보기 과제를 수행시 지속적인 피드백을 준다. 단서를 점차 줄여가면서 진행해 나가도록 유도한다.
2. 옷 입기와 같은 활동을 할 때에 음성녹음테이프를 이용하여 옷 입는 순서대로 정리하게 한다.[66]

3. 환자와 그 가족에게 훑어보기 결손과 이것이 기능적으로 어떻게 영향을 끼치는지에 대해서 교육한다. 안전에 관련한 문제는 특히 강조한다.
4. 추적(pursuit)의 질을 자가관리 하도록 가르친다(그들이 갑작스러운 변환 또는 단속안구 움직임의 방해를 인식하게 하여 이를 교정하려는 시도를 할 수 있게 한다). 외측안근의 고유수용감각이 저하되어 나타나는 안구의 움직임을 느낄 수 없는 뇌손상 환자에게는 환자가 스스로 이를 느낄 수 있을 때까지 매번 단서를 제공한다.[12]

수렴과 조절 (Convergence and Accommodation)

이향(vergence)운동계는 눈의 양안시 고정과 양안시를 유지하기 위하여 안구를 정렬한다. 이향운동계는 조절 반사를 관장하는 동공과 수정체 조절 기관과 함께 작용 한다.[53] 조절은 명확한 망막상을 얻기 위한 눈의 굴절력 변화에 의한 과정이다.[45] 시야 축에 관계있는 위치의 변화를 이향 운동이라고 부른다. 시야 축의 증가로 인해 각도(angle)가 생성되었을 때 그것을 수렴(convergence)이라고 부른다.[45] 각도가 감소하는 것은 개산(diverge)이라고 부른다.[45] 개산은 조절의 이완과 반사적으로 연관되어 있다.[8] 눈이 수렴할 수 있는 최단 지점을 수렴의 근점(point of converge; NPC)라고 부른다. 그것은 조절의 근점보다 더욱 시각적으로 눈에 가깝고 일반적으로 연령에 따라 변화하지 않는다.

망막상의 흐릿해짐은 조절을 위한 1차적인 자극이다. 두 가지 방식의 조절방법이 있다: 1) 목표의 거리가 바뀔 때나 우리의 주의가 다른 거리의 목표로 이동될 때 발생하는 동적인 방법, 2) 동적인 조절 완료 후에 일어나는 정적인 방법. 정적 또는 안정상태란 새로이 습득한 목표에 초점을 맞추는 것을 유지하기 위한 반응이다.[5] 조절이 일어나는 동안, 수렴 현상의 과정, 또는 "동시에 일어나는 안구의 내전 움직임..."은 물체의 상이 양 망막의 정확한 지점 위에 정렬되어 나타나게 한다.[67] 이런 것은 이번엔 하나의 상은 물체가 근접하는 것으로 보인다는 것이다. 다음은 조절의 진행에 대한 Warren의 요약이다:

> *물체가 눈으로 접근 한다면, 망막 위에 초점을 맞추기 위한 지점을 더 먼 뒤로 밀어낼 것이며, 마침내 초점이 맞지 않는 상이 나타나게 된다. 중추신경계는 수련의 세가지 단계를 통해서 이러한 상황을 조절한다. 물체가 근접함에 따라, 1) 눈의 수렴은(내향) 눈에 들어오는 빛을 평행하게 하고 초점을 맞추기 위한 것이다. 2) 눈 수정체는 빛을 더욱 강하게 하고 초점 거리를 짧게 굴절시키기 위해 두꺼워진다. 3)동공은 빛의 흩어짐을 줄인다.*

조절과 수렴의 결핍은 뇌손상의 공통된 결과이다.[68] 대부분 결핍에 따르는 공통된 유형의 장애는 조절 부족이다. 뇌간 손상은 사전에 설명된 조절 요소의 일부 또는 모든 것에 영향을 미친다. 환자는 책을 읽거나 다른 정밀한 작업에 어려움이 있을 것이다.[30] 환자는 정밀한 작업을 할 때 두통을 호소하며, 많은 환자가 수렴과 이해의 감소를 갖고 있다는 것이 나타난다.[3,68] 보통 조절과 수렴은 자동적이지만, 뇌손상이 있는 환자는 흐릿한 상을 명확하게 하는데 많은 양의 지각적 노력이 요구된다.[68]

조절과 수렴의 감소는 환자의 스트레스와 증상을 이끌어 낼 것이다. 환자는 책을 읽고 쓰고 또는 정밀한 초점 거리가 요구되는 활동에 피로를 호소할 것이다. 조절 장애는 "환자의 직업으로의 복귀를 방해하며, 책읽기 또는 컴퓨터 이용 등의 능력을 제한하고 정밀한 시각 업무를 포함하는 다른 취미 활동을 제한한다."라고 할 수 있다.[8]

조절의 평가 (Evaluation of Accommodation)

검사 1 – Scheiman: 조절력 (Amplitude of Accommodation)[*21]

준비와 검사 방법 (Set-up and testing strategy)

최대한 주의 집중할 수 있는 환자의 자세가 중요하다. 머리의 수직 자세는 양안의 시력검사이기 때문에 조절에 중요하지 않을 수 있다. 환자가 안경을 쓰고 책을 읽는다면, 이 검사를 시행할 때 사용해야 한다.

필요한 도구 (Equipment needed)

분리된 문자(Isolated letter), 숫자 또는 상징물, 안대

목표물을 만들어야 할 필요가 있다. 그리고 비구두 그리고 구두적 환자를 위한 간단한 사진 복사물을 근거리에 만들어야 한다. 20/30 목표물을 잘라서 설압자에 붙인다. 두 개의 검사 목표물이 생기도록 설압자의 양면에 하나씩 놓는다.

절차 (Procedure)

1. 왼쪽 눈에 안대를 착용한다.
2. 여기서 중요한 점은 환자가 검사 시작 전에 설압자 위에 있는 문자를 알지 못해야 한다는 것이다.
3. 오른쪽 눈 1인치 앞쪽에 20/30 설압자 목표물을 놓는다. 환자는 이 거리에서 설압자 위에 있는 자극을 확인할 수 없을 것이다.
4. 천천히 목표물을 환자의 눈에서 멀어지게 움직이고, 환자가 목표물을 확인하면 바로 보고하라고 한다.
5. 자를 사용해 자극을 확인한 환자의 눈에서 설압자까지의 거리를 측정한다. 이 측정값을 기록한다.

*출처: *SLACK Incorportated, Scheiman M.* Understaning and Managing Vision Deficits. *Thorofare, NJ: SLACK Incorporated; 1997.*

6. 40을 5단계에서 얻은 측정값으로 나누고 이를 조절 값으로 결정한다. 예를 들면, 환자가 목표물을 8인치에서 확인했다면, 40 나누기 8은 5D임을 알 수 있다.
7. 환자 연령대의 조절 기댓값과 환자의 조절값을 비교한다. 당신은 다음의 식을 사용하여 조절 기댓값을 결정할 수 있다: 기댓값 = 18 - 〔환자연령 ÷ 3(또는 × 1/3)〕

예시 1 — 9세 아동의 기댓값은:

기댓값 = 18 - [1/3(9)]

기댓값 = 18 - 3 = 15

예시 2 — 45세 성인의 기댓값은:

기댓값 = 18 - [1/3(45)]

기댓값 = 18 - 15 = 3

예상되는 결과와 가능한 반응 (Expected findings and possible responses)

이 검사에서 제시하는 적절한 조절의 값의 기대 결과는 2D 이내일 것이다.

수렴의 평가 (Evaluation of Convergence)

검사 1 – Padula 외[13]

절차 (Procedure)

0.5 cm의 은색 철로 된 공을 검은 막대 끝에 매단 뒤, 환자의 코쪽으로 움직인다. 복시나 시각 정렬 손상 현상이 나타났을 때를 수렴 능력으로 기록한다. 환자가 하나로 보이거나 시각 정렬상태가 되돌아온 시점도 관찰해서 기록한다.

점수화 (Scoring)

결여 — 수렴이 나타나지 않음

손상 — 12 cm 이내에서 수렴이 되지 않음

정상 — 12 cm 이내에서 수렴이 가능함

검사 2 – 수렴의 근점 (NPC)[*7]

목적 (Purpose)

알맞은 수렴 기술을 위한 선별검사

시각 이상 발견됨 (Vision problems detected)

한 점 집중하기 기능이 원활하지 못함

* 출처: *Lynn Hellerstein OD, Homestead Park Vision Clinic, PC 6967 S. Holly Circle, Suite 105, Englewood, CO 80112*

조절 (Control)

평상시 안경을 쓰면, 그 안경을 착용한다. 환자가 근시 교정 처방 받은 안경(near prescription)을 쓰고 있는지 확인한다(이중 초점 안경을 이용하면 높게 안경을 들어주고, 그의 머리를 뒤로 기울여 주어 환자를 예방하는 것이 필요할 지도 모른다).

절차 (Procedure)

환자 얼굴에서 20 in(50 cm) 떨어진 지점에 목표물을 놓고 시작한다. 목표물을 서서히 환자의 코 가까이로 이동시키면서, 환자에게는 목표물을 계속 응시하면서, 목표물이 두 개로 보이는 순간 말하라고 지시한다. 검사자는 목표물을 움직여가면서 환자의 두 눈을 주시한다. 한쪽 눈에서 한 점에 집중이 정지되면, 그때 환자는 두 개로 보인다고 말할 것이며, 그 눈이 바깥쪽으로 향해 있음을 알 수 있을 것이다. 환자의 눈이 더 이상 한 점에 집중하지 않는 그 순간이 중지점(break point)이다(환자가 복시라고 말한 시점과 다를 수 있다). 이제 서서히 목표물을 뒤로 이동시킨다. 환자에게 다시 목표물이 하나로 보이는 시점을 말하라고 지시한 후, 눈이 다시 고정되는 순간이 언제인지 관찰한다. 이때를 회복점(recovery point)이라고 한다. 환자가 시간이 경과함에 따라 피로감을 호소하는지 여부를 알아보기 위해 이 검사를 여러 회 반복하여 실시한다.

기록 (Recording)

중지점/회복점을 기록한다(예, 4/6 in). 환자가 코 쪽으로 한 점 집중할 수 있으면 TN(to nose)이라고 기록한다.

재검사/의뢰 (Retest/referral)

콧등에서 6 in(15 cm) 지점에 이르기까지 한 점에 집중할 수 있어야 한다. 이 범위를 벗어나면 의뢰 대상이 된다.

검사 3 – biVABA[*2]

검사 재료 (Test materials)

시각기능 평가지와 불빛 펜

환경 (Environment)

밝은 환경을 가진 밝은 방; 불빛의 근원은 환자의 눈에 직접적으로 향할 때 눈부시지 않아야 한다. 불빛 펜을 따라보기 어렵다면, 방 조명은 불빛 펜의 증가에 대비하여 감소시킬 수 있다.

절차 (Procedure)

1. 환자는 안경을 착용한다면 안경을 착용하고 편안하게 앉는다.
2. 불빛 펜을 수직으로 유지하고 불빛 끝을 볼 수 있게 한다.
3. 30 inch 거리에서 시작하고, 불빛 펜은 천천히 환자의 콧등을 향하여 움직인다.

4. 불빛 펜은 코를 향해 움직이고, 수렴되는 눈 움직임을 관찰한다. 두 눈은 불빛 펜에 고정하여 유지하고 안쪽으로 콧마루에 근접하게 움직인다(참고: 관찰은 각막 반사 보기를 통해 도움을 받을 수 있다).
5. 환자의 두 눈 또는 한 눈이 고정됨이 흐트러질 때 콧등으로부터의 거리를 기록한다. 눈이 안쪽으로 움직이면 눈동자의 수축을 관찰하고 고정을 유지하는 능력과 사용된 노력의 양을 관찰한다. 고정은 한 눈 또는 두 눈이 바깥으로 움직이거나 또는 환자가 복시(double vision)를 보고하면 흐트러진 것이다.
6. 어른에게 수렴의 근접점은 콧등에서 3 inch이고, 고정의 흐트러짐이 없고 작은 노력으로 수행할 수 있다(참고 : 노인은 어린아이와 청소년 보다 근접점이 멀다).

환자를 위한 지시사항 (Instructions to the client)

"나는 당신의 코로 가는 이 불빛 펜에 얼마나 길게 초점을 맞추고 있는지 볼 것입니다. 불빛 펜이 당신의 코로 가면, 당신의 눈은 교차되기 시작할 것이고 불빛이 두 개로 나타나거나 또는 흐릿해짐이 나타나게 될 것입니다. 이런 반응이 나타나면 가능한 빨리 저에게 알려주십시오."

점수화/결과 해석 (Scoring/interpretation of results)

초기 관찰은 물체가 안쪽으로 움직일 때 눈의 수렴이 가능한지 보는 것이다. 왜냐하면 수렴은 적응 처리의 한 부분이며 눈의 수렴 불능은 근접 거리 상을 깨끗하게 초점하는 것을 어렵게 한다. 어른은 대부분의 물체를(인쇄된 물체 포함) 볼 때 얼굴에서부터 13~16 inch의 거리를 유지한다. 이 거리는 편안한 초점과 보는 기간을 유지할 수 있도록 한다. 수렴의 근접점은 콧등으로부터 2~3 inch 거리이고, 몇몇 어른들은 더 가까이 물체를 볼 수 있다. 그러므로 수렴의 제한점은 일반적으로 수렴의 어려움을 가지고, 콧등으로부터 5 inch 거리에서 쉽게 수렴을 유지하는 환자를 제외하고는 기능적으로 중요하지 않다. 이 거리에서는 수렴 불능과 물체에 초점하는 것을 몇 초 동안 유지하는 것은 환자가 특히 읽기 위해 초점을 유지하기 위해 요구되는 근접 시각 안에서 과제를 수행하기 어렵기 때문이다. 검사에서 수렴의 기능부전의 관찰은 책 읽기, 쓰기, 퀼트. 바느질과 같은 과제를 수행하는 환자에 의해 만들어진 불안과 상관관계가 있다.

조절과 수렴 결핍 치료
(Treatment of Accomodation and Convergence Deficits)

이 장에서 묘사된 것과 같은 조절 혹은 수렴의 선별 검사를 통과하는 것에 실패한 환자는 시력 검안사 또는 안과의사에 의뢰된다. 이 전문가는 시각 치료 또는 수술이 필요한 지 평가할 것이다. 전문가들의 의견을 참고할 때, 치료사는 환자들의 선별과정 뿐만 아니라, 조절과/혹은 수렴의 결함을 기능적 활동 동안 분명히 나타나는지 알아야 한다. 환자는 시력 검안사에 의해 새로운 렌즈 또는 프리즘을 얻고, 기능적 활동 동안 착용하였다. 작업치료사는 렌즈 또는 프리즘의 효과와 환자의 편안한 수준 또는 적응과 관련하여 시력검안사와 의사소통을 가깝게 유지하여야 한다.

앞에 설명에 따르면 비록 작업치료사의 중재 초점이 회복시키는 것은 아니지만, 기능적으로 근접한 과제에 의해 치료단계의 시작에 활동 수행을 빠르게 준비시키는 것은 도움이 된다. 예를 들면, 치료사는 콩, 구슬 건포도와 함께 환자의 입 안에 스푼을 넣어준다. 치료사는 환자에게 물체의 크기, 색깔, 형태에 관해 질문을 할 수 있고, 환자는 숟가락이 제거 되면 대답을 한다. 이 활동은 스푼의 끝에 수렴되는 자극을 주는 것이다.[69]

복시 (Diplopia)

양안시는 감각통합 또는 "시각적 구조물에 대응하는 망막의 이미지의 통합"에 좌우된다.[46] 복시는, "물체를 볼 때, 한 쪽 안구의 중심와(fovea)와 다른 쪽 안구의 중심와를 제외한 부분이 자극되어." 발생한다.[21] 즉, 망막의 이미지와 상응하는 부분이 없는 것이다. 마비성 사시, 일반적인 외상성 뇌손상 환자들에게 복시가 나타날 수 있다.[18,26,30] 복시는 지남력, 눈-손 협응, 운동성, 자세 조절, 읽기, 공간적인 판단력에 어려움을 야기할 수 있다.[12] 복시를 보상하기 위해서, 환자는 머리의 위치를 비정상적으로 유지하고 있을 수도 있다. 이는 환자의 의도적인 보상 기술이라기보다는 머리나 자세 조절이 좋지 않은 것으로 혼동될 수 있다. 눈을 가늘게 뜨고 보거나, 한 쪽 눈을 감을 수도 있다. 환자는 얼굴에서 약 20 inch 이내에 해당하는 근거리 복시 또는 20인치 이상에 해당하는 원거리 복시를 갖을 수도 있다.[2] 근거리 복시는 읽기, 쏟아붓기, 쓰기와 같은 활동에 영향을 줄 것이고, 원거리 복시는 이동과 같은 활동에 영향을 줄 수 있다.[2]

복시 평가 (Evaluation of Diplopia)

검사 1 – biVABA[2]

설명 (Description)

가림검사(cover test)/가리지 않은 검사(uncover test)는 치료사가 복시(diplopia)의 원인인 "사시(tropia 또는 눈의 치우침)"가 의심될 때 사용한다. 치료사는 환자에게 정상적인 기능을 가진 눈을 빠르게 가리는 동안 목표물을 눈높이에서 고정하라고 지시한다. 가리지 않은 눈은 목표물에 고정하여 보게 되며 관찰된다. 이 과정은 다른 눈도 반복한다.

점수화 (Scoring)

가리지 않은 눈의 방향을 기록한다.

내사위(esophoria) — 눈은 안쪽으로 돌아감.

외사위(exophoria) — 눈은 바깥으로 돌아감.

상사시(hypophoria) — 눈은 아래로 돌아감.
하사시(hypophoria) — 눈은 위로 돌아감.

두 눈이 똑같이 정렬되었고 물체에 고정하였다면, 한눈을 가렸을 때 각각으 움직임이 없어야 한다. 눈이 정렬되지 않았다면, 반대쪽 눈을 가렸을 때 치우친 눈은 고정되어 움직인다.

검사 2 – biVABA[2]

설명 (Description)

교대가림검사(altenate cover test)는 사위(phoria , 눈은 치우쳐 있으나 물체에 고정할 때 눈에 띄지 않는다)를 발견하기 위해 사용한다. 검사 1의 절차를 제외하고 치료사는 2초 동안 눈을 가린다.

점수화 (Scoring)

움직임의 방향을 기록한다.

복시 치료 (Treatment of Diplopia)

겹쳐서 보인다고 하는 환자에게 선별검사를 실시하여 문제점이 나타나면, 치료사는 시력검안사와 안과 의사에게 의뢰한다. 치료사는 복시가 기능적 활동에 어떤 영향을 미치는지 이야기 한다.

시력 전문가는 프리즘, 부분 혹은 전체를 가리기, 시력 훈련, 혹은 수술을 처방하기도 한다. 치료사는 환자가 이런 방법들에 어떻게 반응하는지 무엇이 환자의 수행에 긍정적, 부정적 영양을 미치는지 시력 전문가와 의논해야 한다. 예를 들면, 눈을 완전히 가리면 환자의 균형이나 공간에 대한 오리엔테이션에 영향을 미칠 수도 있다. 만약 이런 경우라면, 치료사는 시력 전문가와 함께 겹쳐서 보이는 경우는 다른 치료방법을 찾아야 할지 모른다.

시각적 부주의 (Visual Inattention)

시각적 부주의는 대개 오른쪽 두뇌에 손상을 입은 경우 나타나며, 특별한 감각 장애가 없음에도 불구하고, 손상을 입은 대뇌 반대쪽의 공간적 환경 및 신체에 대해 제대로 인식하지 못하는 상태로 정의될 수 있다.[12,49,70-72] 이는 다음과 같은 손상을 포함하는 많은 용어들로 나타낼 수 있다. "…공간적으로 암호화된 목표물에 집중하는 것과 관련된 메커니즘의 손상; 반대측의 구상적 공간의 왜곡; 반대측 공간에 대한 운동 계획 실행의 어려움과 반대측의 자극에 대한 적절한 동기부여의 어려움" 무시는 촉각, 고유 수용각, 입체 지각의 감소, 공간 지남력의 손상, 운동 탐색의 손상, 소멸(조금 또는 모든 양식) 반맹증과 연관되어 있을 수도 있다.[8,12,72] 심한 무시 환자의 대부분은 마치

환측의 세상이 존재하지 않는 것처럼 행동할 것이다.[72]

시각적 무시(neglect) 또는 부주의는 심한 정도와 형태가 다양할 수 있다. 그러나 모든 형태의 환측무시는 환측의 정보에 대하여 반응하지 않는다는 공통적인 문제를 갖고 있다.[74] 시각적 부주의는 오른쪽 뇌손상 환자에게 가장 흔하면서 좀더 심하게 나타나고, 3차원 공간에서 나타날 수 있다: 수평(좌, 우), 수직(위, 아래), 방사(원, 근).[75] 또한 이는 시야 결손과 무관하게 발생할 수 있으며, 신체 무시(body neglect) 증상과 함께 발생하기도 한다.[76-78] 이마엽(전두엽) 병변 시 신체-중심의 무시 증상이 나타나지만, 마루엽(두정엽)인 경우에는 환경-중심의 무시 증상이 발생한다.[79] 편측무시(unilateral neglect)는 반맹증과 혼동할 수도 있지만, 무시의 근간이 되는 메커니즘은 반맹증과는 확실히 다르다. 무시란 "…지각 손상은 시력을 확보하는데 필요한 신경학적 기질은 손상되지 않았으나 감각 입력에 집중하거나 지각하는데 필요한 시각적 기질이나 경로가 없는 것을 말한다."[12]

시 · 공간적 부주의를 설명하려는 기초 이론 부분에 대해서도 다소 논란의 여지가 남아 있다. 일부 학자들은 감각 결핍증과 정신 이상의 상호작용으로 이 증상이 나타난다고 본다.[76,80,81] 공간에 대한 내적인 표현 이상으로 보는 학자들도 있다.[82] 이제 많은 사람들은 시 · 공간적 부주의가 부분적인 집중장애와/또는 지남력장애 때문이라고 믿고 있다.[33,76,81,83-85]

Butter는 결손과 관련된 주의에 대한 개념(attention)을 정립하고, 주의를 두 가지 범주로 구분한다. 반사적인 주의(reflex attention)과 수의적인 주의(voluntary attention).[83] 반사적인 주의(reflex attention)는 특정한 물리적 성격을 갖는 자극에 의해 유발된다. 자극의 속도와 빈도는 주의 정도를 결정한다.[83]

한편, 수의적인 주의는 "자극에 대한 표현방식들이 축적되어 내부적으로 활성화되면서 발생한다."[83] 수의적인 주의는 상층 대뇌피질의 신경 구조와 관련이 있으며 반사적인 주의의 기전과 공통된 부분이 있는 것으로 여겨지고 있다.[83,86] 이론적으로는 반사적인 주의는 시각적인 자극을 하위상달식(bottom-up)으로 처리하며, 수의적인 주의는 하위상달식과 상위하달식 처리 두 가지 다 활용하는 것으로 보고 있다.

Riddock와 Humphrey는 주의의 개념을 두 가지 유형으로 보는데, 이는 주의 이전(pre-attentive)과 주의 처리과정(attentive processing)이라고 한다.[87] 이들은 연구를 통해 주의 이전의 처리 능력 면에서 환자의 상당수가 정상 성인 것을 발견하였다. 따라서 이들은 이런 무시를 "주의 이전에 얻은 정보를 행위로 변환시키는" 능력이 결핍되어 나타나는 것으로 보았다. 이것은 시각적인 자극이 "시각적인 주의를 포착하는" 과정에서 문제가 되었기 때문이다.

일부 임상의학자들은 이런 환자들이 자신의 주변 공간을 전체적으로 탐색해 보는 기능도 결여되어 있다고 한다. Bouska와 그 연구진들은 환자가 활동하는 안구, 훑어보기와 순간적인 눈 움직임과 같은 눈의 움직임이 단지 환자가 관심을 기울이는 공간 중 신체 한가운데에서 비추어 볼 때 어느 한쪽 부분에서만 나타나는 것을 발견하였다.[49] 눈 움직임과 관련된 실행증이 없는 경우와 특별히 안구운동이 저하된 환자가 아닌 경우에도 이 증상이 나타난다.

Rafal은 환자가 왼쪽의 물체를 지각하지 못하고 무시를 가지고 있으며, 또한 왼쪽을 향한 그 또는 그녀의 손의 움직임에 반대하는 운동 편견을 가지고 있음을 발견하였다.[72] 달리 말하면, 일부 환자에게서 지각과 더 많은 운동 무시를 가질 수 있다. 그는 분명한 무시 증상을 다음과 같이 묘사하였다.[72]

> *시각 영상 안의 공간 요소 또는 동측을 향한 항진된 반사가 나타남; 주의 집중을 중지하는 능력의 손상; 공간의 내적 표현을 흐트러트리고, 손상 반대쪽에 장애를 입힐뿐만 아니라 이동하지 않는다. 손상 반대쪽을 향한 수의적 움직임이 나타남; 손상 대뇌 반대쪽 탐색 활동의 결함으로 인한 동측을 향한 운동 편견; 일반적으로 손상 대뇌 반대쪽 수의적 순간적인 눈 움직임 능력 손상; 각성을 만들기 위한 손상대뇌 반대쪽 자극의 부족.*

무시는 주의 시스템의 문제와 연합된 결함이라고 받아들이고 있고, 최근에는 단지 무시에서의 지속적 집중력에 대한 역할만을 검사하고 있다. Robertson은 무시를 가진 환자의 검사에서, 지속적 집중력은 무시의 패턴에 영향을 조절하는 중요한 변수임을 발견하였다.[88] 그는 손상된 지속적 집중력은 만성적 무시의 원인이 되고, 자연 치유가 되는 급성 무시 환자는 지속적 집중력 손상이 보여지지 않는다 라고 하였다. Robertson은 "지속적 집중력(sustain attention)과 주변적 집중력(lateralized attention) 사이의 밀접한 관계가 있고 편측 무시의 현상을 이해하는 것뿐만 아니라, 정상 인간의 인지 기능을 이해하는 것도 중요하다"고 믿는다.[88]

환측 무시와 관련된 또 다른 중요한 개념은 소거이다. 시각적 소거는 간단히 표시된 두 물체를 지각하는데 심각한 제한이 있거나 능력이 없는 환자가 단일 시각적 자극을 처리할 수 있다고 설명한다.[85,89] 정상 시야 안에서 양쪽에 동시에 물체를 보았을 때, 이 증상 환자는 어느 한쪽의 물체를 무시하게 된다. 신체 정중선에서 정반대에 있는 물체에 대해서만 시각적 무시 증상을 보이는 것이 아니라 네 부분으로 나누었을 때 반대쪽 상지와 하지에 이 증상이 나타날 수 있다. 예를 들면, 네 부분 중 왼편 하단부에 자극제가 있으면 이는 오른편 상단부에 있는 자극제를 무시하는 증상을 일으킬 수 있다.

이것은 왜 소거가 나타나는지 다양한 이론을 가지고 있다. 주요 가설은 다음과 같다. 1) 손상 대뇌 반대쪽을 대상으로 주의력 손상, 2) 동측에서 자극되어지는 주의를 중지하는 문제, 3) 공간의 측면을 향한 주의의 비정상적인 끌어당김.[85] 가설을 지지하는 새로운 연구 분야에서, 소거는 동측보다 중요한 결정력이 약한 손상 반대쪽 항목에 할당되는 결과이다.[85] Mattingley에 의해 나타낸 연구의 결과는 이 가설을 뒷받침하지 않을 뿐 아니라, 다른 양식 또는 감각으로부터 오는 자극에서 나타나는 경쟁 부담(competitive weight)의 변화를 관찰할 때 한 단계 더 나아갔다.[89] 환자는 같은 시간에 시각과 촉각적 자극을 받을 때, 그 자극이 촉각이었는지 시각이었는지 환자는 손상 반대쪽 자극을 소거한다. 연구자는 소거는 아마도 환자에게 제공되는 심각한 감각에서 나타나고 일차적 감각에서 명백하다는 것을 알아냈다.[89]

무시와 관련된 최근 연구의 주요 발표 중 하나는 환자의 "중심선 이동(midline shift)"이다. 목적을 위한 개개인의 연구에서 그 또는 그녀는 둘 다 반쪽 공간(hemispace)에 있었다.[90] 그러나, 무시를 가진 환자의 연구는 환자 신체 중심의 오른쪽에서 오는 정보는 잘 주의집중 할 수 있으나 왼쪽에서 오는 정보는 낮은 주의집중을 보인다는 것을 증명하였다.[91,92] Padula 외 다른 연구자들은 중심선 이동(midline shift)에 대한 기초적 방법을 다음과 같이 묘사하였다.[92]

신체의 한 부분으로 들어오는 정보의 방해는 다른 것으로부터 비교되고, 환경에 대한 시각적 과정(ambient visual process)은 몸의 한쪽과 다른 쪽에 대한 공간적 개념이 확장되면서 균형을 잡게 한다. 이렇게, 한 쪽은 공간의 확대를 지각하고, 다른 한쪽은 공간의 압력을 지각한다. 이 현상은 신경학적으로 손상 측에서 떨어져 이동하기 때문이다.

가운데가 한쪽으로 치우쳐 있는(midline shift) 상태로 인지하고 있는 환자는 걸어갈 때 바닥이 약간 기울어져 있는 것 같다고 얘기할 것이다. 그들은 주로 사람들이 많이 돌아다니는 장소에서의 균형과 공간 지남력을 어려워 할 것이다.[92]

무시가 있는 환자를 정상인, 그리고 반맹증이 있는 사람들과 비교하면 시각 탐색을 시작하는 위치가 유의하게 차이가 있다.[93] 연구 결과 무시가 있는 환자는 가운데에서 오른쪽으로 탐색을 시작한다고 나타났다. Behrmann의 연구에 의하면, 무시가 있는 환자는 동측 보다는 반대측의 단속 안구 운동(saccade)이 적었다. 왼쪽의 단속성 안구 움직임의 시작이 느렸다. 이로 인해 왼쪽 보다는 오른쪽에서부터 시각적 탐색을 시작하는 것에 적응하게 되었다.[93] 이런 패턴은 하나나 두 개의 자극을 따라 보고(tracking), 경치와 얼굴을 바라보고, 책을 읽을 때 관찰됐다.[93] Karnath와 Perenin도 6명의 무시가 있는 환자와 6명의 정상인을 대상으로 한 연구에서 비슷한 결과를 얻었다. 무시에 대한 그들의 연구에서는 그들의 중심이 몸 가운데를 기준으로 오른쪽으로 15° 치우친 상태에서 시각 탐색(ocular exploration)을 한다는 것을 밝혔다.[90] 또 다른 흥미있는 결과는 이들이 촉각 탐색(tactile exploration)을 할 때에도 가운데가 한쪽으로 치우친 상태로 한다는 것이다. 이제까지의 연구와 최신의 다른 연구들에 의하면, 무시가 있는 환자들은 그들의 가운데를 자신의 몸을 기준으로 오른쪽으로 치우친 상태에서 주관적으로 정하여 인식한다는 것이 발견되었다.[93] 시각 치료(vision therapy)는 프리즘 같은 것을 사용하여 무시가 있는 환자들에게 정상적인 감각 입력을 통해서 그들이 가운데에 대해 차츰 다시 인식할 수 있게 해주고 그들이 가운데를 지각하게 하기 위해 프리즘을 사용하는 것을 차차 줄이고, 형태에 대한 인식을 향상시키는 많은 기법들이 있다.

요약하면, 시각적 부주의 또는 무시는 단일적인 문제로 나타나지만 종종은 연합된 결핍을 동반하여 나타나기도 한다.[90,94] 이런 무시는 근접한(사람간의) 공간이나 먼(사람을 벗어난)공간에서 나타난다. 이것은 지각이나 운동의 문제를 보일 수 있다. 이것은 공간 자체에 대한 무시를 보이거나 물건 자체에 대한 무시를 보일 수 있다. 무시에 대한 메카니즘은 감각에 근거하기 보다는 주의에 근거한다고 생각한다. 그리고 지속적으로 주의를 기울이는 것이 무시를 조절할 수 있는 중요한 사실이라고 믿는다. 소거는 감각 형태(sensory modality) 혹은 시각의 사분역(quadrant of vision)으로 일어나고, 결국 무시는 그들의 몸에서 가운데가 한쪽으로 치우치도록 인식하도록 할 것이다. 환자의 몸에 대한 지남력(orientation)에 있어서 가운데에서 이동(midlile shift)이 원인으로 나타나는 것이다.

시각적 공간 무시에 대한 환자의 기능적인 능력들과 다양하게 또는 심하게 밀접하게 관련되어 있다. 환자들은 책 읽기, 글씨 쓰기, 그림 그리기와 같은 기본적이거나 수단적인 일상생활에서 심각한 문제가 나타날 것이다.[75,95] 무시 환자는 일반적으로 반맹증의 환자보다 좀 더 많은 일반적인 문제들을 동반할 것이다.[12] 왜냐하면 그들은 손상에 대한 인식 자체가 없기 때문이다.[47] 무시가 있는 사람들은 그들의 인지나 감각-운동은 기능이 좋기 때문에 일상생활에서 낮은 점수를 보이지 않는다. 이에 모든 영역들을 자세하게 평가하고 주어지는 시각적 정보들은 의미있게 통합하는지,[3] 다양한 환경속에서 적응하는지 평가해야 한다.

시각적 부주의의 평가 (Evaluation Of Visual Inattention)

평가를 위한 일반적인 지침 (General Guidelines for Evaluation)

임상적 관찰 (Clinical observations)

시각적 부주의와 연관된 특징과 개념에 대한 정보를 얻기 위해, 치료사는 다음의 질문을 먼저 하여야 한다.

1. 환자의 머리의 위치와 자세는 어떠한가? 머리가 한쪽으로 돌아가 있거나 기울어져 있는가?
2. 환자의 집중 정도는 어떠한가?
3. 환자가 시각적 탐색을 시작하는 위치는 어디인가(즉, 고정을 시작하는 시점)?
4. 환자는 시야의 손상 없이 조직적으로 시각적 탐색을 하는가? 표 3-6에는 반맹증과 편측 무시를 가진 환자의 시각적 탐색 패턴을 비교하여 정리해 놓았다. 탐색 속도가 저하되어 있는가?
5. 시각적 자극을 정렬해 주었을 때 환자의 수행도가 향상되었는가?
6. 무시가 사람 간이나 외부의 환경에서 혹은 활동에서 명백하게 문제가 되는가?
7. 물체에 대한 무시가 나타나는가, 공간에 대한 무시가 나타나는가?
8. 시각적인 배열(visual array)의 복잡성이 증가되면 수행이 감소되는가?
9. 주의깊은 단서를 제공하면 수행을 도울 수 있는가? 촉각적, 청각적, 고유수용적, 운동 감각적인 단서를 제공해야 하는가?
10. 기능적인 활동을 수행할 때 환측에 대한 무시가 나타나는가? 무시가 밥 먹기, 책 읽기, 개인위생을 위한 활동을 할 때에 주로 나타나는가? 아니면, 일반적으로 움직이는 활동(현관문에 대한 인식이 감소되어 있는지, 휠체어를 한 쪽 방향으로만 움직이지 않는지)을 할 때 더 많이 나타나는가? 수행의 향상을 위해 주어진 환경이나 과제를 어떻게 변화시켜 줄 것인가?

표 3-6
탐색 형태 비교: 시야 장애가 있는 사람 VS 편측 부주의가 있는 사람

시야 결핍 (visual field deficit)	편측 부주의 (hemi-inattention)
• 시야가 보이지 않는 쪽으로는 탐색하지 않는다	• 비대칭적으로 탐색한다: 오른쪽으로 탐색하지 않거나 오른쪽에서부터 탐색을 시작한다.
• 환자는 보이지 않는 쪽으로 직접 탐색하는 것을 시도한다.	• 환자는 왼쪽을 직접 탐색하는 것을 시도하지 않는다.
• 탐색 형태가 조직적이고 일반적으로 효과적이다.	• 탐색 형태가 일정하지 않고 비효과적이다.
• 환자는 수행의 정확도를 다시 검토한다.	• 환자는 수행의 정확도를 다시 검토하지 않는다.
• 과제의 난이도에 따라 적절하게 시간을 소비한다.	• 환자는 과제를 빨리 수행한다; 과제의 난이도에 따라 노력을 조절하지 않는다.

출처: *reference 2:* Warren M. Brain Injury Visual Assessment Battery For Adults: Test Manual. *Birmingham, Ala: VisAbilities Rehab Services Inc; 1998:4-43*

검사 1 – 행동적 부주의 검사(Behavioral Inattention Test)[96]

설명 (Description)

행동적 부주의 검사(BIT)는 시각적 무시와 관련이 있는 일상생활 기능에 대한 객관적인 행위 검사이다. 이 검사는 9개의 행동적 하위 검사와 지필로 하는 6개의 전통적인 하위 검사로 구성되어 있다.* 전통적인 하위 검사에는 교차 선 긋기, 글자 지우기, 별 지우기, 그림 및 모양 복사하기, 나누기 및 구상 그림 그리기 등이 있다. 행동적인 하위 검사에는 사진 스캐닝, 전화 다이얼 돌리기, 메뉴 읽기, 기사 읽기, 시간 읽기 및 맞추기, 동전 분류하기, 주소와 문장 복사하기, 지도 찾기 및 카드 분류 등이 포함된다.

점수화 (Scoring)

각 하위 검사 수행 시 누락시킨 갯수를 기록한다. 그리고 지시를 따르지 못한 실수 / 또는 다른 유형의 실수를 기록하되 이는 점수에 반영하지는 않는다. 전통적인 하위 검사에서 얻은 총 점수는 편측 시각적인 무시가 있음을 결정해 줄 것이다. 행위 하위 검사는 무시 증상이 어떻게 일상적인 문제를 야기하는지를 규명해 주며, 이에 대한 치료 전략을 제시하는 지침으로 사용될 것이다. 점수에 대한 자세한 사항은 매뉴얼에 나와 있다.

타당도 (Validity)

1. 행동적인 검사에서 얻은 점수와 전통적인 검사에서 얻은 점수를 비교하였다. 상관계수는

**Result of Study of 54 right hemisphere CVA subjects indicated that the therapist may only need to administer the conventional subtests to identify neglect.*

0.92(p<0.001)로 나왔다.

2. 행동적인 검사에서 얻은 점수를 평가수행 당시 치료사가 작성한 설문지 점수와 비교하였다. 상관계수는 0.67(p<0.001)이 나왔다.
3. 40명의 이스라엘 환자〔뇌혈관사고(CVA)〕를 BIT, ADL의 과제수행 및 체크리스트 검사 방법으로 평가하였다. 그 결과, BIT 하위 검사가 편측 무시를 기능적으로 측정하는 도구로서 타당도가 있음을 보였다.

신뢰도 (Reliability)

1. 평가자간 신뢰계수는 0.99(p<0.001)로 나왔다.
2. 두 검사자간의 평행형 신뢰계수(parallel form reliability)는 0.91(p<0.001)로 나왔다.
3. 검사-재검사 신뢰계수는 0.99(p<0.001)로 나왔다.

절차 (Procedure)

전통적인 하위 검사와 행동적인 하위 검사시 각각 두 가지 검사 방법에 대해 설명하였다.

전통적인 하위 검사(Conventional Subtests)

교차선 긋기(line crossing)[*97]

설명 (Description)

환자에게 선 하나의 두께가 1 inch(25 mm)인 40개의 선이 그어진 종이를 보여준다. 환자 바로 앞 정면에 이 종이를 놓는다. 종이에 선들이 일정하지 않게 그려진 것처럼 보이나, 가운데에서 양쪽으로 6개의 선이 표시되어 있는 3개의 열로 되어있다.

지시 (Instruction)

"이 종이 위에 서로 다른 방향을 가리키는 선들이 많이 있습니다. 제가 펜으로 이 선들을 따라갈 때 같이 따라해 주십시오."(페이지에 그려진 모든 선을 따라 펜을 오른쪽에서 왼쪽으로, 위에서 아래로 움직인다) "그 펜으로 이제 페이지에 보이는 모든 선을 나처럼 표시하십시오."(한 가운데 있는 4개의선 중 2개에 선을 긋는다.)

몇몇 환자들은 처음에는 검사자가 예로 든 바로 그 방향에 있는 선만 그을 것이다. 그런 경우, 모든 방향으로 그려진 선을 그어야 한다고 지시해 준다.

점수화 (Scoring)

그어져 있는 전체 선의 개수를 기록한다. 최고 개수는 36(왼쪽 18, 오른쪽 18)개이며, 중앙열에 있는 4개의 선은 점수에 포함시키지 않는다.

---

* 출처: *Thomes Valley Test Co. reference 97: Wilson B, Cockburn J, Halligan P. Behavioural Inattention Test. Bury St. Edmunds, England: Thames Valley Test Co; 1987.*

별 지우기(star cancellation)[*97]

설명 (Description)

환자에게 큰 별 52개와 일정하지 않게 위치한 글자들 13개, 짧은 단어들 10개, 여기저기 놓여진 작은 별 56개가 그려진 종이를 보여준다.

지시 (Instruction)

"이 종이에는 크기가 다른 별들이 있습니다. 자세히 살펴보십시오 — 이것이 작은 별입니다. 작은 별이 발견되면, 십자로 표시하여 지우십시오."(예를 들면, 종이 정중앙 바로 위에 있는 작은 별 두 개를 십자 표시한다) "이 종이에 있는 작은 별을 모두 찾아 표시하여 지우시기 바랍니다."

점수화 (Scoring)

표시된 별의 전체 숫자를 세어 기록한다. 누락된 것을 자세히 분석하기 위해 점수표에 따라 6개 부분으로 환자들이 표시한 별 개수를 자세히 분류할 수 있다. 총별의 수는 54개(왼쪽 27개, 오른쪽 27개)이다.

행동적 하위 검사 (Behavioral subtests)

기사 읽기(Article Reading)[*97]

설명 (Description)

환자에게 짧은 세 개의 칼럼을 주어 읽게 한다(언어 문제가 있는 환자에게는 적용하지 않는 것이 좋다).

지시 (Instruction)

"신문에 있는 짧은 기사입니다. 큰 소리로 천천히 읽으십시오."

점수화 (Scoring)

읽지 않고 누락시킨 단어를 퍼센트로 하여 점수를 매긴다. 누락시킨 단어, 불완전하게 읽은 단어, 다른 단어로 바꾼 단어도 점수로 들어간다. 검사자는 원본 기사와 비교하면서 점수를 기록한다.

동전 구분하기 (Coin Sorting)[*97]

설명 (Description)

환자에게 동전 세트를 보여준다(전체 6개의 동전 종류로 각 종류 당 3개의 동전 세트). 검사자가 큰소리로 동전 이름을 부르면, 환자는 그 동전을 지적한다. 동전을 부르는 순서는 미리 짜여져 있다.

---

* 출처: *Thomes Valley Test Co. reference 97: Wilson B, Cockburn J, Halligan P.* Behavioural Inattention Test. *Bury St. Edmunds, England: Thames Valley Test Co; 1987.*

점수화 (Scoring)

점수 기록지에 알아맞힌 동전 개수를 기록한다. 누락시킨 개수로 점수를 낸다. 누락 위치도 점수 기록지에 기록한다.

검사 2 – 교대로 동시 자극하기 [Alternating Simultaneous Stimuli(extinction)][*98]

절차 (Procedure)

치료사는 환자 정면 바로 앞에 팔을 뻗어 닿을 정도의 거리에 앉는다. 환자는 치료사의 코를 바라본다. 환자의 얼굴에서 8 in(20 cm) 떨어진 지점에서 양쪽 검지손가락을 들어 두 번씩 흔든다. 총 7에서 10회 반복한다.

X = 움직인 손가락
O = 움직이지 않는 손가락

어떤 손가락이 움직이는지 환자에게 말로 하거나 손으로 가리켜보라고 한다.

주의사항 : 시야 손실이 어느 정도인지 알면 환자의 시야 결손 검사와 중복되지 않도록 주의한다. 시야 결손 환자라면 시야 내에서도 하고 시야가 결손된 경계선에서도 무시 검사를 한다.

지시 (Directions)

"이 검사를 진행하는 동안 내내 내 코를 보십시오. 손가락이 몇 개 움직이는지 대답하세요 — 한 개 또는 두 개. 움직인 손가락을 가리켜보십시오."

지속적으로 동시에 제공되는 시각 자극물들을 환자가 집중할 수 있는지 어느 한 쪽, 오른쪽이나 왼쪽 자극물을 보지 못하고 무시하는지 관찰한다.

주의사항: 무시 증상이 있는 쪽에만 보여준다면, 무시가 있는지 알 수 없다. 그러나 주변시가 정상인 상태에서, 계속적으로 동시에 보여주면, 자극에 대해 시각적 무시가 보여지기도 한다.

척도 (Scale)

1 — 있음. 시 · 공간적 무시증 발견됨
0 — 없음. 시각적 자극물에 제대로 집중함

검사 3 – biVABA[2]

스캔 보드, 스캔 코스, 그리고 시각 탐색의 하위항목들을 환자의 시각 탐색 형태를 표시하고 어떻게 조직화하고 탐색 속도를 측정하는데 사용된다. 이는 환자의 시각 탐색 형태 및 탐색의 질의 평가가 가능하며 반맹증과 무시를 구별해 내는 것이 가능하다(표 3-6). 게다가, 이 검사를 해석, 점수화, 시행하는 것도 관련된 세세한 정보에 대한 근거를 마련했다.[2]

---

* 출처: *Santa Clara Valley Medical Center, reference 96: Zoltan B, Jabri J, Panikoff L, Ryckman D.* Percetual Motor Evaluation for Head Injured and Other Neurologically Impaired Adults. *San Jose, Calif: Santa Clara Vally Medical Center, Occupation Therapy Deparment; 1983.*

검사 4 – 동적 물체 추구 검사(Dynamic object search test)[99]

이 검사는 90쪽에 조직화되어 있는 것의 일부분을 발췌해서 사용했다.

동적 검사(Dynamic Assessment)

시각적 무시에 대한 동적인 검사를 하는 동안에, 치료사는 수행을 향상하기 위한 지시를 제공한다. Golisz와 Toglia의 예를 살펴보자:[100]

- 왼쪽에 있는 정보들을 다 보았다고 생각하나요?
- 당신이 놓친 정보를 다시 찾을 수 있는지 한번 볼까요?
- 당신의 왼쪽에서 무슨 일을 하는지 자세히 훑어 보세요.
- 다시 한번 해 보까요. 당신 왼손으로 왼쪽에 있는 종이를 왼쪽 모든 방향을 살펴 만져보세요.

동적인 평가를 하는 동안에, 치료사는 환자가 수행도를 낮게 하는 원인들을 확인하고 활동을 수정하여 다시 제공해 주어야 한다. 몇몇의 활동의 매개 변수는 똑같이 하고, 활동을 수행하는 동안 매개 변수를 변화시켜 본다. 예로, 치료사가 느끼기에 환자의 수행을 방해하는 요소가 시각적인 자극의 배열의 복잡성 때문인지, 밀도 때문인지 확인하기 위해, 활동을 다시 수행할 때 밀도를 낮춰 보거나 복잡함을 감소시켜 보는 것이다.

시각적 부주의의 치료(Treatment of Visual Inattention)

회복적 접근법의 활용(Utilizing a Restorative Approach)

시각적 부주의의 회복적 접근법은 환자가 무시의 증상을 갖고 있는지 평가하고 그 증상으로 인해 기능적으로 어떤 영향을 받는지 검사하는데 이용된다. 사실 최신의 연구를 살펴보면, 무시가 있는 환자에게 그들이 무시하는 증상을 인지하도록 훈련을 제공하더라도, 그들의 인식을 향상 시킬 수 없지만 특별한 일상생활의 훈련 없이도 다양한 일상생활 활동의 수행도를 향상시킬 수 있었다.[21,101] 환자들이 시각적으로 집중하고 탐색하기 위해 새로운 전략을 세울 수 있는 능력을 갖을 수 있도록 해주어야 한다. 그러나 환자들은 일반적으로 지속된 집중력을 통해 문제를 인지할 수 있지만, 그들은 갖고 있는 그 문제를 함께 무시해버린다. 집중력에 문제가 있는 환자들은 그들의 지속적 집중력을 향상시키기 위한 활동들을 수행함으로써 그들의 문제를 이해하고 받아들일 수 있다. 연구들을 보면 환자들에게 집중력의 문제를 보상하기 위한 방법을 가르치는 것이 무시의 문제를 개선하는데 도움이 된다는 것을 보여준다. 이것은 두 시스템의 기초가 되는 문제들이 해부학적으로 연결되어 기능에 영향을 끼치기 때문이라는 가설이 성립되어 이 접근법이 효과적인 방법이라는 것을 증명할 수 있다.[88]

1. 훑어보기 형태를 재조직화하기 위한 활동을 제공해 준다. 환자들에게 첫 번째로 왼쪽에서 오

른쪽으로 직선 형태(작은 시각적 정보를 세밀하게 읽고 훑어보게 하기 위해)로 탐색하는 것을 가르친다. 두 번째로 왼쪽에서 오른쪽의 시계방향으로 돌아가는 것이나, 중심에서 시계방향으로(외부의 환경속에서 주어지는 시각적 자극들의 배열을 이해하기 위해) 탐색하는 것(예, 식료품점이나 운전할 때를 위해)을 가르친다.[2]

2. Warren은 환자가 훑어보기 재조직화를 위한 활동을 제공할 때 다음의 원리를 따르도록 하였다.[3]

   a) 치료 활동에서는 환자가 가능한 한 넓게 시공간을 훑어보도록 요구한다.
   b) 치료 활동은 환자가 정해져 있는 목표물과 물리적으로 상호 작용하도록 한다면 좀 더 효과적일 것이다.
   c) 치료 활동 시 환자에게 선택적 주의를 강조하여 목표들을 비교하고 세밀하게 살펴보며 비교하도록 한다.
   d) 환경 안에서 탐색 전략 세우는 것을 연습하기 위해 일상생활에서 적용해 연습한다.

3. 시각적 무시는 지속적 집중력과 밀접한 관련이 있기 때문에 환자에게 지속적 집중력 향상을 위한 활동을 제공한다.
4. 환자에게 말을 할 때 환자의 환측에 앉거나 서 있음으로 인해 환자가 고개를 환측으로 돌려 공간 안에서 정보를 찾도록 한다. 또한 운동적인 요소들을 자극해 주기 위해 퍼즐 맞추기를 할 때 퍼즐을 환측에 놓아 주거나 물건을 놓고 잡을 수 있도록 한다.
5. 환자에게 필요한 물건을 환측에 놓는다, 예로, 입을 옷을 환측에 놓는 것이다. 또는 환측에 시계를 채워 두고 환자에게 몇 시인지 물어보아 환자가 그곳을 볼 수 있도록 한다.
6. 환자가 환측을 보는 것을 촉진하기 위해 환아에게 언어적, 청각적(벨소리, 손가락으로 내는 소리), 촉각적, 운동 감각적 단서를 제공한다.[102,103] 예로, 환자가 무시하는 공간에서 팔을 뻗을 때 언어적인 지시 대신에 환자에게 물리적인 가이드를 제공하거나, 그의 어깨를 가볍게 쳐주어 환자가 그쪽을 보도록 할 수 있다. 이 방법은 실어증 환자에게 좀 더 효과적이다. 주의하기 전에 주는 단서는 시각적 집중의 속도와 정확성을 향상시켜 준다. 예로, 비디오나 계단에 가까이 가도록 함으로써, 청각적인 단서를 사용하거나 자극을 표시한다.
7. 몇몇의 연구에서 움직이는 자극(예, 불을 켰다 껐다 함)을 주는 것이 정적인 자극을 주는 것보다 시각적 부주의를 감소시키는 효과가 있다는 것이 증명되었다.[83,104]
8. 환자에게 그들의 수행을 비디오로 촬영하여 보여줌으로써 작업 수행에 유의한 향상을 가져왔다는 연구가 있다.[105]
9. 시각적 부주의에 대한 치료용으로 개발된 컴퓨터 소프트웨어로 훈련시킨다.
10. 정중앙(middlire)이 한쪽으로 치우쳐 있는 것으로 인식하고 있는 환자에게 신경발달적 접근법을 제공하여 치료함으로써 그들이 정상적인 신체 도식을 재정립할 수 있도록 한다. 예로, 핸들링(handling)과 체중 이동(weight shifting)을 제공하여 정상적인 자세 조절을 촉진하

는 것이다. 신경발달적 접근법을 이용한 치료 시 환측에서 쥐는 훈련을 포함시킨다. 신경발달적 치료 활동들과 이전에 설명했던 훑어보기 활동들을 통합시키는 것이 치료 효과를 증가시킨다.

11. 강제유도치료에 대해서는 1장에 설명되어 있다.
12. 검안사들은 정중앙이 한쪽으로 치우친 상태로 인지하고 있는 환자와 무시가 있는 환자를 평가하고 치료하기 위해 프리즘을 이용한다. 연구 결과 프리즘 치료는 장기적으로 제공하면 치료에 효과가 있다는 것이 증명되었다.

적응적 접근법의 활용 (Utilizing an Adaptive Approach)

이 접근법은 환자가 자신의 결핍된 능력에 대해 인지하지 못하기 때문에 새로운 훑어보기 전략을 사용하지 못할 때 적용한다.

1. 환자와 그 가족에게 시각적 부주의 및 이 증상으로 인해 환자가 기능적으로 어떤 영향을 받게 되는지에 대해서 더 많이 알고 있도록 교육시킨다. 안전과 관련한 사항에 대해서는 특히 강조한다. 또한 활동하는 동안 시각적 훑어보기(scanning)가 필요하다는 사실도 강조한다.
2. 가능한, 환자 스스로 자신만의 보상 전략을 개발할 수 있도록 기회를 주고, 이를 적용해 볼 수 있는 실제 과제를 제시하는 등 환경을 조성해 주도록 한다. 서로 다른 여러 환경이나 상황에서 그러한 과제를 수행해 보도록 한다.
3. 동적 상호작용의 이론의 틀 활용 — 어떤 과제를 주어야 수행을 촉진시킬 수 있는지 확인한다. 예로, 과제의 시각적 배열을 간단하게 해주면 수행이 향상된다. 또는 환자에게 글을 읽게 하기 전에 목표물을 먼저 가르키게 하면 수행이 더 좋아진다.
4. 시각적 훑어보기 활동을 특히 강조하고, 머리와 눈을 어떻게 움직여 이 증상을 보상할 수 있는지 가르친다. 다음 순서에 맞추어 치료를 진행해 나간다.[49]
   a) 집중해서 바라보는 공간에서 바라보지 않고 무시하는 쪽 공간으로 움직이도록 환자의 눈을 유도한다.
   b) 무시하는 쪽 공간으로 눈을 움직이게 한다.
   c) 머리는 움직이지 않고 눈만 움직이도록 한다.
   d) 환자의 인지와 훑어보기의 통합을 향상시키기 위해 좀 더 어려운 시지각과 시운동 과제를 제공한다.
5. 환자가 활동을 시작하기 전에 환자에게 단서를 줌으로써 스스로 문제를 인식하도록 도와준다. 예로, 지정하는 것이다. "내가 어떤 것을 볼 때, 나는 왼쪽을 보지 않는 경향이 있다. 그래서 내가 이것을 시작할 때 나는 볼 장소를 지정했다. 아마도 나는 정확한 장소를 보지 못할 것이다. 그래서 나는 처음 시작할 때 보고 지정했던 장소보다 왼쪽으로 더 멀리 있는 곳을 볼 것이다.

6. 연구에서 무시가 있는 사람에게 시각적 이미지를 사용하는 것이 효과적인 기법이라 언급했다.[22] 무시가 있는 16명의 환자에게 수평의 강한 빛 자극에 그림을 보여주고 그들의 눈에 이미지 된 것을 묻는다. 그들이 그것을 물어 보았을 때 시각적 이미지를 기능적으로 이용한다. 이런 훈련 과제를 치료에 이용한다. 이 실험군의 진단, 인종, 나이를 조절하여 조화를 맞추었다. 이 실험군의 시각적 부주의에 대해 기능적 향상을 점수화 한 것과 보호자의 기록 등을 대조군과 비교해 보았을 때 유의한 향상을 보여주었다.[22]
7. 환자의 시야 범위 안에서 기능적인 독립을 위해 충분한 아이템들을 놓아둔다. 환자의 환경을 고안할 때 환자가 다칠 수 있는 위험요소는 줄이고 환경과 긍정적 상호작용을 가능하게 하는 요소는 향상시켜 둔다.[75]

시각/전정 처리 (Visual/Vestibular Processing)

하나의 균형과 자세를 유지하기 위한 능력은 시각계, 전정계, 체성계 통합의 결과이다.[108] 이 체계의 상호작용은 "동작을 알맞게 지도하고 개인의 주변 환경 안에서 움직임과 스스로의 움직임을 구별"을 위해 필요하다.[109] 증상에 대한 복잡성으로 인해 감각정보 안에서의 충돌이나 결핍이 있게 된다.[110] 자세, 움직임, 지각, 환경과 관계된 각각 이 체계의 기능과 제한점은 표 3-7에 설명되어 있다. 게다가 자세, 균형, 어지러움과 원인의 기초를 이루는 문제점들의 기능적인 표현은 표 3-8에 요약되어 있다.

표 3-7
자세, 움직임, 지각, 환경과 관련된 체성감각계, 전정계, 시각계의 기능과 제한점

체계	기능	제한점
전정	자세와 균형조절 제공; 이석을 통해서 중력에 대한 지남력 포함; 자신의 동작과 환경에서 움직임을 구별하는 것을 제공; 머리와 몸을 움직이는 동안 시각고정 유지	머리의 동작에 따라 몸 동작 또는 몸의 기울임을 구별할 수 없다.
체성감각 (관절 수용기와 근육의 정보)	표면 지지와 몸 분절과 관계에 대한 정보 제공; 불안해하는 동안 균형을 잡기 위하여 조절의 의미를 제공	표면의 기울임과 머리의 기울임을 구별할 수 없다.
시각	수직적 지남력을 제공; 자신에게 떨어져 다른 쪽으로 움직이는 물체의 깊이 지각 제공	환경에서 움직임과 몸의 움직임을 구별하는데 불충분하다.

출처: *reference 108: Rosen A, Cohen A, Trebing S. The integration of visual and vestibular systems in balance disordersa-clinical perspective. In: Suchoff IB, Ciuffreda KJ, Kapoor N, eds, Visual and Vestibular Consequences of Acquired Brain Injury. Santa Ana, Calif: Optometric Extersion Program; 2001.*

표 3-8
균형과 어지럼증 문제의 기능적인 증상과 근본적인 이유

기능적인 증상	근본적인 이유
잡기, 찾기, 차로 커브길 조작, 엘리베이터 조작, 빠르게 멈추기, 계단 오르내리기, 잠자는 것과 같은 활동을 하는 동안 발생한다.	전정자극과 직접적으로 관련
사람이 많은 가게에서 쇼핑(백화점 쇼핑) 또는 시각적으로 복잡한 환경(거리를 따라 배열된 나무)에서 발생	시각적 의존, 과민성
눈을 감을 때 균형 잃기 또는 떨어지기, 어두운 데서 걷기 어려운 것 같은 활동을 할 때 발생	체성감각 신호의 부적절한 사용

출처: *reference 108: Rosen A, Cohen A, Trebing S. The integration of visual and vestibular systems in balance disordersa-clinical perspective. In: Suchoff IB, Ciuffreda KJ, Kapoor N, eds, Visual and Vestibular Consequences of Acquired Brain Injury. Santa Ana, Calif: Optometric Extersion Program; 2001.*

교통사고로 인해 시력이 감소된 많은 뇌손상(ABI) 환자들은 종종 현기증 또는 어지러움처럼 불안정한 자세에 관하여 호소한다.[111] 시각 처리능력 체계를 평가할 때, 전정 기능 장애와 관련된 증상들이 나타난다.[11] 고정의 불균형, 사위, 폭주 현상 부족, 조절 부족과 같은 양안 편위는 전정 기능 장애의 증상과 관련되어 있다.[108] 이런 관련된 임상적인 시각 전정 결손은 신경해부학적인 구조와 기능에 기초하여 서로 연관되어 표현된다. 예로, 전정 자극에 반응하는 같은 전정감각 뉴런들은 원활한 눈 추적과 눈 운동 자극에 반응한다.[59] 기본적인 전정과 시각 연결은 안정적인 시각 운동 경로와 통합이 되고 두 개의 체계는 시각 운동 뉴런의 최종공통경로(final common pathway)와 분배된다.[59]

전정 입력은 뇌줄기에 있는 전정핵, 전정소뇌, 뇌줄기에 있는 그물 구성체로 간다. 모두 받은 감각은 시각, 체성감각계로부터 입력된다.[112] 두개골 안에 반 고리관의 정확한 위치는 눈동자에 있는 외안근의 기능적인 행동을 반영한다.[108] 결과적으로 중추신경계가 귀 안쪽의 전정계에서부터 안구 근육의 운동까지 입력되어 통합하고 다시 조정한다.[108]

전정, 시각, 자세 또는 경추 반응과 반사는 머리와 몸이 움직이는 동안에 황반에 규칙적으로 응시하게 한다.[2,60,113] 지속적으로 응시하는 것은, 1) 전정이 눈의 움직임을 조절하고, 2) 시각적으로 눈의 움직임을 조절하고(순간적인 눈 움직임, 시각성 운동, 원활한 추적), 3) 머리의 움직임에 의지한다.[112] 이것은 전정안구반사(VOR)를 완성한다.[77,114,115] 이것은 머리의 움직임 동안에 미로 안에서 활성화 되었다.[2,53] 눈 운동 반사는 전정안구반사의 기능이 진행되고 움직임을 유지하는 동안에 활성화된다.[30,60,79,113,116] 전정안구반사가 손상 되었을 때 환자는 안정적으로 응시하여 머리의 움직임을 유지할 수 없을 것이다. 결과적으로 흐려 보일 것이다. 게다가 전정핵은 시각, 체성감각, 청각 체계 그리고 전정안구반사와 연관된 정보를 받고 머리와 몸의 움직임을 시각적인 분야에서 안정적으로 유지하기 위해 중요한 것이다. 전정안구반사의 안전성은 머리의 움직임과 반대되는 방향과 눈의 움직임의 적당한 속도를 일으켜 주시한다.[112] 머리의 속도와 눈의 속도 비율은 다시 언급할

표 3-9
안구진탕증의 종류와 증상

종류	증상
위에서 밑으로 내려가는 방향의 안구진탕(downbeat)	불완전한 수직 응시. 눈은 위로 올라가는 경향을 가지며 아래의 교대적인 눈 움직임은 일반적이다. 거의 항상 초기의 위치 안에 존재하며 읽기와 때때로 동요시(oscillopsia)에서 어려움을 야기한다.
아래에서 위로 올라가는 방향의 안구진탕(upbeat)	아마 초기의 위치나 위를 향해 응시하고 있다.
주시를 일깨우는 안구진탕 (gaze evoked nystagmus)	편심적 주시 유지가 어렵다. 눈은 가운데 쪽으로 가는 경향이 있으며 다시 자리 잡으려고 교정하는 눈의 교대적인 움직임은 더욱 주변 시에서 가지게 된다; 안구진탕은 종종 오른쪽에서 왼쪽으로 대칭적이다; 이 안구진탕의 종류는 아마 정상인들의 주시의 극단에서 발생할 것이다 ; 그러므로 안정성은 초기 자세로부터 대충 40~50°에서 평가된다.
시소 안구진탕	비접합 수직의 안구진탕의 다양한 형태(즉, 한쪽 눈은 위로 가고 다른쪽 눈은 아래로 간다) 한쪽 눈이 밑으로 움직이는 시에는 외회전 될 동안 위로 올라가는 눈은 내회전 될 것이다. 양외측 시야 결손은 이 결손과 연관되어 있다.
분리적인 안구진탕	병변의 반대쪽 편으로 돌릴 때 오로지 외전된 눈의 안구진탕. 환자는 종종 동측 눈의 내전의 제한때문에 복시를 가지고 있다.
경련 안구진탕	보통 느린 추세로 한쪽 편으로 따라가는 것으로 구성되어 있다(즉, 오른쪽 경련 안구진탕 = 왼쪽 편을 따라 느린 움직임을 가지며 빠르게 오른쪽으로 가는 움직임을 가진다). 초기에 비대칭적 전정자극 제공 때문에 생긴다.
진자처럼 운동 하는 안구진탕	상대적으로 대칭적이다(즉, 통일함을 증명할 수 있을 정도의 빠른면과 느린면을 가지고 있지는 않으나 상대적으로 속도나 분리된 방향안에서 같은 폭으로 움직이는 것이 보여진다).

출처: *reference 1; Moton RL. Visual dysfunction following brain injury. In: Ashley MJ, ed.* Traumatic Brain Injury Rehabilitation and Case Management. *2nd ed. Boca Raton, Fla; CRC Press; 2004.*

것이다.[60,108]

이전에 설명했던 것처럼 반 고리관은 동측과 반대쪽 외안근을 연결하는데 매우 중요하다. 이 연결은 전정안구반사에 기초하였다.[108] 3쌍의 반 고리관은 삼차원적인 공간 안에서 모든 회전 움직임을 담당한다. 시각은 머리 움직임의 모든 방향을 유지할 수 있다.[108] 우리는 머리가 빠른 속도로 회전하면서 눈이 고정하여 유지할 수 있을 때 전정안구반사(VOR)는 고정하여 유지하는데 이용하게 된다.

우리가 느린 속도로 머리를 움직일 때 우리는 추적 체계를 이용한다.[15] 전정안구반사는 두 가지 요소를 가지고 있다. 1) 각 전정안구반사는 이석을 통하여 처리한다. 2) 선 전정안구반사는 행동 안에서 가까운 과녁을 볼 때 일어나고 머리는 상대적으로 높은 빈도로 움직인다.[117]

외상성 뇌손상으로 인한 손상(ABI)은 내이의 진동, 관자엽(측두엽) 골절, 두개내 압력, 중심 전정구조(central vestibular structure)를 포함한 전정 기능장애의 원인이 될 수 있다.[118] 중심 전정구조 손상을 가진 환자는 안구 거리 조절 장애, 원활한 추적 움직임 동안 톱니바퀴 형태로(cog-wheeling), 눈 운동의 비대칭, 무의식적인 안구진탕증이 나타날 수 있다.[118] 무의식적 안구진탕증은 뇌의 전정기관 또는 연결부분이 손상되거나 또는 중추신경계 손상을 의미한다.[112]

안구진탕증은 눈의 움직임이 진동하는 것이 되풀이 되는 것이다.[119] 한 개 또는 두 개의 눈이 주기적으로 불수의적 진동하는 것은 추적, 시각성 운동, 전정계, 안정적으로 응시를 유지하는데 불균형을 초래하는 장애 또는 충격의 원인이 된다.[21] 안구진탕증을 가진 환자는 이명, 균형, 현기증의 문제를 가질 수 있다.[1] 현기증은 환경에서 단일 방향으로 이동하고 큰 진폭의 안구진탕증을 가져올 수 있다.[119] 장애 또는 충격의 크기와 위치에 따라 좌우되며 안구진탕증의 다양한 유형을 관찰할 수 있다. 안구진탕증의 특별한 유형은 표 3-9에 요약되어 있다.

안구진탕증을 가진 환자들은 세상이 움직이게 느끼거나, 눈에 진동시(oscillopsia)를 호소할 수도 있다.[1] 안구진탕증과 관련된 진동시는 머리가 움직이지 않을 때, 머리의 움직임이 일어날 때 발생한다.[115] 전 외안근이 약해지거나 머리의 움직임 동안의 눈의 반응, 경추와 전정계의 불충분 때문에 망막에 시각상이 과도하게 빗겨나갈 수 있다.[2] 진동시는 머리 움직임이 전정안구반사를 가지거나 적합하지 않게 반응할 때 더욱 심하게 나타난다.[90,120] 진동시는 움직이거나 서있는 동안에도 정확하게 볼 수 있는 능력을 방해한다. 움직이는 동안에 신호를 읽거나 얼굴을 확인, 운전하는 동안에 계기판을 읽는 것이 어려울 수 있다.[116] 이것은 자세의 안정성에 영향을 미치고 일상생활활동(ADL)과 수단적일상생활활동(IADL)을 위해 몸 전체의 기능이 필요하다.[58] 진동시는 보행할 때처럼 불규칙한 머리의 움직임에 따라 악화되는 경향이 있다.[58] 환자는 멀리 있는 사물이 점프하거나 튀는 것으로 보인다고 호소한다.[58]

시각-전정계 기능 장애는 뇌손상(ABI)에게 일반적이고 환자의 독립적인 기능에 주요한 영향력을 가진다. 전정처리 문제는 흐릿한 시각, 안구진탕증, 진동시, 자세의 불안정이 원인이 될 수 있다. 공간 지남력 상실은 매일 물체를 잡거나 읽는 것부터 운전하고 지역사회로의 이동을 방해할 수 있다.[116] 이러한 이유에서 대부분 뇌손상 환자들은 무엇을 잡거나 독립성을 높이기 위한 잠재력을 위한 두 가지 체계를 가진 치료 프로그램이 필요하다. 이 연구에서는 시각과 전정을 종합적인 여러 전문 분야와 적절하게 합하여 최상의 치료 효과에 대해 설명하였다.[108]

시각/전정 기능 처리의 평가(Evaluation of Visual / Vestibular Processing)

검사 1 – 인형머리 반사(Doll's Head Reflex)[1]

설명/절차(Description/procedure)

검사자가 환자의 머리를 한 쪽으로 회전한다. 머리는 정중앙에서 30° 벗어난 처음 자세에서 가운데로 빠르게 정중앙으로 회전한다. 이것은 환자가 목표물에 고정하게 한다. 이 검사는 전정핵에

서 외측주시센터(lateral gaze center)까지 경로가 통합한다.[1]

점수화(Scoring)

반응은 눈의 재고정에 단속적 안구운동이 있다면, 긍정적으로 간주한다.

검사 2 – 동적인 시력(Dynamic Visual Acuity)[60,121]

설명/절차(Description/procedure)

이 검사는 머리가 움직이는 동안에 시력을 검사하고 전정안구 반사를 검사하는 방법이다. 전정안구 반사는 어두운데서 검사할 수 있다. 이 검사는 안정적으로 주시(gaze)하기 위하여 시각-전정관계를 검사한다.[112] 환자의 정적인 시력은 Snellen eye chart와 같이 벽에 있는 차트를 가지고 평가한다. 환자는 2초에 한 번에서 두 번 60° 정도 원을 그려 머리를 회전하는 동안 같은 차트를 읽고 질문한다.

점수화(Scoring)

정상 — 시력의 한 쪽 선을 잃어버릴 수도 있다.
편측 전정 상실 — 2개에서 4개 선을 잃어버릴 수도 있다.
양쪽의 전정 손실 — 5개에서 6개 선을 잃어버릴 수도 있다.

어지러움, 진동시, 멀미, 흐릿한 시각을 가진 환자는 불편함을 호소한다. 이 검사는 환자가 빠른 머리 움직임을 할 때 얼마나 많이 볼 수 있는지 측정하고, 환자가 운전한다면 좋은 척도가 될 것이다.[60,117]

검사 3 – 뒤로 머리를 흔드는 안구진탕증(Post Head Shake Nystagmus)[121]

절차(Procedure)

수동적으로 회전하거나 아니면, 환자가 능동적으로 10초에서 20초 동안 매우 빈도가 높게 머리를 회전시키고 갑자기 중지한다.

점수화(Scoring)

한 쪽의 전정 손실을 가진 환자는 환측쪽으로 초기에 천천히 하는 단계에서 안구진탕증이 있을 것이고, 그 다음에 반대로 건축에 안구진탕증이 있을 것이다. 양측 전정 기능 이하, 급성 한 쪽 기능 이하는 머리를 흔든 후에도 안구진탕이 나타나지 않을 것이다.

검사 4 – 시각 운동 안구진탕증(Optokinetic Nystagmus)[121]

절차(Procedure)

치료사는 환자의 시야 앞에 검정, 흰색 줄무늬를 교대적으로 움직인다. 이 줄무늬는 처음 오른쪽으로 움직이고, 환자의 시야 앞에서 초당 20~40° 정도로 왼쪽으로 움직인다.

점수화(Scoring)

비정상적인 것들은 다음과 같이 설명할 수 있다. 안구진탕증은 다른 방향이 아닌 한 방향으로 일어난다. 시각 운동성 안구진탕(OKP)은 속도가 감소할 때 정상이지만 속도가 증가할 때는 비정상적이다. 어느 한 방향으로 나타나면 안구진탕이 아니다.

이러한 검사의 결과를 통해서 장애가 나타나면 환자는 평가를 위해 검안사에게 의뢰하여 증상을 감소하기 위해 패치(patch) 등을 사용하는 방법을 이용한다.

시각/전정 감각 처리 손상 치료 (Treatment of Visual/Vestibular Processing Deficits)

말초 전정 손상의 결과로 손상을 가진 환자의 성공적인 치료의 강력한 표시가 있더라도, 중심전정문제를 가진 환자의 치료 효율은 지금은 거의 나타나지 않고 있다. 초기의 연구에 의하면 뇌손상을 가진 환자의 전정계 재활은 향상시킬 수 있지만, 말초를 손상받은 환자에 비해 오랜 치료 시간이 필요하다.[117,122] 회복하는데 오랜 시간이 걸린다는 가설은 전정계의 문제가 중추신경계 보상의 신경학적 기초와 관련이 있다는 것이다.[25] 전정계 장애에 의한 중추신경계 보상의 신경학적 기초는 뇌의 특정 한 부분에 제한되어있지 않고 중추 신경계 전반에 고르게 배치되어 있다. 그 결과, 대뇌, 소뇌, 척수, 뇌간 그리고 감각계에 병변은 중추신경계의 보상을 위한 능력 전체를 감소시키거나 방해할 수 있다. 그러나 최근 연구들은 다른 재활 프로그램을 포함한 전정계 재활이 주시(gaze) 안정성 문제, 어지럼증, 현훈, 균형 문제 등의 특정한 증상을 수반하는 환자의 일상생활 수행을 향상을 야기한다는 사실을 증명해 준다. 그 다음의 치료 회기에서는 안구 안정성에 관련한 치료를 집중적으로 한다.[112,116]

비록 응시 안정성만 향상이 있을지라도, 균형 잡기와 어지럼증, 현훈의 증상을 위한 특정한 치료를 제공하지 않더라도 간접적인 효과를 얻을 수 있다. 이에 독자는 이 분야의 정보의 근거를 제공받는다.

회복적 접근법의 활용 (Utilizing a Restorative Approach)

주시 안정성 치료의 목표는 시각 추적을 향상, 머리의 움직임을 통하여 주시 안정성의 향상, 전정안구반사의 시각적 조절을 향상시키는 것이다.[58,90,118] 전반적인 목적은 주시 안정성의 문제가 작업수행에 어떻게 영향을 주는지 평가하고, 작업에 기반을 둔 활동을 가능하게 하는 정보들을 통합하는 것이다.

일반적인 기준/가정 (General guidelins/Assumptions)

1. 자세 안정성을 위한 시각적 단서의 손상으로 인한 주시 안정성의 저하는 자세 안정성에 영향을 끼칠 것이다. 이는 균형 잡기에도 영향을 줄 것이고 기능적인 수행에도 영향을 줄 것이다. 주시 안정성을 향상시키기 위한 연습을 통해 그들의 자세 안정성, 균형 등 전반적인 몸의 기능

들을 향상시킬 것이다.[117]

2. 중추신경계의 보상이나 습관화(특정한 움직임에 의해 생기는 증상의 저하)는 증상을 발현시키는 움직임 또는 반복적으로 일어나는 움직임의 결과로 일어난다.
3. 주시 안정성의 회복을 위한 기초가 되는 메카니즘에는 전정안구반사의 회복, 단속적 안구 운동력과 방향의 변경, 경안구 반사(cervico-occular reflex)의 향상된 기능, 중추 처리 과정 그리고 머리 움직임과 활동을 제한하는 것이 있다. 그러므로 Horak은 주시 안정성, 눈-손 협응을 향상을 위한 활동으로 다음과 같은 활동들을 기술했다.

    a) 경 안구 반사(COR)의 증가
    b) 머리의 움직임에 따른 눈의 움직임(눈이 먼저 움직인 후, 머리의 움직임이 나오는 것)을 위한 더 나은 프로그램
    c) 단속적 안구 운동과 원활 안구 추적 움직임을 강화
    d) 머리 움직임의 속도와 움직임 폭의 크기 감소

4. 특정한 환경에 대한 전정안구반사(VOR)의 적응을 위한 활동을 다양한 방법으로 적용; 이곳에 의하면 활동들은 다른 방법으로 시스템을 강조한다(즉, 다른 빈도들과 다른 고개 자세들).
5. 일반적인 신체적 활동뿐만 아니라, 눈, 머리, 신체 움직임에 나타나는 점진적인 움직임과 활동은 시각 전정계 손상에 대한 회복적 접근법의 핵심 활동들이다. 불안에 대한 환자의 증상은 치료에 중요한 요소이다.

주시 안정성 운동의 특별한 진행 (Specific progression of gaze stabilization exercise)[91,113,118]

1. 머리를 정지시킨 상태에서 단속성 안구 운동과 원활 안구 추적 운동을 한다.
2. 눈을 물체의 중간에 고정시키고 머리를 상하 좌우로 움직인다. 점점 시간을 늘려가면서 적용한다. 천천히 움직이는 것에서부터 빨리 움직이는 것으로 훈련하고, 환자의 머리를 스스로 움직이다가 치료사가 움직여 주는 것으로 난이도를 조정하여 훈련한다.
3. 말초에 있는 두 물체에 고정시켜 응시한다(눈-머리 움직임).
4. 움직이는 물체를 머리로 따라가며 응시한다.
5. 머리는 고정시키고 물체만 움직이며 응시한다.
6. 목표물을 이동시킨다(예측 가능/불가능 하도록).
7. 목은 몸통에 가만히 있게 한다.
8. 움직이는 몸통에 머리는 고정시킨다.

치료로 기대어 앉은 상태에서 치료의 효과가 시작되고 서고 걷는 것이 향상된다. 또한, 견고하게 지지한 상태에서 부드럽고 불규칙한 지지 상태로 효과가 진전된다.

기능적 기능 향상을 위한 치료 활동/향상

(Sample Functionally Oriented Treatment activities / progression)

1. 자극의 강도, 속도의 변화, 방향, 자세, 시각이나 공간의 환경적 변화를 통해 환자의 증진을 가져올 도전이 필요한 활동을 점차적으로 제공해 주도록 한다. 예로, 아무것도 없는 벽에 빨간 자극을 보여주는 것에서 패턴이 배경이 있는 것으로 난이도를 조절한다. Whitney와 Herdman은 환자의 궁극적인 목표인 스스로 식료품점에서 장보기를 위해 다음에 나와 있는 예들을 점진적인 치료 활동으로 제공했다.

   a) 첫 번째로, 환자에게 그들이 고개를 상, 하, 좌, 우로 움직이며 복도를 걸어 내려가도록 했다.
   b) 환자에게 같은 동작을 수행하게 하고, 치료사는 걸어가는 동안에 환자가 피해가도록 아이템을 추가하였다.
   c) 환자에게 혼잡하지 않은 약국의 복도를 걸어가게 한다.
   d) 환자에게 시각적으로 최대한 복잡한 환경에서 걷도록 한다(예, 식료품점, 백화점).

2. 거울에 단어를 붙여 놓고 환자의 머리를 앞뒤로 움직이며 단어를 읽게 한다(단락, 문장으로 난이도를 높인다).
3. Cohen 외의 연구에서 전정 기능에 장애가 있는 환자에게 목적있는 활동을 이용하여 치료하는 것에 대한 난이도를 설명해 놓았다. 제공한 활동은 평가하는 동안 증상을 발현시키는 상황이나 과제와 특별하게 연관되어 있는 것이다.

   a) 앉아서 3피트 떨어진 두 곳에 카드를 쌓는다.
   b) 앉아서 경사진 바닥을 지나가 물건을 가지고 온다.
   c) 앉은 자세에서 잡기 놀이를 한다.

4. 누운 자세에서, 치료실의 매트나, 침대 그 밖에 다른 공간의 한쪽 면까지 콩주머니를 굴리게 한다.
5. 선 자세에서 낮은 선반에서 높은 선반까지 옮기게 한다.
6. 선 자세에서 잡기 놀이를 한다.
7. 서서 6피트 떨어진 곳에 카드를 놓는다.
8. 서서 치료사에게 몸을 돌려 카드를 한 장씩 나눠준다.
9. 앞뒤로 드리블을 하면서 공을 벽에 튀긴다. 좌우를 교대로 시행한다.
10. 앞뒤로 걸으며 공을 벽에 튀긴다. 좌우를 교대로 시행한다.
11. 앞뒤로 걸으며 벽에 써 있는 지시를 읽는다. 좌우를 교대로 시행한다.
12. 방에서 주위를 돌다가 멈추고 바닥에 있는 물건을 줍는다.
13. 옆으로 걷기를 하며 앞뒤로 걷다가 벽에 있는 지시를 읽는다. 처음엔 앞에 있고, 후엔 어깨

너머로 한다.

적응적 접근법의 활용 (Utilizing an Adaptive Approach)

1. 환자의 뇌손상(ABI) 결과에 균형이나 전반적인 몸의 기능을 유지하는데 고유수용성 감각과 촉각적 단서의 사용이 저하되어 있다면, 환자는 걷는 동안 시각적 단서(예, 시각적 훑어보기)를 이용한다.
2. 환자의 뇌손상(ABI) 결과에 균형이나 전반적인 몸의 기능 유지를 위해 시각적 단서를 사용하는 것의 문제가 있다고 나온다면, 그들은 촉각이나 고유 수용성 감각을 이용한다. 예로, 복도를 지나며 뛸 때 손으로 벽을 짚는다.
3. 환자가 진동시(oscillopsia)를 갖고 있다면, 머리 움직임에 의한 것이다. 환자가 활동을 수행하는 동안 머리와 몸을 고정시켜야 한다. 예로, 상점의 통로에서 서서 고정한 후 라벨을 읽는다.
4. 환자가 이런 활동을 수행하기 위해 머리가 고정되지 않고 환자의 고개가 고개 받침대에 안정되게 있지 않을 때는 세밀한 시각적 분별이 어렵고 전정안구반사(VOR)가 감소된다.
5. 기능적인 활동들이 증상이 나타나는 자세나 움직임이 나타나지 않도록 환경을 재배치한다 — 예로, 이런 문제를 야기시키는 움직임이 있다면, 낮은 캐비넷이나 부엌 안에 중요한 항목을 넣어두지 않는다.
6. 가능한 시각적으로 간단하고 정리된 환경을 환자에게 준다 — 예를 들면, 벽지보다는 색칠한 벽 혹은 하나의 패턴을 가진 것보다는 무늬가 없는 식탁보.

참고문헌 (References)

1. Morton RL. Visual dysfunction following traumatic brain injury. In: Ashley MJ, ed. *Traumatic Brain Injury Rehabilitative Treatment and Case Management.* Boca Raton, Fla: CRC Press; 2004.
2. Warren M. *Brain Injury Visual Assessment Battery For Adults: Test Manual.* Birmingham, Ala: VisAbilities Rehab Services Inc; 1998.
3. Warren M. Evaluation and treatment of visual deficits. In: Pedretti L, ed. *Occupational Therapy: Practice Skills For Physical Dysfunction.* St. Louis, Mo: Mosby Inc; 2001.
4. Cohen AH, Rein LD. The effect of head trauma on the visual system: the doctor of optometry as a member of the rehabilitation team. *J Am Optom Assoc.* 1992;63(8):530-536.
5. Cuiffreda KJ, et al. Normal vision function. In: Gonzales EG, Myers S, Edelstein J, Lieberman J, Downey J, eds. *Downey and Darling's Physiological Basis of Rehabilitation Medicine.* Boston, Mass: Butterworth Heimann; 2001.
6. Warren M. Visuospatial skills: assessment and intervention strategies. *AOTA Self Study Series: Cognitive Rehabilitation.* Bethesda, Md: The American Occupational Therapy Association, Inc; 1994.
7. Hellerstein L, Freed S. Rehabilitative optometric management of a traumatic brain injury patient. *J Behav Optometry.* 1994;5(6):143-147.
8. Aloisio L. Visual dysfunction. In: Gillen G, Burkhardt A, eds. *Stroke Rehabilitation: A Function-Based Approach.* St. Louis, Mo: Mosby Inc; 2004.
9. Falk NS, Askionoff EB. The primary care optometric evaluation of the traumatic brain injury patient. *J Am Optometr Assoc.* 1992;63(8):547-553.
10. Gianutsos R, Ramsey G, Perlin RR. Rehabilitative optometric services for survivors of acquired brain injury. *Arch Phys Med Rehabil.* 1988;69(8):573-579.

11. Bryan VL. Management of residual physical deficits, In: Ashley MJ, Krych DK, eds. *Traumatic Brain Injury Rehabilitative Treatment and Case Management.* Boca Raton, Fla: CRC Press; 2004:319-366.
12. Suter PS. Rehabilitation and management of visual dysfunction following traumatic brain injury. In: Ashley MJ, ed. *Traumatic Brain Injury Rehabilitative Treatment and Case Management.* Boca Raton, Fla: CRC Press; 2004.
13. Padula WV, Argyris S, Ray J. Visual evoked potentials: evaluating treatment for post-trauma vision syndrome in patients with traumatic brain injuries. *Brain Inj.* 1994;8(2):125-133.
14. Atria M. Neurology: a summary of brain anatomy and function for the vision therapist. In: *Vision Therapist: Working With the Brain Injured, 35(1).* Santa Ana, Calif: Optometric Extension Program; 1993.
15. Suchoff IB, Ciuffreda KJ, Kapoor N. An overview of acquired brain injury and optometric implications. In: Suchoff IB, Cuiffreda KJ, Kapoor N, eds. *Visual and Vestibular Consequences of Acquired Brain Injury.* Santa Ana, Calif: Optometric Extension Program, Inc; 2001.
16. Cormican D. Seeing the whole picture. *OT Practice.* 2004;9(7):14-17.
17. Braun J. Divided attention: narrowing the gap between brain and behavior. In: Jochen B, ed. *Visual Attention and Cortical Circuits.* Cambridge, Mass: MIT Press; 2001.
18. Warren M. A hierarchical model for evaluation and treatment of visual perceptual dysfunction in adult acquired brain injury, part 2. *Am J Occup Ther.* 1993;47(1):55-65.
19. O'Dell MW, Bell KR, Sandel ME. Medical rehabilitation of brain injury: AAPMR study guide in brain injury rehabilitation. *Arch Phys Med Rehabil.* 1998;79:S10-S15.
20. Bailey C, Gouras P. The retina and phototransduction. In: Kandel ER, Schwartz JH, eds. *Principles of Neural Science.* 2nd ed. New York, NY: Elsevier Science; 1985.
21. Scheiman M. *Understanding and Managing Vision Deficits.* Thorofare, NJ: SLACK Incorporated; 1997.
22. Niemeier JP. The lighthouse strategy: use of a visual imagery technique to treat visual inattention in stroke patients. *Brain Inj.* 1998;12(5):399-406.
23. Richman J, Garzia P. *Developmental eye movement test.* Test booklet. South Bend, Ind: Bernell Corporation; 1987.)
24. Post RB. Leibowitz HW. Two modes of processing visual information: implications for assessing visual impairment. *Am J Optom Physiol Opt.* 1986;63(2):94-96.
25. Vision Associates, 4209 US Highway 90 W #312 Lake City, FL 32055.
26. Warren M. A hierarchical model for evaluation and treatment of visual perceptual dysfunction in adult acquired brain injury, Part 1. *Am J Occup Ther.* 1993;47(1):42-54.
27. Toglia J. A dynamic interactional approach to cognitive rehabilitation. In: Katz N, ed. *Cognition and Occupation Across The Life Span.* Bethesda, Md: The American Occupational Therapy Association, Inc; 2005.
28. Gianutsos R, Perlin R, Mazerolle KA, et al. Rehabilitation optometric services for persons emerging from coma. *J Head Trauma Rehabil.* 1989;4(2):17-25.
29. Warren M. Providing low vision rehabilitations services with occupational therapy and ophthalmology: a program description. *Am J Occup Ther.* 1995;49(9):877-883.
30. Hellerstein L. Visual problems associated with brain injury. In: Scheiman M, ed. *Understanding and Managing Vision Deficits.* Thorofare, NJ: SLACK Incorporated; 1997.
31. Zasler N. Medical aspects. In: Raskin SA, Mateer CA, eds. *Neuropsychological Management of Mild Traumatic Brain Injury.* New York, NY: Oxford University Press; 2000.
32. Brazier J, Smith SE. Disorders of the pupil. In: Easty DL, Sparrow JM, eds. *Oxford Textbook of Ophthalmology.* New York, NY: Oxford University Press; 1999.
33. Baily C. Neuro-ophthalmic history and examination. In: Easty DL, Sparrow JM, eds. *Oxford Textbook of Ophthalmology.* Vol 2. New York, NY: Oxford University Press; 1999.
34. Ciuffreda KJ, Han Y, Kapoor N, et al. Oculomotor consequences of acquired brain injury. In: Suchoff IB, Cuiffreda KJ, Kapoor N, eds. *Visual and Vestibular Consequences of Acquired Brain Injury.* Santa Ana, Calif: Optometric Extension Program, Inc; 2001.
35. Bronstein AM, Hood D. The cervico-ocular reflex in normal subjects and patients with absent vestibular function. *Brain Res.* 1986;373:399-408.
36. Watson GR, Whittaker S, Steciw M. *Pepper Visual Skills for Reading Test.* 2nd ed. Lilburn, Ga: Bear Consultants, Inc; 1995.
37. Engelhardt N, et al. *Sight Unseen. Advance for Directors in Rehabilitation.* 2003:69-74.
38. Vezzetti D. Capacity, content, control: a model for analyzing the cognitive demands of activity. *Occup Ther Pract.* 1989;1(1):9-17.
39. Whitney SL, Wrisley DM, Marchetti GF, Furman JM. The effect of age on vestibular rehabilitation outcomes. *Laryngoscope.* 2002;112(10):1785-1790.

40. Freeman P. Low vision: overview and review of low vision evaluation and treatment. In: Scheiman M, ed. *Understanding and Managing Vision Deficits.* Thorofare, NJ: SLACK Incorporated; 2002.
41. Waddell PA, Gronwall DMA. Sensitivity to light and sound following minor head injury. *Acta Neurol Scand.* 1984;69:270-276.
42. Beaver KA, Mann WC. Overview of technology for low vision. *Am J Occup Ther.* 1995;49(9):913-921.
43. Lampert J, Lapolice DJ. Functional considerations in evaluation and treatment of the client with low vision. *Am J Occup Ther.* 1995;49(9):885-890.
44. Raskin S. Cognitive remediation of mild traumatic brain injury in an older age group. In: Raskin S, Mateer C, eds. *Neuropsychological Management of Mild Traumatic Brain Injury.* New York, NY: Oxford University Press; 2000.
45. Von Noordon GK. *Binocular Vision and Ocular Motility.* 3rd ed. St. Louis, Mo: CV Mosby Co; 1985.
46. Neger RE. The evaluation of diplopia in head trauma. *J Head Trauma Rehabil.* 1989;4(2):27-34.
47. Kelly JP. Anatomy of the central visual pathways. In: Kandel ER, Schwartz JH, eds. *Principles of Neural Science.* 2nd ed. New York, NY: Elsevier Science; 1985.
48. Gianutsos R, Suchoff I. Visual fields after brain injury: management issues for the occupational therapist. In: Scheiman M, ed. *Understanding and Managing Vision Deficits.* Thorofare, NJ: SLACK Incorporated; 1997.
49. Bouska MJ, Kauffman NA, Marcus SE. Disorders of the visual perceptual system. In: Umphred DA, ed. *Neurological Rehabilitation.* 2nd ed. St. Louis, Mo: CV Mosby; 1990.
50. Kennard C. Disorders of visual perception. In: Easty DL, Sparrow JM, eds. *Oxford Textbook of Ophthalmology.* Vol 2. New York, NY: Oxford University Press; 1999.
51. Kandel ER. Processing of form and movement in the visual system. In: Kandel ER, Schwartz JH, eds. *Principles of Neural Science.* 2nd ed. New York, NY: Elsevier Science; 1985.
52. Frohman E, Zee D. Supranuclear eye movement abnormalities. In: Easty DL, Sparrow JM, eds. *Oxford Textbook of Ophthalmology.* Vol 2. New York, NY: Oxford University Press; 1999.
53. Gouras P. Oculomotor system. In: Kandel ER, Schwartz JH, eds. *Principles of Neural Science.* 2nd ed. New York, NY: Elsevier Science; 1985.
54. Abrams RA. Planning and producing saccadic eye movements. In: Rayner K, ed. *Eye Movements and Visual Cognition.* New York, NY: Springer Verlag; 1992.
55. Vogel MS. An overview of head trauma for the primary care practitioner: part II-Ocular damage associated with head trauma. *J Am Optometric Assoc.* 1992;63:542-546.
56. Heide W, Kompf D. Specific parietal lobe contribution to spatial constancy across saccades. In: Tier P, Karnath HO, eds. *Parietal Lobe Contributions to Orientation in 3D Space.* New York, NY: Springer Herlag; 1997.
57. Fischer, Burkhart. Saccadic reaction time: implications for reading, dyslexia, and visual cognition. In: Rayner K, ed. *Eye Movements and Visual Cognition.* New York, NY: Springer Verlag; 1992.
58. Herdman SJ, Clendaniel RA. Assessment and treatment of complete vestibular loss. In: Herdman SJ, ed. *Vestibular Rehabilitation.* Philadelphia, Pa: FA Davis; 2000.
59. Honrubia V. Quantitative vestibular function tests and clinical examination. In: Herdman SJ, ed. *Vestibular Rehabilitation.* Philadelphia, Pa: FA Davis; 2000.
60. Whitney SL, Herdman SJ. Physical therapy assessment of vestibular hypofunction. In: Herdman SJ, ed. *Vestibular Rehabilitation.* Philadelphia, Pa: FA Davis; 2000.
61. Maples WC, Atchley J, Ficklin T. Northeastern State University college of optometry's oculomotor norms. J Behav Optometrist. 1992;3:143-150.
62. Warren M. Letter to potential users of the biVABA. VisAbilities Rehab Services. 1634-A Montgomery Hwy #194, Hoover, AL 35216-4902.
63. Gordon WA, Hibbard MR, Egelko S, et al. Perceptual remediation in patients with right brain damage: a comprehensive program. *Arch Phys Med Rehabil.* 1985;66(6):353-359.
64. Diller L, Gordon W. Interventions for cognitive deficits in brain-injured adults. *J Consult Clin Psychol.* 1981;49(6):822-834.
65. Piasetsky E, Ben-Yishay Y, Weinberg J. The systematic remediation of specific disorders: selected application of methods derived in a clinical research setting. In: Trexler LE, ed. *Cognitive Rehabilitation Conceptualization and Intervention.* New York, NY: Plenum Press; 1982.
66. Cook EA, Luschem L, Sikes S. Dressing training for an elderly woman with cognitive and perceptual impairments. *Am J Occup Ther.* 1991;45(7):652-654.
67. Cohen M, GrossWasser Z, Banchadske R, Appel A. Convergence insufficiency in brain-injured patients. *Brain Inj.* 1980;3(2):187-191.
68. Leslie S. Accommodation in acquired brain injury. In: Suchoff IB, Cuiffreda KJ, Kapoor N, eds. *Visual and Vestibular Consequences of Acquired Brain Injury.* Santa Ana, Calif: Optometric Extension Program Inc; 2001.

69. Valenti C. Brain injured patients in vision therapy: perspective. *Vision Therapy: Working With The Brain Injured.* 35(1). Santa Ana, Calif: Optometric Extension Program; 1999.
70. Anton HA, Hershler C, Lloyd P, Murray D. Visual neglect and extinction: a new test. *Arch Phys Med Rehabil.* 1988;69:1013-1016.
71. Butter CM, Kirsch N. Combined and separate effects of eye patching and visual stimulation on unilateral neglect following stroke. *Arch Phys Med Rehabil.* 1990;73(12):1133-1138.
72. Rafal RD. Neglect. In: Parasuraman R, ed. *The Attentive Brain.* Cambridge, Mass: The MIT Press; 1998.
73. Katz N. Functional disability and rehabilitation outcome in right hemisphere damaged patients with and without neglect. *Arch Phys Med Rehabil.* 1999;80:379-384.
74. Robertson L. Visualspatial attention and parietal function: their role in object perception. In: Parasuraman R, ed. *The Attentive Brain.* Cambridge, Mass: MIT Press; 1998.
75. Heilman KM, Valenstein E, Watson RT. Neglect and related disorders. *Semin Neurol.* 2000;20(4):463-470.
76. Caplan B. Assessment of unilateral neglect: a new reading test. *J Clin Exp Neurophysiol.* 1986;9(4):359-364.
77. Caplan B. Stimulus affects in unilateral neglect? *Cortex.* 1985;21:69-89.
78. Finkel LJ, Sajda P. Constructing visual perception. *Am Scientist.* 1994;82(3):224-237.
79. Cohen AH. The role of optometry in the management of vestibular disorders. *Brain Inj.* 2005;3(3):7-10.
80. Parker RS. *Traumatic Brain Injury and Neuropsychological Impairment.* New York, NY: Springer-Verlag; 1990.
81. Zoltan B. Visual, visual perceptual and perceptual-motor deficits in brain injured adults: evaluation, treatment and functional implications. In: Kraft GH, Berrol S, eds. *Physical Medicine and Rehabilitation Clinics of North America.* Philadelphia, Pa: WB Saunders Co; 1992.
82. Baynes K, Holtzman JD, Volpe BT. Components of visual attention: alterations in response pattern to visual stimuli following parietal lobe infarction. *Brain.* 1986:109(Pt 1):99-114.
83. Butter CM, Kirsch NL, Reeves G. The effect of lateralized dynamic stimuli on unilateral spatial neglect following right hemisphere lesions. *Neurol Neurosci.* 1990;2:39-46.
84. Calvanio, Petrone PN, Levine D. Left visual spatial neglect is both environment-centered and body-centered. *Neurology.* 1987;37(7):1179-1183.
85. Di Pellegrino G, Basso G, Frassinetti F. Spatial extinction on double asynchronous stimulation. *Neuropsychologia.* 1997;35(9):1215-1223.
86. Cabay M, King LJ. Sensory integration and perception: the foundation for concept formation. *Occup Ther Pract.* 1989;1(1):18-27.
87. Riddoch MJ, Humphreys GW. Perceptual and action systems in unilateral visual neglect. In: Jeannerod M, ed. *Neurophysiological and Neuropsychological Aspects of Spatial Neglect.* New York, NY: North-Holland; 1987.
88. Robertson IH, Tegner R, Tham K, Lo A, Nimmo-Smith I. Sustained attention training for unilateral neglect: theoretical and rehabilitation implications. *J Clin Exp Neuropsychol.* 1995;17(3):416-430.
89. Mattingley JB, Driver J, Beschin N, Robertson IH. Attention competition between modalities: extinction between touch and vision after right hemisphere damage. *Neuropsychologia.* 1997;35(6):867-880.
90. Karnath HO, Perenin MT. Tactile exploration of peripersonal space in patients with neglect. *NeuroReport.* 1998;9:2273-2277.
91. Kasten E, Poggel DA, Sabel BA. Computer-based training of stimulus detection improves color and simple pattern recognition in the defective field of hemianopic subjects. *J Cognitive Neuroscience.* 2000;12(6):1001-1012.
92. Padula WV, Argyris S. Post trauma vision syndrome and visual midline shift syndrome. *NeuroRehabilitation.* 1996;6:165-171.
93. Behrmann S, Watt S, Black SE, Barton JJ. Impaired visual search in patients with unilateral neglect: an oculographic analysis. *Neuropsychologia.* 1997;35(11):1445-1458.
94. Walker R, Findlay M. Eye movement control in spatial and object-based neglect. In: Tier P, Karnath HO, eds. *Parietal Lobe Contributions to Orientation in 3D Space.* New York, NY: Springer Verlag; 1997.
95. Chen Sea MJ, Henderson A, Cermak S. Patterns of visual spatial inattention and their functional significance in stroke patients. *Arch Phys Med Rehabil.* 1993;74(4):355-360.
96. Wilson B, Cockburn J, Halligan P. Development of a behavioral test of visuospatial neglect. *Arch Phys Med Rehabil.* 1987;68(2):98-102.
97. Wilson B, Cockburn J, Halligan P. *Behavioural Inattention Test.* Bury St. Edmunds, England: Thames Valley Test Co; 1987.
98. Zoltan B, Jabri J, Panikoff L, Ryckman D. *Perceptual Motor Evaluation for Head Injured and Other Neurologically Impaired Adults.* San Jose, Calif: Santa Clara Valley Medical Center, Occupational Therapy Department; 1983.

99. Toglia J. Multicontext treatment approach. In: Crepeau E, Cohn ES, Schell BAB, eds. *Willard and Spackman's Occupational Therapy*. Philadelphia, Pa: Lippincott, Williams and Wilkins; 2003.
100. Golisz K, Toglia J. Perception and cognition. In: Crepeau EB, Cohn ES, Schell BAB, eds. *Willard and Spackman's Occupational Therapy*. Philadelphia, Pa: Lippicott, Williams and Wilkins; 2003.
101. Chen Sea MJ, Henderson A, Cermak SA. Patterns of visual spatial inattention and their functional significance in stroke patients. *Arch Phys Med Rehabil*. 1993;74(4):355-360.
102. Eimer M. An ERP study on visual spatial priming with peripheral onsets. *Psychophysiology*. 1994;31:154-163.
103. Robertson IH, Mattingley JB, Rorden C, Driver J. Phasic alerting of neglect patients overcomes their spatial deficit in visual awareness. *Nature*. 1998;395(6698):169-172.
104. Dick RJ, Wood RG, Bradshaw JL, Bradshaw JA. Programmable visual display for diagnosing, assessing and rehabilitating unilateral neglect. *Med Biol Eng Comput*. 1987;25:109-111.
105. Tham K, Ginsburg E, Fisher AG, Tegner R. Training to improve awareness of disabilities in clients with unilateral neglect. *Am J Occup Ther*. 2001;55(1):46-53.
106. Frassinetti F, Angeli V, Meneghello F, Avanzi S, Làdavas E. Long-lasting amelioration of visuospatial neglect by prism adaptation. *Brain*. 2002;125(3):608-623.
107. Pierce SR, Buxbaum LJ. Treatments of unilateral neglect: a review. *Arch Phys Med Rehabil*. 2002;83:256-265.
108. Rosen A, Cohen A, Trebing S. The integration of visual and vestibular systems in balance disorders-a-clinical perspective. In: Suchoff IB, Ciuffreda KJ, Kapoor N, eds. *Visual and Vestibular Consequences of Acquired Brain Injury*. Santa Ana, Calif: Optometric Extension Program; 2001.
109. Dieterich M, Brandt T. Brain activation studies on visual-vestibular and ocular motor interaction. *Curr Opin Neurol*. 2000;13:3-18.
110. Hellerstein L, Winkler P. Vestibular dysfunction associated with traumatic brain injury: collaborative optometry and physical therapy treatment. In: Suchoff IB, Ciuffreda KJ, Kapoor N, eds. *Visual and Vestibular Consequences of Acquired Brain Injury*. Santa Ana, Calif: Optometric Extension Program Foundation; 2001.
111. Gurr B, Moffat N. Psychological consequences of vertigo and the effectiveness of vestibular rehabilitation for brain injury patients. *Brain Inj*. 2001;15(5):387-400.
112. Horak F. Vestibular rehabilitation for dizziness and balance disorders. Workshop presented by North American Seminars Inc. Escondido, Calif: April 23-24, 2005.
113. Shumway-Cook A, Horak F. Rehabilitation strategies for patients with vestibular deficits. *Neurol Clinics N Am*. 1990;8:441-457.
114. Farber S, Zoltan B. Visual vestibular systems interaction: treatment implications. *J Head Trauma Rehabil*. 1989;4(2):9-15.
115. Leigh JR. Pharmacological and optical methods of treating vestibular disorders and nystagmus. In: Herdman SJ, ed. *Vestibular Rehabilitation*. Philadelphia, Pa: FA Davis; 2000.
116. Cohen HS. Disability in vestibular disorders. In: Herdman SJ, ed. *Vestibular Rehabilitation*. Philadelphia, Pa: FA Davis; 2000.
117. Herdman SJ. Advances in the treatment of vestibular disorders. *Phys Ther*. 1997;77(6):602-615.
118. Shumway-Cook A. Vestibular rehabilitation of the patient with traumatic brain injury. In: Herdman SJ, ed. *Vestibular Rehabilitation*. Philadelphia, Pa: FA Davis; 2000.
119. Lyons C. Nystagmus. In: Easty DL, Sparrow JM, eds. *Oxford Textbook of Ophthalmology*. Vol 2. New York, NY: Oxford University Press; 1999.
120. Lieberman S, Cohen AH, Rubin J. NYSOA K-D test. *J Am Optom Assoc*. 1983;54(7):631-637.
121. Roland PS, Otto E. Rehabilitation for posttraumatic vestibular dysfunction. In: Ashley MJ, ed. *Traumatic Brain Injury Rehabilitative Treatment and Case Management*. Boca Raton, Fla: CRC Press; 2004.
122. Shepard NT, Telian SA. Programmatic vestibular rehabilitation. *Otolarygol Head Neck Surg*. 1995;112(1):173-182.
123. Cohen H, Miller LV, Kane-Wineland M, Hatfield CL. Vestibular rehabilitation with graded occupations. *Am J Occup Ther*. 1995;49(4):362-367.

참고서적 (Resources)

Baillet R, Blood K, Bach-y-Rita P. Visual field rehabilitation in the cortically blind. *J Neurol Neurosurg Psychiatry*. 1985;48(11):1113-1124.
Chronister K. The missing link in fall-prevention programs. OT Practice. 2004;9:11-14.

Cohen H. Vestibular rehabilitation improves daily life function. *Am J Occup Ther.* 1994;48(10):919-925.

Corbetta M. Functional anatomy of visual attention in the human brain: studies with positron emission tomography. In: Parasuraman R, ed. *The Attentive Brain.* Cambridge, Mass: The MIT Press; 2000.

Eimer M. Spatial cuing, sensory gating and selective response preparation: an ERP study on visuo-spatial orienting. *Electroencephal Clin Neurophysiol.* 1993;88(5):408-420.

Ferro JM, Kertesz A, Black SE. Subcortical neglect. *Neurology.* 1987;37:1487-1492.

Findlay, John M. Programming of stimulus elicited saccadic eye movements. In: Rayner K, ed. *Eye Movements and Visual Cognition.* New York, NY: Springer Verlag; 1992.

Gianutsos R, Matheson P. The rehabilitation of visual perceptual disorders attributable to brain injury. In: Meir MJ, Benton AL, Diller L, eds. *Neuropsychological Rehabilitation.* New York, NY: Guilford University Press; 1987.

Hain TC, Ramaswamy TS, Hillman MA. Anatomy and physiology of the normal vestibular system. In: Herdman SJ, ed. *Vestibular Rehabilitation.* Philadelphia, Pa: FA Davis; 2000.

Hartman-Maeir A, Katz N. Validity of the behavioral inattention test (BIT): relationships with functional tasks. *Am J Occup Ther.* 1985;49(6):507-516.

Hayhoe MH, Lachter J, Moeller P. Spatial memory and integration across saccadic eye movements. In: Rayner K, ed. *Eye Movements and Visual Cognition.* New York, NY: Springer Verlag; 1992.

Heilman K, Barret A, Adair J. Possible mechanisms of anosognosia: a defect in self-awareness. *Phil Trans R Soc Lond B Biol Sci.* 1998;353(1377):1903-1909.

Hibbard MR, Gordon WA, Kenner B. The neuropsychological evaluation: a pathway to understanding the sequelae of brain injury. In: Suchoff IB, Ciuffreda KJ, Kapoor N, eds. *Visual and Vestibular Consequences of Acquired Brain Injury.* Santa Ana, Calif: Optometric Extension Program Inc; 2001.

Lepore FE. Disorders of ocular motility following head trauma. *Arch Neurol.* 1995;52:924-926.

Macdonald J. An investigation of body scheme in adults with cerebral vascular accident. *Am J Occup Ther.* 1960;14:72-79.

Malec J. Training the brain-injured client in behavioral self-management skills. In: Edelstein BA, Couture ET, eds. *Behavioral Assessment and Rehabilitation of the Traumatically Brain Damaged.* New York, NY: Plenum Press; 1984.

Nakayama K, Joseph JS. Attention, pattern recognition and pop out in visual search. In: Parasuraman R, ed. *The Attentive Brain.* Cambridge, Mass: The MIT Press; 2000.

Niebur E, Koch C. Computational architectures for attention. In: Parasuraman R, ed. *The Attentive Brain.* Cambridge, Mass: The MIT Press; 2000.

Padula WV, Shapiro J. Post-traumatic vision syndrome caused by head injury. In: Padula WV, ed. *A Behavioral Vision Approach for Persons with Physical Disabilities.* Santa Ana, Calif: Optometric Extension Program Foundation Inc; 1988.

Parasuraman R, ed. *The Attentive Brain.* Cambridge, Mass: The MIT Press; 2000.

Paulus WM, Straube A, Brandt T. Visual stabilization of posture: physiological stimulus characteristics and clinical aspects. *Brain.* 1984;107(Pt 4):1143-1163.

Perenin MT. Optic ataxia and unilateral neglect: clinical evidence for dissociable spatial functions in posterior parietal cortex. In: Thier P, Karnath HO, eds. *Parietal Lobe Contributions to Orientation in 3D.* New York, NY: Springer Verlag; 1997.

Petit L, Orssaud C, Tzourio N, Mazoyer B, Berthoz A. Superior parietal lobule involvement in the representation of visual space: a PET review. In: Thier P, Karnath HO, eds. *Parietal Lobe Contributions to Orientation in 3D Space.* New York, NY: Springer Verlag; 1997.

Poggel DA, Kasten E, Sabel BA. Attentional cuing improves vision restoration therapy in patients with visual field defects. *Neurology.* 2004;63:2069-2076.

Rayner K. Eye movements and visual cognition: introduction. In: Rayner K, ed. *Eye Movements and Visual Cognition.* New York, NY: Springer Verlag; 1992.

Rossi PW, Kheyfets S, Reding MJ. Fresnel prisms improve visual perception in stroke patients with homonymous hemianopia or unilateral visual neglect. *Neurology.* 1990;40(10):1597-1599.

Tham K, Borell L, Gustavsson A. The discovery of disability: a phenomenological study of unilateral neglect. *Am J Occup Ther.* 2000;54(4):398-405.

Uomoto JM. The contribution of the neuropsychological evaluation to traumatic brain injury rehabilitation. In: Ashley MJ, ed. *Traumatic Brain Injury Rehabilitative Treatment and Case Management.* Boca Raton, Fla: CRC Press; 2004.

Warren M. Including occupational therapy in low vision rehabilitation. *Am J Occup Ther.* 1995;49(9):857-859.

Whitney SL, Rossi MM. Efficacy of vestibular rehabilitation. *Otolaryngol Clin N Am.* 2000;33(3):659-672.

Yuen HK, Benzing P. Treatment methodology. Guiding of behavior through redirection in brain injury rehabilitation. *Brain Inj.* 1996;10(3):229-238.

Zihl J. Cerebral disturbances of elementary visual functions. In: Brown JW, ed. *Neuropsychology of Visual Perception.* Hillsdale, NJ: Lawrence Erlbaum Assoc; 1989.

Zoltan B. Remediation of visual-perceptual and perceptual-motor deficits. In: Rosenthal M, Griffith ER, Bond MR, Miller JD, eds. *Rehabilitation of the Adult and Child with Traumatic Brain Injury.* Philadelphia, Pa: FA Davis; 1990.

제4장

운동불능증(행위상실증)
(Apraxia)

후천적 뇌손상(acquired brain injury, ABI)은 환자의 숙련된 활동 수행 능력에 영향을 줄 수 있어, 일상생활을 실수없이 수행하려는 사람의 능력에 장애를 입힐 수 있다.[1] 후천성 뇌손상 환자는 개인이 매일 수행하는 행위나 자연스러운 활동, 머리빗기와 같은 단순한 작업과 보다 복잡하고 확장된 활동인 몸단장이나 옷입기와 같은 활동에 어려움을 가질 수 있으며 그것은 사물을 다루고 목적을 달성하기 위한 연속적인 여러 단계에도 요구되는 것이다.[2] 자연스러운 활동을 수행하는 능력의 손상은 운동불능증(apraxia)라 불리며 운동 능력(motor power), 감각 또는 협응력에 이상이 없음에도 일정한 숙련된 목적 활동 수행에 있어 무능력으로 정의된다. 목적있는 숙련된 운동을 수행하기 위해 운동체계의 계획을 세우는 능력의 상실이나 손상에 영향을 주는 것은 인지 운동 장애이다.[3] 비록 운동불능증에서 자발적으로 회복되는 경우도 있을 수 있지만, 일반적으로 어느 정도 장애는 지속적으로 남아 일상 생활 활동을 방해하는 결손의 원인이 된다.[3] 실행(praxis)은 수행기술과 수행 양식과 작업의 발달을 위한 기초를 형성한다.[4]

운동 계획 장애로서 운동불능증의 개념이 보편적으로 수용되고 있지만, 계획 결손의 정확한 본질은 논쟁거리로 남아있다.[5-9] Heilman과 Rothi는 좌측 마루엽에 저장되어 있는 시각 운동감각(visuokinesthetic)의 운동 잠재기억(engrams)을 운동계획 모델로 세우는 것에 대해 생각해 보았다.[7] 이 부위에서 얻은 정보가 왼쪽 전-운동 대뇌겉질(premotor cortex)을 활성화시킨 다음, 뇌들보를 통해 오른쪽 대뇌반구를 활성화시킨다는 모델이다. 이러한 개념이 성립되자, "운동 겉질 신경원(motor cortex neurons)을 활성화시키기 위해 필요한 행동계획을 체계화하는 부위들이 서로 연계되지 못해 운동불능증이 발생할 수 있다"는 이 이론을 증명해 주는 일부 연구 결과를 얻었다.[10] 다른 것들은 운동계획과 연관된 도식(schemas)이나 잠재기억의 저장에서 이 개념을 지지하고 있다.[11,12]

Humphreys와 Forde는 개인이 일상적인 과제를 수행하는 방법을 설명하기 위해 "논쟁 목록(contention scheduling)"이라는 개념을 설명한다.[11] 사람은 일상 과제를 위한 도식을 저장하고 있다가, 유발자극이 역치를 넘어 도식을 활성화시킬 때 도식은 경쟁 도식에 의해 억제되거나, 목표에 도달할 때까지 활성이 유지되게 된다.[11] Norman과 Shallice는 이를 확장하여 새로운 상황을 다룰 때 요구되는 의지를 가진 행동이나 고위 차원의 인지조절이 포함된 그들 가설과 관계된 관리주의 체계〔supervisory attention system(SAS)〕라 불리는 두 체계에 대해 기술하고 있다.[12] Anderson과 연구자들은 또한 주의력, 의지, 결정과 관련된 체계나 영역의 분류를 설명한다.[13] 그들은 움직임 계획에 중요한 정신적 조작과 공간의 추상적 개념을 내포한 감각과 운동 구조사이의 중간 단계로 설명한다.[13] 조직화된 행동의 기본 단위로서 "도식"의 개념은 일상 활동 수행의 이론에 내재되어 있다. 그들은 일상 활동으로 "중간 수준 활동"을 설명한다. 이러한 예로, 커피 만드는 활동은 사물에 대한 지식과 행동 순서 모두 요구된다. 행동 모델은 활동이나 행동의 수준에 역점을 두어 다루고 다음의 가정을 포함한다.[13]

1. *중간의 영역 범위 안에서 조직화된 행동의 기본 단위는 도식이다. 도식은 목표지향적이다. 도식은 목적에 이르기 위한 효과적인 방법이다.*

   Cooper와 shallice이 가정을 설명하기 위해 다음의 예를 제공한다:[14]

   예로, 목표는 달콤한 커피를 만드는 것일 수 있다. 이 목적을 성취하기 위해 도식이 포함될 수 있다. 스푼을 들고, 설탕이 든 볼에 스푼을 담그고, 스푼으로 설탕을 퍼서 옮기고 머그잔으로 설탕을 넣는다. 동일한 목적은 각설탕과 같은 다른 몇몇 도식들에 의해 성취될 수 있다. 어떤 특정한 상황 내에서 가장 적절한 도식은 개인의 성향과 환경내의 이용할 수 있는 사물들을 포함한 다양한 요소에 달려있다.
2. *도식은 정렬된 하위목표의 부분으로 구성된다. 도식의 네트워크는 다른 과제에서 다른 도식과 목표를 만들어내는 네트워크가 필요한 것처럼 과제에 의존한다.*
3. *도식은 관련된 활성 가치를 가진다. 이 가치는 시간을 뛰어넘어 변화하는 실제적인 수(real number)이다. 도식 활성은 환경안의 적절한 유인 상황의 존재(혹은 부재)에 의해 영향을 받을 수 있다. 따라서, 환경에서 휴대 가능한 사물의 존재가 그 사물을 집어 들기 위한 도식을 자극할지 모른다. 도식은 또한 더 고위 수준 도식으로부터 "상위하달식(top-down)" 영향에 의해 자극될지도 모른다. 따라서 설탕 그릇에서 커피 잔에 설탕을 넣는 도식은 티스푼을 집어 올리는 낮은 수준의 도식을 자극할 지 모른다.*
4. *도식 활성은 상위하달식 영향, 환경적 영향, 자가 영향, 측면 영향, 임의의 소리의 다섯 가지 요소들로부터 영향을 받는다.*
5. *어떤 영향의 부재 시 도식의 활성은 지속되는 경향이 있다. 예를 들면, 한 도식이 활동적이고 모든 영향이 제거된다면, 그것의 활성은 천천히 감소하여 유지된다.*
6. *도식은 "유인 조건"과 연관된다. 도식에 대한 환경적 영향은 현재 조건(체계의 표현)에 의해 충족된 그 유발 조건의 한계에 의존된다. 예를 들면, '집어 든' 도식은 자유로운 손과 손이 뻗칠 수 있는 영역내에 집어들 수 있는 작은 대상이 있다는 상황에 의해 유인된다. 높은 수준의 도식은 그것들의 구성하고 있는 하부도식과 연관된 대상의 존재에 의해 단독으로 활성*

표 4-1
운동계획의 기술 요소

움직임 의도의 인지적 형성
목표 선택
움직임 계획
결과 예측
대상의 기능적 특성에 대한 지식
행동과 행동의 연속
주의력 과정
촉각-운동감각 정보의 통합
(공간에서 신체가 어디에 있는지, 움직임동안 신체의 각 부분이 어떻게 관련되는지 그리고 신체와 사지가 어떻게 위치하는지)

출처: reference 15: Golisz K, Toglia J. Perception and cognition. In: Crepeau E, Cohn ES, Schell BAB, eds. Willard and Spackman's Occupational Therapy. *Philadelphia, Pa: Lippincott Williams and Wilkins; 2003.*

화된다(그리하여 인스턴트 커피를 준비하기 위한 도식은 모든 커피와 관련된 대상에 의해 활성된다).

7. *도식은 한 형태를 가진다. 그들은 선택되거나 선택되지 않을지도 모른다. 한 도식이 선택된다면, 그것은 아마 네번째 가설에 제공된 예의 삽화와 같이 그것을 구성하고 있는 도식으로 자극이 변화할 지 모른다.*
8. *기본 수준 도식이 선택될 때, 그 도식은 그에 대응하는 행동의 실행을 유발한다.*
9. *도식의 활성이 선택 역치를 초과할 때, 그것의 형세는 선택되어짐으로 변화한다.*
10. *선택된 도식의 활성이 그것의 경쟁 도식중의 하나보다 낮게 떨어질 때나 선택된 도식의 근원의 도식 형세가 변화할 때 선택된 도식은 해체된다.*

Golisz와 toglia는 운동계획과 많은 기술들을 결합시켜 설명한다.[15] 이러한 구성기술은 표 4-1에 요약되었다. 이러한 기술은 인지, 언어, 촉각, 시각, 운동각, 전정과정을 요구한다. 예로, 전정의 입력은 신체 위치감각을 제공하고 언어는 환자가 구두 명령으로 행동을 변화하도록 도울 수 있다.[15]

대부분 운동불능증이란 두 가지 기본 기능적 처리과정 즉, 계획과 실행이라는 부분에 관여하는 복잡한 기능계에 장애가 발생한다는 이론을 수용하고 있다.[16,17] Roy와 Square는 이 이론을 자신들의 기존 신념(즉, 사람들로 하여금 외부에 대해 대응할 수 있도록 해주는 두 가지 시스템: 개념과 생산)에 적용시켜 더욱 발전시켰다.[8] 개념시스템(conceptual system)에서는 운동계획과 관련하여 세 가지 유형의 지식이 함께 작용한다. 이러한 유형에는 각각의 행동 및 기능적인 면에서의 사물과 도구에 관한 지식, 도구와 사물은 서로 관련될 수 있지만, 도구 또는 사물에 대해 각각 독립적인 행위 지식, 단일 행위를 연속적인 행위로 연결시켜 주는 것과 관련이 있는 지식들이 포함된다. 지식 정보 및 정황적인 정보들이 이와 같은 내적 지식과 함께 사람으로 하여금 행위를 개념화하는 기능과 관련된 지식을 "외부화(externalization)" 시키는 작업을 수행하도록 해준다. 이러한 요소 가운데 첫 번째 요소는 특정 기능을 수행하는데 사용되는 사물 또는 도구에 중점을 둔 지식이다. 그 다음 요소는 이러한 기능들을 작동시켜 행위를 수행해내는 일을 중점적으로 다루고 있다. 그 다음 행위 완수를 위해 필요한 사물을 선택하는 부분에서 지각 능력이 발휘된다. 예로, 근처에 적당한 사물이 없으면, 그것과 동일한 특성을 갖거나 속성이 같은 다른 사물이나 도구를 사용할 수 있다.

운동행위의 두 번째 요소인 생산 시스템(production system)은 어느 정도 독립적으로 작용하는 수많은 평행 시스템들(parallel systems)로 구성되어 있다고 가정하고 있다.[8] 과제 수행 시 상위 및 하위 수준의 처리 과정사이에 균형이 미묘하게 유지되면서 수행조절로 수준 간 전이가 일어날 수 있다. 상위 수준의 처리과정에서는 집중이 요구되고 설정한 목표를 따라 일련의 행동이 이루어진다. 하위 수준 시스템은 좀 더 자동적으로 작용하며, 최소한의 집중 정도를 필요로 하는 행위 프로그램들로, 기존의 신경망으로 여러 환경적인 제약에 순응하게 된다.[8]

운동불능증은 시 · 공간적 장애 또는 미세 운동조절 손상으로 인해 생산 시스템에서 문제를 야기할 수 있다. 좌측이나 우측 대뇌 반구에 손상을 입을 경우, 운동 연속성이 깨질 수도 있다. 손상 부위에 따라 운동계획 결핍증 유형도 달라진다.[9,18] 우측 대뇌 손상 시 나타나는 결핍증으로, 시각 통합작용(visual synthesis), 모방, 명령, 공간을 해석하는데 필요한 분석력, 그리고 움직임 결과에 필요한 공간적 사고, 그리고 모방과 움직임 결과를 해석하는데 필요한 편측무시로 어려워진다.[9,19,20] 전 운동불능증(frontal apraxia) 환자는 커피 그랜더에 오렌지쥬스를 넣거나 커피에 버터를 넣는 것처럼 물건을 대체하고 오용하는 것을 종종 보게 된다.[1,16,17]

운동불능증은 시상과 같은 영역 손상에서도 보여진다.[21] 최근 정상인의 fMRI 연구에서 좌측 마루엽 속고랑(intraparietal sulcus)이 도구 사용과 연관된 운동불능증 발달에 중요한 영역으로 밝혀졌다.[22]

운동불능증은 흔히 언어상실증을 동반하는데 반해, 언어상실증은 운동불능증을 보이지 않는 경우가 있다. 행위와 언어영역은 서로 다르지만, 신경망 사용에 있어 부분적으로 중첩되는 영역이 있다고 보는 이론이 있다. 때때로 언어상실증이 실행장애와 혼돈될 수도 있다. 예로, 구두지시를 이해하지 못하는 환자가 구두지시를 따르지 못할 때 운동불능증으로 분류될 수 있다.[7] 반대 상황도 일어날 수 있다(예, 종종 운동불능증 환자가 구두지시 따르는게 실패할 때 이해력 결손으로 잘못 생각하게 되는데, 실제로는 정확한 운동 산출의 능력이 없는 결과이다).[7]

운동불능증, 또는 운동 계획 문제는 미묘하거나 극단적으로 명백할 수 있다. 환자는 문제를 알아차리지 못하지만 점차 문제에 의해 매우 좌절하게 된다. 수 차례 동안 환자는 손상받지 않은 손의 비정상적 움직임을 보인다.[23]

운동불능증 환자를 평가할 때 행동 처리과정 시스템 가운데 어느 부분에서 문제가 발생하는지를 확실하게 파악하는 것이 중요하다. 연구에 의하면, "신체 여러 부분의 행동을 이끄는 기능적 시스템과 신경계는 완전히 다르기 때문에 복합적인 행동 평가는 의미가 없다"라고 한다.[24] 따라서 신체 특정부분에 대한 운동계획 능력을 검사하는 항목을 반드시 포함하는 통합적인 평가가 필요하다. 최근 연구 결과에서 환자는 모방수행의 향상뿐만 아니라, 작은 표현 동작들과 큰 표현 동작들 간의 수행차이를 보였다. 또한 최근에 운동불능증에 대한 평가 영역도 확장되어, 더 이상 행위 형성 영역만 평가하지 않는다. 현재에는 행위를 인식하며 구별해내는 능력까지 평가하도록 되어있다.[9] 치료사들도 반드시 환자의 전환움직임(사물 조작에 목적을 둔 행동들)과 비전환 움직임(생각 또는 감정을 표현하는 데에 목적을 둔 행동들)의 차이점을 파악해야 한다.[10]

요약하면, 시 · 공간적인 문제, 일시적 내지는 기억 활동 문제를 일으킬 수 있는 증상을 보이는 운동불능증은 개념 및 또는 생산 시스템의 붕괴로 인해 여러 가지 유형으로 나타날 수 있다. 이 증상은 운동불능증의 주요 유형으로는 ABI 환자에게 들어난 경우를 포함하여, 관념운동성 운동불능증, 관념 운동불능증, 구강 운동불능증, 구성 운동불능증, 착의 운동불능증들이 있다. 이어서 이들에 대한 정의, 평가방법, 치료법에 대해 설명하기로 한다.

관념운동성 운동불능증 (Ideomotor Apraxia)

운동불능증에서 가장 보편적이고 널리 연구되어진 관념운동성 운동불능증은 주어진 과제에 대한 개념이나 내용에 대해 완전히 이해했음에도 불구하고, 지시된 목적 있는 운동과제를 수행하거나 몸짓을 모방하는 능력이 결여되어 있다.[25-27] 환자는 무엇을 해야하는지 알고는 있지만, 행동을 성공적으로 수행하기는 어렵다.[28] 이러한 환자들은 지시한 바를 수행할 수는 없지만, 운동 감각적 기억 패턴을 보유하고 있어 기계적으로 이전의 습관성 운동 과제를 수행할 수는 있다.[29] 좌측 뇌손상으로 인한 관념운동성 운동불능증인 경우, 두 가지 유형으로 나타나는 것으로 가정하고 있다.[7,30] 첫 번째 유형은 시각운동 감각의 운동 잠재기억(engram)이 저장되어 있는 부위의 외상 또는 상처로 인한 유형이다. 두 번째 유형은 운동 잠재 기억이 이마엽의 운동 영역과 연결되어 있는 부분에 손상을 입어 나타나게 되는 유형이다. 임상적으로, 둘 중의 어떤 부위에 손상을 입더라도, 환자는 지시된 바대로 행동을 수행하는데 문제를 겪게 된다. 잠재기억은 정상적으로 남아 있는 "단절(disconnection)" 환자인 경우, 온전한 과제 수행과 그렇지 못한 수행을 구분할 수 있다.[3]

관념운동성 운동불능증은 다차원적인 장애로, 서로 다른 감각 운동 연결 부위와 연관이 있다.[31] 즉, 행위 도출 양식, 신체 부위의 활용에 관련하는 다양한 운동 프로그램, 여러 가지 개념적인 구상 행위 또는 행위의 의미 수준, 그리고 다양한 신체부위와 양식간의 상호작용에 대한 각기 다른 해부도가 연결되어 있다. 이러한 모든 면들을 고려하여야 관념운동성 운동불능증에 대한 타당도 있는 평가가 이루어 질 수 있다. 수행능력에 대한 평가를 하기 위해서 지시에 의한 것, 모방에 의한 것, 실제 물체에 대한 것 등의 모든 경우를 평가해야 한다.[31] 또한 환자가 안면근육, 손, 발, 전체적인 신체 움직임과 같은 서로 다른 여러 신체 부위를 활용하는지에 대한 운동계획을 세울 수 있는 것도 중요한 정보이다.

생각이나 감정을 나타내는 비전환 움직임(intransitive movement)에 대한 평가도 관념운동성 운동불능증에 대한 훌륭한 측정 방법으로 밝혀지고 있다. 이 가운데 운동행위와 관련이 있는 것에 대해서 연습시킬 수 있다. 또한 그러한 행위에 대해서는 명칭을 지정할 수 있으며, 분명하게 정의될 수 있다. 이러한 방법을 통해서 기존에 이미 마련되어 있는 기준과 쉽게 비교할 수도 있다.

관념운동성 운동불능증을 평가하는데 있어 마지막으로 고려해야 할 사항은 반드시 환자의 수행에 대해 질적인 분석을 해야 한다는 것이다. 이러한 환자는 운동수행시 누구나 공통적으로 범하는 실수를 하게 된다. 실수 내용에 대해 개략적으로 살펴보면 다음과 같다.[7,15,28,32]

1. 신체 부위를 사물화 시킴
2. 운동 수행을 제대로 하지 못함
3. 행동을 끝마치지 못함
4. 단편적으로 끊기는 반응을 보임
5. 신체 말단 부위를 세밀하게 조절하지 못함
6. 몸짓을 많이 씀
7. 불필요하게 큰 소리를 냄
8. 집요하게 반복함
9. 신체부위에 대한 정확한 사용을 하지 못함
10. 시간적인 실수를 함
11. 공간적인 실수를 함
12. 순차적인 실수를 함

기능적인 면에서 관념운동성 운동불능증은 관념 운동불능증 관련 장애보다 심각성이 덜 하다고 여겨진다.[27] 관념운동성 운동불능증 환자는 정교한 움직임을 지시했을 때, 이를 수행할 수는 없으나 모방을 통해 향상시킬 수 있으며, 나아가서 사물을 사용하는 움직임일 경우 훨씬 좋아질 수 있다.[10,26,31] 학문적인 연구 결과에 의하면, 관념운동성 운동불능증 환자의 경우, 시각적인 단서 및 신체에 대한 심미적인 단서가 주어지면, 일부 특정 분야에 있어서 움직임을 개선할 수 있다고 한다.[5]

관념 운동불능증 (Ideational Apraxia)

관념운동성 운동불능증과는 독립적으로 관념 운동불능증이라는 개념을 구분하는데 다소 논란이 있었다.[10] 관념 운동불능증에서 가장 적게 인식된 유형으로 간주되었는데, 이는 이 환자들 중에 대략 90%가 언어상실증 또는 치매를 갖고 있기 때문이다.[26] 그렇지만 대다수의 이론가나 연구자, 임상가들은, 이 두 가지가 서로 구분될 수 있다고 믿고 있다. 관념 운동불능증은 전통적으로 설명되

표 4-2
개념적 운동불능증(conceptual apraxia)

결손 형태	관찰된 행위
내용 오류-도구-대상-행위 이해 (content error-tool-object-action knowledge)	특별한 도구사용과 관련된 행동을 선택하는데 있어 불가능하다. 예로, 드라이버를 사용하도록 요구받았을 때 망치와 같은 사용법을 보인다.
도구-대상관련 이해 (tool-object association knowledge)	어떤 대상과 관련된 도구를 생각해 낼 수 없다. 예로, 나무에 일부가 박힌 못이 보일 때 망치를 대신해 드라이버를 사용하려 할 것이다.
기계학적 이해 (mechanical knowledge)	어떤 도구의 역학적 이득을 이해하지 못한다. 예로, 망치가 없이 일부 박힌 못이 보일 때 그들은 견고하고 단단하며, 강한(예, 렌치)와 같은 도구를 선택하기보다, 유연하고 가벼운 무게의 도구를 선택하려 든다.

주의 : 대상 실인증(object agnosia) 환자는 다른 도구를 사용하듯 도구를 사용할 수 있다. 환자가 사용하는 도구의 이름을 댈 수 있다면, 실인증을 염려하지 않아도 된다.

출처: *reference 3: Heilman KM, Rothi LJG, Valenstein E, Two forms of ideomotor aparaxia. Neurology. 1982; 32:342-346.*

는 것처럼 복잡한 연속적인 운동행위를 수행할 수 없는 증상으로 운동 행위를 실제로 수행하는데 문제가 있다기 보다는 개념들의 붕괴로 인한 증상이라 할 수 있다.[25,32,33] 이는 연속적인 행위 수행 또는 "관념적 계획"의 무능으로 본다.[7] 관념 운동불능증 환자는, 물건을 포함한 연속적인 행동을 조직하는 것과 관련된 개념적 붕괴에 따른 것뿐만 아니라, 도구 기능에 대한 지식의 상실이 특징적으로 보여진다.[20] 관념 운동불능증 환자가 일반적으로 범하는 실수는 단독적으로 하나의 물체를 이용하여 행할 때 발생하는 것이 아니라 다소 복잡한 행위를 계획할 때 일어난다.[32]

관념 운동불능증 환자는 어떤 사물의 이름이 상징하는 것과 운동수행 내용에 대한 시각적인 이미지를 연결시키는데 필요한 개념의 연속성을 정립하는 정신적인 사고과정을 제대로 처리할 수 없다.[34] 복잡한 행위들을 수행할 수는 없지만, 독립적으로 행하는 단순한 행위나 전체 행위 중 일부 동작은 수행할 수가 있다. 행위에 대해 지시했을 때, 이론적인 지시일수록 행하기가 더 어려운 것을 볼 수 있다.[34]

최근에 정상적인 감각, 운동 힘, 그리고 협응력에도 불구하고 도구와 용구를 선택하고 사용하는 것이 불가능한 환자에게 "개념적 운동불능증"이란 용어를 많이 사용한다. 이 이론가들은 연속적 행위를 할 수 없는 환자(관념 운동불능증)와 개념적 문제의 결과로 결손을 갖는 환자(개념적 운동불능증)를 구분한다. 개념적 운동불능증은 두 영역에서 발생하는 것으로 가정한다. 1) 연합 지식(망치/두드리는 것과 같은 도구-행위 연합; 망치/못과 같이 도구-물건과의 연합)과 2) 무의식적 지식(특별한 도구 사용의 이득에 대한 지식과 같은).[35] 관찰된 환자의 행동에 대한 특징은 환자가

가진 개념적 운동불능증이 어떤 형태인지에 달려있고, 표 4-2에 나타나 있다.[3]

관념 운동불능증 환자는 연속적인 운동이 요구되는 활동에 있어 불완전하게 수행할 것이다.[28] 이러한 환자들은 드라이버 사용, 자물쇠를 열거나 칼로 빵을 자르는 활동 등을 시도하려 할 때 난처해 한다.[22] Moll과 동료 연구자에 따르면, "때때로, 환자들은 일상적인 과제에 당면했을 때 당황해 하는 것을 볼 수 있으며, 치매로 잘못 진단되기도 한다." 이 환자는 어떤 행위를 수행하듯이 가장할 수 없으며, 사물의 기능에 대해 설명 할 수 없다. 예로, 담배와 성냥을 주고, 담배에 불을 붙이라고 하면, 환자는 성냥을 입에 물거나 불도 붙이지 않은 담배를 입으로 가져갈 수 있다. 이 환자는 성냥의 기능에 대해 설명할 수가 없다.

관념 운동불능증은 행위를 수행함에 있어 항상 신체 양측 모두에 영향을 미친다.[32] 오른손과 왼손의 수행능력간의 차이는 자연발생적 우세손 이상으로 유의한 차이가 있어서는 안된다. 관념운동성 운동불능증 환자에서처럼 관념 운동불능증 환자의 운동수행에 대한 질적인 평가를 해야한다. 흔히 나타나는 수행의 실수는 다음과 같다.

1. 잘못된 순서로 일어난다. 시리얼을 넣기 전에 그릇에 우유를 붓는다.
2. 연속적으로 행하는 것 중 빠뜨리는 부분이 있다. 주전자에 물을 붓지 않고 불을 지핀다.
3. 둘 또는 세 가지 행위가 혼합되어 나타난다. 환자는 컵에 설탕을 넣으려 들어올리면서 동시에 젓는 동작을 보인다.
4. 행위를 완전히 끝내지 못한다. 고기를 자를 때, 환자는 한 조각을 완전히 자르지 않은 상태에서 먹으려 한다.
5. 필요 이상의 행동을 한다. 그의 코트를 벗으라고 지시하면, 환자는 옷을 전부 벗어버리고, 차에 우유를 몇 방울 떨어뜨리는 대신 그는 컵에 우유를 가득 채워버린다.
6. 부분적으로 또는 전반적으로든 사물을 부적절하게 사용한다. 차에 설탕을 스푼으로 떠 넣는 것이 아니라, 스푼으로 설탕을 떠서 먹는다. 연필을 빗처럼 사용하고, 성냥 대신 양초를 긋는다.
7. 운동이 잘못된 면이나 방향으로 일어난다. 환자는 차를 "휘저으려" 스푼을 위 아래로 움직이고, 플러그를 꽂으려할 때, 잡아 빼는 행동을 할 수 있다.
8. 이 많은 실수들이 보속증으로 해석되기도 한다. 차를 주전자에서 컵에 따른 후, 환자는 설탕을 담는 그릇에 스푼을 넣어 뜨려는 대신 따르려는 유사행동을 보인다.
9. 많은 환자들이 잘못된 현실을 시험하려 노력하는 가운데, 성공하기 전에 수차례 실패를 거듭하거나 좌절하여 포기하게 되는 경향이 있다.

드물게 운동 연속성을 관장하는 부분은 뇌손상을 입지 않고, 관념 연속성을 관장하는 부분은 뇌손상이 되었기 때문에 운동수행에 대한 관념 또는 개념적인 목적에 대해서는 잊어버리는 반면, 운동 수행능력은 정상적으로 보유되어 있는 경우도 있다. Denny-Browun은 이러한 증후를 불완전 운동불능증이라고 명명하였다.[36] 예로, 왼손잡이인 사람이 오른손으로 글씨 쓰는 법을 배우려는 것과 같다는 것이다. 좌뇌에 외상을 입은 사람인 경우, 지적인 업무에 대한 개념을 이해할 수 없으나 오른손으로 글씨를 쓸 수 있다.[36]

관념운동성 운동불능증과 관념 운동불능증 평가 (Evaluation of Ideomotor and Ideational Apraxia)

앞에서 기술한 바와 같이 이들 운동불능증은 매우 유사하여 구분해내기가 까다롭다. 이 두 운동불능증에 대한 평가 검사 내용은 동일하지만, 반응의 질적인 면에서 경미한 차이가 있다. 운동 또는 관념운동성 운동불능증 환자인 경우, 과제에 대한 지시를 받으면, 지시 받은 대로 수행해 낼 수 없으나 적절한 기회가 있으면, 이를 자동적으로 해 낼 수 있다. 관념 운동불능증 환자의 경우, 운동할 수 있는 능력이 있는데도 불구하고 지시 받은데로 물론 자동적으로도 수행할 수 없다.

평가의 일반적 지침 (General Guidelines for Evaluation)

1. 실행 검사에 앞서, 환자의 감각과 신체적 기능에 대한 정밀한 평가를 수행한다. 덧붙여, 환자의 언어 상태, 필요하다면, 언어 병리학자의 의견을 참고하여 평가한다.
2. 실행 검사에 앞서 시각적 실인증을 평가하여 대상인식의 결손으로 인해 수행이 부족한 경우를 제외한다.[28]
3. 가능한 한 언제든지 두 손의 운동 계획 기술을 평가한다.
4. 환자의 수행을 관찰하는 것에 부가적으로 환자가 그의 실수에 대해 걱정을 하는지, 실수를 하는 것을 인식하는지 관찰한다.[3]
5. Golisz와 Toglia는 다음의 지침을 권했다.[15]
   - 사지의 상태나 신체 전반에 운동불능증이 나타나는지 확인해라.
   - 단서(다른 양식)에 따른 환자의 반응은 무엇인가?
   - 환자가 그의 수행에 대한 인식은 어떤가?
   - 운동 과제를 수행하기 전에 환자가 그의 수행을 예측하는가?

검사 1 – LOTCA의 실행 하위검사 (Praxis Subtest of the LOTCA)[37]

설명 (Description)

LOTCA 실행 하위검사에서는 다음 세 가지 영역에 대한 검사를 한다. 운동모방, 사물 활용, 상징적 행위.

점수화 (Scoring)

1점 — 어떤 행위도 모방할 수 없다.

2점 — 모방 움직임만 할 수 있다.

3점 — 모방 움직임은 수행 할 수 있고, 사물을 조작할 수 없다.

4점 — 모든 행위를 수행할 수 있다.

신뢰도 (Reliability)

하위 검사에 대한 신뢰도는 Spearman의 등급 상관계수를 고려한 평가자간 신뢰도로 0.82에서 0.97 범위에 속한다.

타당도 (Validity)

각 환자 그룹 결과를 대조군과 비교하기 위해 Wilcoxin의 두가지 샘플검사를 사용하였다. 각 환자군과 대조군간의 검사는 유효성 수준을 0.001간격의 등급으로 나누어 시행되었다.

동적 평가 (Dynamic Assessment)

검사 1 – Toglia[38]

설명 (Description)

표 4-3에 간단한 기능적 동적 검사를 나타냈다.[38] 과제 범위는 단순한 것에서부터 복잡한 것으로 불필요한 항목은 3~4로 제시되었다.

점수화 (Scoring)

표 4-3에 설명된 코드를 사용하여 하위 단계별 수행능력을 기록하는데, 단서의 횟수와 유형을 기록한다. 이 정보는 치료하는 동안 환자 수행에 있어 어떤 상태를 촉진해야 하는지에 대해 분석하게 한다.

작업에 근거한 평가 (Occupation-Based Evaluations)

검사 1 – 다중-수준 활동 검사 (Multi-Level Action Test)[19,39]

설명 (Description)

다중-수준 활동 검사(MLAT)는 세 가지 주요 과제로 이루어져 있다: 버터와 잼을 바른 토스트 한 조각 만들어, 포장해서, 도시락에 넣는다. 이 과제는 4가지 조건하에서 수행된다: 1) Solo-Basic(완전하지만, 단지 재료를 요구하게 된다), 2) Solo-Distractors〔기능적으로 관련되거나 종종 시각적으로 유사한 견인 항목이 종종 제시된다(예, 핫도그는 햄의 견인자, 스카치 테잎은 테잎을 붙이는 견인자이다)〕, 3) Dual-Basic〔환자는 쉬운 과제 하나를 수행하고 순서에 상관없이 부가적인 과제를 한다(예, 토스트 한조각과 인스턴트 커피 한잔을 준비한다)〕와 4) Dual-Distractors(서로 무관한 항목에 더하여, 닫힌 서랍안에서 두 가지 과제를 수행하는데 어떤 재료를 요구한다). 모든 상태는 시간을 체크하지 않는다.

점수화 (Scoring)

잘못된 접수를 산출한다. 표 4-4에 MLAT 실수 분류법과 표 4-5에 MLAT 점수 지침이 제시되어있다.

표 4-3
언어상실증과 운동불능증 환자를 위한 단순한 동적 평가

과제 설명	테이블 위 대상	과제 단계	결과	지시 횟수	지시 유형
바나나 벗기기	바나나, 오렌지, 사과	바나나 선택	E	0	
		바나나를 바로 잡기			
		껍질을 모두 벗긴다.			
빵에 버터바르기와 반으로 자르기	칼, 스푼, 포크, 접시, 버터, 빵, 크림치즈, 설탕	칼을 든다.	E		
		칼을 적절하게 쥔다.	•		
		버터를 연다.	C	2	P/G
		칼에 버터를 바른다	O		
		빵위에 버터를 펴바른다.	•		
		반복해서 잘 펴서 바른다.	O		
		빵을 자른다.	C	3	P/A/G
컵에 소다를 부어, 빨대로 마시기	소다캔, 컵, 빨대, 포크, 병따개, 커피잔	캔을 선택한다.	E		
		캔을 딴다.	•		
		컵에 붓는다.	O		
		빨대를 개봉한다.	C	1	G
		컵에 빨대를 꽂는다.	O		
		마신다.	C	3	P/T/G
봉투안에 편지를 넣고, 우표를 붙인다	편지(8.5×11) 봉투, 우표, 봉투칼, 가위, 펜	종이를 선택한다.	E		
		종이를 접는다.	C	2	G/P
		봉투를 선택한다.	E		
		봉투안에 종이를 넣는다.	C	3	P/T/G
		패킷에서 우표를 뜯는다.	C	2	T/G
		우표를 적절하게 붙인다.	E		
시리얼 볼 만들기	시리얼, 우유, 볼, 스푼, 포크, 칼, 팬케익 믹스가 든 소다 박스캔, 오렌지쥬스, 병따개, 가위	시리얼을 선택한다.	E		
		시리얼 박스를 개봉한다.	E		
		볼안에 붓는다.	C	1	G
		우유를 선택한다.	C	2	A/T
		우유를 개봉한다.	C*	1	G
		우유를 붓는다.	C	2	G
		스푼을 선택한다.	C	1	P
		스푼을 적절히 쥔다.	O		
		시리얼을 먹는다.	C	1	G

기록: O=지시없이 단계를 수행함. •=지시없으나, 서투르고 어색한 방법으로 단계를 수행함; C=지시에 따라 단계를 수행함; E=검사자가 이 단계를 수행함. 지시를 주어도 환자는 이 단계를 수행할 수 없다; *=순서와 다르게 단계가 일어남.
단서는 다음에 제한되지 않고 예외를 포함해도 된다: V=구두지시;반복, 재강조, 방향을 간단히 가르킴, 주요 물건의 이름의 운을 띄기; SR=자극 축소: 불필요한 물건 제거; P =손가락으로 가르켜 시각적 초점을 주어 주의하게 함; A=두드림으로 청각적인 주의를 줌; G=물건없이 몸짓 행동을 보임; G/O=물건을 가지고 몸짓 행동을 보임; T=초기 움직임을위한 촉각 시지; TS=과제 구분:모든 항목을 제거; 순서에 따라 사용되는 한 항목씩 제시. 검사자가 환자의 손에 물건을 쥐어 주었다면, 항목 선택에는 검사자가 이 단계를 수행했기 때문에, E를 적는다.

출처:*Treatment of Individuals With Limb Apraxia, by J Toglia, December 1993, presented at AOTA Neuroscience Institute: Treating Adults With Apraxia, Denver, CO. Reprented with permission from Republication Licecsing Service (RLS) Copyright Clearance Center, Inc.*

표 4-4
MLAT 실수 분류법

단계 생략
예, 편지 위에 우표 붙이는 것을 실패; 커피에 크림 넣는 것을 실패

순서
선행/생략(예, 채우기 전에 보온병을 닫기; 포장하기 전에 도시락 박스 닫기
반전(예, 머그잔의 물을 젖고 나서 빻는다)
보속(예, 샌드위치를 2개 만든다)

의미적 대체
예, 포크로 커피 젓기(스푼을 대신); 핫플레이트위에 빵 얹기(토스터 대신)

행동 첨가
과제의 단계에서 이해하기 힘든 행동 ; "사용되는 행위"와 변칙적인 행동이 포함(예, 선물상자 자르기, 책가방 안에 무관한 물건 넣기)

몸짓(매너)
정확한 물건을 틀린 몸짓으로 사용한다[예, 컵 안에 크림을 스푼(따르기 보다)으로 떠서 넣기]

쥐기/공간적 방향감각 상실
손과 관련되거나 다른(관련) 물건 [예, 가위의 끝을 잘 못 쥔다(손과 관련된 방향감각상실]; 봉투 측면에 우표 붙이기[관련 물건과 연관된 감각 상실)]들에 대한 방향 감각 상실

공간적 판단착오
둘 또는 더 많은 물건들 간의 공간적 관계의 부정확성; 다른 방법으로 오버하여 수행한다(예, 선물포장을 위해 너무 작게 포장지를 자른다).

도구 생략
예, 손가락으로 젤리를 펴바른다(칼 대신).

질(quality)
부적절하거나 부정확한 정도(공간 또는 부피) (예, 넘침 표시까지 주스를 붓는다)

출처: *reference 15: Golisz K, Toglia J. Perception and cognition. In: Crepeau E, Cohn ES, Schell BAB, eds. Willard and Spackman's Occupational Therapy. Philadelphia, Pa: Lippincott Williams and Wilkins; 2003.*

*검사 2 – 자연스러운 행동 검사(Naturalistic Action Test)**

설명(Description)

자연 행동 검사(NAT)는 점수절차가 더 단순화된 MLAT의 축소판이다. 3가지 중심과제는 토스트와 커피 만들기, 선물 포장하기와 도시락 싸기이다. 각 과제를 완료하기 위한 최대시간은 30분이다. 신체적 보조는 환자가 그가 행하려고 하는 행동에 대한 의도가 명확히 보여진 후에 필요할 때 주게 된다. 조건에 맞는 시작명령, 일반적인 명령과 시간을 나타내는 명령이 검사 매뉴얼에 설

**The Naturalistic Action Test can be purchased through Harcourt Assessment Inc. 19500 Bulverde Road, San Antonio, TX 78259, 1-800-211-8378.*

표 4-5

MLAT의 수행 점수 지침

토스트 (최대 3점)

3: 빵을 구운 후, 버터와 젤리(어떤 순서든)를 바른다.

2: 빵을 굽고, 젤리만 혹은 버터만 바른다.

1: 빵을 굽지 않고, 버터와 젤리를 바른다; 또는 빵을 구운 후 아무것도 바르지 않는다.

0: 빵을 굽지 않고, 버터 또는 젤리를 바른다.

편지 (3점)

3: 편지를 접고 넣는다. 봉투에 넣고 봉하고, 우표를 붙인다.

2: 편지를 접고 넣는다. 봉투를 봉하고, 우표를 붙이지 않는다.

1: 편지만 접어 넣고, 봉투를 봉하지 않거나; 빈 봉투에 우표를 붙인다.

0: 편지를 접기만 하거나; 빈 봉투를 봉한다.

커피 (3점)

3: 갈아서 크림과 설탕을 (어떤 순서든) 넣는다.

2: 갈아서 크림 또는 설탕을 넣는다.

1: 갈아만 놓는다.

0: 설탕/크림을 갈아놓지 않고 넣는다.

선물 (4점)

4: 선물을 상자에 넣고, 포장하고 리본을 만든다.

3: 바로 포장하여, 리본을 매거나; 리본없이 상자에 든 선물을 포장한다.

2: 선물을 상자에 넣고, 포장하지 않은 박스에 리본을 붙이거나; 리본없이 바로 포장한다.

1: 상자에만 넣거나, 리본없이 빈 박스를 포장한다.

0: 종이를 잘라, 빈 박스에 리본을 맨다; 박스를 닫지 않고 선물을 넣는다.

책가방 (2점)

2: 바인더나 바인더 포켓에 종이를 넣고, 펜과 연습을 필통에 넣는다. 책가방 안에 필요한 물품을 넣는다 (필요한 물품으로는; 바인더/종이, 필통, 매직마커, 펜/연필).

1: 바인더나 포켓에 종이를 넣고 책가방을 싼다; 또는 필통에 펜을 넣고 책가방을 싼다.

0: 정리하지 않고 바인더와 종이를 넣는다 ; 또는 바로 연필/펜을 넣는다; 또는 필통은 비어있다.

도시락 (6점)

다음의 각 단계마다 1점씩 준다.

- 용기에서 쿠키를 꺼내어 포장한다.
- 샌드위치를 만든다
- 보온병을 채운다
- 속뚜껑을 닫고 채워진 보온병을 봉한다.
- 쿠키와 포장한 샌드위치, 채워서 잘 닫힌 보온병을 도시락 통에 넣는다.

출처: *Psychology Press (http//:www.psypress.co.uk/journals.asp) referrence 19 : Buxbaum LJ, Schwartz MF, Crew TG. The role of semantic memory in objective use.* Cogn Neuropsychol. *1997;(2):234.*

명되어 있다.

점수화 (Scoring)

환자는 성취단계의 수행뿐만 아니라 행해진 실수도 점수화된다. 이 두 가지 점수는 단일 NAT 점수가 0에서 6까지의 범위로 최대 18점까지 합산된다.

평균 (Norms)

인구통계학적 임상 데이터는 우측 대뇌혈관사고(RCVAs)가 45명, 좌측 대뇌혈관사고(LCVAs)가 30명, 외상성 뇌손상(TBIs)가 25명의 실험군과 28명의 통제군을 모았다. 전체 NAT의 평균 점수는 실험군에서 10.9(SD 5.5)이고 통제군에서 17.3(SD1.2)를 나타냈다(U=355, P<0.001).

신뢰도 (Reliability)

NAT의 세 가지 과제에 대한 평가자간 신뢰도는 중간 가중치를 더한 Kappa에서 0.98(0.95에서 1.0)로 나타났다.

내적 일관성 (Internal consistency)

Cronbach' s 계수 = 전체 실험군의 0.79와 클라이언트 견본의 0.75.

협력자간 기준 타당도 (Concurrent Criterion Validity)

기능적 독립도 측정(FIM)의 신체적 인지적 하위 척도간에 (대략 0.5) 상관관계가 있다.

구조적 타당도 (Construct Validity)

처리 속도 측정에서/각성(r=0.68), 시공간적 주의력(r=0.61), 작업기억 (p<0.001)의 상관관계가 있다.

예견적 타당도 (Predictive Validity)

NAT는 수단적 일상생활 활동(IADL)에 대한 평가이고, NAT 수행과 IADL 추적 간에 이변량 분석(r=0.58)과 다중 회귀분석에서 유의한 상관관계가 있다. IADL 측정할 때 동시에 NAT를 하는 것 사이의 상관 관계 또한 높았다(r=0.64).

관념운동성 운동불능증과 관념 운동불능증 치료 (Treatment for Ideomotor and Ideational Apraxia)

회복적 접근법의 활용(Utilizing a Restorative Approach)

1. 과제 수행 전과 도중에 고유수용성 감각, 촉각, 운동 감각을 제공한다. 예로, 휠체어를 미는 환자라면, 필요한 동작을 통해 감각들을 자극한다.*
2. 시각과 구두 중재를 주면서 촉각과 운동감각을 통합시킨다. 환자가 하고 있는 것을 보도록 하

고, 시각적인 모델을 제시하여 환자의 움직임을 설명하도록 한다. 환자가 하고자 하는 것을 발성하게 하는 기법을 사용한다. 예, "내 셔츠를 잡으려 손을 뻗을거야" 또는 "내 손가락을 구부려서 컵을 잡는다".[28]

3. 환자의 손 위에 당신 손을 놓고, 과제에 요구되는 움직임을 가이드한다. 예로, 위생활동 중에, 환자가 칫솔로 머리를 빗으려 한다면, 실수했다는 것을 구두로 지시하지 말고, 칫솔을 든 환자의 손을 잡고, 말 없이 그의 입으로 가이드 해 가거나 적절한 순서에 맞추어 수도꼭지로 내려가게 한다(Bonifils, 개인의 의사소통). 계속, 환자의 신체 일부를 재인하는 유도를 하게 된다면, 움직임의 정상적인 결과를 갖게 될 것이다. "가이드는 하나의 정지된 잠재기억을 이어주는 방법이며, 다른 말이 필요없이 그것을 되돌리게 한다(Bonifils, 개인의 의사소통)".

적응적 접근법의 활용(Utilizing an Adaptive Approach)

1. 구두 지시를 최소화 하면서, 피질하 단계에서 활동하게 하는 방법이다. 예로, "브레이크를 잠그시오"라고 구두지시하지 말고, "브레이크 부분에 무언가 있습니다"라고 말해 주는 것이다.
2. 한 쪽 사지가 문제인가 몸 전체에 증상이 나타나는가 등, 현재 나타나고 있는 운동불능증의 유형을 구체적으로 규명한다. 환자의 움직임이 손상을 입은 신체부위에서 멀어지려고 하는지, 그 부위로 향하는 움직임을 하는지 관찰한다. 이러한 정보를 파악하여 치료 접근법에 활용한다. 즉, 한쪽 또는 양 쪽 사지에 운동불능증이 있는 환자는 세분화되어 있는 동작들로 이루어진 활동보다는 몸 전체를 사용하는 활동을 더 잘 수행해낼 것이다. 예로, 일어서서 오라는 명령을 주는데, 내딛은 다음 밀어내어 기대라는 등으로 활동 내용을 나누어 지시하면, 오히려 환자는 혼동시키기만 할 뿐이다. "일어나"라고 간단히 명령하는 편이 오히려 신체 내의 자동반응을 유발해 활동을 가능하도록 만든다.
3. 가능한 한 보통의 일상적인 환경 하에서 행동을 수행하도록 배려한다. 예로, 대낮에 진료 도중에 옷을 입도록 하는 것보다 아침에 일어나서 옷을 입도록 하는 것이 좋다. 요리와 같은 것은 가능한 집에서나 최소한 친근한 도구를 사용하도록 한다.
4. 운동불능증 평가에서 견관절과 팔꿈치의 움직임에 문제가 나타난다면, 가능한 때 기능적인 과제로부터 이들의 움직임을 고려해야 한다. 예로, 팔을 들어 뻗히는 것보다 컵을 향해 손을 테이블 위에서 밀게 된다.[28]
5. 필요하다면, 환경을 개조한다. 예로, 방문 손잡이나 전등 스위치를 바꾼다. 환자가 방문 손잡이를 잡고 돌리는데 필요한 움직임을 하지 못한다면, 레버 손잡이로 교체하고, 환자가 기존의 전등 스위치를 사용하지 못한다면, 단지 눌러서만 끄고 켜지는 스위치로 교체한다.[28]
6. 일상 기능에 필요한 물건에 지시 카드를 붙여둔다. 지시카드는 그것을 사용하는 방법을 한단계 한단계씩 설명하여 물건에 붙여둔다. 언어상실증 환자에게는 그림 카드를 사용한다.
7. 행위를 수행하기 전에 환자에게 눈을 감고서 필요한 동작들을 심상으로 그려보도록 지시한다.

8. 환자가 좌절감을 느낄 경우, 격려해 주도록 한다. 환자에게 충분히 노력하고 있다고 칭찬을 해 주며, 어떤 동작들은 환자에게는 아직 어려울 수 있다는 사실을 말해 주도록 한다. 치료 도중 환자가 자신있게 할 수 있는 동작을 하도록 하여 자신감을 심어주도록 한다.
9. 환자와 그 가족에게 운동불능증에 대한 것들을 교육시킨다. 안전 문제가 중요한 사안임을 강조하도록 한다.
10. 평가에서 환자수행을 가장 잘 촉진할 수 있는 지시의 유형에 관해 정보를 활용한다(예, 움직임을 시작을 위한 촉각적 단서, 구두지시 외).

사지-운동 운동불능증 (Limb-Kinetic Apraxia)

사지 운동 운동불능증을 가진 환자들은 중추신경계(CNS) 병변 반대쪽의 사지에 정확하고 미세한 움직임을 만들기 어렵거나 할 수 없게 된다.[3] 공간적 정확도, 타이밍, 그리고 관절 협응의 모두에 영향을 받게 된다.[41] 환자는 요구된 운동을 성취하기 위해 필요한 근 수축이 운동 프로그램으로 옮겨지는 것이 불가능하다.[26] 이 환자들은 협응적 동시 움직임이 어렵게 되고, 독립적인 손가락 움직임과 정확하고 미세한 움직임을 상실한다.[42] 결손은 환자가 두드리기와 같이 빠른 움직임을 수행할 때 명백히 나타나지만, 판토마임, 모방, 물건 사용 시에도 보여진다.[3] 움직임의 모든 유형에 영향을 받게 된다. 사지 운동 운동불능증 환자는 요구된 행동을 이해하고, 적절한 운동 프로그램을 사용하지만; 근 활동이 부정확하게 사용되기 때문에 행동이 서투른 방법으로 행동이 수행된다.[26] 사지 운동 운동불능증의 신경해부학적 상관성은 여전히 모호한 상태이다.[3]

사지-운동 운동불능증의 평가 (Evaluation of Limb-Kinetic Apraxia)

미세한 운동 협응과 한쪽 사지 움직임이 요구되는 미리 설명한 운동불능증 검사에서의 검사 항목들이 사지 운동 운동불능증을 드러낸다. 치료사는 환자가 ADL을 수행하는 동안 서투름을 관찰해야만 한다.

사지-운동 운동불능증의 치료 (Treatment of Limb-Kinetic Apraxia)

회복적 접근법의 활용 (Utilizing a Restorative Approach)

1. 고유수용각, 촉각, 그리고 운동감각을 과제 수행중이나 전에 제공한다. 예로, 쓰기 기술을 촉진시키기 위해 점토판을 활용하여 쓰게 하거나, 고유수용각을 증진시키기 위해 맞춤못(dowel) 형태의 펜을 사용한다.
2. 주어진 과제를 수행하기 위해 이전의 기억을 끌어내기 위한 활동을 제공한다. 예로, 환자가 컵

잡기가 어렵다면, 컵의 재질과 무게(예, 종이, 플라스틱, 세라믹)의 차이를 말해 주어, 환자가 어느정도의 압력을 주어야 될지 암시해 준다.

적응적 접근법의 활용 (Utilizing an Adaptive Approach)

1. 필요에 따라, 작업 수행 활동이 영향을 받거나 개조되어야 한다. 예로, 환자가 직각의 면도기를 잡고 면도할 수 없다면, 그는 대신에 전기 면도기를 사용하게 한다. 만약 환자가 손으로 조절하는 병따개를 사용하는데 필요한 소근육 기술을 수행하기 어렵다면, 환자에게 전자 병따개를 주도록 한다.
2. 작업 수행에 있어 수행 증진을 촉진하는데 필요하다면 환경을 개조한다(예, 방문 손잡이, 전등 스위치, 끈 매는 신발보다 끼우는 신발, 찍찍이를 이용한 옷 등).

구강 운동불능증 (Oral Apraxia)

구강운동불능증은 근육에 아무런 이상이 없음에도 불구하고, 알아들을 수 있는 단어를 말하는데 어려움을 겪는 증상을 말한다. 이는 근육에 이상이 있어 말을 흐릿하게 하는 눌어증(dysarthria)과는 다르다. 구강 운동불능증 환자들은 씹거나 삼키는 등, 혀를 이용하여 행하는 일반적인 것들은 자동적으로 할 수가 있으나, 명령을 받은 경우 혀가 움직이지 않아 말을 할 수 없게 된다. 일부는 구강 운동불능증을 언어-개념 시스템계 장애로 인한 것이라 보고 있다.[43-45] 운동 행위를 계획하는 가장 높은 단계에서 실행을 단행하는 데 있어 잘못된 움직임을 선택한다는 것이다. 또 다른 일부는 구강 운동불능증을 생상 시스템계 문제로 보고 있다. Roy와 Square는 두 시스템 모두 관련이 있을 것으로 보고 구강 운동불능증을 "두 시스템이 상위 하달식과 하위 상달식이 서로 병렬적으로 작동하면서 영향을 미치는 증상"이라고 서술하고 있다.[8]

구강 운동불능증 평가 및 치료 (Evaluation of Treatment for Oral Apraxia)

구강 운동불능증에 대한 평가 및 치료를 담당하는 사람들은 보통 언어병리학자이다. 언어 병리학자가 없는 경우, 간단한 선별검사를 사용하여 평가할 수 있다. 가장 먼저 대상 환자에게 입술을 핥아보라고 지시한다. 이를 제대로 수행할 수 없는 환자라면, 지시 없이 입술에 꿀이나 땅콩버터를 바른 후 자동으로 핥아 내는지 관찰한다. 명령에 의해서는 수행 할 수 없는 반면, 자동으로 핥아내는 경우, 운동불능증일 가능성이 높다. 전혀 핥아 낼 수 없는 경우, 눌어증일 수 있다. 앞에서 기술한 관념운동/관념 운동불능증 평가 항목 가운데도 일부 구강 운동불능증을 평가하는 항목들이 포함되어 있다.

구성 운동불능증 (Constructional Apraxia)

구성 운동불능증은 지시에 의해서건 자발적이건 간에 2차원 또는 3차원(모방, 그리기 또는 구성하기)적인 디자인을 하지 못하는 증상이다.[46,47] 이 문제는 지각 손상, 관념운동 운동불능증, 조직화 손상, 또는 일차적 운동이나 감각 손상으로 인한 것이 아니다.[15] 구성적 과제의 수행은 사실, 정상적인 시력-모형의 몇몇 요소를 알아차리는 능력만이 아니라, 그들의 공간적 관계와 충분한 운동능력이 전제조건이다.[48] 환자들은 빠진 조각을 대상에 조립하거나 조직하는 능력을 상실한다.[49] 구성적 능력 또는 시운동 조직화는 운동 반응과 함께 지각적 활동을 결합한다.[50]

구성적 운동불능증은 대뇌반구의 어느 쪽의 손상으로든지 나타날 수 있고 환자가 환경 내에서 물건을 사용하여 목적 있는 행동을 수행하는 능력을 제한한다.[51] 구성적인 과정 계획은 우세반구 손상 후 더 나빠질 수 있고, "공간적 형태적(시각적) 정보와 관련된 움직임의 만드는 데 따른 장애는 비우세 반구의 손상 후의 구성 운동불능증의 원인이 되기도 한다".[40]

뇌의 우측과 좌측 손상을 입은 환자 가운데 구성 운동불능증이 발병한다는 설에 대해서 논란이 계속되고 있다.[52] 대체로 우측 뇌에 손상을 입은 경우, 발병률이 훨씬 높은 것으로 보고 있다.[53] 그러나 일부에서는 좌측 및 우측 뇌손상에 동일한 분포로 증상이 나타나고 있는 것으로 가정하고 있다. 이와 같이 좌우 뇌손상 환자에게서 동일하게 증상이 나타나는 것으로 보는 학자들은, 언어상실증 환자는 대개 구강 운동불능증을 가지고 있음에도 지시한 바를 이해할 수 없거나 혼동하는 사람들이기 때문에 좌측 뇌손상 환자들과 같은 그룹에 포함시키지 않아 검사에서 제외되었다고 주장하고 있다.

좌우측 편마비를 가진 환자가 구강 운동불능증을 보여주지만, 사물에 대한 지각 검사를 통해서라기보다 반응의 질적인 면을 관찰함으로써 더 분명해지는 두 그룹간의 확실한 차이에 대해서 기술한 부분은 문헌에서도 흔히 찾아볼 수 있다.[54] 우측 뇌손상 환자가 언어상실증을 보이는 경우, 시야범위의 장애가 있든 없든 원근감 결여, 공간 내 모양의 정확한 위치, 분리된 각각의 관계를 분석하는 능력과 같은 시-공간장애가 있음을 볼 수 있다.[30,55-57]

좌측 뇌손상 환자가 언어상실증을 가지고 있는 경우에는 시야 결손이 나타나야 동시에 공간적 문제를 나타내나, 전반적으로 계획 또는 실행 상에 문제를 보인다.[55,57-59] 따라서, 이 환자들은 사물을 정확하게 관찰할 수 있는 능력여부에 상관없이 사물을 구성하기 위해 필요한 일련의 계획된 동작을 시작하는 것부터 어려움을 겪게 된다.

우측 뇌손상 환자들은 그림을 그릴 때 주저함이 덜 하며, 순서 있게 접근하는 것보다 따로따로 접근하려는 경향이 있다.[58] 그들은 대개 대각선으로 접근하고, 왼쪽 부분은 신경을 쓰지 않고 한 면의 공간을 활용하는데 있어 특별한 방법을 보이진 않는다.[56] 이들 도안은 매우 복잡하여 종종 알아보지 못하지만, 그림 내에 여러 부분들이 서로의 공간적 관계를 적절하게 고려하여 배치된 것을 볼 수 있다.[18,24,60,61] 종종 선들이 겹쳐 그려진 것을 볼 수 있는데, 이는 마무리하거나 수정하기 위해 시도한 것이다.[58] 환자가 그린 그림을 보면, 사물을 관찰하는데 굉장한 어려움을 겪고 있으며, 블록이나 벽돌과 같은 것을 사용하여 삼차원적으로 구성하는 것은 극도로 어려워하고 있음을 알 수 있다.[47] 이 환자들은 보통 모델이 주어져도 도움이 되지 않으며, 어떤 표시(예, 그림의 일부를 그려주는)를 해 주어도 별 효과가 없고 오히려 더 혼동을 줄 수 있다.[56,60] 단기시각 기억이 저조하여 마음속에 모델을 유지할 수 없는 것으로 보인다. 몇 가지 특정한 작업을 시도해 보고 난 후에, 환자에게 학습된 것은 없음을 알 수 있다.[60,62]

한편, 좌측 뇌손상 환자들은 무언가 작업을 시작하는데 있어 매우 망설이게 되면, 극히 단순한 디자인을 그려내는 것을 볼 수 있다.[63] 각이 있는 그림을 그릴 수 없으며, 그림의 형체도 제대로 그려진 것이 없어 이들에게는 무언가를 실행하는 일이 매우 어렵다는 사실을 분명히 알 수 있다.[58] 일반적으로 좌측 뇌손상 환자들이 지적인 부분에서 더 많은 손상을 입은 것으로 나타나며, 과제를 계획하는 능력이 퇴화되었거나 아예 이를 상실한 것으로 보고 있다. 가끔 모델이 있는 경우에 수행능력이 촉진되는 것을 볼 수 있으며, 주어진 모델에 가깝게 접근(Mayer-Gross의 접근 효과라 불리는)해 가는데, 마지막에는 자신들의 작품에 중첩될 때까지 접근해 간다.[64] 그림이 그려질 경계를 미리 그려주면 도움이 될 수 있다. 수차례 시도한 후에 환자들은 작업을 학습하고, 반복하게 하면 좀 더 쉽게 그 작업을 해낼 수 있게 된다.[60] 시각과 청각적 이미지를 기억하는 능력은 매우 단기적이다.[43] 사실, 모델을 보고 그대로 그리는 것보다 명령이나 기억에 의해 그림을 그리는 일을 더 어려워한다.

기능적으로 구성 운동불능증은 신체 도식 문제, 착의 운동불능증, 식사 준비와 관련이 있다.[65-69] 54명의 뇌손상 환자를 연구한 Neistadt는 구성운동불능증과 식사준비 간에 유의한 상관관계가 있음을 발견하였다. Neistadt는 구성 능력이 식사준비 수행력에 영향을 끼치는 것으로 결론을 내렸으며, "재활 전문가들이 뇌손상 환자의 구성능력을 평가하기 위한 검사에 블록 디자인 검사를 사용하는 일이 기능적으로 의미가 있다"는 신념을 갖게 되었다.[70] 101명의 뇌혈관사고환자를 연구한 Warren은 신체 도식장애와 구성 운동불능증은 연합하여 착의 운동불능증을 유발시킨다는 것을 발견하였다.[68]

Lorenze와 Cancro[71]는 WAIS 블록디자인과 물체조립 하위검사를 통해, 이 검사에서 낮은 점수를 얻은 환자들이 옷 입는 기술이나 신체를 꾸미는 기술을 익히기 어렵다는 사실을 발견했으며, 옷 입기 연습을 한 후에도 별반 달라지는 것이 없다는 것을 발견했다. 우측 뇌손상 환자 중 지각 문제를 가지고 있으면서 심한 구성 운동불능증을 보이는 환자들도 일상생활에 필요한 업무를 독립적으로 수행할 능력이 없음을 발견하였다.[72]

예전부터, 작업치료사들은 구성 운동불능증 환자를 치료하기 위해 일차적으로 치료적 접근법을 사용해 왔다.[70] 그러나 이 접근법의 효과에 대해 의문이 일기 시작했다. 45명의 성인 남성 뇌손상 환자들을 대상으로 치료적 및 적응적 치료접근법을 적용하는 연구를 했다. 치료적 접근법 대상자에게는 조각나무 세공 블록 디자인훈련을 시켰고, 적응적 접근법 대상자에게는 식사준비 훈련을 시켰다. 연구 결과, 이들 환자는 과제 특이성 학습을 보였다. 즉, 조각나무 세공 그룹은 조각나무 세공 작업을 지시했을 때, 사후-검사에서 이를 더 잘 수행하는 것으로 나타났으며, 다른 그룹도 특정 기능이 요구되는 과제 시 사후-검사에서 이를 더 잘 수행 하는 것으로 나타났다. 여기에서 학습내용을 다른 기능적 또는 구성적 과제나 활동에 적용하는 모습은 보이지 않았다. 이 연구에서 중요한 점은 치료를 결정하는데 있어 다음과 같은 두 가지 방향으로 접근이 가능성을 제시하였다. 첫 번째는 학습 내용을 다른 활동에 적용하는 전이현상으로 나타내도록 하기 위해서는, 과제를 완수하는데 있어 다양한 환경에서 특정 목적을 가진 전략들을 적용하여 훈련시키는 방법을 생각할 수 있다.[73] 두 번째는 특정 과제에 대해서만 학습이 이루어지는 것으로 보아 적응 접근법이 치료적 접근법보다 더 큰 효과를 가져올 것이다.

구성 운동불능증 평가(Evaluation For Constructional Apraxia)

검사 1 – 디자인 모방, 이차원(Copying Designs, Two-Dimensional)

설명(Description)

치료사는 환자에게 종이와 연필을 주고, 카드에 그려진 디자인을 그대로 본떠 그려보라는 지시를 내린다. 한 면당 한개의 카드 그림을 그리도록 한다. 이 검사를 여러 가지로 변형시켜 적용해 볼 수 있지만, 그 중 어떤 방법도 표준화되어 있지는 않다. 예로, 다음과 같은 변형이 가능하다.

- 집(그림 4-1), 꽃, 시계 그림에서 미리 그려진 선을 본떠 그리게 한다.
- 기하학적인 디자인(그림 4-2)을 본 떠 그리게 한다.

점수화(Scoring)

표준화 되어있지 않다.

각 그림 당 1에서 3점 척도로 점수를 준다.

1점 — 그림이 중요한 부분은 정확하고, 생략되거나 추가된 선이 없으며, 공간 배열이 정확하다.

2점 — 그림이 부분적으로 불완전하고 선이 생략되거나 회전, 한 부분에서 비율이 맞지 않지만, 형체를 알아보지 못할 정도는 아니다.

3점 — 그림인식이 불가능하다.

정상 — 대부분의 그림에서 1점

손상됨 — 대부분의 그림에서 2점

심각한 손상 — 대부분의 그림에서 3점

타당도(Validity)

타당도를 높이기 위해 운동 실조증은 제외한다. 특히, 환자가 비우세손을 사용하고 편측무시가 있는 경우. 우측과 좌측 편마비는 각 그룹의 그림에서 상당한 차이가 나타난다(결핍에 대한 페이지 참조).

검사 2 – 도표디자인, Santa Clara Valley Medical Center[75]

설명(Description)

환자에게 다음과 같은 그림이 있는 각 카드의 그림을 본따 그리도록 한다: 수평선, 수직선, 십자

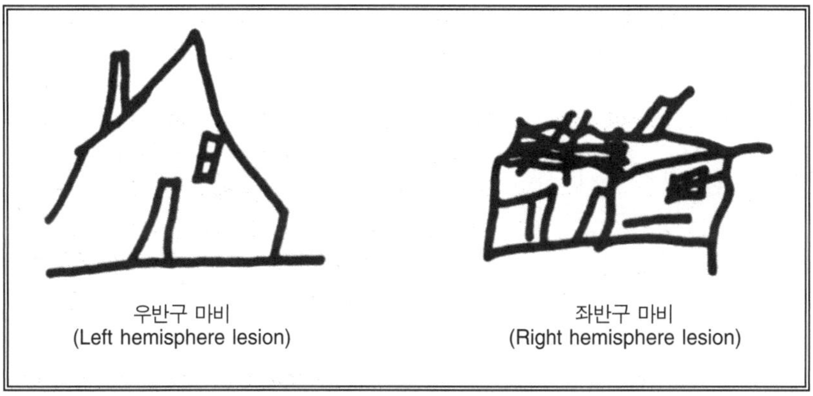

그림 4-1. 집그리기 수행 손상의 예.

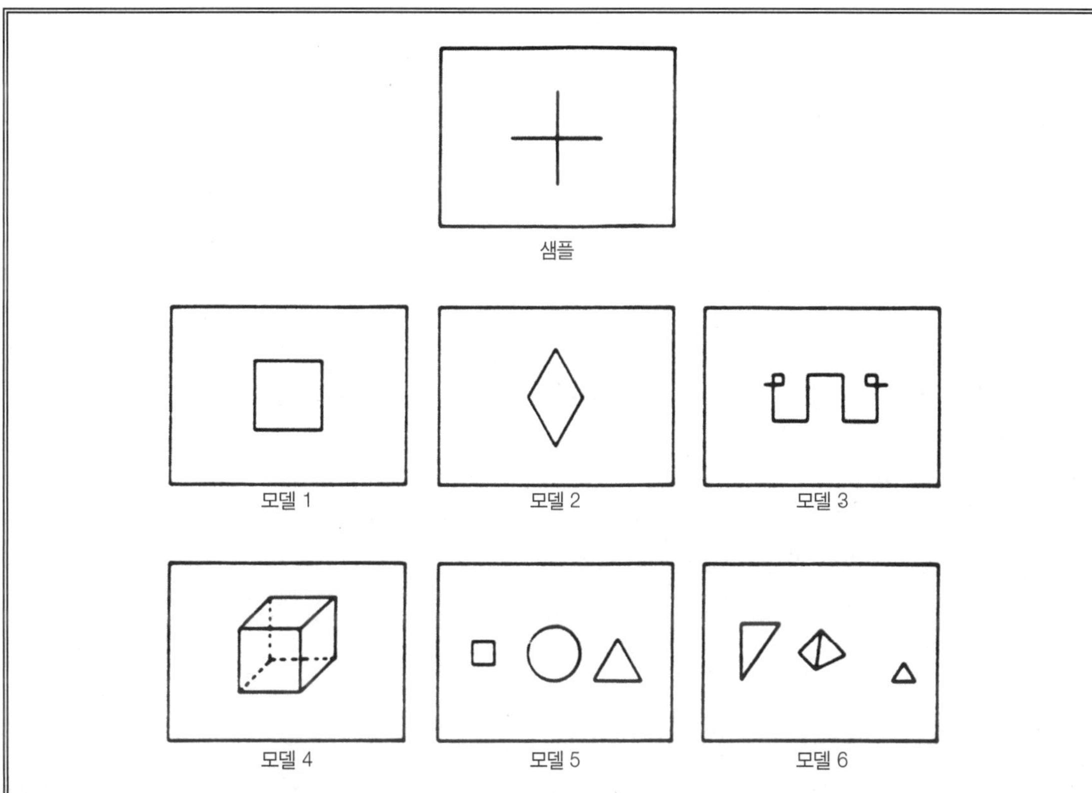

그림 4-2. 기하학적 디자인 모방 평가.[71] (출처: Lorenze EJ, Cancro R. Dysfunction in visual perception with hemiplegia: its relation to activicies of daily living. *Arch Phys Med*. 1962;514-517)

모양, 원, 사각형, 삼각형, 다이아몬드, 입방체, 집과 시계

점수화 (Scoring)

심각한 손상 — 거의 형체를 알아볼 수 없을 정도

손상 됨 — 원근이 부정확하고, 각도가 다르거나 부분적으로 인식 불가능한 정도
정상 — 정확하게 디자인을 모방함

타당도 (Validity)
타당도를 높이기 위해 운동실조증, 편측 무시, 시야 장애와 기타 시각적 문제는 제외한다.

신뢰도 (Reliability)
이 검사에 대한 평가자간 신뢰도(r = 0.98)는 두부외상을 입은 환자를 대상으로 나타났다.[76] 이 연구에서 수평선과 수직선, 십자모양, 사각형과 삼각형을 그리기의 빈도 데이터에서 분산은 나타나지 않았다. 다른 모든 항목에서는 장애를 선별해 내는데 유용하게 나타났다.

검사 3 – 블록 디자인, Santa Clara Valley Medical Center[75]

설명 (Description)
환자에게 미리 만들어져 있는 블록 디자인을 본떠 만들도록 지시한다.

점수화 (Scoring)
심각한 손상 — 거의 디자인 내용을 알아볼 수 없을 정도
정상 — 정확하게 디자인을 모방함

타당도 (Validity)
타당도를 높이려면, 운동 운동불능증은 제외한다.

신뢰도 (Reliability)
이 검사에 대한 평가자간 신뢰도(r = 0.96)는 두부 외상을 입은 성인환자의 연구에서 보여졌다.[76] 또한 Santa Clara Valley Medical Center의 그래픽 디지안 검사와 함께 동시에 블록 디자인을 검사한 경우, 항목 분석 결과 이 검사의 신뢰도(alpha = 0.87)는 매우 높게 나타났다.[76]

기타 검사 (Other Tests)

어떤 구성 과제든 대부분 구성 실행 평가 항목으로 사용될 수 있다. 일부는 본문에서 이미 언급하였고, 좀 더 일반적으로 사용되는 것들을 몇 가지 더 들면 다음과 같다: 패그보드 디자인 모방, 퍼즐, 웩슬러 성인 지능 검사에서의 디자인과 유사한 블록디자인 모방, 사람 그리기 검사와 Frostig의 공간관계 검사이다.

구성 실행 검사의 타당성 (Validity of Constructional Praxis Tests)

Benton은 여러 "구성 운동불능증" 검사들이 반드시 동일한 기능을 검사할 필요는 없다고 생각했다.[77] 그는 자신이 개발한 시각 기억 검사(기하학적인 모양을 모방하는 검사의 일종)와 3차원 구성 검사의 상관관계가 매우 낮다는 것을 발견하였다. Pohoski 역시 자신이 개발한 그림 모방 검사

와 Benton의 3차원 구성 검사 사이에는 상관관계가 매우 낮다는 것을 발견했다.[78]

검사들의 복잡성은 매우 다양하며, 고차원적인 지적 기능을 요구하거나 2차원 또는 3차원 공간력을 필요로 하는 검사일 경우, 과제 수행에 필요한 동작 유형이나 요구되는 숙련도 등이 달라진다. 예로, 기하학적인 디자인을 모방하는 과제를 수행하기 위해서는 좀 더 정밀한 움직임이 요구되며, 블록 쌓기보다 좀 더 높은 수준의 운동감각 통합 능력이 요구된다.[77]

구성 운동불능증의 치료 (Treatment of Constructional Apraxia)

*회복적 접근법의 활용(Utilizing a Restorative Approach)**

1. 환자에게 테이블에서 할 수 있는 다양한 2-3차원의 활동을 연습시킨다. 활동은 가능한 한 언제나 직업과 연관되게 제공해야 한다(예, 환자가 ABI 이전에 전화 수리공이었다면, 전화기와 함께 할 수 있게 하거나, 건축가였던 환자에게는 청사진 형태의 제도판에서 작업할 수 있게 한다). 후방연쇄(backward chaining)와 같은 기술을 활용한다.[66]
2. 환자에게 모델을 구성하기 전에 환자의 손으로 직접 모델의 3차원적인 모양을 탐색하도록 촉각과 운동감각적인 단서를 제공한다.
3. 구성 과제를 하는 동안, 환자에게 촉각적 운동감각을 제공한다. 예로, 환자가 나사와 못을 조립하는 과제 중이라면, 당신의 손을 환자의 손을 잡고 필요한 순서에 따라 가이드 한다. 과제를 하는 동안 가이드를 감소시키거나 제거한다.
4. 구성 과제를 연습하는 중에, 시각적 분석 과제와 동시에(예, 유사점과 차이점을 분석), 부분과 다른 것과의 관계를 이해하며, 자극의 성질에 대해 추리한다.[66] 시각적 분석과 시각 구성 기술은 일상 과제 수행에 있어 이 방법을 종종 사용하게 되므로 권한다.[66]

적응적 접근법의 활용 (Utilizing an Adaptive Approach)

1. 구성 운동불능증의 결과에서 비롯된 문제의 수행 요소를 규명하도록 한다(예, 식사준비와 직업적 과제). 과제를 수행하는 동안, 후방연쇄와 같은 보조적 기술을 제공한다.[66] 반 정도 완성된 과제를 제시하고, 환자에게 그것을 완성하도록 지시한다 — 예로, 식사준비를 할 때 컵과 나이프를 세팅해 놓고 나머지를 완성하도록 지시한다.[66]
2. 동적 상호작용 접근법 개념을 적용한다: 수행능력을 향상시키기 위해 변화를 줄 수 있는 과제 특성을 규명 — 예로, 순서 있게 조각들을 나열해 놓거나, 조립 순서에 맞추어 표시를 해두면, 환자가 조립작업을 성공적으로 수행할 수 있다.
3. 환자와 그 가족에게 구성 능력 결핍증에 대해 교육시켜 이로 인해 어떠한 기능이 영향을 받게 되는지 알게 한다. 안전 관련 부분은 특히 강조하도록 한다.

**Note: There is some question as to where the restorative is effective in treating constructional apraxia. The therapist should constantly evaluate client porgress and use occupation-based constructional activities whenever possible when utilizing a restorative approach.*

착의 운동불능증 (Dressing Apraxia)

착의 운동불능증은 신체도식/공간 관계 장애로 인해 스스로 옷을 입을 수 없는 증상이다. 이 운동불능증은 옷을 입는데 필요한 운동 수행 능력에 문제가 있어서 발생하는 것보다 신체 도식과 공간 지각력 상의 문제와 더 관련된다.[36] 이 환자는 옷을 올바른 순서나 방향에 맞춰 입지 못하고, 거꾸로 입거나 뒤집어 입는 실수를 한다.[49] 종종 우측 뇌손상 환자는 신체 좌측의 옷 입는 것을 잊어버리거나 바지 한쪽에 양 다리를 모두 집어넣기도 한다.

이러한 형태의 결손은 편측 무시에서 더 나타나고, 신체 축과 옷의 축을 맞추기 어려운 환자에게 일반적인 착의 결손이 더 나타난다.[79] Devinsky와 D' Esposito는 환자가 근본적으로 실행 장애를 가지고 있지 않지만, 옷입는 기술이 손상되어 있어, 어느정도, 다음과 같은 결과를 나을 수 있다:[49]

> ....손상된 신체상과 시공간적 구성 능력의 결함. 환자는 왼쪽의 인식이 감소(감각 무시)될 수 있거나, 운동 계획(운동 무시)의 활성화를 실패할 수 있다. 이 전의 사례에서, 그들은 마비쪽의 옷 입는 것을 생략하거나 입다가 중단한다. 나중에 그들은 셔츠나 자켓 소매에 왼팔을 넣으려 할 때 손, 팔 그리고 체간 정리를 하지 못하게 된다.

Penoski는 착의 운동불능증 환자들의 증상에 대한 예를 제공했다.[78]

1. 대상자는 팔에 맞는 소매를 찾을 수 없다. 상의를 마치 퍼즐을 풀듯이 살펴본 후에, 가까스로 소매에 팔을 끼워보지만, 다른 쪽 팔에 맞는 소매인 것이다.
2. 간신히 팔꿈치 위로 소매를 올려 어깨까지 소매를 올리지만, 잘못 입은 쪽의 소매를 끝까지 올려 입기는 힘들다.
3. 그 다음, 다른 쪽 소매를 찾아 보통 사람들이 하듯이 등 쪽으로 팔을 뻗쳐본다. 시작할 때부터 맞지 않는 소매 쪽에 팔을 넣었기 때문에, 당연히 뒤에 있어야 할 다른 한 쪽 소매 입구가 앞쪽에 있는 것이다. 다시 앞에 있는 셔츠에서 소매 입구를 찾아 다른 쪽 팔도 집어넣으면, 등에서 단추를 잠궈야 하는 모양이 된다. 순간 자신도 놀라면서 앞쪽에 있는 옷을 통째로 목 뒤로 넘기면, 옷이 양 어깨에 걸려 있는 모양이 된다. 목 뒤에 무언가가 있는 것을 느끼면서, "카라는 어딨지?"하고 묻게 된다. 잠시 카라를 찾으려고 뒤척이면서 옷을 내려 입어 보려고 한 후에, "뭔가 잘못 되었어. 카라가 없어"라고 말하는 것이다(총 소요시간 "3분 34초).

착의 운동불능증은 뒤마루엽 손상과 관련되며, 특히 우측 반구를 포함하고 있다.[49,79] 의식수준과 옷입기에 대한 장애에 대해 보여지는 환자의 염려는 착의 운동불능증의 심각성에 있어 중요한 요소이다.[80]

착의 운동불능증 평가 (Evaluation for Dressing Apraxia)

검사는 엄밀히 기능적이다(예, 환자가 옷입는 동안 관찰한다). 환자가 옷을 어디서부터 입어야 하는지 또는 소매는 맞게 찾는 것에 문제가 있는지, 신체의 왼쪽에 옷입는 것을 무시(편측 무시의 경향)하는지? 셔츠의 안과 밖을 구분하는지, 거꾸로 입는지? 단추를 정확히 맞게 채웠는지? 이러한 모든 증상들이 착의 운동불능증에 해당하는 것으로 마비로 인한 증상과는 구분된다. 착의 운동불능증과 구성 운동불능증간에는 서로 밀접한 상관관계가 있기 때문에 구성 운동불능증 검사를 사용하여 착의 운동불능증을 진단 또는 예견하기도 한다.[71,76]

착의 운동불능증의 치료 (Treatment of Dressing Apraxia)

*회복적 접근법의 활용(Utilizing a Restorative Approach)**

1. 환자가 옷을 입으려 할 때 시각적으로나 청각적인 단서를 제공하여 격려한다. 환자가 옷입기를 시작하지 않는다면, 구두지시를 한다: "옷 입으세요" 그리고는 시각 단서와 통합된 단어를 이해하는지 지켜본다. 옷 입기를 시작하거나, 도중에 비언어적인 방법으로 촉각적-운동감각을 제공한다. 필요에 따라 환자가 활동을 하는 동안 가이드를 제거하거나 줄여간다. 순서를 잊어버리거나 잘 해내지 못하고 어려워한다면, 다시 가이드를 제공한다.
2. 신경발달 접근 개념을 적용한다. 체중지지, 체중 이동, 그리고 필요에 따라 옷입는 동안이나 전에 핸들링 기술을 제공한다.

적응적 접근법의 활용(Utilizing an Adaptive Approach)

1. 동적 상호작용 접근 개념을 적용한다. 옷 모양새를 어떻게 바꾸는지 규명한다. 예로, 한 번에 한 겹씩 입는 것과 한 번에 모든 옷을 입는 것 중 어느 것을 더 잘 하는지? 여러 가지 다양한 방법으로 옷 입기를 시도한다(예, 침대 모서리에 앉거나, 휠체어에 앉아서 등).
2. 다음에 열거된 환자를 돕기 위한 보상을 제공하는 기능적인 적응 접근 개념을 적용한다.
   a) 앞/뒤와 반대 면과 바르게 된 면을 구분할 수 있는 라벨(상표)를 사용한다.
   b) 구분할 수 있는 라벨이 없는 옷은, 치료사가 좌-우, 앞-뒤, 반대쪽과 오른쪽에 색을 입혀 지정해 논다.
   c) 단추를 바르게 채우지 못하는 환자가 있다면, 셔츠의 맨 아래에서 시작하여 마지막 단추를 찾게 하여 마지막 단추 구멍에 채우도록 한다. 아래에서부터 점차 위로 올라가도록 한다. 치료사는 단추와 단추구멍을 색을 입혀 지정해 놓을 수도 있다.
   d) 단추구멍을 통과하는 동안에 환자에게 다른 손으로 모든 단추를 탐색하도록 한다.
3. 환자가 셔츠 단추를 아래로 채워가지 못할 경우, 풀오버를 입도록 한다. 지퍼를 올리지 못할 때는 바지나 셔츠를 끌어 입는 옷을 이용한다. 환자가 신발을 묶지 못할 때는 끼우거나 찍찍이를 이용해 매는 것을 사용한다.
4. 환자와 가족에게 옷입기에 대한 문제와 왜 그런 어려움이 있는지에 관해 교육시킨다. 특히 옷을 입으려는 동기가 부족해서 생기는 증상이 아니라는 점을 강조한다. 위의 보상 방법을 잘 활용하도록 훈련시킨다.

참고문헌 (References)

1. Schwartz MF. Analysis of a disorder of everyday action. *Cogn Neuropsychol.* 1995;12(8):863-892.
2. Giovannetti T, Libon DJ, Buxbaum LJ, Schwartz MF. Naturalistic action impairments in dementia. *Neuropsychologia,* 2002;40(8):1220-1232.
3. Heilman KM, Rothi LJG, Valenstein E. Two forms of ideomotor apraxia. *Neurology.* 1982;32:342-346.
4. May-Benson T. Praxis is more than just motor planning: clinical reasoning for understanding intervention for praxis. *OT Practice.* 2004;9:CE1-CE8.
5. Clark MA, Merians AS, Kithari A, et al. Spatial planning deficits in limb apraxia. *Brain.* 1994;117:1093-1106.
6. Harrington DL, Haaland KY. Motor sequencing with left hemisphere damage: are some cognitive deficits specific to limb apraxia? *Brain.* 1992;115:857-874.
7. Heilman M, Rothi LJG. Apraxia. In: Heilman KM, Valenstein E, eds. *Clinical Neuropsychology.* 4th ed. New York, NY: Oxford University Press; 2003.
8. Roy EA, Square PA. Common considerations in the study of limb, verbal and oral apraxia. In: Roy EA, ed. *Neuropsychological Studies of Apraxia and Related Disorders.* New York, NY: North-Holland; 1985.
9. York CD, Cermak SA. Visual perception and praxis in adults after stroke. *Am J Occup Ther.* 1995;49(6):543-550.
10. DeRenzi E. Methods of limb apraxia evaluation and their bearing on the interpretation of the disorder. In: Roy EA, ed. *Neuropsychological Studies of Apraxia and Related Disorders.* New York, NY: North-Holland; 1985.
11. Humphreys GW, Forde EME. Disordered action schema and action disorganization syndrome. *Cogn Neuropsychol.* 1998;15(6/7/8):771-811.
12. Norman DA, Shallice T. Attention to action: willed and automatic control of behavior. In: Davidson RJ, Schwartz GE, Shapiro D, eds. *Consciousness and Self Regulation.* New York, NY: Plenum Press; 1996.
13. Andersen RA, Snyder LH, Bradley DC, Xing J. Multimodal representation of space in the posterior parietal cortex and its use in planning movements. *Annu Rev Neurosci.* 1997;20:303-330.
14. Cooper R, Shallice T. Contention scheduling and the control of routine activities. *Cogn Neuropsychol.* 2000;17(4):297-338.
15. Golisz K, Toglia J. Perception and cognition. In: Crepeau E, Cohn ES, Schell BAB, eds. *Willard and Spackman's Occupational Therapy.* Philadelphia, Pa: Lippincott Williams and Wilkins; 2003.
16. Goodgold-Edwards SA, Cermak S. Integrating motor control and motor learning concepts with neuropsychological perspectives on apraxia and developmental dyspraxia. *Am J Occup Ther.* 1990;44(5):431-439.
17. Hodges JR, Bozeat S, Lambon Ralph MA, et al. The role of conceptual knowledge in object use evidence from semantic dementia. *Brain.* 2000;123(pt 9):1913-1925.
18. Arnadottir G. *The Brain and Behavior: Assessing Cortical Dysfunction Through Activities of Daily Living.* St. Louis, Mo: CV Mosby; 1990.
19. Buxbaum LJ, Schwartz MF, Carew TG. The role of semantic memory in object use. *Cogn Neuropsychol.* 1997;14(2):219-254.
20. Rumiati R, Zanini S, Vorano L, Shallice T. A form of ideational apraxia as a selective deficit of contention scheduling. *Cogn Neuropsychol.* 2001;18(7):617-642.
21. Pramstaller PP, Marsden CD. The basal ganglia and apraxia. *Brain.* 1996;119(Pt 1):319-340.
22. Moll J, De Oliveira-Souza R, De Souza-Lima F, Andreiuolo PA. Activation of intraparietal sulcus using a fMRI conceptual praxis paradigm. *Arq Neuropsiquiatr.* 1998;56(4):808-811.
23. Sunderland A. Recovery of ipsilateral dexterity after stroke. *Stroke.* 2000;31(2):430-433.
24. Barron A, Mattila WR. Response slowing of older adults: effects of time-limit contingencies on single- and dual-task performances. *Psychol Aging.* 1989;4(1):66-72.
25. Hopkins HL. Occupational therapy management of cerebrovascular accident and hemiplegia. In: Willard H, Spackman C, eds. *Occupational Therapy.* 4th ed. Philadelphia, PA: JB Lippincott Co; 1971.
26. Marsden CD. The apraxias are higher order defects of sensorimotor integration. In: *Novartis Foundation Symposium 218.* New York, NY: John Wiley and Sons; 1998.
27. Square-Storer P. *Acquired Apraxia of Speech.* New York, NY: Taylor and Francis; 1989.
28. Butler JA. Evaluation and intervention with apraxia. In: Unsworth C, ed. *Cognitive and Perceptual Dysfunction: A Clinical Reasoning Approach to Evaluation and Treatment.* Philadelphia, Pa: FA Davis; 1999.
29. Balliet R, Blood K, Bach-y-Rita P. Visual field rehabilitation in the cortically blind? *J Neurol Neurosurg Psychiatry.* 1985;48(11):1113-1124.
30. Gulyas B, Heywood CA, Popplewell DA, Roland PE, Cowey A. Visual form discrimination from color or motion cues: functional anatomy by positron emission tomography. *Proc Natl Acad Sci.* 1994;91:9965-9969.
31. Baker-Nobles L, Bink MP. Sensory integration in the rehabilitation of blind adults. *Am J Occup Ther.* 1979;33(9):559-564.
32. Miller N. *Dyspraxia and Its Management.* Gaithersburg, Md: Aspen Publications; 1986.

33. Ochipa C, Rothi LJG, Heilman KM. Ideational apraxia: a deficit in tool selection and use. *Ann Neurol.* 1989;25:190-193.
34. Crovitz HF, Harvey MT, Horn RW. Problems in the acquisition of imagery mnemonics: three brain-damaged cases. *Cortex.* 1979:225-234.
35. Heilman M, Maher LM, Greenwald ML, Rothi LJ. Conceptual apraxia from lateralized lesions. *Neurology.* 1997;49(2):457-464.
36. Denny-Brown D. The nature of apraxia. *J Nerv Ment Dis.* 1958;126:9-32.
37. Jongbloed L, Stacey S, Brighten C. Stroke rehabilitation: sensorimotor integrative versus functional treatment. *Am J Occup Ther.* 1989;43(6):391-397.
38. Toglia J. A dynamic interactional approach to cognitive rehabilitation. In: Katz N, ed. *Cognition and Occupation Across the Life Span.* 2nd ed. Bethesda, Md: American Occupational Therapy Association Press; 2005.
39. Buxbaum LJ, Schwartz MF, Montgomery MW. Ideational apraxia and naturalistic action. *Cogn Neuropsychol.* 1998;15(6/7/8):617-643.
40. Platz T, Mauritz KH. Human motor planning and use of new task-relevant information with different apraxic syndromes. *Eur J Neurosci.* 1995;7:1536-1547.
41. Rapcsak SZ, Ochipa C, Anderson KC, Poizner H. Progressive ideomotor apraxia: evidence for a selective impairment of the action production system. *Brain Cogn.* 1995;27(2):213-236.
42. Heilman M, Meador KJ, Loring DW. Hemispheric asymmetries of limb-kinetic apraxia: a loss of deftness. *Neurology.* 2000;55(4):523-526.
43. Berrol S. Issues in cognitive rehabilitation. *Arch Neurol.* 1990;47:219-220.
44. Duchek J. Cognitive dimensions of performance. In: Christiansen C, Baum C, eds. *Occupational Therapy: Overcoming Human Performance Deficit.* Thorofare, NJ: SLACK Incorporated; 1991.
45. Stoer P. Chromaticity and achromaticity: evidence for a functional differentiation in visual field defects. *Brain.* 1987;110:869-886.
46. Cohen RF, Mapou RL. Neuropsychological assessment for treatment planning: a hypothesis-testing approach. *J Head Trauma Rehabil.* 1988;3(1):12-23.
47. Hecaen H, Penfield W, Bertrand C, Malmo R. The syndrome of apractognosia due to lesions of the minor cerebral hemisphere. *Arch Neurol Psychiat.* 1956;75(4):400-434.
48. Damasio A, Tranel D, Rizzo M. Disorder of complex visual processing. In: Mesulam, ed. *Principles of Behavioral and Cognitive Neurology.* 2nd ed. New York, NY: Oxford University Press; 2000.
49. Devinsky O, D'Esposito M. The right hemisphere, interhemispheric communication, and consciousness. In: *Neurology of Cognitive and Behavioral Disorders.* New York, NY: Oxford University Press; 2004.
50. Averbach S, Katz N. Cognitive rehabilitation: a retraining model for clients with neurological disabilities. In: Katz N, ed. *Cognition and Occupation Across the Life Span.* 2nd ed. Bethesda, Md: American Occupational Therapy Association Press; 2005.
51. Fahle M. Figure-ground discrimination from temporal information. *Proc R Soc Lond B Biol Sci.* 1993;254(1341):199-203.
52. Fisher B. Effect of trunk control and alignment on limb function. *J Head Trauma Rehabil.* 1987;2(2):72-79.
53. Finlayson MA, Garner SH. *Brain Injury Rehabilitation: Clinical Considerations.* Philadelphia, Pa: Lippincott, Williams and Wilkins; 1994.
54. Crook T. Psychometric assessment in the elderly. In: Raskin A, Javick L, eds. *Psychiatric Symptoms and Cognitive Loss in the Elderly.* New York, NY: Hemisphere Publishing Co; 1979.
55. DeRenzi E, Faglioni P. The relationship between visuo-spatial impairment and construction. *Cortex.* 1967;3:327-342.
56. Piercy M, Hecaen H, De Ajuriaguerra J. Constructional apraxia associated with unilateral cerebral lesion: left and right sided cases compared. *Brain.* 1960;83:225-242.
57. Podolsky S, Schachar R. Clinical manifestations of diabetic retinopathy and other diseases of the eye in the elderly. In: Ordy JM, Bizzee KR, eds. *Aging. Vol 10. Sensory Systems and Communication in the Elderly.* New York, NY: Raven Press; 1979.
58. Gainotti G, Tiacci C. Patterns of drawing disability in right and left hemispheric patients. *Neuropsychologia.* 1970;8:379-384.
59. Bumpa-Tel, Inc. *Instructo-Clinic: A Psychophysical Testing Apparatus.* Cape Gir, Mo: Bumpa-Tel, Inc; 1973.
60. Hecaen H, Assal G. A comparison of constructive deficits following right and left hemispheric lesions. *Neuropsychologia.* 1970;8:289-303.
61. Kahan HJ, Whitaker HA. Acalculia: an historical review of localization. *Brain Cogn.* 1991;17:102-1151.
62. Neistadt ME. Occupational therapy treatment for constructional deficits. *Am J Occup Ther.* 1991;46(2):141-148.
63. McFie J, Zangwill OL. Visual-constructive disabilities associated with lesions of the left cerebral hemisphere. *Brain.* 1960;83:243-259.
64. Mayer-Gross W. Some observations of apraxia. *Proc Roy Soc Med.* 1934-1935;28:1203-1212.

65. Baum B, Hall K. Relationship between constructional praxis and dressing in the head injured adult. *Am J Occup Ther.* 1981;35(7):438-442.
66. Bouska MJ, Kauffman NA, Marcus SE. Disorders of the visual perceptual system. In: Umphred DA, ed. *Neurological Rehabilitation.* 2nd ed. St. Louis, Mo: CV Mosby; 1990.
67. Neistadt ME. The relationship between constructional and meal preparation skills. *Arch Phys Med Rehabil.* 1993;74:144-148.
68. Warren M. Relationship of constructional apraxia and body scheme disorders to dressing performance in adult CVA. *Am J Occup Ther.* 1981;35(7):431-437.
69. Williams N. Correlations between copying ability and dressing activities in hemiplegia. *Am J Phys Med.* 1967;46:1132-1340.
70. Neistadt ME. A critical analysis of occupational therapy approach for perceptual deficits in adults with brain injury. *Am J Occup Ther.* 1990;44:299-304.
71. Lorenze EJ, Cancro R. Dysfunction in visual perception with hemiplegia: its relation to activities of daily living. *Arch Phys Med.* 1962;43:514-517.
72. Gregory ME, Aitkin JA. Assessment of parietal lobe function in hemiplegia. Occup Ther. 1971;34:9-17.
73. Toglia JP. Generalization of treatment: a multicontextual approach to cognitive perceptual impairment in the brain injured adult. *Am J Occup Ther.* 1991;45(6):505-516.
74. Deitz JC, Tovar VS, Thor DW, Beeman C. The test of orientation for rehabilitation patients: inter-rater reliability. *Am J Occup Ther.* 1990;44(9):784-790.
75. Zoltan B, Jabri J, Panikoff L, Ryckman D. *Perceptual Motor Evaluation for Head Injured and Other Neurologically Impaired Adults.* San Jose, Calif: Santa Clara Valley Medical Center, Occupational Therapy Department; 1983.
76. Baum B. The establishment of reliability and validity of a perceptual evaluation on a sample of adult head trauma patients. Thesis. University of Southern California, December 1981.
77. Benton AL, Fogel ML. Three-dimensional constructional praxis, a clinical test. *Arch Neurol.* 1962;7:347-354.
78. Pehoski C. Analysis of perceptual dysfunction and dressing in adult hemiplegics. Thesis. Sargent College, Boston University; 1970.
79. Weintraub S. Neuropsychological assessment of mental state. In: Mesulam, M-Marsel, ed. *Principles of Behavioral and Cognitive Neurology.* 2nd ed. New York, NY: Oxford University Press; 2000.
80. Takayama Y, Sugishita M, Hirose S, Akiguchi I. Anosodiaphoria for dressing apraxia: contributory factor to dressing apraxia. *Clin Neurol Neurosurg.* 1994;96:254-256.
81. Bonfils K. Affolter approach. In: Pedretti L, ed. *Practice Skills for Physical Dysfunction.* St. Louis, Mo: CV Mosby; 1995.

참고서적 (Resources)

Anderson SW, Tranel D. Awareness of disease states following cerebral infarction, dementia, and head trauma: standardized assessment. *Clin Neuropsychol.* 1989;3(4):327-339.

Doehring DG, Reitan RM, Klove H. Changes in patterns of intelligence test performance associated with homonymous visual field defects. *J Nerv Ment Dis.* 1967;132:227-233.

Fetherlin JM, Kurland L. Self-instruction: a compensatory strategy to increase functional independence with brain-injured adults. *Occup Ther Pract.* 1989;1(1):75-78.

Fraser C, Turton A. The development of the Cambridge apraxia battery. *Brit J Occup Ther.* 1986;49:348-252.

Glisky E, Schacter D. Remediation of organic memory disorders: current status and future prospects. *J Head Trauma Rehabil.* 1986;1(3):54-63.

Madden DJ. Adult age differences in the time course of visual attention. *J Gerontol.* 1990;45:9-16.

Papagno C, Della Sala S, Basso A. Ideomotor apraxia without aphasia and aphasia without apraxia: the anatomical support for a double dissociation. *J Neurol Neurosurg Psychiatry.* 1993;56(3):286-289.

Pascal GK, Suttell B. *The Bender-Gestalt Test—Its Quantification and Validity for Adults.* New York, NY: Grune & Stratton; 1951.

Schwartz M, Segal ME, Veramonti T, et al. *The Naturalistic Action Test.* Bury St. Edmunds, England: Thames Valley Test Company, Ltd; 2002.

Shiffman LM. Cerebrovascular accident. In: Early MB, ed. *Physical Dysfunction Practice Skills for the Occupational Therapy Assistant.* St. Louis, Mo: Mosby Year-Book Inc; 1998.

Solet JM. Solet test for apraxia. Thesis. Boston University; 1974.

제5장

신체 도식 장애
(Body Scheme Disorders)

신체 도식 (Body Scheme)

신체 도식은 신체 부분 가운데 공간적인 관계를 나타내는 것으로 정신역동적(psychodynamic)인 의미에서 주체를 나타내는 것과는 다르다.[1-6] 신체 도식은 무의식적인 자동적인 체계로 동적 혹은 정적인 자세를 통해 주변을 탐구하는데 필요한 것이다.[7] 신생아에서 움직임에 대한 모방은 성인의 신체 도식에 선행하는 것으로 신체 구조에 대한 내적인 지식을 가리킨다.[8] Hari 등과 그의 연구진은 개인에서 신체에 대한 인식은 안정적인 신체 도식에 의존하는 것으로 이는 일부분은 유전적으로 결정되거나, 혹은 뇌손상에 의해 변화될 수 있다고 하였다.[9]

고유수용감각, 촉각, 압력 등을 통해 신체로 입력되는 모든 감각이 통합되어 신체 각 부위와 전체와의 관계 및 자세에 관한 지각을 파악하게 해주는 신체 도식의 기초역할을 한다.[10] 과거 및 현재의 감각 입력(근육, 고유수용 감각, 피부, 전정, 촉각, 시각, 청각을 포함한다)은 신체와 일부 기관의 공간적인 관계에 대한 인식을 도와주며,[2,8,11] 주의력, 기억력 및 언어 또한 개인의 신체 도식에 도움이 된다.[11]

정상적인 신체 도식에서는 이 감각 입력을 공간적 순서에 맞추어 배치하고 행동 개시 및 안내 역할에 관여한다.[12] 이로써 주변 환경을 지각하여 신체의 다음 움직임을 준비하고 배울수 있게 하는 기반이 마련되는 것이다.[37,56,60,61] 완전한 신체 도식은 개인이 환경과 상호작용 하는데 있어 공간 안에서의 방향성을 이해하고 지각하도록 도와준다.

많은 전문가들은 개인이 신체에 대한 인식이나 지식에 기여하는 여러 가지 독특한 상호작용적인 표현들이 있다고 믿는다.[14] Sirigu와 그 연구진들은 신체가 외부 지식을 처리하도록 도움을 주는데 최소한 4가지 유형의 표현 방식이 있다는 가설을 제시 하였다.[15] 이들을 살펴보면 다음과 같다.[15]

1. 첫 번째는 다음과 같은 것을 포함하는 방식이다. 신체 각 부위에 대한 명칭과 같은 의미론적, 어휘적인 정보로 손목이나 발목(예, 관절들)과 같은 신체 부위간의 기능적 관계, 입이나 귀

와 같은 기관들이 하는 역할의 목적 등 이와 같은 것들은 대부분 이미 정해져 있는 것들로 무엇보다도 언어체계와 밀접한 관련을 가지기 쉽다.

2. 두 번째는 일반적인 인간의 몸에 대한 것은 물론, 자신의 몸에 대해 분류하고 있는 시 · 공간적 표현방식을 포함하고 있다. 이 표현 방식은 몸의 구조에 대해 기술할 때 이에 대한 정의를 내려주는 것으로, 신체 표면에 각 신체부위가 어떻게 위치하고 있는지(예, 얼굴 한가운데 코가 있다), 각 부위들 간의 공간적 거리 관계(예, 코는 눈 옆에 있고, 다리는 무릎과 발목 사이에 있다 등) 그리고 가장 중요한 것으로 각 부위들을 규정해 주는 경계선에 대해 상세하게 규명하고 있다. 이 표현 방식은 한마디로 신체를 "전체적/부분적으로" 분석하기 위해서 필수적인 것이다. 이들은 비언어적인 영역과 시각계 및 체성감각계 영역에 더 강한 연관을 갖기 쉽다.
3. 세 번째는 즉각적인 신체-관련 시스템으로 동적이면서 실제적인 신체 이미지로 개념화시키는 것이다. 이는 자신의 신체 각 부위 및 외부 공간에 대한 상대적인 위치변화와 위치에 대한 정보를 제공해 준다.
4. 운동 표현방식(motor representation) 역시 몸의 공간적 표현을 구성하는데 기여한다는 것이다. 이 운동 표현 방식을 구성하고 있는 요소들은 다소 독립적으로 작용한다는 이론이 있지만, 상호작용을 할 수도 있다. 이 구성요소들의 상호작용 정도는 작업에서 요구하는 특정 내용에 따라 달라진다.

마루엽(특히, 우측)과 소뇌는 신체 도식 장애와 관련된 것으로,[2,16] 신체 도식에는 여러 가지 표현 방식이 있기 때문에 손상은 신체 인지 과정의 다른 단계에서 발생할 수 있다.[1,15,17]

임상적으로 환자에서 나타나는 문제는 다르게 나타난다. 예로, 환자는 신체부분의 위치는 알 수 있지만 다른 부분과는 연결하지 못하거나, 신체 부위의 이름은 알지만 기능적인 공간의 위치는 모른다. 게다가 신체지식의 감소는 환자의 신체정렬과 위치에 영향을 준다.[18] 신체 도식 장애로는 자기 신체 부위 인식 불능증, 질병 인식 불능증, 편측성 신체무시, 좌우 구별 장애 및 손가락 실인증을 포함한다. 여기에서 중요하게 고려해야 할 점으로, 한 연구에서 실생활에서 몇몇 하위 테스트를 수행할 수 없었던 환자들이 그들 신체의 다양한 부위를 가리키지 못하거나 신체무시 등의 장애가 나타나지 않았다는 것이다.[7] 그러나 다른 연구에서는 어떤 단계의 신체 도식이나 구성요소가 손상되었는지에 관계없이 다양한 자기관리 활동과 관련된 문제점이 발견될 것이라고 보고하였다.[10] 환자가(운동, 계획 혹은 일차 감각 손상이 없음에도) 옷을 입는 것과 같은 활동에 어려움을 보이면, 적절한 여러 가지 검사를 통해 신체 도식에 대한 면밀한 평가가 권장 된다.

자기 신체 부위 실인증 (Autotopagnosia)

자기 신체 부위 실인증은 신체 도식에 대한 장애로서 신체 구조에 대해 아는 것이 부족하거나,

신체 부위를 인식하지 못하고 신체 부위가 서로 어떻게 관련되어 있는지를 알지 못하는 것이다. 환자들이 신체 부위를 별도로 인식할 수 있는 것은 신체 부위에 대한 지식과 관련된 것이 아니며,[4] 평가자가 가리키는 대로 환자가 신체 부위를 움직인다는 것은 언어적인 것이 아니다.[4] 이러한 장애를 가진 환자는 자신을 기준으로 바깥 세상과의 관계에 있어서 어려움을 지닌다. 이러한 장애가 있는 환자는 자신의 반대편 사지를 사용하는 데 있어서 어려움을 느낄 수 있으며 신체의 양쪽을 혼동하거나, 자신의 신체 부위와 평가자의 신체부위를 적절히 구분하지 못할 수 있다.[6,13,15,16]

평가시 많은 환자들이 확신 없이 신체를 더듬거리며 찾는다.[7] 또한 이 환자들은 가리킨 목표지점 근처의 신체 부위를 가리키거나, 유사한 기능을 가진 부위를 지적할 수도 있다.[2,7] Denes와 그 동료들은 코와 같이 지각적으로 잘 정의된 신체 부위들은 뺨과 같이 정확한 경계선이 없는 부위보다 좀 더 잘 인지되고 지각될 수 있다고 하였다.[7]

Semenza는 중요한 질적 정보를 제공하는 오류에 대해 다음과 같이 분류 하였다.[19]

접근(공간적)의 오류 — 자극이 같은 사지; 이 그룹은 잘못 뻗은 범위에 대한 오류를 포함한다.

개념적 오류 — 여기엔 여러 종류의 오류가 포함된다; 관절 대 관절, 눈-귀-코 대치, 공간적 오류가 있는 곳에는 신체부위가 조각처럼 잘려져서 다지선다형으로 제시되어 대신할 수 있는 다른 반응으로 선택된다. 마지막 유형의 오류는 공간적인 것으로 분류되지 않는데 이는 공간적으로 애매하여 정확히 결론을 내릴 수 없기 때문이다. 이는 개념적 표현 혹은 이러한 표현에 있어서의 장애로부터 기인한다는 것이 좀 더 적절할 것이다.

무작위 오류 — 나머지 모든 오류들을 포함한다.

대(macro)와 소체성 실인증(microsomatognosia)은 자기 신체지각의 왜곡된 신체 도식 장애로 환자는 신체의 전체나 일부분을 비정상적으로 작게 또는 크게 생각할 수도 있다.

공간관계에서 문제점을 동반하지 않은 체성 실인증 환자는 일상생활의 기술들을 성공적으로 달성할 가망성이 높다.

자기 신체 부위 실인증의 평가 (Evaluation of Autotopagnosia)

치료사는 실어증, 주의결핍증, 시각 및 촉각적인 인식 불능증, 실행증 등 일차적 운동 문제점은 제외해야 한다.

검사 1 – 요구에 따라 신체 부위 가리키기 (Point to Body Parts on Command)[21-24]

설명 (Description)

치료사는 환자에게 인체모형의 퍼즐이나 인형, 검사자, 혹은 자신이 명한 신체 부위를 가리키거나 지적하도록 한다. 이 검사에는 특정한 기준은 없으며 치료사가 지시를 내릴 수 있다. 다음의 예는 "좌, 우"를 제외한 명령어들이다.

1. 당신의 무릎을 보여주십시오.
2. 당신의 입을 보여주십시오.
3. 당신의 배를 보여주십시오.
4. 당신의 코를 보여주십시오.
5. 당신의 발을 보여주십시오.
6. 당신의 어깨를 보여주십시오.
7. 당신의 팔꿈치를 보여주십시오.
8. 당신의 머리카락을 보여주십시오.
9. 당신의 등을 보여주십시오.

점수화 (Scoring)

기준 없음.

정상 — 환자가 적정 시간 내에 모든 부위를 정확히 가리킬 수 있어야 한다.

타당도 (Validity)

Sauguet와 MacDonald, Boone는 신체 도식의 변화를 측정하는데 다양한 방법을 사용한다.[21,23,25] 환자에게 언어로 이해하는 검사를 주로 사용한다. Sauguet는 수용성 실어증을 동반하지 않은 왼쪽과 오른쪽 편마비 환자 그리고 수용성 실어증을 동반한 오른쪽 편마비 환자로 나누었다. 오직 수용성 실어증 환자만이 이 검사에서 실수를 하였다.

이는 주로 환자의 언어적인 이해를 테스트할 때 사용된다. Sauguet는 그의 샘플을 수용실어증이 동반되지 않은 우측 마비 환자와 수용성 실어증이 있는 우측 마비 환자 및 좌측 마비 환자로 구분하였다.

Boone은 "왼쪽"과 "오른쪽"이라는 단어를 제외시켜 요구하면 대부분의 오류들이 제거되는 것을 발견하였다. 타당도를 위해 실어증 환자는 제외하였다.

신뢰도 (Reliability)

이 검사를 다양하게 변화시켜 뇌손상의 경험이 있는 성인 환자들을 대상으로 연구를 수행하였는데 평가자간 신뢰도(r=0.94)를 기록했다.[26] 4개의 하위 검사(예, 인물그리기, 좌우 구별, 신체 퍼즐 맞추기, 얼굴 퍼즐 맞추기)를 수행하면서 이 하위 검사의 항목을 분석한 결과 내부의 일관성 정도는 양호한 것으로 나타났다(알파계수=0.60).[26*]

검사 2 – 신체 일부 가리키기, 따라 하기 (Point to Body Parts, Imitation)[1,25]

설명 (Description)

검사자가 자신의 신체 부위를 접촉하는 동작을 하면 환자는 이를 따라 하도록 지시한다. 같은 동작을 한 경우에 제대로 한 것으로 인정한다. 표준검사 동작은 없으며, 치료사가 직접 동작을 구성하며 지시를 내릴 수 있다. 검사 당 6곳 내지 10곳의 신체부위를 지적하도록 한다.

1. 당신의 왼손을 만지시오.
2. 당신의 오른 뺨을 만지시오.
3. 당신의 왼쪽 다리를 만지시오.
4. 당신의 왼쪽 팔꿈치를 만지시오.
5. 당신의 오른쪽 손바닥을 만지시오.
6. 당신의 오른쪽 무릎을 만지시오.
7. 당신의 왼쪽 어깨를 만지시오.
8. 당신의 오른쪽 귀를 만지시오.
9. 당신의 오른쪽 아래팔을 만지시오.
10. 당신의 왼쪽 손목을 만지시오.

점수화 (Scoring)

기준은 없으나 적당한 시간 동안 환자는 이 동작들을 해낼 수 있어야 한다.

정상 — 환자가 적정 시간 내에 호명된 모든 부위를 정확히 가리킴.

타당도 (Validity)

이 검사는 이전 검사에서 보여준 대부분의 언어적인 문제점을 제거한 것이다. Sauguet는 그의 연구에서 실어증이 없는 우측 편마비환자와 좌측 편마비환자들은 100% 정상적인 수행능력을 보이는 반면, 실어증이 있는 우측 마비 환자를 대상으로 실험한 결과 90% 환자들이 정상적인 수행능력을 보이는 것을 발견하였다.[25]

타당도를 높이기 위해 과제 수행능력이 부족한 실행증은 제외하기로 한다.

검사 3A– 신체 시각화 및 공간 개념 (Body Visualization and Space Concepts)

(Taylor가 만든 정규 기술 통계학 참조)[27]**

설명 (Description)

검사자는 환자에게 다음 질문 사항을 읽어준다. "현재 앉아 있는 자세대로 자신이 앉아 있다고 생각하면서 질문에 답 하세요"라고 지시한다.

1. 일반적으로 사람의 치아는 입안에 있습니까?, 바깥에 있습니까?
2. 당신의 다리는 당신의 복부 아래쪽에 있습니까?
3. 당신의 코에서 더 멀리 있는 것은 당신의 발입니까? 아니면 배입니까?

**A coefficient alpha measure of 0.50 was consideral acceptable for the establishment of reliability.*

*** Developed by AJ Ayres, ADI Auxiliary Publication Project. Document 8179, Library of Congress, Washingon, DC.*

표 5-1
정규 기술 통계

연령	대상 수	평균 점수	표준편차
50~64세	90	27.5	1.3
65~74세	60	26.9	1.2

출처: *reference 28: Taylor MM. Analysis of dysfunction in the left hemiplegia following stroke.* Am J Occup Ther. 1968;22:512-520

4. 당신의 입은 눈보다 위쪽에 있습니까?
5. 당신의 입에서 가까운 부위는 목 입니까? 아니면 어깨 입니까?
6. 당신의 어깨는 목과 팔꿈치 사이에 있습니까?
7. 당신의 손가락은 팔과 손 사이에 있습니까?
8. 당신의 발가락에서 먼 부위는 발꿈치 입니까? 팔꿈치 입니까?
9. 당신의 머리와 가까운 곳은 팔 입니까? 다리 입니까?
10. 당신의 머리 윗부분에 있는 것은 머리카락 입니까? 눈 입니까?
11. 당신의 등은 당신의 뒤쪽에 있습니까? 앞쪽에 있습니까?
12. 당신의 배는 당신의 뒤쪽에 있습니까? 앞쪽에 있습니까?
13. 당신의 팔꿈치는 어깨의 위쪽에 있습니까? 아래쪽에 있습니까?
14. 당신의 코는 목의 위쪽에 있습니까? 아래쪽에 있습니까?

점수화 (Scoring)

이 검사가 성인용으로 표준화되어 있지는 않지만 Taylor[28]는 표 5-1과 같은 몇몇 정규 데이터를 제공하고 있다. 심도있는 표준화 연구가 진행되기 전까지는, 점수에 대한 해석도 표준화 되어 있지 않다.

정상 — 환자가 적정 시간내에 모든 질문에 정확히 답변함.

타당도 (Validity)

타당도를 높이기 위해, 과제 수행 능력이 저조한 원인이 되는 실어증은 제외한다.

검사 3B – 신체 재시각화 (Body Revisualization)

MacDonald는 "진실"과 "거짓"만을 대답하게 하는 이 검사를 고안해 냈다. 표현할 수 있는 실어증을 가진 환자들은 "진실"과 "거짓"이라고 적힌 카드를 가리켜 질문에 대한 답을 할 수 있다.

설명 (Description)

환자에게 다음 문장에 대해 진실인지 거짓인지 대답하도록 지시한다.

1. 당신의 입은 턱 밑에 위치하고 있습니다.
2. 당신의 눈은 이마 위에 있습니다.
3. 당신의 무릎은 힙 아래에 있습니다.
4. 당신의 손은 팔 끝에 있습니다.
5. 당신은 턱 하나, 코 하나, 입 하나가 있습니다.

점수화 (Scoring)
표준화되어 있지 않음

정상 — 적정 시간내에 모든 질문에 정확히 답변함.

타당도 (Validity)
타당도를 높이기 위해 수용성 실어증은 제외한다.

검사 4 – 사람 그리기 (Draw-A-Man)[23,24,30]

설명 (Description)
환자에게 빈 종이에 연필로 사람을 그리게 한다.

점수화 (Scoring)
표준화되어 있지 않음
다음의 채점방식은 MacDonald로부터 차용한 것이다.[23] Goodenough-Harris의 그리기 검사[31] (drawing test)와 Denver Development Screening test[32]에서는 아동대상 검사에 대해 표준 채점기준이 마련되어 있다. 첫 번째 검사는 MacDonald의 검사보다 더 복잡하나 두 번째 검사는 더 간편하다. 아래의 두 번째 채점 방식은 Zoltan의 논문에서 차용한 것이다.[24]

점수 방식 1

1. 모든 신체 부위를 그렸을 경우 총 4점
   점수 분배:
   1점 — 머리
   1점 — 몸통
   2점 — 전면시 팔 2, 측면시 팔 1
   2점 — 전면시 다리 2, 측면시 다리 1
2. 몸통에 대한 알맞은 비율로 신체 비율에 대해 전체 3점
   점수 분배:
   1점 — 머리가 몸통 길이의 2분의 1보다 작거나 혹은 2분의 1이상이 아닌 경우
   1점 — 적어도 한 팔의 길이가 몸통 길이의 2분의 1보다 작거나 몸통 길이의 2배 이상 길

지 않은 경우

1점 — 적어도 한쪽 다리의 길이가 몸통의 길이보다 짧거나 몸통 길이의 2배 이상 길지 않은 경우

3. 정확한 자세에 1점(예, 사람이 정상적으로 서있거나 앉아있는 자세를 취하는 경우)
4. 몸통과 사지의 정확한 배치 여부에 2점

점수 분배:

1점 — 팔이 몸통 상반신의 2분의 1에 붙어있는 경우

1점 — 다리가 몸통 하반신의 2분의 1에 붙어 있는 경우

정상 — 전체 10점

점수 방식 2

전체 10곳의 신체 부위

머리	오른손
몸통	왼손
오른팔	오른발
왼팔	왼발
오른쪽 다리	왼쪽 다리

정상 — 10점

약간 손상 — 6~9점

심각한 손상 — 5점 이하

타당도 (Validity)

이 검사는 또한 편측무시(unilateral neglect)나 질병인식 불능증(anosognosia)의 진단 또는 규명시에 사용되는 검사이다. 이 검사는 구성 작업의 일종으로 공간 판단 장애나 실행증 등과 중첩되므로 검사 시 제외된다. 신체 도식을 검사하는 것으로서의 유효성에 대해서 논란이 있다. Maloney와 Paune[30]은 발달지연 장애 청소년들을 대상으로 kephart의 연구 내용에 기초한 감각-운동 훈련을 통해 발달장애가 있는 십대의 청소년 치료를 시도 하였다. 이때 검사-이전 및 검사-이후에 사람그리기 검사를 포함한 세 가지 종류의 신체 이미지 검사를 실시하였다. 검사-이후에 다른 두 검사에 대해서는 상당한 성과를 거두었지만, 사람 그리기 검사에서는 별다른 성과가 없었다. 따라서 Maloney와 Payne은 감각-운동 훈련을 통해 환자의 신체 이미지를 변화시켜도 이 검사에서는 반영하지 않았다는 결론을 내렸다. 사람 그리기 검사는 또한 사람이 신체에 대해 어떻게 느끼는지를 알아보는 등의 인성 투영 검사(personality projective test)로 사용된다. Gregory와 Aitken[29]은 환자들이 우울한 상태에서는 사람의 모습을 아주 작고 슬프게 그리는 경향이 있다는 것을 발견하였다. 사람 그리기 검사는 지능 검사에서도 사용된다.[31]

신뢰도 (Reliability)

이 점수방식은 머리에 외상을 입은 성인 환자의 샘플을 대상으로 연구를 수행하여 평가자 신뢰도(r=0.86)를 얻었다.[26] 신체 구성 체계 검사에서 볼 수 있었듯이 다른 4가지 하위검사와 함께 실시한 결과, 양호한 종합 신뢰도를 알파계수는 0.60을 나타내었다.[26]

자기 신체 부위 실인증의 치료 (Treatment for Autotopagnosia)

회복적 접근법의 활용 (Utilizing a Restorative Approach)

1. 촉각적인 입력/자극을 제공하라 — 예를 들면, 환자에게 소매안으로 팔을 집어넣기 전에 신체 부위 이름을 말하면서 거친 천 조각으로 환자 자신의 팔을 문지르게 한다.
2. 신체에 부분에 대한 지식을 강화할 수 있는 특정한 과제를 연습하라 — 예를 들면, 치료사가 환자를 만지면 환자의 신체부위를 말하거나 표현하게 한다.
3. 다음과 같이 신경발달학적인 개념을 적용한다:
   a) 신체 양쪽을 모두 사용하는 활동을 하여 정상적인 동작을 촉진하도록 하되 손상을 입은 사지를 사용하여 향상 시키도록 한다.
   b) 정상적인 움직임에 대한 느낌이 어떠한 것인지에 대해 적절한 처치법을 알려준다. 현재 남아 있는 운동습득 능력을 촉진시킬 수 있도록 다양한 자세를 취하도록 하면서 여러 방법을 활용하여 치료한다.
4. 1장에 기술된 강제-유도 치료법(constraint-induced therapy)을 이용한다.

적응적 접근법의 활용 (Utilizing a Adaptive Approach)

1. 신체 인지를 표현하는데 있어 어느 곳에 문제가 발생했는지 규명한다. 환자와 그 가족에게 환자의 신체 도식 장애로 인한 기능손상에 대해 교육시키고, 이 장애가 기능에 어떤 영향을 미치는지 알려준다. 환자가 자신을 돌보는 일을 제대로 하지 못하는 경우 이를 위해 어떻게 도와주어야 하는지 돕는 방법에 대해 가족을 교육시킨다.
2. 환자가 자신의 신체 부분의 기능들에 대해서 인지하나 공간적 인지가 없을 때 혹은 그 반대일 경우, 환자의 기능을 최대화하기 위한 단서를 제공한다. 예로, 환자에게 "손을 움직이세요"라고 지시하는 대신 환자에게 "당신의 신체에서 물건들을 잡는 부분을 움직이세요"라고 묻는다.
3. 환자가 지정된 부분을 움직이지 않고 그 부분에 가까운 부분을 움직였다면(예, 팔을 가리키라고 했을 때 어깨를 가리키는 경우), 이 접근 방식을 사용하고 단서를 제공한다. 예를 들면, 환자에게 팔을 움직이라고 했는데 환자가 어깨를 움직였을 경우, 다음과 같이 말한다. "당신이 방금 움직였던 부위 바로 아래쪽 부위를 움직이시오"라고 말해 준다.

편측성 신체 무시(Unilateral Body Neglect)

편측성 신체 무시는 신체의 한쪽 부분(보통 왼쪽)에 대한 개념을 이해하지 못하거나 통합하지 못하는 증상이다.[33] 이 장애는 시야를 가리는 증상 또는 시각적 무관심과는 관련이 없이 독립적으로 발생할 수 있으며 이 증상들을 모두 가지고 있을 수도 있다. 편측성 무시 환자들은 자신의 신체 반쪽을 무시한다. 예로, 한 남성이 자신의 얼굴 반쪽만을 면도 하거나 신체의 반쪽만 옷을 입을 수 있다.

편측성 신체 무시에 대한 평가(Evaluation for Unilateral Body Neglect)

검사 1 – 사람 그리기(Draw-A-Man)

설명(Description)

환자에게 여러 장의 종이를 주고 사람 그림을 그리게 한다.

점수화(Scoring)

주관적

정상 — 모든 그림에 요구되는 신체 부분을 다 그린다.

손상됨 — 왼쪽 신체 부위가 빠져 있거나 왼편이 오른편보다 더 가늘게 그렸거나, 신체부위들이 오른쪽으로 비스듬히 굽어져 있다.

타당도(Validity)

타당도를 높이기 위해 구성 및 운동 실행증은 제외한다.

검사 2 – 기능적 검사(Functional)

설명(Description)

아마도 편측신체 무시에 대한 최상의 검사는 기능적인 활동을 하는 것을 관찰하는 것이다. 환자가 이를 닦거나 면도하거나, 옷을 입는 자기관리 활동을 수행시에 환자 본인 신체의 한쪽을 무시하는가?

점수화(Scoring)

주관적

정상 — 환자는 자기관리 활동을 하는 동안 편측 신체 무시의 증상이 없다.

손상됨 — 환자는 자기관리 활동에서 발견이 되나 전부는 아니다.

심각한 손상 — 환자는 모든 자기관리 활동에서 편측 신체 무시의 증상을 보인다.

편측성 신체 무시에 대한 치료 (Treatment of Unilateral Body Neglect)

회복적 접근법의 활용(Utilizing a Restorative Approach)

1. 자기 관리 활동 전에 무시되는 쪽에 대해 촉각이나 고유수용감각을 제공한다.
   예로,:
   a) 치료사는 환자로 관찰하게 하면서 환자의 손이나 거친 천 조각, 진동기기 등으로 장애증상이 보이는 팔을 문지른다.
   b) 환자에게 직접 자신이 자신의 손으로 무시 증상이 보이는 팔을 문질러 보게 한다.
   c) 환자가 약한 근력을 가지고 있다면 손상된 팔과 손을 보조하여 스스로 움직이도록 하고 이를 관찰하도록 한다 .
2. 신경발달학적인 개념을 적용한다. 환자의 몸 전체에 대한 인식력을 향상시킬 수 있도록 양측성 작업에 참여하게 한다. 체중 부하 활동을 통한 구체적인 핸들링 테크닉과 고유적인 촉진 또한 도움이 될 것이다.
3. 무시하는 쪽의 상지를 "강제로 사용"으로 사용하기 위한 활동을 시작하라. 강제 유도 치료에 대한 구체적인 가이드라인이 나와 있는 1장 부분을 참조하라.
4. 자가 관리 과제를 수행하는 동안 촉각적인 운동 가이드를 제공하라.

적응적 접근법의 활용 (Utilizing an Adaptive Approach)

1. 환자와 환자가족에게 환자의 편측 신체 무시에 대해 교육하고 이 장애가 기능에 어떠한 영향을 미치는지 알려준다. 자기관리 과제를 수행할 때 손상을 입은 영역에 대해 어떻게 도움을 주어야 하는지 가족들을 훈련시킨다. 활동 중에 안전이 최우선임을 강조한다.
2. 환자에게 다음과 같이 시각적인 단서나 상기 시킬 수 있는 것을 제공한다. 예를 들면, "내가 오늘 얼굴 양쪽을 다 면도 했는가?" 오늘 양쪽 팔을 다 씻었는가?"
3. 환자가 활동을 하는 동안 한쪽을 무시하는 증상을 보이면 이에 대해 언어적인 지시를 해 주도록 한다.
4. 환자 자신이 어느쪽 신체를 더 사용하고 있는지 관찰하도록 훈련시킨다. 예로, 상의를 입고 난 후에 "양쪽 팔을 각각 소매에 잘 넣었는가?" 라고 묻게 하거나 면도를 하고 난 후에 "얼굴 양쪽을 다 면도 했는가?" 라고 자문하게 한다. 스스로 체크를 하여 한 가지 작업을 제대로 완수한 후에 다음 작업을 하도록 훈련시킨다. 필요하다면, 각 작업 수행 후 일상생활 체크리스트를 사용하여 수행능력을 모니터 하도록 시킨다.

질병인식 불능증 (Anosognosia)

질병인식 불능증은 비교적 일시적인 것으로 자신의 신체가 마비되어 있다는 사실을 알지 못할 정도의 중증 지각 장애이다.[34-36] 질병인식 불능증은 향상된 외상이나 허혈과 같은 정적인 손상(static injury)을 가진 환자들 사이에서 다르게 나타날 수 있다. 한 조사 결과 질병인식 불능증은 재활 과정과 결과에 영향을 줄 수 있을 것이라고 했다.[37] 질병인식 불능증은 단순히 마비에 대해 무관심(병지식결여, anosodiaphoria)한 것이거나, 극단적으로는 마비 자체를 부인하는 경우도 있다. 환자는 자신에게 어디가 잘못 됐느냐는 질문에 자신은 이상이 없다고 대답하기도 한다.[38] 움직이려고 했을 때 마비된 부위가 말을 듣지 않는 상황이 발생하면, 환자는 "그 팔은 나름대로 의지가 있고 목적도 가지고 있나 봐요" 또는 "그 팔이 피곤한가 봐요" 또는 "항상 그렇게 게을러요"라는 식으로 대답하기도 한다. 환자는 왼쪽 부분이 약해진 것에 대해 그가 오른손잡이여서 약해진 것이라며 변명을 할 것이다. 약한 사지를 움직이도록 요청을 받으면 환자는 치료사의 지시대로 따르는 것이라며 반대편의 정상인 신체 부위를 이용해 과제를 수행할 것이다.[34]

질병인식 불능증을 가진 환자는 자신에게 마비 증상이 있다는 현실에 대해 지속적이면서 정확한 형태로 인식할 수 없다. 이 장애는 지적 능력에 손상을 입은 경우나 정신적 혼란을 겪은 환자들이 동반하는 질환이다. 그러나 질병인식 불능증은 그러한 외부 조건 없이도 단독으로 발생할 수도 있다.[35] 환자의 언어 또는 비언어적인 행동을 살펴보면, 자신의 질병에 대해 인식이 결여되어 있음을 분명히 알 수 있다. 대부분 질병인식 불능증 환자들은 시각무시 증상을 보인다.[39] 없는 말을 지어내는 작화증(confabulation)으로 자신의 장애를 부정하기도 하며 장애 사실에 대해 반복해서 설명해 주어도 자신의 질병을 부인한다.[36]

장애에 대한 부인 정도가 약해지면, 환자는 불안해하거나 좌절 또는 의기소침해지기 시작한다.[40] 최근 들어 질병인식 불능증이 인지능력 손상과 감각 손상, 특히 고유수용감각의 손상이라는 두 가지 요인에 의해 야기된다는 가설이 등장하였다.[34,39] 또 다른 이들은 약해지는 것에 대한 인식은 움직임을 시도하는 것과 관련이 있는 것으로 질병인식 불능증은 학습된 것을 사용하지 않음으로서 발병하는 것이라고 말한다.[41] 또 다른 이들은 이 질병이 광범위한 인지적 손상으로 인한 것이라고 믿는다.[34,39,42] 예를 들면, 환자가 자신의 감각운동 결핍증에 대해 인식하는 방법은 즉각적인 감각 체험 현상에서가 아니라, 발견 또는 관찰과 추론의 산물이라고 보는 견해이다. 질병인식 불능증 환자는 왜 자신이 아무것도 수행하지 못하는지에 대해 추론할 수가 없다. Levine은 추론능력이 손상된 인지장애는 그들의 마비증상을 발견하여 질병을 인지하게 된 사람들과 질병인식 불능증 환자로서 감각의 손실과 마비가 온 사람들을 구분할 수 있다고 가정한다.[39]

Ullman은 질병인식 불능증을 환자 자신의 신체를 경험하는 방식으로 설명하려 했다.[42] 뇌졸중 환자들은 일시적으로 자신들의 사지가 자기의 몸에 속하지 않는 듯한 느낌이라고 묘사하기도 했었다. 뇌손상과 관련된 환자들은 추상적인 생각의 능력이 줄어들어 개인적이고 주관적인 경험에 묶여 있다고 할 수 있다. 그러므로 환자는 자신의 팔이 몸에 달려 있다 해도 느낄수 없기 때문에 팔에 대하여 일반적인 추론을 끌어 낼 수 없다. 또 다른 변수는 환자의 발병 전 성격이다. 즉, 환자는 아무리 어렵고 힘든 상황에서도 항상 이를 부정하는 말을 하면서 살아온 것이다. 이 두 요소가 함께 작용하며, 환자는 인식불능인 자신의 질병에 대해 치료를 할 필요가 없게 만들며, 이러한 상황으로

부터 자신을 분리할 수는 있지만, 자신을 지각하지는 못한다. 이러한 방법으로 환자는 자신이 정상이라는 사실만을 인식하고 있는 것이다. 이 이론은 아래와 같은 예를 보면 더 자세히 알수 있다.[42]

> 침대에 누워있는 한 환자가 자신의 팔이 이불 밖으로 나와 있음을 발견하였다. 그는 자연스럽게 말한다. *"내가 침대에 눕혀졌을 때 이 팔이 밖으로 나와 있었어요. 내가 의사와 간호사에게 말했지요. 그들은 이 팔이 제 것인줄 아는데 그렇지만 그건 사실이 아니에요. 이 팔은 내가 침대에 누운 이후로 계속 이렇게 밖에 나와 있었는걸요."*
> *"그럼 그것이 누구의 손입니까?"*
> *"저도 모르지요. 내가 침대에 뉘어질 때부터 계속 여기 있었으니까요. 그래서 항상 생각했지요. 내가 시체 위에 뉘여져 있는 모습을요, 왜냐하면 이 손이 계속 움직이지도 않고 이렇게 밖으로 나와 있으니까요."*

질병인식 불능증에 대한 평가 (Evaluation for Anosognosia)

질병인식 불능증에 대한 특별히 표준화된 평가는 존재하지 않는다. 평가에 대해 인식의 감소는 10장 부분에 있는 평가를 참조하고 이는 감소한 감각 운동 인식에 대한 부분을 포함하고 있다. 일반적으로 치료사는 질병과 관련된 환자의 자동 반사적인 행동뿐 아니라, 치료사의 질문에 대한 반응도 모두 기록해야 한다.[35]

치료를 토대로 한 활동 중의 평가, 임상관찰 및 비공식적인 인터뷰가 권장된다.

질병인식 불능증에 대한 치료 (Treatment for Anosognosia)

10장의 인지력 저하에 대한 치료방법을 참조한다. 또한 강제유도 치료에 대한 구체적인 가이드라인에 대한 정보를 참조한다. 조사결과는 이 방법이 질병인식 불능증에 대해 효과적인 치료전략임을 제안한다.

좌우 구별 (Right-Left Discrimination)

좌우 구별은 다소 늦게 발달된다.[12] 대부분의 사람들에게 있어서 7세 전후로 나타나며,[43] 성공적인 좌우의 방향감각은 정신적인 순환을 포함한 많은 인지력을 요구한다.[20] 이는 공간적인 능력과 더불어 높은 수준의 개념화가 필요하다.[44]

ABI 증상을 겪었던 환자는 좌우 구별에 어려움을 보일 수 있다. 보통 좌우 구별 증상은 신체의 대칭되는 부위를 적용하는데 있어 선택하여 구분해 내지 못하는 것을 말한다.[45] 이 증상은 환자의 시상면과 마주하고 있는 치료사의 시상면에 한정되어 있는 공간적인 방향성에 대한 특정한 장애로 환자들은 앞뒤 혹은 위아래와 같은 공간적인 개념과 나뉘어진다.[45] 전반적으로 마루뼈 장애와 관련된 좌우 방향감각 상실은 다소 특이한 질병이지만 장애로 인식되어 있다.[12,20] 이 장애는 치료사가 언어적 요구나 동작흉내를 요구하면, 환자가 신체를 가리키는 능력을 실행함으로써 평가된다.[10] 이 평가를 위해서는 언어 명령 감각화 개념화 등의 기술이 필요하다.[44] 환자는 명령을 실행하기 위해 쓰여 지는 단어의 뜻을 알고 기억할 수 있어야 한다.[45] 환자는 반대편으로부터 감각 자극이 있는지 구분할 수 있어야 한다. 마지막으로 타인을 대상으로 좌우를 구별해내기 위해서는 환자는 자신의 방향을 조절할 수 있어야 하는데, 이는 고도의 개념적인 기능이 요구되는 부분이다.

실어증이나 감소된 단기기억장애는 제외한다.

좌우 구별의 평가(Ayres' s Right-Left Discrimination)

검사 1 – Ayres의 좌우 구별 검사(Ayres' s Right-Left Discrimination Test)

(남서부 캘리포니아 감각 통합 검사의 하위 검사)[46]

설명(Description)

치료자는 환자와 마주 앉고 환자에게 다음과 같이 일련의 지시를 한다:

1. 당신의 오른손을 보여주십시오.
2. 당신의 왼쪽 귀를 만지십시오.
3. 이 연필을 오른손으로 집으십시오(연필을 양손으로 집고 손을 무릎위에 놓으시오).
4. 이제 그 연필을 내 오른손에 놓으십시오(손바닥을 위로 한채 손을 무릎 위에 놓으시오).
5. 이 연필이 당신의 오른쪽에 있습니까? 왼쪽에 있습니까?(연필을 왼손에 쥐고 한 발을 환자의 오른쪽 어깨 앞에 놓는다)
6. 당신의 오른쪽 눈을 만지십시오.
7. 당신의 왼발을 보여주십시오.
8. 이 연필이 당신의 오른쪽에 있습니까? 왼쪽에 있습니까?(환자의 왼쪽 어깨 앞에 있는 오른손에 연필을 쥐시오.)
9. 이 연필을 당신의 왼손으로 잡으십시오(연필을 양손으로 집고 손을 무릎위에 놓으시오).
10. 이제 그 연필을 내 왼손에 놓으십시오(손바닥을 위로 한 채 손을 무릎 위에 놓으시오).

점수화(Scoring)

3초 내에 정확하게 실행하면 2점, 4~10초 내에 정확하게 실행하면 1점을 준다. 환자가 실수를 한후 다시 명령을 제대로 실행할 경우, 명령이 제대로 실행된 이후 시간부터 채점을 한다. 만일 명령이 반복되면 점수는 1점 이하로 된다. 이 검사는 아동일 경우 표준화되어 있는 검사이다. 4.0~8.11세 아동에 대한 신뢰도 평가에서 검사-재검사 상관계수는 r=0.15~0.54 범위 안에 드는 것으로 나왔다. 성인대상 검사 채점 방식은 표준화되어 있지 않다.

정상 — 정상 성인에 대한 규준이 수립되지 않았기 때문에 치료사는 개인적으로 정상적인 성인들을 검사한 후 평균을 내어 사용하도록 한다.

타당도 (Validity)
타당도를 위해 실어증, 실행증 및 일차적인 운동 문제는 제외시킨다.

신뢰도 (Reliability)
두부 외상이 있는 성인 환자의 샘플을 대상으로 한 이 검사에서 평가자간 신뢰도는 (r=0.93)을 마련하였다.[26]

검사 2 – 지시에 따라 신체 부위 가리키기 (Point to Body Parts on Command)[25]

설명 (Description)
표준화된 형태는 없으나 치료사는 손을 이용해 신체 부분을 지목, 환자와 같은 부분을 지목하게 할 수 있으며 퍼즐이나 인형 등을 사용해 검사를 진행할 수 있다:

1. 당신의 왼손을 보여주십시오.
2. 당신의 오른쪽 눈을 보여주십시오.
3. 당신의 왼발을 보여주십시오.
4. 당신의 왼쪽 어깨를 보여주십시오.
5. 당신의 오른쪽 팔꿈치를 보여주십시오.
6. 당신의 왼쪽 무릎을 보여주십시오.
7. 당신의 오른쪽 귀를 보여주십시오.
8. 당신의 왼쪽 손목을 보여주십시오.
9. 당신의 오른쪽 발목을 보여주십시오.
10. 당신의 오른쪽 엄지손가락을 보여주십시오.

점수화 (Scoring)
기준 없음

정상 — 환자가 적정 시간 내에 호명된 모든 부위를 정확히 가리킴.

타당도 (Validity)
타당도를 높이기 위해 실어증, 실행증 및 일차적인 운동 문제는 제외시킨다. 이 검사는 자세인식장애의 검사1과 비슷하지만 "왼쪽"과 "오른쪽"이라는 용어가 포함되어 있다. 이 두검사는 "왼쪽"과 "오른쪽"이라는 단어를 포함시키거나 배제함으로써 양쪽 검사에서 함께 사용 될수 있다. 그런 후에 검사결과들을 서로 비교해 볼 수 있다. 환자가 "왼쪽"과 "오른쪽"이 들어간 명령실행에 더 잘 반응했는가? 아니면 정확한 신체 부위를 가리켰는가?(예를 들면, "당신의 오른손을 보여 주십시오"라고 지시했을 때 왼손을 드는 것). 신체부위는 맞으나 방향이 틀린 답을 하는 경우에 환자는 좌우구별장애를 겪고 있다고 볼 수 있기 때문이다. 명령에 대해 완전히 혼동하고 있다거나 신체 부위도 틀리고 방향도 틀린 답을 하고 있다면, 이는 자세인식불능증으로 볼 수 있다.

신뢰도

두부 외상을 입은 성인 환자를 대상으로 이 검사를 응용하여 적용하는 검사에 대해 평가자간 신뢰도는 r=0.94를 기록했다.[26]

좌우 구별에 대한 치료 (Treatment for Right-Left Discrimination)

*회복적 접근법의 활용(Utilizing a Restorative Approach)**

1. 일상생활을 하는 동안 추가적인 촉각, 고유수용감각을 제공 한다—예로, 우세손 손목 위에 무게(weighted cuff)를 달아주는 것이다.

적응적 접근법의 활용 (Utilizing an Adaptive Approach)

1. 좌우 구별 장애로 인해 환자가 어떤 작업수행 분야에서 영향을 받고 있는지 파악하도록 한다. 환자로 하여금 보상을 돕기 위해 활동에 적응할 수 있도록 돕는다—예를 들면, 지정된 손목에 계속해서 손목시계를 차고 있거나 옷이나 신발 또는 기타 물품에 좌우를 구별할 수 있도록 색깔로 표시를 하거나 다른 표시를 해둔다.
2. 환자에게 지시를 할 때, "왼쪽"이나 "오른쪽"이라는 단어를 사용하지 않는다. 물품이 있는 위치를 설명한다—예를 들면, "당신의 빗은 칫솔 옆에 있어요."
3. 환자가 옷을 입을 때 같은 쪽을 바라보고 한쪽 씩 입게 하므로 더욱 쉽게 옷을 입도록 도와준다.

손가락 인식 불능증(실인증) (Finger Agnosia)

손가락 인식 불능증은 일반적으로 좌측 마루엽 손상과 관련이 있으며 손가락 사용에 대해 의심하거나 주저하는 증상을 말한다.[4] 증상자의 상당수는 양쪽 손 모두 증상을 보이며, 가운데 세 개의 손가락에 더 많은 증상이 나타난다. 손가락 이름을 혼동하거나 어떤 손가락이 접촉을 하였는지도 구분하지 못한다.[29,48] 이들은 손가락 사용에 미숙함을 보이며 특히, 중요한 제스쳐를 모방하는 것이 필요한 업무 수행에 어려움을 겪는다.[20,49] 손가락 인식 불능증은 여러 손가락을 서로 동시에 사용해야 하는 작업을 수행할 때 특히 잘 해내지 못하는 것으로 나타났다. 일부 이론 학자들은 손가락이 신체 구성 체계 장애 가운데 특별히 중요한 의미를 차지하는지에 의문을 제기 하는가 하면,[12] 일부는 손가락이야말로 촉각을 감지해내는 주된 통로이며, 정교한 공간 협응력을 발휘하기 위한 표지(marker) 역할을 하기 때문에 그 중요성이 크다고 믿고 있다.[12]

손가락 인식 불능증은 전통적으로 게르스트만 증후군(Gerstmann's syndrome)과 연관되어 왔다.[1,48] 이 증후군은 손가락인식 불능증, 좌우구별손상, 실서증, 계산불능증을 포함한다. 그러나 최근의 연구결과에 따르면, 이 증후군의 구성 요소들을 각각 독립적인 것으로 보고 있다.[1] 다른 이들은 손가락 인식 불능증은 일차적인 주요한 장애가 아니라, 지능 손상 및 실어증에 의해 나타나는 증상의 일부분이라고 보고 있다.[1,20] 마지막으로, 손가락 인식 불능증이 손가락의 순서 인식에 대한 문제인 점으로 미루어 이를 공간지남력 상실 장애로 보는 학자들도 있다.[48]

손가락 인식 불능증에 대한 평가 (Evaluation for Finger Agnosia)

손가락 인식 불능증에 대한 평가는 전반적으로 환자가 손으로 하는 행동에 있어서 서투름을 보일 때 인지가 가능하며 일차적인 운동, 감각문제와 운동계획 문제는 수행능력이 저조하므로 제외된다.

검사 1 – 손가락 위치결정, 이름 부르기 (Finger Localization, Naming)[23,26]

설명 (Description)

환자에게 테이블 위에 손바닥을 대고 펴도록 한다. 두 손 있는 사진(그림 5-1)을 환자 앞에 놓아 그림에 있는 손가락이 환자의 손가락처럼 같은 방향을 가리키게 한다. 치료사는 환자의 손가락을 만지며 다음과 같이 애기한다. "내가 한번에 하나씩 당신의 손가락을 만질 테니 내가 만진 손가락과 같은 손의 이름을 말하거나 가리키세요."

이 검사는 환자를 만지는 것을 환자가 직접 볼수 있게 하거나, 보지 못하게 해서 실시 할 수 있는 검사이다. 이 두 방법을 혼합하여 — 5개의 아이템은 보게 하고 5개의 아이템은 보지 못하도록 차단하여 — 결과를 비교할 때 유용하다. 보지 못하게 하기 위해 치료사는 환자에게 눈을 감도록 요청하거나 파일 폴더로 눈을 가릴 수 있고, 환자가 안을 들여다볼 수 없도록 특별히 제작한 상자에 그의 손을 놓을 수도 있다. 이 검사에는 표준화된 형식이 없고 치료사가 직접 검사방식을 주관적으로 만들 수 있다 — 예를 들면," 치료사는 연필지우개로 환자의 열 손가락 중 하나를 만진 후 어느 손가락을 만졌는지 물어볼 수 있다:

1. 오른쪽 두 번째 손가락
2. 왼쪽 세 번째 손가락
3. 오른쪽 엄지 손가락
4. 왼쪽 네 번째 손가락
5. 오른쪽 첫 번째 손가락
6. 왼쪽 두 번째 손가락
7. 오른쪽 네 번째 손가락
8. 왼쪽 첫 번째 손가락
9. 오른쪽 세 번째 손가락

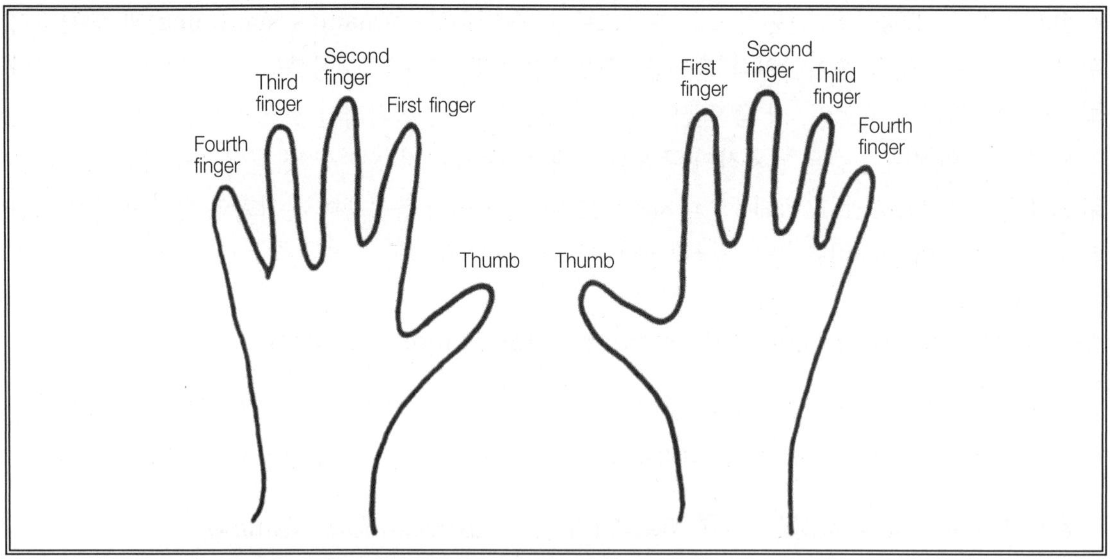

그림 5-1. 손가락 인식 불능증 평가를 위한 검사 1과 2의 손 사진.

10. 왼쪽 첫 번째 손가락

점수화 (Scoring)
표준화 되어 있지 않음

정상 — 환자가 적절한 시간 내에 만져진 모든 손가락을 정확하게 지적한다.

타당도 (Validity)
타당도를 높이기 위해 양손의 손상된 감각은 제외 한다.

검사 2 – 이름에 의한 손가락 구별 (Finger Identification by Name)[23,25]

설명 (Description)
치료사가 이름을 대면, 환자는 그 손가락을 가리키거나 움직인다. 다른 방식으로는 치료사가 챠트(그림 5-1참조)에 그려져 있는 손가락을 지정할 때 환자는 자신의 손가락을 움직여 보는 것이다. 이 검사는 검사자의 주관에 따라 진행 되며, 치료사가 자신의 생각에 따라 시험을 구성하는 문제들을 만들 수 있다. 이 검사는 표준화 되어 있지 않다. 주로 5개에서 10개의 문제 정도면 충분하다. 예를 들면, 손가락 인식 불능증에 대한 검사 1을 참조하라.

점수화 (Scoring)
표준화 되어 있지 않음

정상 — 환자가 적절한 시간내에 호명된 모든 손가락을 정확하게 지적한다.

타당도 (Validity)
타당도를 높이기 위해 실어증은 제외하기로 한다.

검사 3 – 모방하기 (Imitation)[25]

설명 (Description)
환자는 치료사의 손가락 움직임을 따라 하도록 지시한다. 5가지 정도의 움직임이면 충분하며 표준화된 검사는 없고, 평가자의 의도에 따라 문제가 만들어진다.

1. 오른쪽 둘째손가락을 앞으로 구부린다.
2. 왼쪽 엄지손가락을 왼쪽 새끼손가락의 끝에 닿게 한다.
3. 오른쪽 둘째손가락 끝으로 왼쪽 가운데 손가락을 만진다.
4. 왼쪽 둘째손가락과 셋째 손가락을 동시에 옆으로 한다.
5. 오른쪽 엄지손가락을 회전시킨다.

점수화 (Scoring)
주관적

정상 — 환자는 적절한 시간 내에 모든 움직임을 정확히 따라한다.

타당도 (Validity)
실행증, 비정상적인 근육 긴장도, 손의 마비/불완전 마비는 제외한다.

손가락 인식 불능증에 대한 치료 (Treatment for Finger Agnosia)

*회복적 접근법의 활용(Utilizing a Restorative Approach)**

다음의 개념 및 기술을 적용하시오.

1. 대뇌피질에서 신체에 대한 표현은 사용과 밀접하므로 치료는 조직적으로 이루어져야 한다. 따라서 하고자 하는 작업을 할 때 사용하는 신체부위(손가락 끝이나 엄지패드)에 반복적인 감각자극을 주는 식으로 치료 내용을 구성한다.
2. 반복해서 감각자극을 줄 때는 감지할수 있을 만큼의 높은 강도를 가진 것으로 해야 하나, 피할 정도로 강하게 주지 않도록 한다. 예로, 가는(thin) 벨크로 띠를 주요 감각부위에 부착할 때, 시작할 때 환자의 눈을 뜬 상태에서 붙인다. 그러나 그 다음부터는 눈을 감게 한 상태에서 붙인다. 그런 다음 어떤 손가락으로 자극이 가해졌는지 대답하게 한다.
3. 자극을 준 후 바로 환자에게 수준에 맞는 손을 사용하는 활동이나 일상생활동작을 수행하도록 지시한다. 즉, 포크를 집어 드는 일이나 옷을 입는 일 등.
4. 물체를 들고 있으려면, 적당한 압력을 가해 잡는 기능이 요구된다. 손가락 인식 불능증으로 인해

기능이 손상되어 물체를 집어들고 있을 수 없는 환자라면 물체에 대해서 피부의 미세한 측면 움직임을 시행해 본다(옆으로 밀기 또는 마찰력 이용). 이러한 유형의 자극이 정수직적인 압력(direct vertical pressure)을 주는 것보다 근육이나 피부구조의 내부까지 영향을 미치는 효과가 더 큰 것으로 밝혀졌다.

적응적 접근법의 활용 (Utilizing an Adaptive Approach)

1. 환자와 그의 가족에게 손가락 인식 불능증이 환자의 손 숙련도와 기능에 미치는 영향에 대해 가르친다. 특히, 안전에 관련된 분야는 강조 한다. 환자에게 알맞은 주변 환경을 조성한다. 예로, 컴퓨터 키보드를 벨크로 천으로 씌운다든지, 조절 손잡이를 달아주는 방법이 있다.

참고문헌 (References)

1. Cumming WJK. The neurobiology of the body schema. *Brit J Psychiatry.* 1988;153(2):7-11.
2. Devinsky O, D'Esposito M. The right hemisphere, interhemispheric communication and consciousness. In: *Neurology of Cognitive and Behavioral Disorders.* New York, NY: Oxford University Press; 2004.
3. Parker RS. *Concussive Brain Trauma: Neurobehavioral Impairment and Maladaptation.* Boca Raton, Fla: CRC Press; 2001.
4. Reed CL, Farah MJ. The psychological reality of the body schema: a test with normal participants. *J Exp Hum Perc Perf.* 1995;21(2):334-343.
5. Semenza C. Impairment in localization of body parts following brain damage. *Cortex.* 1988;24:443-449.
6. Zoltan B. Visual, visual perceptual and perceptual-motor deficits in brain injured adults: evaluation, treatment and functional implications. In: Kraft GH, Berrol S, eds. *Physical Medicine and Rehabilitation Clinics of North America.* Philadelphia, Pa: WB Saunders; 1992.
7. Denes G, Cappelletti JY, Zilli T, et al. A category-specific deficit of spatial representation: the case of autotopagnosia. *Neuropsychologia.* 2000;38(4):345-350.
8. Berlucchi G, Aglioti S. The body in the brain: neural bases of corporeal awareness. *Trend Neurosci.* 1997;20(12):560-564.
9. Hari R, Hanninen R, Makinen T, et al. Three hands: fragmentation of human bodily awareness. *Neurosci Lett.* 1998;240(3):131-134.
10. van Deusen J. Unilateral neglect: suggestions for research by occupational therapists. *Am J Occup Ther.* 1988; 42(7):441-446.
11. Arnadottir G. Evaluation and intervention with complex perceptual impairment. In: Unsworth C, ed. *Cognitive and Perceptual Dysfunction: A Clinical Reasoning Approach to Evaluation and Intervention.* Philadelphia, Pa: FA Davis; 1999.
12. Newcombe F, Ratcliff G. Disorders of visuospatial analysis. In: Boller F, Grafman J, eds. *Handbook of Neuropsychology.* Vol 2. Amsterdam, Netherlands: Elsevier Science; 1989.
13. Zoltan B. Remediation of visual-perceptual and perceptual-motor deficits. In: Rosenthal M, Griffith ER, Bond MR, Miller JD, eds. *Rehabilitation of the Adult and Child with Traumatic Brain Injury.* Philadelphia, Pa: FA Davis; 1990.
14. Coslett HB. Evidence for a disturbance of the body schema in neglect. *Brain Cogn.* 1998;37(3):527-544.
15. Sirigu A, Grafman J, Bressler K, Sunderland T. Multiple representations contribute to body knowledge processing: evidence from a case of autotopagnosia. *Brain.* 1991;114(1B):629-642.
16. Parker RS. *Traumatic Brain Injury and Neuropsychological Impairment.* New York, NY: Springer Verlag; 1990.
17. Semenza C, Goodglass H. Localization of body parts in brain injured subjects. *Neuropsychologia.* 1985;23(2):161-175.
18. Hansen CS. Traumatic brain injury. In: Van Deusen J, ed. *Body Image and Perceptual Dysfunction in Adults.* Philadelphia, Pa: WB Saunders; 1993.
19. Semenza C. Assessing disorders of awareness and representation of body parts. In: Halligan P, Kischka U, Marshall JC, eds. *Handbook of Clinical Neuropsychology.* New York, NY: Oxford University Press; 2003.

20. Denberg N, Tranel D. Acalculia and disturbances of the body schema. In: Heilman KM, Valenstein E, eds. *Clinical Neuropsychology*. 4th ed. New York, NY: Oxford University Press; 2003.
21. Boone D, Landes B. Left-right discrimination in hemiplegic patients. *Arch Phys Med*. 1968;49(9):533-537.
22. Brown AL. Motivation to learn and understand: on taking charge of one's own learning. *Cogn Instruct*. 1988;5:311-321.
23. MacDonald J. An investigation of body scheme in adults with cerebral vascular accident. *Am J Occup Ther*. 1960;14:72-79.
24. Zoltan B, Jabri J, Panikoff L, Rychman D. *Perceptual Motor Evaluation for Head Injured and Other Neurologically Impaired Adults*. San Jose, Calif: Santa Clara Valley Medical Center, Occupational Therapy Department; 1983.
25. Sauguet J, Benton AL, Hecaen H. Disturbances of the body scheme in relation to language impairment and hemispheric locus of lesion. *J Neurol Neurosurg Psych*. 1971;34:496-501.
26. Baum B. The establishment of reliability and validity of a perceptual evaluation on a sample of adult head trauma patients. Thesis. University of Southern California; Dec 1981.
27. Taylor MM. Controlled evaluation of percept-concept—motor training therapy after stroke resulting in left hemiplegia. Research grant RD-2215-M, sponsored by Rehabilitation Institute. Detroit, Mich: Sept 1969.
28. Taylor MM. Analysis of dysfunction in the left hemiplegia following stroke. *Am J Occup Ther*. 1968;22:512-520.
29. Gregory ME, Aitkin JA. Assessment of parietal lobe function in hemiplegia. *Occup Ther*. 1971;34:9-17.
30. Maloney MP, Payne L. Validity of the draw-a-person test as a measure of body image. *Percept Motor Skills*. 1969;29:119-122.
31. Goodenough F, Harris D. *Goodenough-Harris Drawing Test*. New York, NY: Harcourt, Brace & World; 1963.
32. Frankenberg WK, Dods JB. *Denver Developmental Screening Test*. Denver, Co: Ladoca Project and Publishing; 1970.
33. Bouska MJ, Kauffman NA, Marcus SE. Disorders of the visual perceptual system. In: Umphred DA, ed. *Neurological Rehabilitation*. 2nd ed. St. Louis, Mo: CV Mosby Co.; 1990.
34. Adair JC, et al. Anosognosia. In: Heilman KM, Valenstein E, eds. *Clinical Neuropsychology*. 4th ed. New York, NY: Oxford University Press; 2003.
35. Bisiach E, Geminiani G. Anosognosia related to hemiplegia and hemianopia. In: Prigatano GP, Schacter DL, eds. *Awareness of Defects After Brain Injury*. New York, NY: Oxford University Press; 1991.
36. Weinstein EA. Anosognosia and denial of illness. In: Prigitano GP, Schacter DL, eds. *Awareness of Deficits After Injury*. New York, NY: Oxford University Press; 1991.
37. Maeshima S, Dohi N, Funahashi K, et al. Rehabilitation of patients with anosognosia for hemiplegia due to intracerebral hemorrhage. *Brain Inj*. 1997;11(9):691-697.
38. Swatell R, Martin G. Perceptual problems of the hemiplegic patient. *Lancet*. 1967;87:193-196.
39. Levine DA. Unawareness of visual and sensorimotor defects: a hypothesis. *Brain Cogn*. 1990;13:233-281.
40. Kortte, Wegener S, Chwalisz K. Anosognosia and denial: their relationship to coping and depression in acquired brain injury. *Rehabil Psychol*. 2003;48:131-136.
41. Heilman K, Barret A, Adair J. Possible mechanisms of anosognosia: a defect in self-awareness. *Philos Trans R Soc Lond B Biol Sci*. 1998;353(1377):1903-1909.
42. Ullman M. Disorder of body image after stroke. *Am J Nurs*. 1964;64:89-91.
43. Kosslyn SM, Koening O, Barrett A, Backer-Cave C, Tang J, Gabrieli JDE. Evidence for two types of spatial representations: hemispheric specialization for categorical and coordinate relations. *J Exp Psychol Hum Percept Perform*. 1989;15(4):723-735.
44. De Renzi E. *Disorders of Space Exploration and Cognition*. New York, NY: Wiley; 1982.
45. Benton A. *Right-Left Discrimination and Finger Localization*. New York, NY: Harper Bros; 1959.
46. Ayres AJ. *Southern California Sensory Integration Tests*. Los Angeles, Calif: Western Psychological Services; 1972.
47. Uomoto JM. The contribution of the neuropsychological evaluation to traumatic brain injury rehabilitation. In: Ashley M, ed. *Traumatic Brain Injury: Rehabilitative Treatment and Case Management*. Boca Raton, Fla: CRC Press; 2004.
48. Benton AL. Gerstmann's syndrome. *Arch Neurol*. 1992;49:445-447.
49. Benson DF. Disorders of visual gnosis. In: Brown JW, ed. *Neuropsychology of Visual Perception*. Mahwah, NJ: Lawrence Erlbaum Assoc; 1989.
50. Dannenbaum RM, Jones LA. The assessment and treatment of patients who have sensory loss following cortical lesions. *J Hand Ther*. 1993:6(2):130-138.

참고서적 (Resources)

Benton AL, Sivan AB, Hamsher KD, Varney NR, Spreen O. *Contributions to Neuropsychological Assessment: A Clinical Manual.* 2nd ed. New York, NY: Oxford University Press; 1994.

Blanton S, Wolf SL. An application of upper-extremity constraint-induced movement therapy in a patient with subacute stroke. *Phys Ther.* 1999;79(9):847-853.

Brown J. *Aphasia, Apraxia and Agnosia: Clinical and Theoretical Aspects.* Springfield, Ill: Charles C. Thomas; 1972.

Damasio AR, Tranel D, Rizzo M. Disorder of complex visual processing. In: Mesulam MM, ed. *Principles of Behavioral and Cognitive Neurology.* 2nd ed. New York, NY: Oxford University Press; 2000.

Miltner WH, Bauder H, Sommer M, et al. Effects of constraint-induced movement therapy on patients with chronic motor deficits after stroke: a replication. *Stroke.* 1999;30(3):586-592.

Platz T, Winter T, Muller N, et al. Arm ability training for stroke and traumatic brain injury patients with mild arm paresis: a single-blind, randomized, controlled trial. *Arch Phys Med Rehabil.* 2001;82(7):961-968.

Schwoebel J, Coslett HB, Bradt J, et al. Pain and the body schema: effects of pain severity on mental representations of movement. *Neurology.* 2002;59(5):775-777.

Shiffman LM. Cerebral vascular accident. In: Early MB, ed. *Physical Dysfunction Practice Skills for the Occupational Therapy Assistant.* St. Louis, Mo: Mosby Year-Book; 1998.

van der Lee JH, Wagenaar RC, Lankhorst GJ, et al. Forced use of the upper extremity in chronic stroke patients: results from a single-blind randomized clinical trial. *Stroke.* 1999;30(11):2369-2375.

제6장

시각적 구별 기술
(Visual Discrimination Skills)

형태 구별 (Form Discrimination)

형태의 서로 다른 유형을 구별하는 능력은 환경과의 성공적인 상호작용에 있어서 매우 중요하며, 이는 시지각의 중요한 역할을 수행한다.[1,2] 또한 물체를 시각적으로 인식하고, 시각적으로 조작하고, 환경을 탐색하는 데에 매우 중요한 역할을 담당한다.[3] 형태와 같은 공간적 특성에 대한 지각은 즉각적이고 손쉽게 이루어진다. 색, 방향, 윤곽, 움직임 등은 모두 형태 구별에 사용되는 요소이다.[4-7] 하지만 대체로 형태는 사물의 모양에 따라 인식이 이루어지게 된다.[2]

형태 지각의 어려움은 마루엽(parietal lobe)과 관자엽(temporal lobe)의 손상과 관련하여 발생한다.[4-8] 시각 체계 내에서, 형태 구별 및 처리에 사용되는 세포군은 여러 시각영역에 걸쳐 분포한다.[2] 특히 일차 시각 피질 내에 있는 단일 세포는 모양이나 형태 처리에 보다 직접적으로 관여하는 특정 시각 영역이 있다는 것을 시사한다.[2] 비록 망막에 올바른 형태가 맺힌다 하더라도, 시각 피질 내에 위치한 단일 세포와 세포군 사이의 상호작용이 정확한 형태 구별에 있어서 매우 중요하다.[9]

많은 이론가들은 형태 구별이 두 개의 개별적인 체계 내에서 각자 상이한 형태 정보들을 전달하는 두 개의 과정이 존재한다고 생각한다.[4-6] 첫 번째 체계는 형태의 유형을 인지함에 있어 추상적인 시각형태체계를 수행한다고 가정되며, 두 번째 체계에서는 형태의 유형 사이의 다른 점을 구분하는 데에 특정한 작용을 수행한다고 여겨진다. 이 두 체계는 뇌에서 비교적 독립적으로 작용한다.[6]

추상적인 시각 형태 체계(abstract visual form system; AVF)는 구체적 특성이 아닌 추상적인 형태 정보를 처리하고 저장할 때 사용된다. 예로, 전화번호를 받아쓰기 위해 어수선한 책상에서 연필을 찾을 때와 같은 경우로써, 이 때 이 사람은 연필을 찾으려 시도할 뿐, 그것이 특정한 종류의 연필일 필요는 없다. 이것은 형태의 다른 유형을 구별하기 위해 AVF 체계에 의해 이루어진다.

반면에, 특정적인 시각 형태 체계(specific visual form system; SVF)는 특정한 표시나 개념을 만들어낸다. 이는 시각적 형태의 자세한 사항을 기억하여 형태의 같은 유형 중에서도 다른 점을 구별해 내는 작용을 한다. 이 작용의 예는, 무엇인가를 기록하기 위해서 자신이 평소에 사용하던 특정한 연필을 고르는 것이 있다.

더 나아가 형태에 대한 정보를 인지하고, 형태에 대해 "특성"에 관련한 정보 센터에 장기기억으로 저장할 동안 시각 형태 체계에서 시각 구조 정보를 처리한다고 가정한다. 이 구조적 정보와 연관된 개념적 정보는 이와 함께 저장되지 않는다.[6] "형태 영역"이라 말할 수 있는 이러한 특정 센터의 개념은 최근 배타적인 것으로 바뀌고 있다. 최근의 연구는 상이한 형태의 과제를 하는 동안 많은 수의 피질 영역이 활동하는 것으로 나타나고 있다.[4]

형태 지각의 장애는 형태의 미묘한 차이에 주의를 기울이는 능력의 부족을 포함한다. 이는 점점 일반적인 사물을 인식하는 클라이언트의 능력에도 영향을 끼친다. 예를 들면, 클라이언트가 물주전자를 남성용 소변기로, 또는 단추를 동전으로 오인하게 되는 것이다.

형태 구별의 평가(Evaluation for Form Discrimination)

검사 1 – 형태보드 검사(Formboard Test)[10]

절차(Procedure)

클라이언트에게 열 가지 형태의 물체와 검사용 접시를 제공한다. 한 번에 하나의 물체를 클라이언트에게 건네면서 보드에서 각각의 모양과 일치하는 것을 찾도록 이야기한다. 실어증을 가진 클라이언트에게는 치료사가 시범을 보인다. 클라이언트가 알맞은 형태의 물체를 골라내면, 치료사가 그 형태의 물체를 시야에서 제거하여, 클라이언트가 배제의 방법을 사용하지 못하도록 제한한다.

지시(Directions)

"일치하는 모양 위에 각각의 형태의 물체를 놓으세요."

치료사는 공간 무시, 보속증, 설명 또는 이해의 부족, 사물을 처리하는 것에 필요한 일반적 어려움 등을 관찰한다.

점수화(Scoring)

심각한 손상 — 한 가지에서 네 가지 형태 이상을 일치시키지 못한다.
손상 — 다섯 개에서 아홉 개의 형태 일치가 가능하다.
정상 — 열 개 모두의 형태를 정확하게 일치시킬 수 있다.

타당도(Validity)

검사의 타당도를 높이기 위하여 시각 결핍, 시야 상실, 색상 구별 능력 부전, 수행능력 손상으로 인한 구조적 실행증은 배제한다.

신뢰도(Reliability)

검사자간 신뢰도(r=1.0)는 두부 손상이 있는 성인 클라이언트를 대상으로 실시하였다.[11]

검사 2 – 기능(Functional)

설명 (Description)

클라이언트가 다양한 활동을 수행할 때 관찰한다. 클라이언트가 식사도구와 같이 비슷한 형태의 물체 구별에 어려움이 있는지 기록한다.

점수화 (Scoring)

주관적으로 평가한다. 언제 어디서 어려움이 발생하였는지 그 예를 기록한다.

정상 — 클라이언트가 작업수행 시 형태를 구별하는 데에 어려움을 보이지 않았다.

형태 구별 능력 향상을 위한 치료(Treatment for Form Discrimination)

회복적 접근법의 활용(Utilizing a Restorative Approach)

1. 클라이언트에게 주방도구와 같은 기능적인 물체를 구분하는 훈련을 제공한다. 성공적인 과제 수행을 위해 촉각 자극을 통해 물체를 느낄 수 있도록 한다.
2. 물체의 테두리를 명확히 하기 위해 벨크로를 이용해 물체의 표면을 높인다. 클라이언트가 자신의 손가락을 이용해 벨크로로 덮혀진 물체의 위치와 형태를 구별하도록 훈련한다. 첫 시도에는 클라이언트가 눈을 뜨고 수행하도록 하고, 이후 눈을 감은 채 수행할 수 있도록 한다.
3. 움직이는 느낌이나, 손에 불규칙적으로 감각자극을 제공하면서 클라이언트의 감각 수준을 높일 수 있도록 한다.

적응적 접근법의 활용(Utilizing a Adaptive Approach)

1. 형태는 수직의 위치로 놓여질 때 가장 인식하기 쉽다. 그러므로 클라이언트의 기능적 활동에 필요한 품목을 똑바른 수직의 위치로 놓아둔다. 예로, 정원 관리 도구를 서랍 안에 넣어두지 말고 따로 따로 매달아 둔다.
2. 클라이언트가 구분하지 못하는 품목은 이름표를 부착하는 것이 매우 중요하다.
3. 품목들을 정리하고, 이 정리를 유지하여 클라이언트가 그 위치에 따라 품목을 구별할 수 있도록 한다.

깊이 지각(입체) [Depth Perception (Stereopsis)]

깊이 지각(depth perception), 즉 입체시(stereopsis)는 환경에서 물체의 위치를 알아채고, 시야 내에서의 정확한 손의 움직임을 가지며, 계단을 지나가거나 운전을 하는 등의 활동을 안전하게 기능할 수 있도록 하는 주요한 능력이다.[14-16] 깊이 지각이 손상될 경우, 바느질, 정해진 곳으로 발옮기기, 망치질, 칫솔에 치약짜기 등 공간 관계의 판단이 요구되는 활동에 영향을 끼치게 된다. 심한 경우에 클라이언트는 깊이 차이를 알아채는 능력이 완전히 소실되어 계단에서 떨어지는 경우 등이 발생할 수 있다.[17]

깊이 지각은 망막에 맺힌 2차원 영상을 넘어서는 3차원적인 것이다.[18,19] 양안 시각은 구조나 명암, 직선적 원근감 등의 외안적 신호와 함께 3차원적 형태와 거리를 지각하는데 영향을 끼친다.[14,19-21] 시력과 눈의 정렬 역시 깊이 지각능력에 위해 매우 중요하다.[20,22] 3차원의 물체를 해석하는 과정에는 두정엽이 관련되어 있는 것으로 보이나, 현재의 신경과학의 발전으로도 입체시의 신경기전에 대해서는 잘 알려져 있지 않다.[19,23,24]

인간의 입체시는 생후 2개월 경부터 발견된다. 입체시의 과정은 일반적으로 우반구와 관련되어 있는 것으로 보이며,[25] 양안으로 깊이를 파악하는 신경계는 시공간적 기능을 담당하는 피질 위계구조에서 일찍 나타나므로 비교적 낮은 수준이라 생각할 수 있다. 입체시는 시각적 인식에 의존하지 않는 것으로 보이며, 학습할 필요가 없다.[15] 그러나 깊이는 지각적인 특성이기 때문에 관찰자의 참여 없이는 알아낼 수 없다.[26]

깊이 지각 능력 습득의 이론적 기초에서는 각각의 외안시의 정보와, 양안의 경합 및 억제를 통한 정보의 혼합된 부분을 강조한다.[15,18,27] 또한 최근에 들어 깊이 지각은 공간 빈도 정보와 관련한 시각 체계의 감각과 연결되어 있는 것으로 보인다.[28] 일반적인 입체시는 "어떤 공간에서 서로 다른 거리에 존재하는 두 점은 두 쌍의 양안의 형상점에 대해 서로 다른 망막의 불균형을 초래한다."라는 사실에 의존한다.[27] 양안의 시차는 깊이 지각에 있어 가장 중요한 단서이다.[29] 조금 더 명확하게 말한다면, 수평적 불균형은 입체시의 입력에 있어 매우 중요하다. 수직적 불균형은 "큰 수직적 불균형은 입체시보다 먼저 눈의 수직적 이접운동(vergence)에 의해 교정될지라도", 입체시에 기여하지 않는다.[15]

수평적 공간의 불균형은 단지 하나의 입체시 불균형의 단서일 뿐이다. 이 외에도 시간적 불균형과 밝기에 대한 안구 내의 차이도 입체시에 기여한다.[15] 이와 더불어 최근의 연구에서는 양안 형상 내의 짝지어지지 않은 부분으로 인해 발생하는 물체의 윤곽과 외양의 주관적 폐색에 대해 관심을 두고 있다. Nakayama와 Shimojo에 따르면, 거리가 먼 부분이 가까운 부분에 의해 막혀 양안에서 서로 다른 시야 차이가 발생하고, 이 때문에 한 쪽 눈으로만 볼 수 있는 짝지어지지 못한 형상점이 존재하게 된다.[27] 이 연구는 실제 세계에서 짝지어지지 않은 깊이, 윤곽 및 표면들을 바로잡기 위하여 시각 체계가 폐색 관계를 이용한다는 점을 알려준다.

양안 경합 및 상호간 억제의 개념 또한 연구되고 있다. 몇몇 이론은 이를 "자극이 경쟁적일 때, 하나 혹은 다른 하나가 대안적 방식으로 우세하게 작용한다."라 설명한다.[15] 이러한 경쟁, 혹은 경합에서 "열악한" 형상은 억제되는 것이다. 이러한 양안 억제 때문에, 개인은 가까이 존재하는 물체를 의식하지 않고 응시할 때 두 눈으로 보는 것이 각기 다르다는 것을 인식할 수 없다.[15] 시각 환경 내의 물체와 관련된 깊이 정보는 친숙한 물체의 원근, 구성, 기울기, 외양적 크기와 같은 한 쪽 눈의 단서들로부터 획득된다. 예로, 어떤 물체가 아주 깊숙하게 떨어져 있다면, 이는 작게 보일 것이다. 또한 깊이상으로 가까이 있을 때보다 덜 자세하게 보일 것이다.[28]

후천적으로 두부에 손상을 입게 되면, 클라이언트의 시야가 융합되고, 복시가 발생하지 않으며, 깊이 지각이 존재하지 않는 것이 일반적일 수 있다. 입체시의 손상은 사시가 아니더라도, 뇌졸중(cerebral vascular accident; CVA)이나, 외상성 뇌손상(traumatic brain injury; TBI) 등으로 인한 시각 피질의 손상의 결과로 발생할 수 있다.[15]

깊이 지각의 평가는 클라이언트에게 일반적 자연 환경의 지형지물과 클라이언트간의 거리를 추정하도록 하고, 통제된 환경 내에서 실제의 3차원 물체의 상대 거리를 판단하게 함으로써, 입체시의 능력을 측정한다.[25] 입체시의 기능적 평가 및 입체시력에 대해서는 차후 다시 언급될 것이다. 치료사는 깊이 지각의 평가에 앞서 3장에 기술된 1차 시각 평가를 실시하여야 한다. 시력과 안구 정렬에 대한 평가 역시 깊이 지각 평가에 선행하여 이루어져야 한다. 대조 감각 역시 깊이 지각에 영향을 끼친다.

검사 1 – 기능적 평가/관찰(Functional Test/Observation)

설명(Description)

클라이언트의 앞에 놓인 테이블에 펜을 올려놓는다. 클라이언트에게 그것을 잡아보도록 한다. 펜을 환자 앞에서 들고 있는다. 클라이언트에게 그것을 잡아보도록 한다. 주전자를 이용해 물을 컵에 따르거나, 이동을 위해 휠체어를 적절한 위치에 위치시키는 것과 같은 일상생활활동을 수행하도록 한다. 클라이언트가 식사를 할 때나, 클라이언트가 연석이나 계단과 같은 곳을 걸어가거나 넘어가는 수행을 관찰한다.

점수화(Scoring)

주관적으로 평가한다.

정상 — 클라이언트가 주저함 없이 치료사의 요구에 정확히 따른다.

타당도(Validity)

검사의 타당도를 높이기 위하여, 실행증, 눈-손 협응 손상, 운동실조, 시력 저하, 편측 무시 및 반맹증은 배제한다.

신뢰도(Reliability)

성인 두부 외상 클라이언트를 대상으로 한 펜 잡기 평가에 대한 연구에 따르면, 대상자의 90%가 수행에 있어 정상점수를 획득하였다.[11] 후행 연구에서 성인 두부 손상 클라이언트에게 본 검사를 사용하는 것에 대한 적절성 연구가 이루어져야 할 것이다.

검사 2 – 깊이 지각 평가(Instructo Clinic, Depth Perception Test)[30]

설명(Description)

3개의 도로표지(정지, 양보, 철길건널목)가 포함된 평가 도구를 설치하고, 클라이언트에게 이

도구에서 20피트 떨어져서 서 있도록 한다. 클라이언트에게 4개의 그림 세트를 보여주고, 어느 표지가 가장 가깝고, 어느 표지가 가장 멀리 있는지 말하도록 한다.

점수화 (Scoring)

표준화되지 않았다.

올바른 답변을 한 숫자를 계산하여, 이를 3가지 등급〔좋음(good), 만족(satisfactory), 미미함(marginal)〕으로 나눈다.

타당도 (Validity)

검사의 타당도를 높이기 위하여, 실어증, 낮은 수준의 수행을 초래할 수 있는 시야 및 여타 시각적 요인의 결핍(흐려보임과 복시도 포함)은 배제한다.

깊이 지각 손상의 치료 (Treatment for Depth Perception Deficits)

회복적 접근법의 활용 (Utilizing a Restorative Approach)

1. 활동 중 촉각-운동감각 안내를 제공한다. 예를 들면, 침대에서 휠체어로의 이동 전 클라이언트에게 깊이와 거리 및 휠체어의 크기 등의 정보를 느끼게 해준다.[16,31]

적응적 접근법의 활용 (Utilizing a Adaptive Approach)

1. 클라이언트에게 보상적 접근이 가능하도록 환경을 조정한다. 예를 들면, 각 계단의 모서리에 밝은 색의 테이프를 부착한다.
2. 클라이언트가 시각 대신 다른 감각을 이용할 수 있도록 적용한다. 예를 들면, 물을 컵에 따를 때, 손가락을 통한 촉각을 이용할 수 있도록 한다. 클라이언트의 손가락을 컵 내측의 가장 윗부분에 댈 수 있도록 하여서, 물을 부을 때 넘치지 않게 부을 수 있도록 훈련한다.
3. 특히 안전과 관련된 사항일 경우 언어적 신호를 준다.
4. 깊이 지각의 문제가 양안 시력의 문제에 의한 것이라면, 이를 클라이언트의 인지과정 기술로 보상할 수 있다. 검사에서 손상이 있다는 결과가 나왔을 지라도, 기능적인 문제는 없을 것이다(Mary Warren). 만약 깊이 지각 손상이 명료도나 대비의 문제에 의한 것이라면 치료사는 영향을 받는 영역을 알아내고, 이에 대해 지팡이 등과 같은 보상 기술을 교육한다.
5. 클라이언트와 그의 가족들에게 깊이 지각 문제와 이 문제가 기능에 어떠한 영향을 끼치는지에 대해 교육한다. 안전과 관련한 항목은 특히 강조하여 교육한다.

전경-배경 지각 (Figure-Ground Perception)

전경-배경 지각(figure-ground perception)은 배경에서 전경을 구별해내는 능력을 의미한다. "형태", 혹은 전경은 개인의 관심이 집중되는 지각 영역의 한 부분이다. 입력되는 자극들 중 관심에 들지 못하는 것들은 희미하게 지각되는 배경이 된다.[1,32,33] 배경으로부터 전경을 분리하는 것은 색, 조도, 깊이, 방향, 구성, 움직임, 시간적 정보와 같은 요인들의 차이를 기반으로 시각체계 내에서 이루어진다.[34] 전경-배경 지각에 어려움을 겪는 클라이언트의 경우, 전경과 배경이 비슷한 자극이어서 경쟁 관계가 되며, 배경을 제대로 정의할 수 없어 전경을 분리해내는 능력에 영향을 받게 된다.[33,35] 전경-배경지각과 같은 높은 수준의 지각은 환경 배치를 조직화해야 한다.[36] 전경-배경에 어려움을 겪는 클라이언트는 어지럽혀진 서랍이나 선반에서 원하는 물건을 찾기가 어렵고, 하얀 셔츠의 소매 부분을 찾는 것도 어려울 것이다.

역사적으로, 전경-배경 지각의 발전과 관련한 이론들은 사물에 대한 인식 이전에 전경-배경 지각이 일어난다고 가정한다.[37] 또한 전경-배경 조직화와 같은 시각 처리는 물체 인식 과정과 관련된 기억이 아닌, 최근의 자극과 관련한 다양성에 달려있다고 가정한다. 이 밖에도 사물 인식에 앞서 과정을 분리하거나 문제의 복잡성을 감소시키지 않으면 사물 인식이 불가능하다고 가정한다.[37]

하지만 몇몇 이론가들은 전경-배경 지각에서 기억이 어느 정도의 역할을 담당하고 있다고 주장한다.[37,38] 최근의 연구는 사물이나 형태는 전경-배경의 조직화가 이루어지기 전에 인식된다는 점을 시사한다. 이러한 형태 인지 과정은 형태를 예상하는 인지 과정이라 지칭할 수 있으며 이는 "모서리가 기초가 된(edged-base)"인지 과정이라 할 수 있다.[37] 최근의 연구에서는 고정된 위치의 중요성과 전경-배경의 조직화에 대한 주의를 강조하고 있다.[13,33,37,39] 우뇌에 손상을 받은 69세의 남성의 경우를 살펴보면, 심각한 좌측 무시에도 불구하고, 심지어는 자극이 좌측에서 발생한 경우에도 여전히 전경-배경 지각이 남아있음을 알 수 있다. 이러한 결과에 따라 연구자들은 전경이 배경에서 "미리 주의하여" 분리된다고 결론을 내렸다. Peterson과 Gibson은 이러한 개념을 더욱 확립하였다. 그들은 전경-배경을 위한 고정된 지점의 적절성을 경험적 요인이 지지할 뿐만 아니라 "고정된 위치로부터의 전경-배경 조직화 입력은 형태를 예상하는 인지 가정과 분리된다."고 주장하였다.[37]

전경-배경 지각의 평가 (Evaluation of Figure-Ground Perception)

검사 1 - Ayres의 전경-배경 검사 (Ayre's Figure-Ground Test)

(Southern California Sensory Integration Tests의 하위 검사)[40]

설명 (Description)

이 검사는 피검사자가 보기에 있는 6개의 그림 중 위에 제시된 사물이나 기하학적 도형의 그림과 일치하는 것 3가지를 골라내는 검사이다. 선택된 3개의 사물이나 도형은 그림들이 겹쳐져서 그려져 있다(그림 6-1). 클라이언트는 그림이나 도형을 가르키거나, 그것의 이름을 말한다. 피검사자가 3개의 사물이나 도형을 찾도록 1분이 주어진다. 피검사자가 검사 도중 5번의 실수가 발생하면 검사를 중단한다.

점수화 (Scoring)

1개의 그림을 정확하게 찾을 때마다 1점씩 채점한다. 획득 가능한 점수의 범위는 0~48점이다. 이 검사는 먼저 10.11세 아동들만을 대상으로 표준화가 실시되었다. 10.11세 아동의 평균 점수는 18점이었다. 하지만 이후 성인들을 대상으로 한 후행 연구도 실시되었다. 20~59세까지의 정상 성인 56명을 대상으로 연구하였고, 결과는 표 6-1과 같다.

이후 100명의 성인 남성을 대상으로 한 연구도 진행되었다.[38] 이들의 평균 점수는 29.7점이었고(이는 10.3세부터 10.11세까지의 표준인 18.7보다 상당히 높다), 단 한 명의 남성만이 만점을 획득하였다. 이것은 본 검사가 천정효과로 인한 변별력 상실이 없음을 보여준다. 이 연구를 진행한 연구자들은 본 검사를 성인 대상으로 할 것을 권고하였다.

다음의 연구는 124명의 성인 여성을 상대로 진행되었고, 이 연구 결과 역시 평균적인 표준분포를 보여주어 이전 연구의 신뢰성을 높였다.[41] 이 연구자들 역시 본 검사를 성인을 대상으로 한 검사로 추천하였다.

정상 — 평균의 1SD 범위 이내의 점수를 획득한 경우 (+)
손상 — 평균에서 -1SD 범위 이상의 점수를 획득한 경우
심각한 손상 — 평균에서 -2SD 범위 이상의 점수를 획득한 경우

타당도 (Validity)

검사의 타당도를 높이기 위하여, 시력 저하, 반맹증, 심한 실어증은 배제한다. 단, 동작을 이해할 수 있는 경한 실어증의 경우, 검사가 타당할 수 있다. 본 검사는 지각 결손을 가지고 있는 아동과 그렇지 않은 아동간의 차이를 규명할 수 있다($t=5.19$, $p<0.01$). 4세에서 10, 11세 사이의 아동들을 대상으로 한 검사-재검사 신뢰도 계수는 $r=0.37$부터 0.52까지 분포하였다.

신뢰도 (Reliability)

본 검사는 두부 손상을 가진 성인 클라이언트의 샘플에서 $r=0.87$의 평가자 간 신뢰도를 나타내었다.[11]

본 검사는 높은 집중력을 필요로 한다. 그러므로 매우 산만한 클라이언트에게 본 검사를 수행하는 것은 타당성을 가지지 못할 수도 있다.

검사 2 – LOTCA의 겹쳐진 그림 검사 (Overlapping Figures Subtest of the LOTCA)[42]

설명 (Description)

LOTCA의 Overlapping Figures(OF) 하위검사는 겹쳐진 그림을 구분해내는 전통적인 전경-배

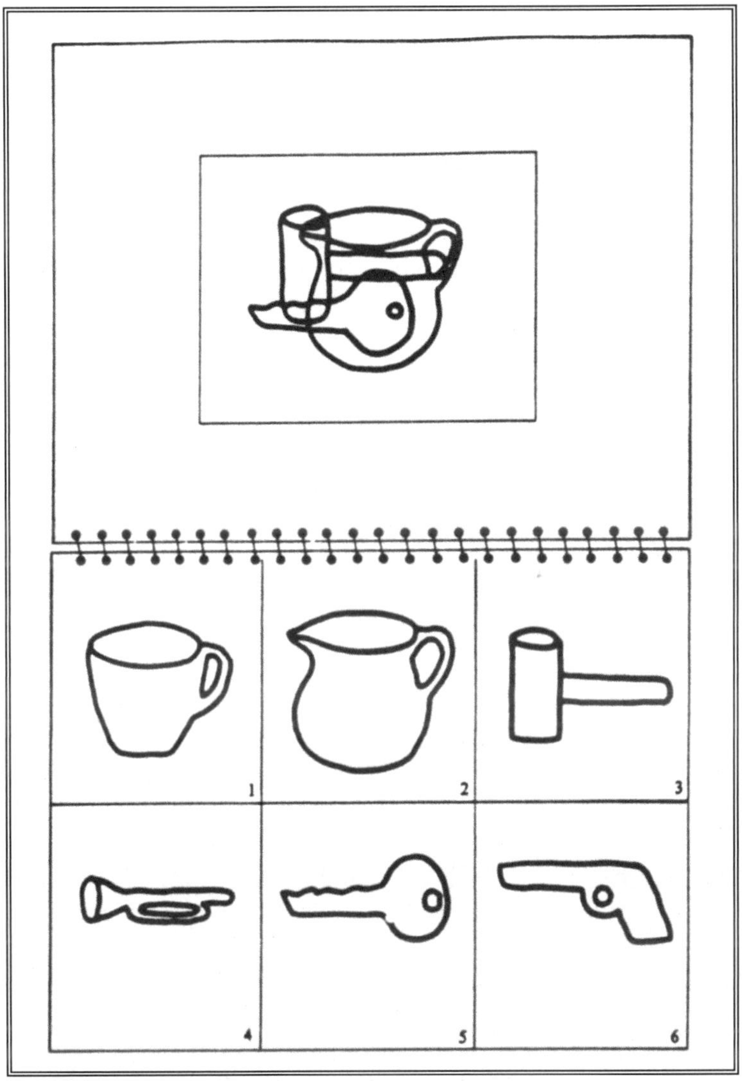

그림 6-1. Southern California 전경-배경 지각 검사의 한 장. (출처: Ayres AJ. *Southern California Sensory Integration Tests*. Los Angeles. Calif: Western Psychological Services: 1972.).

표 6-1
전경-배경 평가의 성인 표준 데이터

연령	대상 수	평균 점수	표준편차
20~29세	22	31.9	9.7
30~39세	12	32.6	8.9
40~49세	10	22.8	7.8
50~59세	12	23.9	5.7

경 검사이다. 클라이언트는 1장 당 3개의 그림이 겹쳐진 2장의 카드에서 모두 6개의 겹쳐진 그림을 구별해야 한다.

점수화 (6개 그림에 대한) 〔Scoring (For the six figures)〕

1점 — 환자가 어떤 그림도 구별해내지 못하거나, 보조판을 참조해서 3개 미만의 그림을 구별한다.

2점 — 보조판을 참조하여 3개의 그림을 구별한다.

3점 — 보조판을 참고하지 않고 4개의 그림을 구별하거나, 보조판을 참조하여 모든 그림을 구별한다.

4점 — 보조판을 참조하지 않고 모든 그림을 구별한다.

신뢰도 (Reliability)

Spearman의 순위상관계수에 의한 검사자간 신뢰도는 다양한 하위 검사에 대하여 0.82에서 0.97의 범위로 나타났다.

타당도 (Validity)

타당도와 신뢰도에 대한 연구의 대부분은 세 가지 하위검사를 포함하여 시행된다. 연구자들은 하나나 두 개의 하위 검사를 이용하는 것보다 모든 검사를 시행할 것을 권고한다.

검사 3 – 기능적 평가 (Functional Test)

설명 (Description)

치료사는 클라이언트에게 시야에 있는 물체를 집거나 찾으라고 요청한다. 본 검사는 많은 다양성이 존재한다. 여기에 몇 가지 예가 있다.

1. 클라이언트에게 자신의 침실에서 치료사가 흰색 시트 위에 놓아둔 흰색 수건이나 세수수건을 집도록 시킨다.
2. 옷을 입는 동안에 클라이언트가 셔츠의 소매, 단춧구멍, 단추, 셔츠의 밑단을 찾도록 한다.
3. 부엌에서 클라이언트에게 조리대에 있는 물건을 찾도록 하거나, 따로 구별해 놓지 않은 채 서랍 속에서 칼을 고르도록 요구한다.
4. 클라이언트에게 긴 소매의 셔츠와 짧은 소매의 셔츠를 구분하도록 시킨다.

점수화 (Scoring)

주관적이다.

정상 — 적절한 시간 내에 주어진 활동을 완수한다.

타당도 (Validity)

검사의 타당도를 높이기 위하여, 시력 저하, 시각적 사물 실인증(visual object agnosia) 및 낯은 수행의 원인이 되는 방향 이해능력 저하는 배제한다.

동적 평가(Dynamic Assessment)

평가를 시행하는 도중에 클라이언트의 수행을 향상시키기 위하여 과제나 환경을 변화시킨다. 예로, 클라이언트가 어지럽혀진 서랍에서 물건을 찾지 못한다면, 클라이언트가 찾으려는 물건을 찾을 수 있을 때까지, 한 번에 하나의 물건만을 확인할 수 있도록 물건의 수를 줄인다. 등급화된 기능적 과제를 통해 기초선을 측정하고, 클라이언트의 수행을 향상시킬 수 있도록 환경과 과제를 변화시킨다.

전경-배경 지각의 치료(Treatment for Figure-Ground Perception)

회복적 접근법의 활용(Utilizing a Restorative Approach)

1. 사물을 클라이언트 앞에 조직화되지 않은 방식으로 흩뜨려 놓는다. 한 가지 사물의 이름을 제시하고, 클라이언트에게 그 사물을 가리키도록 한다. 클라이언트의 수행을 증진시키기 위하여 정렬된 사물의 숫자를 늘린다.
2. 전경-배경 결손의 회복에 초점을 맞춘 작업 기반 활동을 사용한다. 예를 들면, 두부 손상을 입은 클라이언트가 예전에 건축가였다면, 그에게 스스로 문제에 대한 답을 구하도록 하고, 청사진을 이해하도록 한다. 클라이언트에게 자신이 할 수 있는 복잡한 수준의 도면을 그리도록 하고, 이후 그 복잡성을 높여 간다. 예컨대 처음에는 방의 확장에 대한 계획을 세우는 것에서 시작하여 주방의 리모델링까지 발전시킬 수 있다.

적응적 접근법의 활용(Utilizing an Adaptive Approach)

1. 다음과 같이 클라이언트의 주위 환경을 변화시킨다.
   a) 침대 옆의 작은 탁자에는 아주 약간의 물건만을 둔다.
   b) 서랍을 정리하고, 품목을 분류한다 — 양말 서랍, 셔츠 서랍 등과 같이 분류한다.
   c) 식사 쟁반을 정리하여 약간의 물건만을 두게 한다. 필요하다면, 식사를 몇 단계의 과정으로 나누어 실시한다.
   d) 휠체어 브레이크가 바퀴와 잘 구분되도록 하기 위하여 브레이크에 붉은 테이프를 붙여 표시한다.
2. 클라이언트의 회복을 돕기 위하여, 그가 자신의 결점을 인식할 수 있도록 교육한다. 교육을 실시할 때에는, 클라이언트에게 활동을 체계적으로 제시하고, 천천히 주의 깊게 작은 부분까지 검사하여 수행할 수 있도록 한다. 예를 들면, 클라이언트가 부엌에서 원하는 물건을 찾을 때에, 조리대 위를 보고, 더 나아가 조리대 위를 느낄 수 있도록 교육한다.
3. 클라이언트와 그의 가족들에게 전경-배경 지각 결손과 그것이 기능에 미칠 수 있는 영향에 대해서 교육한다. 서랍이나 찬장 등을 잘 정돈해야 할 필요성과 같은 보상적 기술을 그들에게 교

육한다.

***동적 상호작용 접근법의 적용** (Utilizing a Dynamic Interactional Approach)*

클라이언트가 가장 효과적으로 전경-배경을 조직화할 수 있는 전략을 확인한다(개념적 작업 특성). 예를 들면, 정리되지 않은 서랍을 정리하거나, 카드 분류를 위한 체계적 탐색을 할 경우에 어떻게 할 것인가? 가능하다면, 스스로가 그 일을 어떻게 수행하고 마무리할 것인지에 대해 클라이언트가 직접 진술하도록 한다. 클라이언트가 사용할 기술이나 전략이 명확해졌다면, 클라이언트가 정한 전략을 적용시킬 수 있는 다양한 환경이나 상황(부엌이나 식료품가게, 철물점과 같은)에서 활동을 제시한다. 클라이언트가 학습한 것을 보편적으로 적용시킬 수 있을 때까지, 과제 수준의 상향 조정은 하지 않는다.

공간 관계 (Spatial Relations)

시지각은 본질적으로 공간적인 개념이다.[44] 개인은 본질적으로 외부 세계를 사물의 주변과, 사물과 사물 사이의 공간 관계를 포함한 정보를 사용해 처리한다. 개인이 스스로 확립한 신체상을 통해 발생한 일괄적인 의미을 가질 때, 지속적인 환경의 탐색은 물체와 개인간의 관계 및 개인과 개인간의 관계와 같은 영역의 지각을 이끌어낸다.[45] 시각, 체성감각, 고유수용성 감각, 청각 신호는 관계 내에서 차례 차례 공간 관계를 지각하고, 사물 주변의 관계를 알아채며, 그 공간에서 어떤 일이 일어나는지에 대해 감지하여 지속적으로 신체상을 향상시키고, 그 정보를 저장하기 위해 해석된다.[46-48] 신체 중심적, 혹은 자기 중심적 정보는 세상 중심적 틀이나 환경 중심적 이론의 틀로 변화하게 된다.[49] 이와 더불어 이전에 느꼈던 감각 정보를 입력하고 통합하기 위해, 공간 관계 개념의 체계에는 집중을 위한 기전과 기억, 반복 및 사물 조작을 위한 운동의 표현이 필요하다.[50]

공간 관계, 또는 시공간 처리 기능은 사물을 다른 것들과 관계적으로 배치하고, 자신과 사물간의 위치 사이의 관계를 이해하는 능력을 말한다.[1,2,48,50,51] 공간 지각은 사물이 무엇이며, 어떻게 정렬되어 있는가와 같은 정보로부터 획득되는 순서를 통한 지각과 관련되지 않을 수도 있다.[48] 이러한 공간 관계 지각능력을 통해서 개인은 거리를 측정하고, 형태를 구별하며, 배경으로부터 사물을 분리해 낸다. 공간 관계는 환경을 올바르게 판단하고, 물건이나, 장면, 언어 등을 인지하며, 손 안에서 사물을 조작하는 것에 매우 중요하게 작용한다.[19,45]

공간 관계 습득과 관련된 이론적 배경에 대해서는 최근에 들어 많이 밝혀지고 있다. 몇몇 연구자는 공간적인 관심의 중요성에 중점을 두고 있다.[45] 그들은 지각의 융합 및 공간의 개념적 표현을 포함한 공간 관계의 이해를 상상한다. 그들에 따르면 지각적 표현은 사물과 표면의 정렬로 구성되어 있는 반면에, 개념적 요인은 "위에"나 "아래에"와 같은 전치사를 포함한다.[3] 이러한 습득 과정은 "공간적 색인(spatial indexing)"이라 정의할 수 있으며, 이는 지각적 표현 내에서의 사물의 선택과 개념적 표현을 대표하는 상징과의 상관관계를 밝혀내는 것이다. 이 과정은 공간에 대한 주의 집중에 의해 이루어진다. 예를 들면, 어떠한 물체든지 다른 물체보다 위에 있을 수 있다. 그러므로 중정이 되는 물체와 관련이 있는 물체의 개수는 무한히 많다. 한 사물을 모든 것과 관련지을 수는 없으므로, 의미있는 관계의 사물을 선택하는 것이 중요하다. 공간에 대한 주의는 이러한 색인 과정을 포함한다.[45] 이 이론적 개념은 최근 연구에 있어서의 공간 주의력의 중요성과 관련이 있다.[45]

공간 관계 습득과 관련한 다른 이론으로, 공간 관계가 두 가지 형태로 존재한다는 의견이 있다; 이는 절대적 공간 관계 유형과 대등적 공간 관계 유형이다.[44,52-54] 최근의 연구에 따르면, 좌우측 대뇌반구가 모두 공간 관계에 기여하지만, 그 효율에 있어서는 차이가 있다고 한다.[44,54] 이론가들은 "위-아래, 좌-우, 접해 있는 — 떨어져 있는"과 같은 절대적인 공간 관계와, 움직임을 유도할 수 있는 정확한 위치를 묘사하는 대등한 공간 관계 사이의 차이를 명확하게 개념화하였다. 더 나아가 두 형태의 공간 관계를 부호화하는 독립적인 하부조직이 있다고 가설화한다.[45] 처리를 위한 하부조직은 "입력된 신호를 특정한 출력으로 바꾸기 위해 공동으로 작업하는 신경들과 부합하는 각각의 하부조직과 함께" 표현을 생산해낸다.[53] 절대적인 표현과 대등한 표현은 질적으로 다르며, 분리된 각각의 하부 처리 조직은 각자의 형태에 맞는 표현을 만들어낸다.[8]

마루엽의 손상, 특히 오른쪽 마루엽의 손상이 더 우세하게 시각 공간 결손과 관련되어 있다.[24,51,55] 양전자 단층 촬영술(PET)과 관련한 여러 연구에서 뒤마루엽 시각로(occipitoparietal visual pathway)가 공간 위치 정보의 처리에 관여하는 것이라 나타났다.[48]

공간 관계 결손은 셔츠의 단추를 정렬하거나, 치마의 앞 · 뒤 구별하거나, 옷을 입을 때 팔이 소매로 들어갔는지, 목 쪽으로 들어갔는지 인식하는 활동 등에서 어려움을 보인다.[50]

공간 관계의 평가 (Evaluation of Spatial Relations)

검사 1 – 십자무늬 검사 (Cross Test)[56]

설명 (Description)

이 검사는 클라이언트가 그림 6-2와 같은 예제 카드를 보고, 백지에 예제 카드와 같은 위치에 작은 십자무늬를 그려야 한다. 백지, 예제 카드와 검은 색 펜을 클라이언트 앞에 두고, 클라이언트에게 다음과 같이 이야기한다. "이 종이 위에 당신이 보는 카드에 있는 것과 똑같은 위치에 작은 십자무늬 두 개를 그려보세요. 꼭 같은 위치여야 합니다." 만약 클라이언트가 이해하기 힘들다면, 치료사가 십자무늬 그리는 것을 시범 보일 수 있다. 클라이언트가 예제 카드를 보고 수행하였다면, 클라이언트에게 점수를 알려주고, 스스로 자신의 불일치 정도를 알 수 있도록 한다. 이후 3개의 검사 카드를 각각 차례대로 안내와 함께 제시한다. "이제 이 카드와 똑같은 위치에 십자무늬를 그려보세요. 서두르지 마시고 정확하게 하세요."

점수화 (Scoring)

표준화 되어있지 않다.

그림 6-2. 십자무늬 검사를 위한 예제 카드와 3개의 검사 카드.(출처: Perceptual dysfunction and dressing in adult hemiplegics. Thesis. Boston, Mass: Sargent College, Boston University; 1970.)

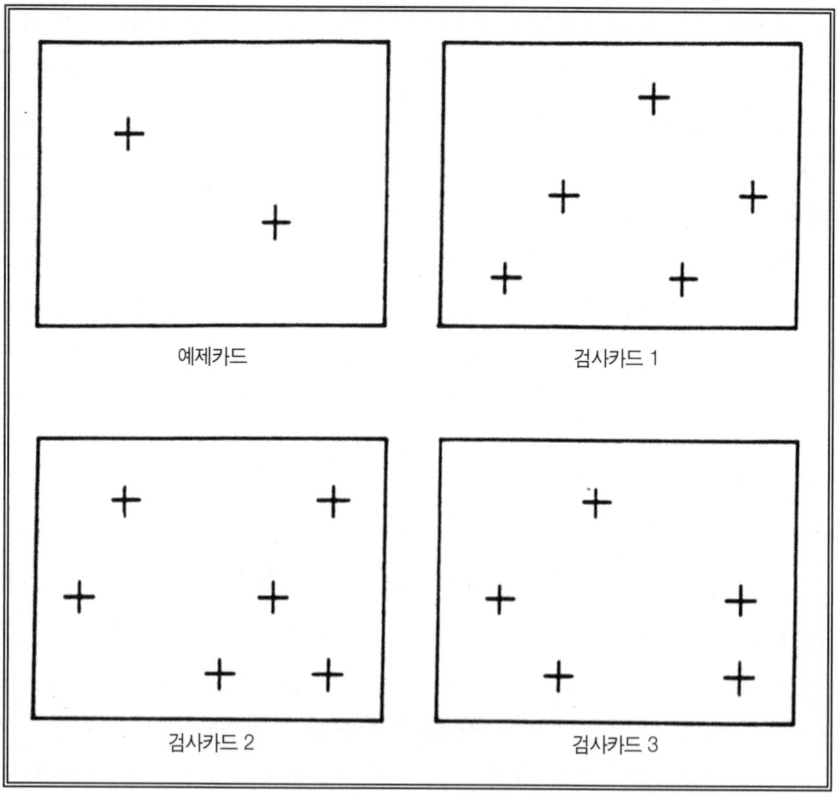

표 6-2
시공간 평가의 성인 표준 데이터 — SCSIT

	연령	대상 수	평균 점수	표준편차
정확성	50~64세	90	56.2	4.5
	65~74세	60	56.3	4.5
시간	50~64세	90	118.2	50.8
	65~74세	60	158.5	74.9

(출처: *reference 57: Taylor MM. Analysis of dysfunction in the left hemiplegia stroke.* Am J Occup Ther. *1968;22:512-520)*

점수는 검사 카드와 클라이언트의 수행물의 불일치한 만큼의 센티미터 전체 합이다. 클라이언트가 수행한 것에 대한 명확한 점수를 제시하고, 보기 카드의 십자무늬와 클라이언트가 그린 십자무늬 사이의 거리를 센티미터 자로 측정한다. 만약 클라이언트가 따라 그리려 했던 검사 카드의 십자무늬가 어느 것인지 알 수 없을 경우에는, 클라이언트가 그린 것과 가장 가까운 검사 카드의 십자무늬를 이용해 해석한다. 클라이언트가 십자무늬를 제대로 완성하지 못하였다면, 그 페이지 너비의 반만큼으로 점수를 매긴다.

정상 — 0~300점 사이의 점수를 획득
손상 — 300~600점 사이의 점수를 획득
심각한 손상 — 600점 이상의 점수를 획득(Pehoski의 대조군 연구에 의해 적용되었음)[56]

타당도 (Validity)

검사의 타당도를 높이기 위하여, 운동 실행증(motor apraxia), 눈-손 협응 장애, 편측 무시 및 반맹증을 배제한다.

검사 2 – Ayres의 공간 시각화 검사 (Ayres' Space Visualization Test)

(Southern California Sensory Integration Tests의 하위검사)[40]

설명 (Description)

이 검사에서는 2개의 형태판, 즉 달걀 모양의 구멍이 있는 형태판과, 마름모형의 구멍이 있는 형태판을 사용하고, 또한 2개의 peg, 달걀 모양 블록 4개, 마름모형 블록 4개를 사용한다. Peg는 형태판에 끼워서 다른 평가 항목에 사용된다. 본 검사는 30개의 "퍼즐"로 구성되는데, 각각의 퍼즐은 1개의 형태판과 2개의 블록으로 구성되고, 이 둘 중 단 하나의 블록만이 형태판과 일치한다. 클라이언트는 퍼즐을 보고 두 개의 블록 중 하나의 블록을 선택해야 한다. 선택한 이후에야 클라이언트가 자신이 선택한 블록을 형태판에 끼워 맞출 수 있다. 본 검사는 클라이언트가 5회의 실수를 범할 경우 중지된다.

점수화 (Scoring)

본 검사는 아동들을 대상으로 한 표준화만 이루어졌다. 신뢰도 평가에 있어서, Ayres는 4세에서 10세까지의 아동군의 평가-재평가 신뢰계수 범위가 r=0.28에서 r=0.77에 분포한다고 보고하였다. Ayres와 같은 점수 계산 방식을 사용하여, Taylor는 성인의 표준 데이터를 표 6-2와 같이 제시하였다.

더 많은 범위의 성인 표준화 연구가 시행되기 전에는, 본 검사의 점수 해석은 표준화 되지 않았다.

정상 — 표준의 1SD 범위 이내의 점수를 획득
손상 — 표준에서 -1SD 범위 이상의 점수를 획득

타당도 (Validity)

Ayres는 본 검사를 좌측 편마비와 우측 편마비 성인 클라이언트에게 시행하여 연구 결과를 보고하였다. 좌측 편마비군의 경우 우측 편마비군에 비해 차이가 명확하진 않지만 어느 정도 수행도가 더 높았다. 일반적으로 좌측 편마비 클라이언트는 공간 관계 연구에 있어서 명확하게 능력이 떨어지는 것으로 여겨지기 때문에, 본 검사의 타당성에는 약간의 의심이 있다.

공간 관계의 치료 (Treatment for Spatial Relations)

*회복적 접근법의 활용(Utilizing a Restorative Approach)**

1. 클라이언트가 물건을 가지고 올 수 있도록 공간의 개념을 포함하는 언어적 요구를 한다. 예로, "침대 뒤에 있는 화장대 위에서 빗을 가져오세요."와 같은 요구이다.
2. 클라이언트가 방 주변의 다양한 위치에 여러 종류의 물건을 놓도록 한다. 클라이언트가 원래 있던 자리에 돌아오면, 자신과 그 물체의 위치를 연관하여 보고, 말하고, 가리키도록 한다. 클라이언트가 물건의 위치를 인식했다면, 직접 이동하여 그 물건을 가져오도록 한다.[58]
3. 클라이언트가 다양한 공간 관계를 설명해야 하는 과제를 자주 연습하도록 한다.
4. 클라이언트에게 물체와 물체 주변에 대한 촉각-운동감각을 제공하여, 클라이언트가 물건의 위치와 거리에 관련한 촉각-운동감각을 받을 수 있도록 한다.
5. 각각의 장소에 장소를 표시할만한 경계표를 사용한다. 이를 통해 클라이언트가 자신의 위치와, 물건과의 공간관계에 대한 지남력을 가질 수 있도록 한다.[59]
6. 클라이언트 스스로 공간에서의 위치와 사물로부터의 위치를 정하기 위해 랜드마크를 사용한다.[60]

적응적 접근법의 활용 (Utilizing an Adaptive Approach)

1. 클라이언트 주변의 환경을 조직화하여, 필요한 항목이 일관되게 같은 장소에 있도록 한다. 클라이언트와 그의 가족에게 클라이언트의 공간 관계 결손에 대해 교육하고, 이 때문에 일관된 환경의 유지가 중요함을 알린다.
2. 중요한 물건이 보관되어 있는 서랍이나 찬장 등의 위치를 표시해 둔다.

지형적 지남력 상실 (Topographical Disorientation)

지형적 지남력은 많은 요인이 결합된 복합적 움직임이다. 이는 친숙한 길을 찾아가거나, 새로운 길에 익숙해지는 능력이라 정의할 수 있다.[58,61,62] 이러한 것에 문제를 가지는 클라이언트는 일반적으로 공간 내에서 자신의 방향을 찾는데 어려움을 가진다. 이는 도시 내의 공공건물의 위치나, 가정 내의 주방을 찾는 것, 또는 특정한 곳을 언어적 도움이나 지도의 도움을 받아 찾아가는 것도 포함한다.[46,63] 이 능력은 내가 어디에 있는가와 같은 자신의 상태와, 내가 어디로 가야 하는가와 같은 목표 및 어떻게 그 곳에 가야하는 것과 같은 동작의 요소에 대한 인식이 필요하다.[64]

정상 발달과정에 따르면, 아동들은 방향 결정을 위해 특정한 공간을 인지하는 지각 능력을 획득하게 된다.[65] 이를 표지점, 또는 공간 인지라 하며, 이는 발달의 첫 번째 지형적 능력으로 이론화되었다.[65,66]

지형적 지남력에는 일반적 공간 능력 및 기억과 같은 특별한 지형적 지남력과 관련한 특정 기술이 필요하다.[62,67] 예를 들면, 환경과 효과적으로 상호작용하기 위해서 "… 세상을 표시하는 의존적 시각의 통합이 필요하다."라고 했다.[68] 이것은 관찰자와 관련하여 사물의 위치에 대한 정보를 보존한다. 이러한 시점의 확립을 위하여, 개인은 시야를 관통하는 시각적 자극에 대한 적절한 시각 과정이 필요하며, 알맞은 깊이지각 및 3차원 내 형태의 기호화가 필요하며, 형태 정보에 대한 적절한 통합이 필요하다.[68] 만약 이 과정이 손상받게 된다면, 시각적 좌표나 경로를 인식하는 능력이 감소할 것이다. 이와 더불어 이러한 시각 과정에 있어 개인은 지금 자신이 어디에 있고, 이후 어디로 움직일 것인지에 대한 계획과 같은 정보를 담아두는 공간적 작업 기억이 필요하다. 적절한 집중의 과정 및 예전에 경험하였던 좌표 등을 기억하는 기억력 역시 요구된다.

Christianson과 Raschko는 지형적 지남력이 인지적 지도에 의해 성취된다고 주장하였다.[69] 개인의 인지적 지도는 그들의 주위 환경에 대한 정신적 표상이다. 이는 정보를 찾는 활동의 산물이며, 사물이나 좌표를 인지하기 위해 환경을 포함한 방향감각을 유지하는 의미를 가진다.

현대의 연구자들은 지형적 지남력 상실의 다양한 형태로써, 자기중심적 지남력 상실(egocentric disorientation), 방향성 지남력 상실(heading disorientation), 표지점 실인증(landmark agnosia) 및 전향성 기억상실증(anterograde amnesia)을 제시한다.[20,65,67] 자기중심적 지남력 상실(egocentric disorientation)은 시각적 방향상실의 부가적인 것이다.[67] 이러한 장애를 가진 클라이언트는 우측, 또는 양측 마루엽의 손상을 입은 경우가 종종 있으며, 시각 인지 능력이 정상이라 하더라도 자기중심적인 공간 관계에서 어려움을 보인다.[20,65] 이들은 알고 있던 표지점에 대한 적절한 공간적 방향을 기억하거나 회상하는데 어려움을 가진다. 또한 이들은 자신을 둘러싼 사물의 위치와 관련해 전반적인 방향감각 상실을 가지고 있다.[20] 이들은 친숙한 환경이나, 낯선 환경을 탐색하는 것에 심각한 장애를 가진다.[67]

표지점 지남력 상실(landmark disorientation), 혹은 표지점 실인증(landmark agnosia)이 있는 클라이언트의 경우, 방향감각을 사용하여 적절하고 효과적인 환경 요인을 탐색하지 못한다.[20] 이들은 환경에 대한 공간적 지식을 가지고 있음에도 불구하고, 표지점과 같은 일상적인 환경 내의 사물을 선택하는 것에 어려움을 가지는 시각 인지 문제를 가지고 있다.[67] 예로, 경로나 지도에 대해서 잘 설명할 수 있지만, 막상 이 지식을 적용시킬 경우에는 표지점을 설정하는 능력의 부재로 인해 어려움을 겪게 된다. 이러한 클라이언트는 부가적으로 안면실인증[20]이나, 완전색맹 및 어느 정도의 시야 결손을 가지고 있을 수도 있다. 또한 완전히 정상적인 지각을 가지고 있지 않다. 표지점 실인증은 대뇌 반구의 오른쪽 중앙 관자-뒤통수 영역(right medial tempero-occipital region)과 관련이 있는 것으로 알려져 있다.[20] 이 영역은 우측 후대뇌동맥과 관련이 있는 뇌졸중에 의해 손상되는 경우가 많다.[20]

방향성 방향감각 상실(heading disorientation)은 적절한 자기중심적 지남력 및 표지점 기억이 가능하다. 하지만 이들은 이전에 기억하고 있던 표지점에서 방향 정보를 산출하는 것이 어렵다.[20,65] 이들은 자신의 환경 내에 존재하는 표지점 부근의 공간 관계를 기억하거나 지각하지 못한다.[67] 이는 자신의 환경 내에서 원심적인 방향을 설정하는데 어려움을 가지는 원심성 결손이다.[20,65] 이러한 클라이언트는 익숙한 환경과 새로운 환경 모두에서 어려움을 겪는다. 지형적 지남력 상실의 이러한 형태는 다른 형태에 비해 비교적 드물게 나타나며, 이 상실은 우측 후대상영역(right posterior cingulate region)의 손상과 관련이 있다.[20,65]

지형적 지남력 상실의 네 번째 형태는 전향성 방향감각 상실(anterograde disorientation)이다. 이 장애를 가지고 있는 클라이언트는 두부 손상을 입기 전, 최소 6개월 전까지 알고 있던 길이나 환경에 대해서는 잘 찾을 수 있지만, 이후 새로운 환경을 기억하고 탐색하지 못한다.[20,65] 이 결손은 공간적 지식과 표지점에 대한 지식 모두에서 발생한다.[67] 전향성 방향감각 상실은 오른쪽 기저 관자피질(right basal temporal cortex)과 관련하여 나타난다.[20,63]

지형적 지남력 상실의 평가 (Evaluation for Topographical Disorientation)

지형적 지남력 상실에 대한 평가는 기능적인 측면에서 접근한다. 클라이언트가 몇 차례에 걸쳐 작업치료실 및 물리치료실에서 자신의 병실로 돌아가는 길을 찾을 수 없다면, 지형적 지남력 상실 문제를 추정할 수 있을 것이다. 이러한 문제가 발생했을 때, 질문지를 통해 클라이언트의 표지점 실인증(landmark agnosia), 자기중심적 방향감각 상실(egocentric disorientation), 방향성 방향감각 상실(heading disorientation) 및 전향성 방향감각 상실(anterograde disorientation)에 대해 평가한다. 하지만 일반적인 기억 장애나 정신적 혼란이 있다면 먼저 배제한다. 일반적으로 지형적 지남력 상실은 여타 공간 관계 문제와 분리되어 나타나지는 않는다.

지형적 지남력 상실의 치료 (Treatment for Topographical Disorientation)

*회복적 접근법의 활용 (Utilizing a Restorative Approach)**

환경적 적응을 위한 다음의 지침들을 클라이언트의 치료를 돕기 위해 적용할 수 있다.[69]

1. 어떤 공간이나 지역이 클라이언트에게 중요한 표지물로 적용될 수 있는지 확인한다. 어떠한 형태나 어떤 방법의 표시들이 그 공간을 구별하는데 사용되는가? 또는 어디에 어떠한 표지물 같은 것이 위치하는가?
2. 클라이언트가 특정한 장소에 있다는 것을 알거나 느끼게 해 줄 수 있는 그림이나 사물을 표지물로 사용한다. 예를 들면, 벽화나 미술품 같은 것을 사용한다.
3. 표지물의 형태나 표시는 명확하고 현실적인 것으로 제공한다. 시각에 문제가 있는 환자를 위해 벽과 대조되는 색을 사용하는 등의 높은 대비성을 이용한다.
4. 휠체어를 사용하는 환자들을 위하여 표지물들은 지면에서 54인치 정도의 높이에 있는 낮은 모서리나 문 손잡이 쪽에 표시되어야 한다.

5. 표지물들은 글자와 배경 사이에 대비가 있어야 하고, 복잡한 형태는 피한다.
6. 지형적 지남력을 높이기 위한 표시가 필요한 곳은 입출구, 화장실, 식당 등이 있다.
7. 가능하다면, 최근 차량에 쓰이는 것과 같은 휴대용 GPS를 클라이언트가 구매하여 사용하도록 한다.

시각 구별 및 지각을 위한 추가적 평가 도구
(Additional Test Batteries of Visual Discrimination/Perception)

검사 1 - 시지각 발달 평가 — 청소년 및 성인용[70]
(Developmental Test of Visual Perception — Adolescent and Adult)[70]

설명 (Description)

본 도구는 6개의 하위검사 — 따라 그리기(copying), 전경-배경(figure-ground), 시각-운동 탐색(visual-motor search), 시각 완성(visual closure), 시각-운동 속도(visual-motor speed), 형태 항상성(form constancy) — 로 이루어져 있다. 이 평가는 11세에서 74세의 청소년 및 성인을 대상으로 고안되었다. 검사 시간은 약 20~30분 정도 소요된다.

점수화 (Scoring)

4개의 하위검사는 끝까지 수행하고, 나머지 2개의 하위검사는 지정된 시간의 제한이 있다. 원점수는 사용자 지침에 포함된 평균값을 이용해 백분위와 표준점수로 변환이 가능하다. 청소년 및 성인용 시지각 발달평가(DTVP-A)의 가장 신뢰성 있는 점수는 색인에 수록하였다.

기준 (Norms)

DTVP-A의 기준은 미국 19개 주의 1,664명을 대상으로 산출되었다. 추가적인 측정값은 평가 지침에 수록되어 있다.

타당도 (Validity)

본 평가에서 포함된 타당도는, 1) 도구와 하위검사의 선정에 대한 이론적, 기초적 개념을 제시하고, 2) 도구를 분석하였으며, 3) 도구를 이론적 모델에 적용하고, 4) 로지스틱 회귀 분석을 사용하여 도구의 편향(bias)에 대한 통계적 과정을 거쳤으며, 5) 표준 예언 타당도와, 6) 요인 분석을 포함하고 있다.

신뢰도 (Reliability)

내적 일치도 — 시간 제한이 있는 하위항목을 제외한 모든 항목은 크론바흐 알파 신뢰도(Cronbach's Alpha)로 측정하였다. 시간 제한이 있는 하위항목의 내적 일치도는 평가-재평가 신뢰도를 이용해 측정하였다.

하위항목 — 알파 계수의 100% = 0.70이나 이보다 높았다.
알파 계수의 70% = 0.80이나 이보다 높았다.
지표 — 알파 계수의 64% = 0.90이나 이보다 높았다.
평가자간 신뢰도 — 0.94~0.99
검사-재검사 신뢰도 — 0.70~0.84

검사 2 – 비운동성 시지각 평가, 3판 (Motor-Free Visual Perception Test, Third Edition ; MVPT-3)

설명 (Description)

다섯 종류의 시지각 기술 — 공간 관계(spatial relationship), 시각 구별(visual discrimination), 전경-배경(figure-ground), 시각 완성(visual closure) — 로 구성되어 있다. 하지만 시지각 점수의 경우, 모든 영역을 포함한 종합점수로 표현된다. 본 검사는 단순한 검은색과 흰색 선 그림으로 구성되어 있고, 모든 요소에서 다중 선택 체제를 채택하고 있다.

점수화 (Scoring)

단독 원점수는 표준점수, 백분위, 연령점수로 변환할 수 있다. T 점수와 같은 척도 점수로도 변환 가능하다.

기준 (Norms)

통계학적으로 미국을 대변할 수 있는 1,856명을 대상으로 표준화가 실시되었다. 대상자에 대한 자세한 정보는 지침서에 수록되어 있다.

타당도 (Validity)

기준 타당도 — DTVP-2의 총점과 0.78의 상관관계를 보였다. DTVP와는 0.73의 상관관계를 보였다.
구성 타당도 — MVPT-3의 고안에서 기대한 것과 같이 일반적 인지 장애와는 낮은 수준의 상관 관계를 보였다.

추가적인 타당도 연구는 평가 지침서에 수록되어 있다.

신뢰도 (Reliability)

내적 일치도 — 크론바흐 알파 신뢰도 계수 — 중앙값 신뢰도 계수는 0.86 ~ 0.90 까지 분포하였다. 11세와 나이든 사람 사이의 신뢰도 계수는 0.89 였다.
검사-재검사 — 0.92

참고문헌 (References)

1. Bryan VL. Management of residual physical deficits. In: Ashley MJ, Krych DK, eds. *Traumatic Brain Injury: Rehabilitative Treatment and Case Management.* 2nd ed. Boca Raton, Fla: CRC Press; 2004.
2. Ullman S. The visual analysis of shape and form. In: Gazzaniga M, ed. *The Cognitive Neurosciences.* Cambridge, Mass: MIT Press; 1995.
3. Jolicoeur P, Ullman S, Mackay M. Curve tracing: A possible basic operation in the perception of spatial relations. *Memory Cogn.* 1986;14(2):129-140.
4. Gulyas B, Heywood CA, Popplewell DA, Roland PE, Cowey A. Visual form discrimination from color or motion cues: functional anatomy by positron emission tomography. *Proc Natl Acad Sci USA.* 1994;91(21):9965-9969.
5. Levingstone MS, Hubel DH. Psychophysical evidence for separate channels for the perception of form, color, movement, and depth. *J Neuroscience.* 1987;7(11):3416-3468.
6. Marsoleck CJ. Abstract visual-form representations in the left cerebral hemisphere. *J Exp Psychol Hum Percept Perform.* 1995;21(2):375-386.
7. Rock I, DiVita J, Barbeito R. The effect on form perception of change of orientation in the third dimension. *J Exp Psychol Hum Percept Perform.* 1991;7(4):719-732.
8. Kosslyn S, Chabis CF, Marsolek CJ, Koenig O. Categorical versus coordinate spatial relations: computational analyses and computer simulations. *J Exp Psychol Hum Percept Perform.* 1992;18(2):562-577.
9. Kandel ER. Processing of form and movement in the visual system. In: Kandel ER, Schwartz JH, eds. *Principles of Neural Science.* 2nd ed. New York, NY: Elsevier Science; 1985.
10. Zoltan B, Jabri J, Panikoff L, Ryckman D. *Perceptual Motor Evaluation for Head Injured and Other Neurologically Impaired Adults.* San Jose, Calif: Santa Clara Valley Medical Center, Occupational Therapy Department; 1983.
11. Baum B. The establishment of reliability and validity of a perceptual evaluation on a sample of adult head trauma patients. Thesis. University of Southern California, Dec 1981.
12. Dannenbaum RM, Jones LA. The assessment and treatment of patients who have sensory loss following cortical lesions. *J Hand Ther.* 1993:6(2):130-138.
13. Rock I, Mitchener K. Further evidence of failure of reversal of ambiguous figures by uninformed subjects. Perception. 1992;21:39-45.
14. Cuiffreda KJ, et al. Normal vision function. In: Gonzales EG, Myers SJ, Edelstein JE, et al, eds. *Downey and Darling's Physiological Basis of Rehabilitation Medicine.* Boston, Mass: Butterworth Heimann; 2001.
15. Rizzo M. Astereopsis. In: Boller F, Grafman J, eds. *Handbook of Neuropsychology.* Vol 2. New York, NY: Elsevier Science; 1989.
16. Zoltan B. Remediation of visual-perceptual and perceptual-motor deficits. In: Rosenthal M, Griffith ER, Bond MR, Miller JD, eds. *Rehabilitation of the Adult and Child with Traumatic Brain Injury.* Philadelphia, Pa: FA Davis; 1990.
17. Karnath HO, Zihl J. Disorders of spatial orientation. In: Brandt T, Caplan LR, Dichgans J, Diener CH, Kennard C, eds. *Neurological Disorders: Course and Treatment.* San Diego, Calif: Academic Press; 2003.
18. Neger RE. The evaluation of diplopia in head trauma. *J Head Trauma Rehabil.* 1989;4(2):27-34.
19. Sakata H, Taira M, Kusunoki M, Murata A, Tanaka Y. The TINS lecture: the parietal association cortex in depth perception and visual control of hand action. *Trends Neurosci.* 1997;20(8):350-357.
20. Devinsky O, D'Esposito M. Perception and perceptual disorders. In: *Neurology of Cognitive and Behavioral Disorders.* New York, NY: Oxford University Press; 2004.
21. Kelly JP. Anatomy of the central visual pathways. In: Kandel ER, Schwartz JH, eds. *Principles of Neural Science.* 2nd ed. New York, NY: Elsevier Science; 1985.
22. Kerkhoff G. Recovery and treatment of sensory perceptual disorders. In: Halligan P, Kischka U, Marshall JC, eds. *Handbook of Clinical Neuropsychology.* New York, NY: Oxford University Press; 2003.
23. Fortin A, Ptito A, Faubert J, Ptito M. Cortical areas mediating stereopsis in the human brain: a PET study. *Neuroreport.* 2002;13(6):895-898.
24. Kerkhoff G. Multimodal spatial orientation deficits in left-sided visual neglect. *Neuropsychologia.* 1999;37:1387-1405.
25. Newcombe F, Ratcliff G. Disorders of visuospatial analysis. In: Boller F, Grafman J, eds. *Handbook of Neuropsychology.* Vol 2. Amsterdam: Elsevier Science; 1989.
26. Westheimer G, Levi DM. Depth attraction and repulsion of disparate foveal stimuli. *Vision Res.* 1987;27(8):1361-1368.
27. Nakayama K, Shimojo S. Da Vinci stereopsis: depth and subjective occluding contours from unpaired image points. *Vis Res.* 1990;30(11):1811-1825.

28. Brown JM, Weisstein N. A spatial frequency effect on perceived depth. *Percept Psychophys.* 1988;44(2):157-166.
29. Goldberg ME, Colby CL. The neurophysiology of spatial vision. In: Boller F, Grafman J, eds. *Handbook of Neuropsychology.* Vol 2. Amsterdam: Elsevier Science; 1989.
30. Instructo-Clinic—A Psychophysical Testing Apparatus. Bumpa-Tel, Inc, PO Box 611, Cape Cir, Missouri 63701.
31. Affolter FD. *Perception, Interaction and Language: Interaction of Daily Living: The Root of Development.* Berlin: Springer-Verlag Co; 1987.
32. Craine J. The retraining of frontal lobe dysfunction. In: Trexler LE, ed. *Cognitive Rehabilitation: Conceptualization and Intervention.* New York, NY: Plenum Press; 1982.
33. Driver J, Baylis GC, Rafal RD. Preserved figure-ground segregation and symmetry perception in visual neglect. *Nature.* 1992;360:73-75.
34. Fahle M. Figure-ground discrimination from temporal information. *Proc R Soc Lond B Biol Sci.* 1993;254(1341):199-302.
35. Capitani E, Della S, Lecchelli F, Soave P, Spinnler H. Perceptual attention in aging and dementia measured by Gottschaldt's hidden figure test. *J Gerontol Psychol Sci.* 1988;43(6):157-163.
36. Bernspang B, Asplung K, Eriksson S, Fugl-Meyer AR. Motor and perceptual impairments in acute stroke patients: effects on self-care ability. *Stroke.* 1987;18(6):1081-1086.
37. Peterson MA, Gibson BS. Object recognition contributions to figure-ground organization: operations on outlines and subjective contours. *Perc Psych.* 1994;56(5):551-564.
38. Petersen P, Wikoff RL. The performance of adult males on the Southern California figure-ground visual perception test. *Am J Occup Ther.* 1983;37(8):554-560.
39. Lagreze WD, Meigen T, Bach M. Asymmetries in texture perception. *Ger J Ophthalmol.* 1994;3(4-5):220-223.
40. Ayres AJ. *Southern California Sensory Integration Tests.* Los Angeles, Calif: Western Psychological Services; 1972.
41. Petersen P, Goar D, van Deusen J. Performance of female adults on the Southern California visual figure-ground perception test. *Am J Occup Ther.* 1985;39(8):525-530.
42. Itzkovich M, Arerback S, *Belazar. Lowenstein Occupational Therapy Cognitive Assessment.* Pequanock, NJ: Maddack Inc; 1990
43. Wilson BA. Compensating for cognitive deficits following brain injury. *Neuropsychol Rev.* 2000;10(4):233-243.
44. Sergent J. Judgements of relative position and distance on representations of spatial relations. *J Exp Psych Hum Percept Perform.* 1991;91(3):762-780.
45. Logan GD. Spatial attention and the apprehension of spatial relations. *J Exp Psych Hum Percept Perform.* 1994;20(5):1015-1036.
46. Aguirre GK, Zarahn E, D'Esposito M. Neural components of topographical representation. *Proc Natl Acad Sci U S A.* 1998;95(3):839-846.
47. Mountcastle V. The parietal system and some higher brain functions. In: Gazzaniga M, ed. *Cognitive Neuroscience: A Reader.* Oxford: Blackwell Publishers; 2000.
48. Petit L, et al. Superior parietal lobule involvement in the representation of visual space: a PET review. In: Tier P, Karnath HO, eds. *Parietal Lobe Contributions to Orientation in 3D Space.* New York, NY: Springer Verlag; 1997.
49. Taube JS, Goodridge JP, Golob EJ, et al. Processing the head direction cell signal: a review and commentary. *Brain Research Bulletin.* 1996;40(5/6):477-486.
50. Arnadottir G. Evaluation and intervention with complex perceptual impairment. In: Unsworth C, ed. *Cognitive and Perceptual Dysfunction: A Clinical Reasoning Approach to Evaluation and Treatment.* Philadelphia, Pa: FA Davis; 1999.
51. Manning L. Assessment and treatment of disorders of visuospatial, imaginal, and constructional processes. In: Halligan P, Kischka U, Marshall JC, eds. *Handbook of Clinical Neuropsychology.* New York, NY: Oxford University Press; 2003.
52. Hoyer WJ, Rybash JM. Age and visual field differences in computing visual-spatial relations. *Psych Aging.* 1992;7(3):339-342.
53. Kosslyn SM, Chabris CF, Jacobs RA, Marsoleck CJ, Koenig O. On computational evidence for different types of spatial relations encoding: reply to Cook et al (1995). *J Exp Psychol Hum Percept Perform.* 1995;21(2):423-431.
54. Kosslyn SM, Koenig O, Barrett A, Backer-Cave C, Tang J, Gabrieli JDE. Evidence for two types of spatial representations: hemispheric specialization for categorical and coordinate relations. *J Exp Psych Hum Percept Perform.* 1989;15(4):723-735.

55. Shiffman LM. Cerebovascular accident. In: Early MB, ed. *Physical Dysfunction: Practice Skills for the Occupational Therapy Assistant.* St. Louis, Mo: Mosby Year-Book; 1998.
56. Pehoski C. Analysis of perceptual dysfunction and dressing in adult hemiplegics. Thesis. Boston, Mass: Sargent College, Boston University; 1970.
57. Taylor MM. Analysis of dysfunction in the left hemiplegia following stroke. *Am J Occup Ther.* 1968;22:512-520.
58. Bouska MJ, Kauffman NA, Marcus SE. Disorders of the visual perceptual system. In: Umphred DA, ed. *Neurological Rehabilitation.* 2nd ed. St. Louis, Mo: CV Mosby; 1990.
59. Kerkhoff G. Neurovisual rehabilitation: recent developments and future directions. *J Neurol Neurosurg Psychiatry.* 2005;68:691-706.
60. Scheiman M. *Understanding and Managing Vision Deficits: A Guide for Occupational Therapists.* 2nd ed. Thorofare, NJ: SLACK Incorporated; 2002.
61. Alsaadi T, Binder JR, Lazar RM, et al. Pure topographic disorientation: a distinctive Syndrome with varied localization. *Neurology.* 2000;54(9):1864-1866.
62. Golisz K, Toglia J. Perception and cognition. In: Crepeau EB, Cohn ES, Boyt Schell BA, eds. *Willard and Spackman's Occupational Therapy.* Philadelphia, Pa: Lippincott, Williams and Wilkens; 2003.
63. Damasio AR. Disorders of complex visual processing. In: Mesulam MM, ed. *Principles of Behavioral and Cognitive Neurology.* New York, NY: Oxford University Press; 2000.
64. Wickens C. Frames of references for navigation. In: Gopher D, Koriat A, eds. *Attention and Performance XVII.* Cambridge, Mass: MIT Press; 1998.
65. Aguirre GK, D'Esposito M. Topographical disorientation: a synthesis and taxonomy. *Brain.* 1999;122(9):1613-1628.
66. Boyd T, Sautter S. Route finding: a measure of everyday executive functioning in the head injured adult. *Appl Cogn Psychol.* 1993;7:171-181.
67. Farah MJ. Disorders of visual-spatial perception and cognition. In: Heilman KM, Valenstein E, eds. *Clinical Neuropsychology.* 4th ed. New York, NY: Oxford University Press; 2003.
68. Riddoch MJ, Humphreys GW. Finding the way around topographical impairments. In: Brown W, ed. *Neuropsychology of Visual Impairments.* Mahwah, NJ: Lawrence Erlbaum Assoc; 1989.
69. Christenson MA, Raschko B. Environmental cognition and age-related sensory change. *Occup Ther Pract.* 1989;1(1):28-35.
70. Reynolds CR, Pearson N, Voress J. Developmental Test of Visual Perception-Adolescent and Adult (DTVP-A). Pro Ed. 8700 Shoal Creek Blvd. Austin, Texas 78757-6897.
71. Colarusso RP, Hammill DD. *Motor-Free Visual Perception Test.* 3rd ed. Novato, CA: Academic Therapy Publications; 2003.

참고서적 (Resources)

Arnadottir G. *The Brain and Behavior: Assessing Cortical Dysfunction Through Activities of Daily Living.* St. Louis, Mo: CV Mosby; 1990.

Benton AL, Sivan AB, Hamsher KD, et al. *Contributions to Neuropsychological Assessment: A Clinical Manual.* 2nd ed. New York, NY: Oxford University Press; 1994.

Cohen M, GrossWasser Z, Banchadske R, Appel A. Convergence insufficiency in brain-injured patients. *Brain Inj.* 1989;3(2):187-191.

Corballis PM, Funnell MG, Gazzaniga MS. Hemispheric asymmetries for simple visual judgments in the split brain. *Neuropsychologia.* 2002;42:401-410.

Driver J, Baylis GC. Attention and visual object segmentation. In: Parasuraman R, ed. *The Attentive Brain.* Cambridge, Mass: MIT Press; 1998.

Hellerstein L, Fishman B. Visual rehabilitation for patients with brain injury. In: Scheiman M, ed. *Understanding and Managing Vision Deficits: A Guide for Occupational Therapists.* 2nd ed. Thorofare, NJ: SLACK Incorporated; 2002.

Jacobs RA, Kisslyn SM. Encoding shape and spatial relations: the role of receptive field size in coordinating complementary representations. *Cogn Science.* 1994;18:361-386.

von Noordon GK. Binocular Vision and Ocular Motility 3d edition. St. Louis, Mo: CV Mosby; 1985.

Warren M. Evaluation and treatment of visual deficits. In: Pedretti L, ed. Occupational Therapy: Practice Skills for Physical Dysfunction. St. Louis, Mo: Mosby Year-Book; 1996.

Wright P, Rogers N, Hall C, et al. Comparison of pocket-computer memory aids for people with brain injury. Brain Inj. 2001;15(9):787-800.

제7장

실인증
(Agnosia)

실인증은 감각에 의해 지각되는 친숙한 사물에 대한 클라이언트의 재인(recognition) 부족을 다루는 결핍(deficit)의 영역이며, 뇌 손상된 클라이언트에게 자주 나타난다. 실인증은 "자극에 대한 지각 분석이나 그 의미를 인식하는데 손상을 입은 하나의 감각 채널의 특별한 인지의 장애"이다.[1] 인식의 개념은 주의력, 패턴과 형태 지각, 순간적인 문제 해결력, 기억력과 같은 행위(behavior)을 포함한다.[2] 성공적인 사물 인식은 사진촬영과 선 그리기와 같은 비교적 불충분한 2차원의 자극으로부터 깊이(depth), 양(volume)과 구조(structure)를 구별함으로써 성취될 수 있다.[2] 그 결과로, "...지각 분석으로부터 우리는 우리 주위의 세계에 대한 의미있는 정보와 엄청난 양의 구조상의 정보를 얻을 수 있다."[2]

연구는 "... 바로 다음의 행동(action)을 가이드하고 그것들을 인지하고 인식하기 위해 사물을 조작한뒤 집중하는 것과 그 다음의 사물을 해석하기 위해 미리 집중하는 것"에 대한 시각적인 풍경에서 보여준다. 양쪽 뇌반구는 패턴 인식을 하기 위해 함께 일을 한다.[3] Warren은 인지 과정에 있어서 특별한 반구 기능을 다음과 같이 설명한다.[4]

> *두 개의 반구는 패턴 인식을 최대한 효율적으로 하기 위해 함께 기능한다. 우반구는 초기에 시각적 처리를 끝내고, 눈의 망막중심오목(foveae)에 사물의 초점을 맞추고 범위에 있는 사물의 존재를 CNS가 각성하도록 한다. 좌반구는 사물의 중대한 특징에 관해서 정밀한 초안을 얻기위하여 망막중심오목를 통해 받아들이는 질이 높은 시각적 정보를 사용한다. 양반구의 우세는 사물의 정확한 확인을 하기 위해 필요하다.*

Devinsky and D'Esposito는 시각 입력을 이용한 이같은 사물 인식의 하위상달식(bottom-up) 과정을 지지한다. 이들은 사물 인식의 3단계를 설명했다: 시각 처리, 좌우반구 우세 없음; 지각 처리, 우반구 우세; 의미 처리, 좌반구 우세.[5]

시각적 사물은 색깔, 움직임, 방향, 촉감, 불일치와 위치의 외형 특징을 통해 설명할 수 있다. 이 외형의 분석 후, 사물 중심의 신경 표상을 부호화한다.[6,7] 재인이 일어나기 전에, 개인은 다음과 같은 것을 할 수 있어야 한다.[6] 1) 망막에서 2차원 상으로부터 3차원 모델을 구성하기, 2) 이전의 모델 기억하기, 3) 새로운 모델에 이전의 모델을 연합하기.[4]

시각이 성공적인 사물 재인식에 결정적으로 명백하다할지라도, 그것은 개인이 사용하는 감각만을 의미하진 않는다.[8] 예로, 근 감각과 촉각 입력은 때때로 형태나 촉감을 인식하기 위해 필요하다. 시각적 감각이 사물을 재인하기 위해 우리에게 필요하지 않을 때가 일생동안 많다. 예로, 컴퓨터 화면을 보는 동안 커피 잔을 잡거나 지갑 안에서 열쇠를 찾을 때이다. 우리가 차를 타고 운전을 할 때, 길에서 눈을 떼지 않고 라디오를 켤 수 있다.

Klatsky와 Lederman 는 이같은 과제를 수행하고 사물을 재인하기 위해 이용할 수 있는 비시각적 의미로 '촉각 시스템' 이라고 설명했다.[9-11] 이 시스템은 두 종류의 수용기 — 피부와 근감각 — 로 구성되어 있고 다음과 같은 활동이 일어난다;[11]

> *손끝 구멍안에 들어갈 크기의 작은 사물을 피부로 감지할 수 있는 반면, 큰 크기의 사물은 많은 손가락의 통합, 많은 시간, 양쪽의 통합이 필요하며, 근 감각의 도움이 더 많이 필요하다.*

사물의 구별을 이끌어내는 촉각 탐색의 2단계의 모델이 있다: 1) 사물의 외형에 피드백을 제공하는 잡기와 들기, 2) 사물의 특성에 대한 진단을 가이드할 수 있는 탐색 과정. 초기 잡기와 들기 단계는 사물에 관해 추측하고, 탐색 과정은 그것을 확인하는 단계이다.[9] 정상적인 주제에 관한 연구는 탐색 과정이 사물 특성을 이끌어내는 것에 따라 형식화한다는 것을 나타내었다.[9,10,12] 적절한 탐색과정이 사용된다면, 그 연관된 특성은 확인을 위해 사용될 수 있다.

뇌손상 결과에 따른 실인증은 시각, 촉각, 고유수용성 감각과 청각과 같은 감각 모드중에 어떤 하나의 손상으로 나타나거나, 신체 실인증이나 질병 인식불능증과 같은 신체 도식의 첨가된 문제점으로 나타난다. 특별한 실인증 범주에서, 후천적 뇌손상은 사물의 종류에 대하여 분류하는 능력의 결손을 초래할 수 있다.[13]

시각 실인증 (Visual Agnosia)

의미 없이 지각으로 설명할 수 있는 어떤 것 또는 시각 실인증은 시야, 안구운동 기능, 시력과 같은 초기의 시각 기능이 적절함에도 불구하고 시각적 자극을 인식하는데 무능력함이다. 그것은 특별한 종류에 제한될 수 있다.[2,5,14,15] 예로, 사물, 얼굴과 색깔을 분리하기가 혼란스러울 수 있다.[1,15] 어떤 클라이언트에겐, 청진기나 도시 스카이라인 같은 평범하지 않는 사물보다 포오크나 펜과 같은 평범한 사물을 더 쉽게 인식될 수 있다.[5] 유사하게, 재인(recognition)은 실제적인 사물을 인식할 수 있는 범위이지, 사진이나 사물을 그린 것을 인식하는 것은 아니다.[5] 시각 대상 실인증은 특정 사물 인식의 결손뿐만 아니라 일반적인 의미있는 종류의 인식의 결손을 포함한다.[2] 시각 대상 실인증이 있는 클라이언트는 특별한 결손의 부류이다. 그들은 대부분의 사물 이름을 알 순 있지만, 특별한 종류안에 있는 사물(예, 도구)에 장애를 나타낼 수 있다.[16] 시각 실인증이 있는 클라이언트는 촉각과 같은 또다른 감각모드를 사용한다면 사물의 이름을 알 수 있을 것이다.[17]

시각 실인증에 관한 최신의 이론적 정보는 두 가지 수준의 결손으로 설명할 수 있다; 통각(apperceptive) 실인증과 연합성(associative) 실인증.[1,2,3,15,18-21] 통각 실인증이 나타나는 클라이언트의 경우, 뇌 손상은 뇌 뒤쪽과 산재성으로 나타난다.[5] 이 클라이언트는 단순한 시각적 자극을 구별하기, 이어맞추기, 복사하기 또는 인식하기가 불가능하고, 동그라미나 네모와 같은 단순한 모양을 인식하는 것조차 할 수 없다.[5] 사물의 모양을 구조적으로 설명하기가 어렵다.[1]

누군가는 초기에 시각적 기능이 현존해 있어도, 통각 실인증은 이상이 생긴 지각의 결과라고 믿는다.[21] 이것은 감각-지각 수준에서 시각적으로 존재하는 사물을 인식하는데 실패의 원인이 되는 자극의 왜곡이다.

Bauer and Demery는 지각 처리에서 다음과 같이 설명하는 결손의 개념을 지지한다.[2]

> *통각 실인증은 지각 처리 결손의 문제로 인한 과제 인식의 실패이다. 그들은 잘못 구분한 항목을 그리거나 샘플대로 꼭 들어맞게 할 수 없다. 그들은 일반적으로 검사자가 말한 사물을 지적할 수 없다. 대부분 손상은 모양과 패턴 지각(얼굴, 사물, 글자)이 요구되는 시각적 환경의 요소를 포함한다.*

Grossman 등은 통각 시각적 실인증의 이론적 기초를 더욱 자세히 말한다. 그들은 방금 설명했듯이 그것이 시각적 지각 형태의 손상된 통각 지각의 결과라고 가정할 뿐만 아니라, 시각적 양상안에서 필요로한 재료를 처리할 수 있는 인지 자원의 제한...의 결과라고 믿는다.[20]

시각 실인증의 두 번째 유형은 연합성 실인증이며 연합에 이상이 생긴 결과로 나타난다. 시각적 표상의 높은 수준에서 장애를 나타낸다.[22] 연합성 시각 실인증 클라이언트는 사물의 형태와 모양을 설명할 순 있지만, 그것을 인식할 수 없다. 예로, 자동차 그림을 보여주었을 때, 클라이언트는 그것이 무엇인지, 그것으로 무엇을 하는지, 또는 그것을 작동하기 위해 그 안에 무엇을 두는지를 정확하게 말할 수 없다. 이것은 자동차 그림의 이름을 말할 수 없으나 "그것은 당신이 그 안에 들어가 운전할 수 있는 것이다."라는 반응을 보이는 명칭언어실어증 환자와는 다르다.[23] 연합성 시각 실인증과 다르게, 이 클라이언트는 시각적 지각이 보존되어있거나 거의 유지되어있다.[2,5,21,22] De Renzi states에 따르면, 그것은 "..정확하게 지각된 자극에 대한 의미를 해석하는데 무능력"이다.[1]

연합성 시각 실인증 클라이언트는 음성 언어의 정의를 통해 사물 이름대기, 자극에 매칭하기, 쓰여진 자료나 형태를 복사할 수 있다.[2,18,22,24] 대부분의 연합성 시각 실인증 클라이언트는 블록 디자인이나 끼워 넣는 그림과 같은 시각 검사를 잘 수행할 수 있다. 이 남아있는 기술은 그들이 "인식한 것을 설명하기 위해 필요한 개념과 언어적 능력을 계속 사용한다."는 것을 제안한다.[15,24]

연합성 시각 실인증은 같은 자극의 모든 유형에 대한 재인의 혼란이 항상 나타나는 것은 아니다.[19] 더불어, 얼굴의 인식 손상(안면실인증), 색깔 실인증과 읽기 언어 상실증은 자주 나타나지만 항상 연합성 대상 실인증과 함께 발견되진 않는다.[2]

배쪽이나 뒤통수-관자 경로는 시각적 사물 인식에 중요하다고 믿는다.[25] 최근 정상 성인 남자의 양전자방출단층촬영술(PET) 연구는 사물의 공간적 특성 구별은 우측 마루엽소고랑(intraparietal sulcus)과 우측 반구의 마루엽과 관자엽의 양쪽에서 활성화가 요구된다는 것을 보고했다.[26] 덧붙여, 우측 뒤통수-관자 접합부는 사물의 시각적 공간 재인지의 중요한 역할을 한다.[26]

시각 실인증의 결과로 나타나는 기능적인 손상은 잠재적이고 다양하게 클라이언트를 파괴시킨다. 이 클라이언트는 소중한 소유물이나 밀접한 관련이 있는 것을 인식하지 못할 것이다. 이 장애가 나타났을때, 클라이언트는 그들이 새 유리컵이 필요하거나 그 방에 조명이 적합하지 않다고 말할지 모른다.[2] 다음 섹션은 클라이언트에게 나타난 시각 실인증의 중요한 유형의 평가와 치료를 설명해준다.

평가를 위한 일반적인 안내(General Guidelines for Evaluation)

1. 빈약한 수행의 원인으로 초기 감각 장애와 명칭성언어상실증과 같은 언어 장애는 제외한다.
2. 클라이언트가 사물을 구별하기 위해 중요한 외형을 설명할 수 있는지를 관찰한다.
3. 클라이언트는 그 사물이 어떤 부류에 속하는지를 아는가?
4. 클라이언트는 하나의 형태만을 고정하고, 그 결과로 사물을 확인하는데 더 중요한 단서를 놓치지나 않는가?
5. 클라이언트는 사물의 기능적인 사용을 설명할 수 있는가?
6. 사물 구별에 도움이 되는 정상적인 환경안에 그 사물을 배치할 수 있는가?
7. 사물 구별에 도움이 되는 사물의 제시를 교대로 제시 할 수 있는가?
8. 클라이언트가 사진이나 그림으로부터 사물을 구별할 수 없다면, 구별하는데 도움이 되는 실제적인 사물을 내놓을 수 있는가?

시각적 대상 실인증(Visual Object Agnosia)

먼저 설명하자면, 시각적 대상 실인증은 시력과 같은 시각적 기술이 정상이더라도, 사물을 시각적으로 인지하지 못하는 것이다.

시각적 대상 실인증 평가(Evaluation of Visual Object Agnosia)

검사 1 – 사물 재인(Object Recognition)[27]

설명(Description)

열쇠, 빗, 칫솔과 동전 같은 몇 개의 평범한 물건을 클라이언트 앞에 놓는다. 집어든 사물의 이름을 클라이언트에게 말하게 하거나, 기능적인 사용을 설명하게 하거나 실행하게 한다.

점수화 (Scoring)

검사자는 다음 중 일어나는 상황에 따라 사물을 재인하는지 추측할 수 있다.

- 클라이언트가 사물의 이름을 대거나, 설명하거나, 사물의 사용을 보여준다.
- 클라이언트는 검사자가 지명함에 따라 여러 사물 중 하나를 선택한다.

타당도 (Validity)

타당성을 증진하기 위해, 빈약한 수행의 원인이 되는 언어 장애와 초기 시각 장애는 제외한다.

검사 2 - LOTCA-대상의 시각적 확인(Visual Identification of Objects)[28]

설명 (Description)

대상의 시각적 확인은 Lowenstein Occupational Therapy Cognitive Assessment(LOTCA)의 하위 검사중 하나이다. 나머지 다른 하위검사는 8장에서 설명한다.

절차 (Procedure)

클라이언트에게 일상적인 사물이 그려진 8장의 카드를 보여준다(예, 의자, 주전자, 시계, 열쇠, 신발, 자전거, 가위와 유리잔). 클라이언트에게 각각의 사물의 이름을 물어본다.

클라이언트가 표현의 문제로 사물의 이름을 말할 수 없다면(예, 표현성 실어증, 단어 실어증 또는 심한 구음 장애), 검사자는 각각 4개의 사물이 놓여있는 2개의 판을 보여준다.

검사자는 클라이언트에게 물어본다, "의자가 어디 있나요?", "시계는 어디 있나요?", 등. 이 과정은 각각의 8개의 사물에 적용해본다.

클라이언트가 수용성/표현성에 문제(완전 실어증 또는 수용성/표현성 실어증)가 있다면, 검사자는 각각 4개의 비슷한 사물이 놓여있는 2개의 판을 보여준다. 클라이언트는 판에 있는 하나의 비슷한 사물을 가지고 지명한 사물에 맞출 것이다. 클라이언트가 비슷한 사물을 구별할 수 없다면, 검사자는 구별할 사물이 놓여진 2개의 판을 클라이언트에 제시한다. 클라이언트는 정확하게 맞추어야 한다.

점수화 (Scoring)

1점 — 클라이언트가 정확한 일치로 4개 이하로 구별한다.

2점 — 클라이언트가 정확한 일치로 5~8개의 사물을 구별한다.

3점 — 클라이언트가 이름대기, 이해하기 또는 비슷하게 맞추기로 적어도 4개의 사물을 구별한다(4-7).

4점 — 클라이언트가 이름대기, 이해하기 또는 비슷하게 맞추기로 모든 사물을 구별한다.

타당도 (Validity)

저자는 Wilcoxin two-sample test가 통제 그룹과 클라이언트 그룹의 비교에 사용되었다고 언급했다. 결과는 대상 확인 하위검사를 제외한 하위검사에서 0.0001의 상당한 수준에서 차이를 보였다고 공표했다. 이 저자는 대상 확인 하위검사를 위한 평가 기준을 찾을 수 없었다.

신뢰도 (Reliability)

하위검사를 위한 Spearman의 순위 상관계수의 평가자간 신뢰도는 0.82에서 0.97에 분포한다. Cronback의 알파 계수에 의한 내부간 일치 신뢰도는 대상 확인을 포함한 지각의 5개 하위검사에서 0.87로 계산되었다. 저자는 한편, 이 검사도구의 모든 부분은 하위검사간 0.40에서 0.80 범위의 상관계수로 주어져야 한다는 것을 경계해야 한다.

시각적 대상 실인증의 치료 (Treatment of Visual Object Agnosia)

회복적 접근법의 활용 (Utilizing a Restorative Approach)

1. 치료는 실인증으로부터 자연적으로 회복하도록 클라이언트의 능력 범위안에서 향상하도록 해야한다. Bouska 등은 다음의 안내를 제공한다.[27]
   a) 일상적인 실제 사물을 그리기 전에 사용한다.
   b) 제시는 각도를 주거나 회전하여 제시하는 것보다는 직각으로 보여주어야 한다.
   c) 동시적인 시각적 입력과 함께 사물의 조작을 시도해야 한다.
2. Averbach and Katz는 다음의 치료의 계층적 순서를 제공하고 추천한다.[2]
   a) 단순한 것에서 시작하여 복잡한 순서로 행하라.
   b) 정보를 찾는 방법을 클라이언트를 위해 보여주어라. 촉각과 소리는 시각적인 추적을 위해 사용한다.
   c) 첫째, 실제적이고 구체적인 사물을 이용한다. 둘째, 그림과 도식적인 제시한다(전략을 모아 정보를 넓히고 그림 사용으로 촉진함). 셋째, 불명확한 그림을 사용한다(불완전한 정보를 제시하여 클라이언트가 사물을 구별하도록 돕는다). 넷째, 클라이언트가 사물사이의 차이점을 구별하도록 한다.
   d) 각 단계에서, 클라이언트는 매일 활동에서 배운 전략을 사용하도록 훈련받는다(예, 식료품점에서 목록에 따라 항목을 확인).
3. 활동하면서 비언어적, 촉각-운동적 가이드를 제공한다. 활동 후, 과제에 사용된 도구를 가져오도록 하고, 사용된 항목을 이름대기를 하면서 가이드한 활동을 수행하게 한다.

적응적 접근법의 활용 (Utilizing a Adaptive Approach)

1. 클라이언트에게 응답하기 전에 언어적인 반응에 대해 생각하고 고려하도록 가르쳐라.[29]
2. 올바른 이름을 인출하는데 도움이 되는 물체의 지각이나 기능적인 특징에 대한 설명을 바탕으로 언어적 전략을 사용해라. 그리고 클라이언트에게 그것의 특징을 조용히 말로 표현하도록 가르쳐라.[29]
3. 대상 구별을 위해 시각적인 것보다는 정상적인 감각적 양식(modality)을 사용해라.[5,30]

4. 시각적 자극이 움직일 때 재인지를 증진시켜라. 읽기의 경우, 글자 찾기를 도울 수 있다.[2]
5. 연구는 배경을 보여주거나 환경은 대상 재인지 능력에 영향을 미친다; 그러므로, 가능한 언제든지 자연적인 환경안에서 대상을 보여준다.[31,32]
6. 촉감을 첨가하거나 테두리 오리엔테이션 단서는 구별하는데 도움이 된다[9] — 예로, 차 오디오 다이얼이나 열쇠 링. 안전이 문제가 되는 항목에 이 기술을 특히 사용해라(예, 다리미나 쿡탑 조절).
7. 대상을 잘 알아볼 수 있도록 조직화해라. 예로, 뇌손상 전에 서랍장 안에 개어놓거나 옷장 안에 걸어놓은 셔츠는? 접어놓은 바지는 옷걸이 또는 클립 행거에 걸려져 있는가?
8. 클라이언트가 구분할 수 있는 능력이 있다면 이렇게 대답할 것이다, "이 대상이 속한 범주는 무엇입니까?"
9. 클라이언트가 촉각적인 단서를 사용하지 않는다면, 올바르게 가이드 해야 한다. 상동적인 감각유발전위(대상 구별에 가장 도움이 되는 중요한 특징에 의해 결정됨)가 촉진될 수 있다.[12]
10. 클라이언트에게 시각과 언어적 입력을 동시에 작용하여 대상을 조작하도록 격려해라.[28]
11. 작업 수행을 최대한 독립 수행하는데 필요한 대상을 위한 라벨을 제공해라. 이것은 특히, 안전에 대한 문제가 있을 때 중요하다(예, 쿡탑 조절, 가스 조절기).

안면 실인증 (Prosopagnosia)

얼굴 재인은 대상의 여러 형태를 인식하는 것보다 더 예민한 오리엔테이션이다.[22] 사실, 유아는 다른 대상보다 얼굴 응시하는 것을 더 선호한다.[22] 인간의 얼굴과 얼굴 표정을 읽는 능력은 우리의 사회적 관계와 의사소통에 중요하다. 얼굴은 매스미디어를 통해서나 인성이 비슷한 사람들을 구별하기 위해 우리의 매일 생활에 이용되는 중요한 열쇠이다.[1] 우리 각자는 아마도 약 1,000개의 초상을 가지고 있을 것이다.[1]

개인의 얼굴은 우리에게 성별, 나이, 민족과 감정을 말해준다. 또한 특별한 외형 배열에 의한 개인의 신체적 독특함에 관한 정보를 전달한다. 이러한 외형은 사람의 개성에 대한 단서를 제공한다.[33]

안면 실인증은 신경학적으로 얼굴에 의해 구별되는 능력의 부족으로 나타나는 결손이다. 이 무능력은 심각한 시각적 손상, 지각과 감각의 결손으로 나타난다.[16,18,31,33-35] 클라이언트는 얼굴을 보고 사람을 알지만 그 얼굴이 누구인지 말할 수 없다. 클라이언트는 저장된 기억력으로 전체의 이미지를 맞출 수 없다. 클라이언트는 그들 자신이나 다른 사람의 입, 코, 귀, 눈에 관해 어려움없이 종종 이름을 말하거나 지적할 수 있다.[5,16] 그들은 그들의 감정 표현을 읽거나 민족이나 성별에 따라 얼굴을 구별할 수 있다(확인하기 위해 개인에 관한 전기적 정보를 정확히 인출하여 실제로 사용하여 설명할 수 있는).[1,16] 의미있는 지식은 안면실인증이 있는 클라이언트에게 정상이다.[1] 안면 실인증의 심각성은 뇌손상 이후로 자신이 누구인지 구별할 수 없어 실패한 거울안에서 자신을 보고 확인할 수조차 없는 클라이언트에 미친다.[1,5] 스탭과 가족 구성원은 클라이언트가 심각한 기억력 결손을 가지고 있다고 추측하는 실수를 범할 수 있을 것이다.[2] 안면 실인증은 종종 대상 실인증, 공간 지남력장애, 지리적 지남력 상실, 구성 실행증과 왼쪽 상위 4분면(quadrant) 시야결손과 같은 결손과 함께 나타난다.[8,33] Bouska 등에 따르면, "...이 결손은 안면 실인증의 원인은 아니지만, 오히려 이 기능은 동일한 신경학적 시스템에 의해 촉진될 것 같다.[27]

안면 실인증은 정신적 고통으로 고민하는 가족과의 의사소통을 통해 임상의사에게 확실히 보이는 드라마틱하고 인식할 수 있는 장애이다.[2] 클라이언트 자신이 문제점을 가지고 있고 그것으로 인해 사람을 종종 당황케 한다는 것을 또한 인식할 것이다. 많은 클라이언트는 인식에 도움이 되는 시각적인 단서보다, 다른 단서를 사용하도록 그들 자신에게 훈련한다. 예로, 클라이언트는 배우자의 목소리, 향기, 옷, 걸음걸이, 키 또는 체형으로 확인할 것이다.[2,5,16,36]

기본적 지각을 넘어서 안면 재인의 두 단계가 있다고 어떤 학자는 이론을 내세웠다.[1] 그 첫째 단계는 그들안에 있는 과거 경험으로부터 오는 친숙한 얼굴의 추상적 표상이 저장된 재인 단위(unit)가 포함된다. 이 단계는 친숙함의 감각을 창조하지만, 개인이 이 단계에서 어떤 것을 확인할 순 없다. 두 번째 단계는 개인의 일대기와 친숙한 사람과 관찰자 사이의 관계성에 관련된 정보를 제공하는 "동일성 집합점(node)"이 포함된다. 이것은 확인이 가능한 단계이다.

클라이언트의 명확한 두 부류를 설명하였다: 1) 얼굴을 인식할 수 없는 클라이언트 , 구조적으로 부호화하는 문제에 관련됨, 2) 지각 능력이 정상으로 나타나지만 그들이 인식한 얼굴을 처리하는 방법이나 재인 할 수 없는 클라이언트.[33,35] De Renzi는 안면 실인증의 두 부류를 다음과 같이 정의하였다.[1]

- *통각성 안면 실인증* — 외적과 내적인 얼굴 외형의 구별을 바탕으로 하는 지각 과정의 붕괴 결과로 나타난다.
- *연합성 안면 실인증* — 의미적 지식의 상실이나 지각 과정의 붕괴로 기인하지 않는, 친숙한 사람을 확인하는 능력의 상실이다.

Farah는 시각적 표상의 수준과 관련된 얼굴 재인을 개념화했다. 그녀는 시각적 표상의 최상위 수준은 특별한 시스템으로 나누어지고, 안면 실인증은 물체의 인식에 필요하지 않고 얼굴 인식을 위해 필요한 시스템의 상실로 초래된다고 가정했다.[22] 또한, 얼굴과 물체는 단일한 재인지 시스템의 사용에 의해 인식되고, 얼굴만 인식하기 위해선 사실상 더 많이 어려울지 모른다.[22,37]

안면 실인증은 후뇌동맥, 후좌반구 병변, 우반구 손상과 양측 병변(involvement)을 포함한 뇌혈관 손상과 연관된다.[2,16,34,35,38] 최근 기능적 자기공명 영상(fMRI)과 양전자방출단층촬영술(PET)연구에서 안면 실인증이 우측 앞이마엽 피질, 측두-이마엽 피질과 관자엽과 연결되어 있다

고 보고했다.[2,38-40]

요약하면, 어떤 임상의는 그 문제가 근원이 지각에 있다고 믿는 반면, 다른 이들은 주로 감소된 기억력에 원인이 있다고 믿는다.[33,34] 여전히 다른 이들은 지각이나 기억력 상실 때문이 아니고, 얼굴에 대한 적절한 등록의 활성화 단계의 손상이며, 그건 일어나지 않거나 불충분하게 일어난다고 생각한다.[16,41]

가정된 원인이나 연관된 뇌 활성화와 상관없이, 안면 실인증은 보통 클라이언트나 그의 가족에 대한 걱정으로 특히 손상된다. 클라이언트의 능력이 다른 사람과 사회적 상호관계에 드라마틱하게 영향을 줄 수 있어, 그 결과 그의 작업 역할과 수행에 영향을 미친다.

안면 실인증의 평가 (Evaluation of Prosopagnosia)

검사 1 – 기능 평가 (Functional Evaluation)

얼굴을 맞추고 확인하는 많은 검사가 있지만, 기능적 평가가 필요하다.

절차 (Procedure)

치료사는 클라이언트가 그의 가족, 친구와 동료들의 핵심 구성원을 확인하도록 한다. 확인은 사진으로 할 수 있지만, 가능한 실제 사람으로 한다.

점수화 (Scoring)

얼굴 재인지를 통해 확인하지 못한 사람들을 확인한다.

안면 실인증의 치료 (Treatment of Prosopagnosia)

회복적 접근법의 활용 (Utilizing a Restorative Approach)

1. 이름과 함께 사진을 제시해라. 다른 관점이나 다른 환경에서, 인지하지 못한 개인의 사진을 클라이언트가 인식할 수 있는 다른 사람들과 함께 제시한다.
2. 클라이언트가 옷, 키, 보행 패턴, 헤어스타일과 목소리와 같은 특징과 다른 형태와 함께 개인의 얼굴과 연관되도록 도와라.
3. 그들을 소개할 때 개인의 신체적 특징의 암기 목록을 만들어 클라이언트를 가르쳐라.[42] 이것은 개인을 더욱 기억할 수 있게 한다. 이 테크닉은 가족 구성원이나 친구에게도 중요하게 이용할 수 있다.[17]
4. 클라이언트가 확인할 수 있도록 개인 정보 보조물(PDA)을 이용하도록 하라. 개인의 사진(또는 그림)은 확인에 도움이 되는 관련된 개인 정보와 함께 저장한다. 클라이언트는 인식을 증진하기 위한 개인의 신체적 특징에 대한 그의 지각을 입력할 수 있다.

동시 실인증 (Simultagnosia)

동시 실인증은 시각적 배열을 조합하는 인식능력이 무능(inability)한 것이다.[33] 동시 실인증이 있는 클라이언트는 한번에 하나 이상 인식할 수 없고, 두 가지의 지각적 행동을 구별하는 데도 많은 시간이 필요하다. 그들은 섬세함을 정확하게 인식할 수는 있지만, 전체적인 자극 배열의 추상적인 의미를 인식할 수 없다. 그들은 복잡한 자극에 대한 특별한 요소를 설명할 수 있지만, 그림을 완성하기 위해 그 요소들을 통합할 수 없다.

어떤 임상가는 동시 실인증이 단기 시각적 기억력의 상실에 의한 부분적 원인이라고 믿는다.[34] 다른 이들은 이 클라이이언트가 특질(parametric) 검사에서 정상적인 시야를 가졌지만, 시각적 환경에 집중했을 때 시야가 좁아지고 흔들린다는 것을 관찰하였다.

요약하면, 동시 실인증은 전체적으로 시각적 자극을 해석하는데 있어서의 손상과 관련된 장애이다.[43] 이것은 판단을 위한 시각적 폭(span)이 극도로 감소된 결과로 여겨진다. 예로, 클라이언트는 각각의 글자와 형태를 가르킬 수 있으나, 전체 단어를 정확하게 말할 수 없다.[43]

색 실인증 (Color Agnosia)

뇌손상은 색에 대한 폭넓고 다양한 문제를 초래하며, 색을 마음속으로 그리거나 시언어로 맞추기(visuoverbal), 분류, 구별하는데 영향을 주는 손상이 있는지 없는지에 따라 문제점이 달라진다.[1] 특정한 색을 구별한 후, 클라이언트는 빨강이나 파랑과 같은 주어진 큰 범위에 속하는 색을 분류할 수 있어야 한다. De Renzi는 다음과 같이 설명했다.[1]

> *색 분류는 색에 따라 언어 라벨을 붙이기, 색 그리기 또는 칩 분류하기와 같은 단순한 지각적 구별의 단계 이상으로 어떤 색 조작을 실행하기 위한 중요한 단계이다.*

색 실인증이 있는 클라이언트는 지시에 따라 색 이름을 말하거나 색을 찾을 수 없는 것 같이 색을 인식하는데 무능력하다.[44] 이 클라이언트가 만약 시각적 감각이 여전히 정상이라면, 두 가지 색이 같은지 다른지를 말할 수 있어야 한다. 색 실인증은 좌반구 병변이 있을 때 보통 더 많이 나타난다; 하지만, 배쪽정중 뒤통수 영역(ventromedial occipital)의 뇌 손상은 색 시각의 완전한 상실을 나타낸다.[45]

변형시증 (Metamorphopsia)

변형시증은 사물을 정확하게 인지한다 할지라도 사물에 대해 시각적 왜곡이 나타나는 것이다. 예로, 의자가 실제보다 작거나 크게 보일 수 있다.

시-공간 실인증 (Visual-Spatial Agnosia)

시-공간 실인증은 시각적 사물 실인증과 관계없이, 사물과 자신 또는 사물간의 공간적 관계를 인식하는데 결함이다. 시-공간 실인증은 다음의 장애를 포함한다.

1. 공간적 관계의 어려움
2. 클라이언트가 의자에 가서 앉을 때 거리를 잘못 판단하여 의자을 놓치는 것과 같은 거리 판단의 어려움
3. 클라이언트가 유리잔에 물이 가득 찼는데도 계속 물을 붓는 것과 같은 깊이 지각의 어려움

지리적 지남력 실인증 (Topographagnosia)

지리적 지남력 실인증은 집 설계도, 지도 등을 해석하는 것의 손상이다.[18] 클라이언트는 실제 상황을 정상적으로 수행할 수 있으나, 지도위에서는 자신의 위치를 나타낼 수 없다.[18] 이 클라이언트는 그의 집 설계도를 그릴 수 없거나 그려진 설계도를 보고 방을 확인할 수 없다.

환경 실인증(Environmental Agnosia)

환경 실인증이 있는 클라이언트는 익숙한 장소에서도 길을 잃을 것이다. 이 클라이언트는 집 설계도와 지도를 읽을 수는 없지만, 익숙한 장소에서 조차도 길 찾는 방법을 찾을 수 없다.[18]

촉각 실인증(Tactile Agnosia)

시각 실인증과 비교하여 촉각 실인증은 시각이나 청각 실인증과 보통 비슷함에도 불구하고 보다 적게 이해된다.[2] Bohlalter 등은 "촉각적인 사물의 재인지를 돕는 정상적인 지각 처리의 조직화를 이해하기 어렵다."라고 말했다. 촉각 실인증은 촉각, 온각, 고유수용성 기능이 여전히 정상이지만 사물을 재인하는 무능력이 있는 특별한 장애로 정의된다.[2,47-50] 클라이언트는 다른 감각 이미지와 생각해낸 촉각 이미지를 연관지을 수 없다. 클라이언트는 촉감의 질을 인식하더라도, 사물을 인지할 수 없다.

입체인식불능증(astereognosis)이라 불리우는 촉각 실인증은 촉각에 대한 정신적인 이미지에 획득된 체감의 형태를 정확하게 통합하는 것의 실패로 일어나는 상위 수준의 지각 장애로 여겨진다.[49] 뇌졸중 클라이언트에 대한 연구에서, Reed와 Caselli는 촉각 실인증이 상위 수준의 불완전한 지각 처리를 일으킬 수 있지만, 사물의 일부분과 사물을 촉각에 의해 연관시키는 능력이 보존되어있다는 것을 알았다.[49] 한 사례연구는 촉각 형태 지각이 촉각 양식(modality)에서 일반적인 공간 능력, 형태 탐구 또는 길이의 정확한 지각과는 무관하게 손상될 수 있다는 증거를 Reed와

Caselli에 의해 기술되었다.[49]

Nakamura 등은 사물에 대한 정보가 각각의 감각 연합 피질에 의해 처리되고 그 다음에 의미 기억으로부터 인출된 정보를 비교할 때 사물을 인지할 수 있다고 가정했다.[51] Klatsky와 Lederman은 구조(재료, 색과 같은 강점이 없는 정보)가 촉각 사물 인지를 위해 필요하다고 믿었다.[9] Saetti 등은 "윤곽 오리엔테이션(line orientation)을 평가하는 능력이 촉각 양식에서 형태를 재건(reconstruction)하는데 중요한 기여를 할 수 있고 그것의 손상은 촉각 형태실인증의 결과이다."라고 간주하였다.[50]

Saetti 등에 의한 fMRI를 이용한 한 사례 연구는 기본적인 감각 정보가 일단 획득되고 나면, 이 정보의 지속된 처리가 다른 수준을 방해할 수 있다는 사실을 지적했다. 이 연구는 감각 유출이 두 가지의 독립된 분석을 받고 있다는 것을 지적했으며, 그들이 이 두 가지 분석을 다음과 같이 설명했다.[50]

> *하나의 분석은 손으로 만져지는 반대쪽 반구의 중심뒤이랑(postcentral gyrus)에 의한 자극(촉감, 무게, 크기와 길이)의 촉각 질의 판단에 관여한다. 다른 하나의 분석은 자극 표면의 다양한 요소의 공간에서 오리엔테이션하는 과정에 관여하는 것이다. 이 과제는 자극이 존재하는 곳과는 무관하게 우측 마루-뒤통수 피질에 의해 주로 성취된다. 이 손상은 양측성 촉각 형태실인증으로 나타난다.*

입체인지지각(steregnosis)은 사물의 온도, 촉감, 무게, 외형과 관련된 정보의 통합으로 얻어지고, 피부와 고유수용성(근육과 관절 수용기) 감각 시스템과 관련된다.[52] 촉감과 체감각을 통한 사물의 구별은 다음에 의해 성취될 수 있다.

1. 질감과 형태 등의 인지를 통한 최초의 구별
2. 사물의 의미(중요한 것)에 의한 두 번째 구별[47]

촉각 인지 시스템에서 정보처리의 4가지 종류가 있다.[47]

1. *물질 실인증(ahylognosia)* — 재료를 구별하는 능력의 혼란
2. *형태 실인증(amorphagnosia)* — 형태를 구별하는 능력의 혼란
3. *촉각 실인증(tactile agnosia)* — 친숙한 사물을 인식하는 것의 어려움
4. *촉각 실어증(tactile aphasia)* — 건망성 실어증은 없으나 촉각으로 구별한 사물의 이름대기가 어려움

촉각 실인증은 촉각 재인 시스템의 손상을 동반하거나 동반하지 않을 수 있다.

촉각 실인증의 평가 (Evaluation of Tactile Agnosia)

검사 1 – 입체인지지각 (Stereognosis)[23,53,54]

설명 (Description)

클라이언트에게 "나는 당신의 손에 이것들 중 하나의 형태를 쥐어주고 잠깐 동안 당신이 느끼도

록 할 것이다. 그리고 나서 나는 모든 형태들을 보여주고 당신이 손에 쥐고 있었던 것을 나에게 보여줘야 한다."라고 말해라. 클라이언트의 손에 물체 중에 하나를 쥐어주고 그것을 느끼게 함으로써 설명하게 한다. 그리고 나서 그것을 쟁반에 다시 두고 클라이언트가 느꼈던 물체가 무엇인지 당신에게 보이게 한다. 눈을 감게하는 클라이언트의 시야 차단은 손가락 실인증의 검사 1에서 설명했던 것처럼 상자를 사용하거나 파일 폴더로 가린다. 클라이언트는 책상위에 물체를 떨어뜨리지 않아야하고 청각적 단서를 얻는 것(예, 빗살을 따라 손가락으로 긁어내리는 소리)을 명심해라. 이 검사에 자주 사용되는 물체는 공, 숟가락, 연필, 열쇠, 반지, 단추, 블록과 가위이다. 각각의 손을 번갈아가며 검사한다.

점수화 (Scoring)

비표준화

정상(intact) — 클라이언트는 적절한 시간 안에 모든 물체를 정확하게 구별한다. 정상인은 접촉한지 5초 이내에 친숙한 물체를 이름 댈 수 있다. 클라이언트가 물체를 구별할 수 있는지와 인식하는데 요구되는 사간은 기록해야 한다.

타당도 (Validity)

타당성을 높이기 위해, 클라이언트는 물체의 형태를 느끼기 위해 물체를 움직이거나 느낄 수 없으므로 손상된 손(affected hand)의 마비와 촉각 감각 손상은 배제한다. 비손상측 손(unaffected hand)의 감각 손상도 배제한다.

검사 2 – Ayres' 손의 형태 지각 (Ayres' Manual Form Perception)

(남부 캘리포니아 감각통합 검사의 하위검사)[55]

설명 (Description)

과정은 검사 1과 같다. 물체는 10개의 플라스틱 기하학적인 형태를 사용한다(예, 타원형, 삼각형, 원, 별, 사각형, 육각형, 팔각형, 다이아몬드형, 십자가와 사다리꼴). 물체는 파일 폴더로 시야를 차단한 동안 클라이언트의 손에 놓는다. 클라이언트가 손안에서 느꼈던 물체를 카드에 그려진 12개의 기하학적인 형태를 보고 구별할 수 있는지 물어본다. 손은 교대로 검사한다. 양손으로 형태를 만지는 것은 허락되지 않는다.

점수화 (Scoring)

이 검사는 4.0~8.11세의 아동을 위해 표준화되었다. 검사의 신뢰도는 Ayres의 보고에서 검사-재검사 신뢰도 상관계수에서 r=0.20~0.64까지 범위로 하였다. 성인을 위한 점수는 비표준화 하였다.

정상(intact) — 클라이언트는 적절한 시간 안에 10개의 형태 모두를 정확하게 구별한다.

타당도 (Validity)

타당성을 높이기 위해, 비손상측 손(unaffected hand)의 감각 손상과 손상된 손(affected hand)의 마비와 촉각 감각 손상은 배제한다.

검사 3 – 형태 실인증 (Morphognosis)

설명 (Description)

이 검사는 3차원의 물체 대신 1/32인치 두께의 뻣뻣한 종이를 잘라 만든 기하학적인 모양을 사용한 것을 제외하고는 입체인지지각 검사와 같다. 형태는 다이아몬드, 원, 삼각형, 육각형, 사각형과 달걀 모양을 사용한다.

점수화 (Scoring)

비표준화

정상(intact) — 클라이언트는 적절한 시간 안에 모든 형태를 정확하게 구별한다.

타당도 (Validity)

타당성을 높이기 위해, 비손상측 손(unaffected hand)의 감각 손상과 손상된 손(affected hand)의 마비와 촉각 감각 손상은 배제한다.

검사 4 – 물질 실인증 (Ahylognosis)

설명 (Description)

다른 촉감의 재료를 사용했다는 것을 제외하고는 입체인지지각 검사와 같다. 재료는 사포, 비단, 플라스틱 컵, 타올천, 코르덴을 보통 사용한다.

점수화 (Scoring)

비표준화

정상(intact) — 클라이언트는 적절한 시간안에 모든 촉감을 정확하게 구별한다.

타당도 (Validity)

타당성을 높이기 위해, 비손상측 손(unaffected hand)의 감각 손상과 손상된 손(affected hand)의 마비와 촉각 감각 손상은 배제한다.

촉각 실인증의 치료 (Treatment of Tactile Agnosia)

회복적 접근법의 활용 (Utilizing a Restorative Approach)

1. 재조직화를 통해 뇌가 감각 기능의 회복을 위한 잠재력을 가지고 있다는 믿음을 기초로, 다음

과 같은 감각 재훈련을 제공한다.[52]

a) 손가락 끝의 수용기로부터 감각 입력의 인식을 만들어라.

단계 1 — 갈고리(호크)로 잠그게 된 벨크로와 같은 자극이 손가락 끝을 따라 움직이게 한다.
단계 2 — 클라이언트가 움직이는 자극을 인식할 수 있다면, 손에 쥔 과제를 위해 필요한 고정된 촉각의 느낌을 인식하는 과정을 행한다.

적응적 접근법의 활용 (Utilizing a Adaptive Approach)

1. 클라이언트가 보상(compensate)하도록 돕는 다음사항을 제공해라.[56]
   a) 문제점에 대해, 특히 그 문제점이 개인의 안정성과 손상된 기능(예, 부엌)에 어떻게 영향을 주는지에 대해 클라이언트가 자각할 수 있도록 해라.
   b) 클라이언트가 각각의 치료시간에 시작에서 마무리까지 행할 수 있는 감각 과제를 강조해서 줘라.
   c) 클라이언트가 흥미를 느낄 수 있고 학습을 증진하기위해 성공과 실패를 충분히 이끌어낼 수 있는 감각 과제를 선택해라.
   d) 시각과 같은 다른 감각을 사용하고, 지각 전술을 가르치기 위해 정상측 손(good hand)을 사용하도록 해라. 고식적인 방법의 탐색 과정을 이용해라(표 7-1).[12]
   e) 물체의 특별한 특성(예, 형태, 촉감, 온도)에 초점을 두고 클라이언트를 훈련해라.[52]
2. 개인의 기억에 연관된 종류에 접근함으로써 사물 인지를 촉진할 수 있다는 것과, 사물 인지가 상위하달식과 하위상달식 과정의 통합을 통해서 성취된다는 개념을 이용해라.[49] 즉, 클라이언트가 경험을 통해 사물과 그 형태를 그릴 수 있는 사물을 제공해라.
3. 정상적인 환경에서 사물을 제시해라.

청각 실인증 (Auditory Agnosia)

청각 실인증은 언어와 비언어 소리를 포함한 소리의 차이를 인식하는 능력이 없는 것이다. 예로, 클라이언트는 자동차 엔진 소리와 진공 청소기 소리의 다른 점을 구별할 수 없다.

청각 실인증의 평가와 치료 (Evaluation and Treatment of Auditory Agnosia)

청각 실인증의 평가와 치료는 보통 언어 병리학자에 의해 행해진다.

행위상실성인식불능증 (Apractognosia)

행위상실성인식불능증은 주로 대뇌의 손상으로 나타나는 여러 가지의 다른 실행증과 실인증 증

표 7-1
사물을 구별하기위한 손의 움직임 탐색

움직임	설명	사용/획득된 정보
lateral motion	반복하여 측면으로 문지르기	촉감
pressure	대항하는 힘을 표면에서 정상적으로 적용하기	견고함(hardness)
static contact	몰딩없이 표면에서 움직이지않고 접촉하기	온도
unsupported holding	지탱한 표면에서 멀리 떨어져 물체를 집어올리기	무게
enclosure	물체의 형태을 따라 손바닥과 손가락을 움직이면서 몰딩	전체 모양과 크기
contour following	가장자리를 따라 손을 움직임	전체 정밀한 모양
function test	물체 주위와 안을 손으로 움직임	특별한 기능
part motion test	물체의 움직이는 부분과 연관된 손 움직임	기능

출처: *reference 12: Lederman SJ, Klatsky RL. Extracting object properties through haptic exploration. ACTA Psychologica. 1993;84:29-40.*

상으로 구성된다.[44] 비우성 대좌반구 손상으로 나타나는 행위상실성인식불능증은 다음 중 하나 또는 모든 문제와 관련된다:

1. *신체도식 문제*
   a) 좌측 편마비의 부정
   b) 신체나 공간의 좌측 반쪽의 인식 결여
   c) 낯선 느낌
   d) 개인과 그 외 공간에 대한 좌우 방향감각 상실
2. *옷입기 실행증*
   a) 클라이언트가 신체에 대한 옷의 관련성을 이해할 수 없기 때문에 신체에 옷을 잘못 적용함
   b) 타이와 신발을 착용하기 위해 오른쪽-왼쪽 조작을 잘못함
3. *원근감의 결손으로 인한 구성 실행증*
4. *편측 공간 실인증*
   a) 클라이언트는 방 옆에 있는 연회장 아래에 목욕탕이 있는 것을 인식하지 못하는 것과 같은 지리적 관계에 대한 개념 상실
   b) 클라이언트는 그가 어디에 있는지 알지 못하는 것과 같은 방향감각의 혼란
   c) 클라이언트가 한 곳에서 다른 장소로 이동할 때 친숙한 길을 잃어버리는 것과 같은 지리적 기억력 상실
   d) 클라이언트가 수평과 수직을 올바르게 인식하지 못하는 것과 같은 시각적 협응력 문제

행위상실성인식불능증의 평가와 치료(Evaluation and Treatment for Apractognosia)

행위상실성인식불능증의 평가와 치료는 다음 페이지에 나오는 유사한 실행증과 실인증 결손에서 찾을 수 있을 것이다.

1. *신체도식 장애*
   a) 질병인식 불능증, p 163
   b) 편측성 신체 무시, p162
   c) 좌우구별상실, p165
2. *착의 운동불능증*, p*148*
3. *비우세 대뇌반구에 대한 구성 운동불능증*, p142
4. *시-공간 실인증*
   a) 지형적 지남력 상실, p190
   b) 공간 관계증후군, p186

신체 도식 장애와 관련된 실인증 (Agnosias Related to Body-Scheme Disorders)

1. *자세인식 불능증* — 신체도식 장애 참조, p154
2. *질병인식 불능증* — 신체도식 장애 참조, p163
3. *손가락 인식 불능증* — 신체도식 장애 참조, p168

참고문헌 (References)

1. De Renzi E. Disorders of visual recognition. *Seminar in Neurology*. 2000;20(35): 479-485.
2. Bauer RM, Demery JA. Agnosia. In: Heilman KM, Valenstein E, eds. *Clinical Neuropsychology*. 4th ed. New York, NY: Oxford University Press; 2003.
3. Rafal R. Neglect. In: Parasuraman R, ed. *The Attentive Brain*. Cambridge, Mass: MIT Press; 1998.
4. Warren M. Providing low vision rehabilitation services with occupational therapy and ophthalmology: a program description. *Am J Occup Ther*. 1995;49(1):877-883.
5. Devinsky O, D'Esposito M. Perception and perceptual disorders. In: *Neurology of Cognitive and Behavioral Disorders*. New York, NY: Oxford University Press; 2004.
6. Corbetta M. Functional anatomy of visual attention in the human brain: studies with positron emission tomography. In: Parasuraman R, ed. *The Attentive Brain*. Cambridge, Mass: MIT Press; 1998.
7. Nakayama K, Joseph JS. Attention, pattern recognition and pop out in visual search. In: Parasuraman R, ed. *The Attentive Brain*. Cambridge, Mass: MIT Press; 1998.
8. Booth BA, Freeman RPJ. Discriminative feature integration by individuals. *ACTA Psychologica*. 1993;84:1-16.
9. Klatsky RL, Lederman SJ. Identifying objects from a haptic glance. *Percept Psychophys*. 1995;57(8):1111-1123.
10. Klatsky RL, Lederman SJ. Stages of manual exploration in haptic object identification. *Percept Psychophys*. 1992;52(6):661-670.
11. Klatsky RL, Lederman SJ. The haptic glance. In: Gopher D, Koriat A, eds. *Attention and Performance XVII*. Cambridge, Mass: MIT Press; 1998.

12. Lederman SJ, Klatsky RL. Extracting object properties through haptic exploration. *ACTA Psychologica.* 1993;84:29-40.
13. Dixon MJ. A new paradigm for investigating category-specific agnosia in the new millennium. *Brain Cogn.* 2000;42:142-145.
14. Bouska MJ, Kauffman NA, Marcus SE. Disorders of the visual perceptual system. In: Umphred DA, ed. *Neurological Rehabilitation.* St. Louis, Mo: CV Mosby; 1985.
15. Shelton PA, Bowers D, Duara R, Heilman KM. Apperceptive visual agnosia: a case study. *Brain Cogn.* 1994;25(1):1-23.
16. Damasio AR. Disorders of complex visual processing. In: Mesulam MM, ed. *Principles of Behavioral and Cognitive Neurology.* New York, NY: Oxford University Press; 2000.
17. Aloisio L. Visual dysfunction. In: Gillen G, Burkhardt A, eds. *Stroke Rehabilitation: A Function Based Approach.* St. Louis, Mo: Mosby Inc; 2004.
18. Benson DF. Disorders of visual agnosis. In: Brown JW, ed. *Neuropsychology of Visual Perception.* Mahwah, NJ: Lawrence Erlbaum Assoc; 1989.
19. Farah MJ, Feinberg TE. Consciousness of perception after brain damage. *Seminars in Neurology.* 1997;17(2):145-152.
20. Grossman M, Galetta S, D'Esposito M. Object recognition difficulty in visual apperceptive agnosia. *Brain Cogn.* 1997;33(3):306-342.
21. Schnider A, Benson F, Scharre W. Visual agnosia and optic aphasia: are they anatomically distinct? *Cortex.* 1994;30:440-457.
22. Farah MJ. Is face recognition 'special'? Evidence from neuropsychology. *Behavioral Brain Research.* 1996;76:181-189.
23. Deitz JC, Tovar VS, Thorn DW, Beeman C. The test of orientation for rehabilitation patients: inter-rater reliability. *Am J Occup Ther.* 1990;44(9):784-790.
24. Feinberg TE, Schindler RL, Ochoa E, Kwan P, Farah MP. Associative visual agnosia and alexia without prosopagnosia. *Cortex.* 1994;30(3):395-412.
25. Webster M, Ungerleider L. Neuroanatomy of visual attention. In: Parasuraman R, ed. *The Attentive Brain.* Cambridge, Mass: MIT Press; 1998.
26. Faillenot I, Decety J, Jeannerod M. Human brain activity related to the perception of spatial features of objects. *NeuroImage.* 1999;10(2):114-124.
27. Bouska MJ, Kauffman NA, Marcus SE. Disorders of the visual perceptual system. In: Umphred DA, ed. *Neurological Rehabilitation.* 2nd ed. St. Louis, Mo: CV Mosby; 1990.
28. Carlesimo GA, Casadio P, Sabbadini M, Caltagirone C. Associative visual agnosia resulting from a disconnection between intact visual memory and semantic systems. *Cortex.* 1998;34(4):563-576.
29. Katz N, Itzkovich M, Averbuch S, Elazar B. *Lowenstein Occupational Therapy Cognitive Assessment (LOTCA) Manual.* Pequannock, NJ: Maddak; 1990.
30. Rubio KB, Van Deusen J. Relation of perceptual and body image dysfunction to activities of daily living of persons after stroke. *Am J Occup Ther.* 1995;49(6):551-559.
31. Boyce S, Pollatsek A. An exploration of the effects of scene context on object identification. In: Rayner K, ed. *Eye Movements and Visual Cognition.* New York, NY: Springer-Verlag; 1992.
32. Kerkhoff G. Recovery and treatment of sensory perceptual disorders. In: Halligan P, Kischka U, Marshall JC, eds. *Handbook of Clinical Neuropsychology.* New York, NY: Oxford University Press; 2003.
33. Ellis AW, Young AW. *Human Cognitive Neuropsychology.* Mahwah, NJ: Lawrence Erlbaum Assoc; 1988.
34. Parker RS. *Traumatic Brain Injury and Neuropsychological Impairment.* New York, NY: Springer Verlag; 1990.
35. Sergent J, Villemure JG. *Prosopagnosia in a Right Hemispherectomized Patient.* New York, NY: Oxford University Press; 1989.
36. Shiffman LM. Cerebrovascular accident. In: Early MB, ed. *Physical Dysfunction Practice Skills for the Occupational Therapy Assistant.* St. Louis, Mo: Mosby Year-Book; 1998.
37. Farah MJ, Wilson KD, Drain M, Tanaka JN. What is "special" about face perception? *Psychol Rev.* 1998;105(3):482-498.
38. Haxby JV, Ungerleider LG, Horwitz B, et al. Face encoding and recognition in the human brain. *Proc Natl Acad Sci USA.* 1996;93(2):922-927.
39. Leveroni CL, Seidenberg M, Mayer AR, et al. Neural systems underlying the recognition of familiar and newly learned faces. *J Neurosci.* 2000;20(2):878-86.
40. Shah NJ, Marshall JC, Zafiris O, et al. The neural correlates of person familiarity. A functional magnetic resonance imaging study with clinical implications. *Brain.* 2001;124(4):804-815.
41. Tranel D, Damasio AR. Knowledge without awareness: an autonomic index of facial recognition by prosop-

agnosics. *Science*. 1985;228(4706):1453-1454.
42. Parente R, Herrmann D. *Retraining Cognition: Techniques and Applications*. 2nd ed. Austin, Tex: Pro-Ed Inc; 2003.
43. Warrington E, James M. *The Visual Object and Space Perception Battery*. Bury St. Edmunds, England: Thames Valley Test Co; 1991.
44. Hecaen H, Penfield W, Bertrand C, Malmo R. The syndrome of apractognosis due to lesions of the minor cerebral hemisphere. *Arch Neurol Psychiat*. 1956;75:400-434.
45. Heywood CA, Kentridge RW, Cowey A. Form and motion from colour in cerebral achromatopsia. *Exp Brain Res*. 1998;123(1-2):145-153.
46. Bohlhalter S, Fretz C, Weder B. Hierarchical versus parallel processing in tactile object recognition: a behavioural-neuroanatomical study of aperceptive tactile agnosia. *Brain*. 2002;125(11):2537-2548.
47. Endo K, Miyasaka M, Makishkta H, Yanagisawa N, Susihita M. Tactile agnosia and tactile aphasia: symptomatological and anatomical differences. *Cortex*. 1992;28:445-469.
48. Platz T, Winter T, Muller N, et al. Arm ability training for stroke and traumatic brain injury patients with mild arm paresis: a single-blind, randomized, controlled trial. *Arch Phys Med Rehabil*. 2001;82(7):961-968.
49. Reed C, Caselli RJ. The nature of tactile agnosia: a case study. *Neuropsychologia*. 1994;32(5):527-539.
50. Saetti M, De Renzi E, Comper M. Tactile morphagnosia secondary to spatial deficits. *Neuropsychologia*. 1999;37(9):1087-1100.
51. Nakamura J, Endo K, Sumida T, Hasegawa T. Bilateral tactile agnosia: a case report. *Cortex*. 1998;34(3):375-388.
52. Dannenbaum RM, Jones LA. The assessment and treatment of patients who have sensory loss following cortical lesions. *J Hand Ther*. 1993:6(2):130-138.
53. Cook EA, Thigpen R. Identification and management of cognitive and perceptual deficits in the rehabilitation patient. *Rehabil Nurs*. 1993;18(5):3110-3113.
54. Robertson SL, Jones LA. Tactile sensory impairments and prehensile function in subjects with left hemisphere cerebral lesions. *Arch Phys Med Rehabil*. 1994;75:1108-1117.
55. Ayres AJ. *Southern California Sensory Integration Tests*. Los Angeles, Calif: Western Psychological Services; 1972.
56. Fox JVD. Effect of cutaneous stimulation on performance of hemiplegic adults on selected tests of perception. Thesis. University of Southern California; 1963.

참고서적 (Resources)

Averbach S, Katz N. Cognitive rehabilitation: a retraining model for clients with neurological disabilities. In: Katz N, ed. *Cognition and Occupation Across the Life Span*. Bethesda, Md: American Occupational Therapy Association Press; 2005.

Bieman-Copland S, Dywan J. Achieving rehabilitative gains in anosognosia after TBI. *Brain Cogn*. 2000;44:1-18.

Blanton S, Wolf SL. An application of upper-extremity constraint-induced movement therapy in a patient with subacute stroke. *Phys Ther*. 1999;79:847-853.

Constantinidou F, Thomas RD, Best PJ. Principles of cognitive rehabilitation: an integrative approach. In: Ashley MJ, ed. *Traumatic Brain Injury: Rehabilitative Treatment and Case Management*. 2nd ed. Boca Raton, Fla: CRC Press; 2004.

Eimer M, McCarthy RA. Prosopagnosia and structural encoding of faces: evidence from event-related potentials. *Neuroreport*. 1999; 10(2): 255-259.

Kortte KB, Wegener ST, Chwalisz K. Anosognosia and denial: their relationship to coping and depression in acquired brain injury. *Rehabil Psychol*. 2003;48(3):131-136.

Miltner WH, Bauder H, Sommer M, et al. Effects of constraint-induced movement therapy on patients with chronic motor deficits after stroke: a replication. *Stroke*. 1999;30(3):586-592.

Platz T. Tactile agnosia: caustic evidence and theoretical remarks on modality specific meaning representations and sensorimotor integration. *Brain*. 1996;119:1565-1574.

Robertson LC. Visuospatial attention and parietal function: their role in object perception. In: Parasuraman R, ed. *The Attentive Brain*. Cambridge, Mass: MIT Press; 1998.

Schwartz RL. Dissociation of gesture and object recognition. *Neurology*. 1998;50(4):1186-1188.

Seravos P, Goodale MA. Preserved visual imagery in visual form agnosia. *Neuropychologia*. 1995;33(11):1382-1394.

van der Lee JH, Wagenaar RC, Lankhorst GJ, et al. Forced use of the upper extremity in chronic stroke patients: results from a single-blind randomized clinical trial. *Stroke*. 1999;30(11):2369-2975.

제8장

지남력과 집중력
(Orientation And Attention)

지남력 (Orientation)

지남력을 가진 개인은 그 사람의 개인적 환경내에서 시간, 장소와 사람에 대해 스스로 재인(recognition)을 한다.[1] 지남력을 가진 개인은 자신과 과거와 현재의 환경간의 관계를 연관지어 이해할 수 있다.[2] 이 능력은 몇가지 인지 능력의 통합에 의존하며, 뇌의 다른 영역에서 나타나게 된다.[2] 지남력 장애의 일부의 측면은 역행성 기억 상실(retrograde memory loss)의 문제를 지적할 수 있으며, 또 새로운 학습의 문제나 순행성 기억 상실(antherograde memory loss)의 문제도 반영한다.[3]

예로, 사람에 대한 지남력은 자서전적인 정보에 대한 역행적 기억 상실이다. 클라이언트는 자신이 이전에 가졌던 사회적 역할도 또한 기억하지 못한다.[4] 또 다른 것으로는, 날짜, 장소와 현재 상황에 대한 지남력으로서 새로운 정보를 가져오고 저장하고 나중에 회상해내는 능력이다.[5] 80명의 TBI 클라이언트를 대상으로 한 연구에서 사람에 대한 지남력이 더 빠르게 회복된다는 것을 지적했다.[5] 저자는 장소와 시간에 대한 지남력은 새로운 정보의 유지에 의존하기 때문에 보다 더 취약하다고 가설을 세웠다. 또한 클라이언트는 자신의 내적인 맵(map)을 모니터하고 저장할 수 있어야 하며, 이것은 환경내에서의 자신의 위치에 대한 지각을 보조하는 것과 연결된다.

지남력 장애를 가진 후천성 뇌손상(ABI)을 가진 클라이언트는 시간, 사람 혹은 장소에 대해 불확실하다.[6] 이러한 어려움은 거리와 사물과 관련하여 공간안에서의 자신을 지각하는데 문제를 야기할 것이다. 클라이언트는 시간에 대한 감각이 대체될 수도 있고 종종 길을 잃을 수도 있다. 지남력 장애는 클라이언트를 자주 혼란과 흥분으로 이끌 것이다. 사실 지남력 장애가 ABI(후천성 뇌손상)를 가진 성인 클라이언트에게 때때로 심각한 행동 문제를 나타내는 주요한 요인이 된다는 것을 안다.[7] ABI를 가진 성인 클라이언트의 지남력 장애는 회복동안 일부 단계를 자주 지속하고 혼수상태로부터 출현되는 초기 단계를 지속하게 된다.[8]

Deitz 등은 지남력 상실의 공통적 특성을 9가지로 약술한다.[4]

1. 지남력 장애는 언어적 혹은 행동적으로 반영될 수 있다.
2. 지남력 장애는 일시적 혹은 장기적일 수 있다.
3. 지남력 장애는 임상의학자마다 다양한 기준을 가지지만, 실무율 현상(all-or-none phenomenon)으로 파악되는 경향이 있다.
4. 지남력의 일부 영역은 다른 영역보다 손상에 대해 더 저항력을 가지며, 가장 취약한 것은 시간에 대한 것이다.
5. 뇌손상 이후 지남력 회복의 가장 일반적 순서는 사람, 장소 그리고 시간이다.
6. 시간적 지남력은 다차원적이다.
7. 지남력 장애는 기억 장애와 쉽게 연합된다.
8. 지남력은 뇌손상의 영향에 취약하다.
9. 지남력 장애가 길게 지속될 때 관리와 재활에 중요한 장애물이 되기 때문에 주의가 요구된다.

지남력 평가 (Evaluation of Orientation)

검사 1 – 재활 환자를 위한 지남력 검사 (Test of Orientation for Rehabilitation Patients; TORP)[4]

설명 (Description)

재활 환자를 위한 지남력 검사(TORP)는 46개 항목을 포함하며 사람과 개인적 상황, 장소, 시간, 일정과 시간적 지속성에 대한 지남력을 측정한다. 그것은 구어적 반응만을 요구하므로 심각한 실어증을 가진 클라이언트에게 사용하는 것은 부적절하며, 그러나 비언어(nonverbal)를 사용하는 클라이언트에게는 적용할 수 있다. 각 검사 항목은 개방형 질문과 청각적 재인 과제(auditory recognition task)로 둘 다 문서화되어 있다. 재인 과제는 클라이언트가 개방형 과제에 대해 반응을 할 수 없거나, 부적절하게 반응을 한다면 사용된다.

점수화 (Scoring)

2 — 클라이언트는 개방형 질문에 대답을 한다.
1 — 클라이언트는 청각적 재인 과제에 반응을 한다.
0 — 클라이언트는 정확하게 반응하지 않는다.

타당도 (Validity)

내용 타당도는 5개의 각 영역에 대해 그와 관련된 특수한 항목 평가 양식(specific item rating form)을 통해 패널의 전문적 판단에 의해 입증되었다. 자료는 항목과 영역 수준에 대해 분석을 했다. 5개의 영역 모두의 동의의 계수(Lu's coefficient)는 0.05 수준 이상으로 통계적으로 유의하였다.

아래의 두 항목은 예로 제공된 것이다.*

사람과 개인적 상황 (person and personal situation)
"당신의 이름(first name)은 무엇인가요?"

재인(recognition) —"당신의 이름은...?"

Sam	Roy	George	혹은	(정답)/Mike
혹은				
Sheila	Amy	Judy	혹은	(정답)/Harriet

수용(accept) — 정답은 이름(first name) 혹은 별명.

장소(place)
"당신이 이곳에 오기 바로 전에 머무른 곳은 어떤 장소입니까(병원/재활 센터)"
"이 방이 속해 있는 곳은 어떤 장소입니까?"

재인 — "이 방은...?"

당신의 집	은행	호텔	혹은	(정답)

수용 — 정답은 장소의 유형을 확인한다(즉, 병원, 재활센터). 클라이언트가 "작업치료실"과 같은 좀 더 특수한 반응을 한다면, 검사자는 그 질문을 고쳐 말해야 한다. 예로, 검사자는 그러면 "작업치료실이 속해 있는 곳은 어떤 장소입니까?"라고 질문을 한다.

신뢰도 (Reliability)
검사-재검사 신뢰도는 TBI 집단에서 아래와 같은 상관관계가 입증되었다:

0.86 사람과 개인적 상황
0.92 장소
0.83 시간
0.72 일정
0.85 시간적 지속성
0.95 총 검사

평가자간 신뢰도(inter-rater reliability)는 0.94에서 0.99의 계급간상관관계 범위(interclass correlations ranging)를 통해 입증되었다.

* 출처: *Therapy Skill Builders/Communication Skill Builders, reference 4: Deitz J, Tovar VS, Beeman C, Thorn DW, Trevisan MS. The test of orientation for rehabilitation patients: test-retest reliability. Occup J Res. 1992;12(3):173-185.*

검사 2 – 로웬스타인 작업치료 인지 검사(LOTCA)[9*]
지남력 하위검사(Orientation Subtest)

설명 (Description)

지남력 하위검사는 두 개의 항목을 포함하고 로웬스타인 작업치료 인지 검사(LOTCA) 베터리의 4개의 하위검사중의 하나이다. 다른 영역은 지각, 시운동 조직화와 사고 작용이다. 또한 주의 집중(attention and concentaration)의 임상적 관찰이 포함된다.

절차 (Procedure)

장소 지남력

장소에 대한 클라이언트는 자신이 지금 어디에 있는지 질문을 받는다(즉, 병원의 이름과 그 곳이 위치한 도시의 이름).

검사자는 아래 질문들을 클라이언트에게 물어본다:

"당신은 지금 어디에 있습니까?"
"그 곳이 위치한 곳은 어디입니까?"
"당신은 어디에 살고 있습니까?당신의 정확한 주소는 무엇입니까?"
"당신의 집 주소와 가까운데 위치한 곳의 도시의 이름입니다."

지남력 코멘트(Orientaion Comments)

장소와 시간의 전체 지남력 장애는 혼란된 상태를 나타낸다. 일반적으로, 장소 지남력(ORP)은 시간 지남력(ORT)보다 먼저 향상된다.

점수화 (Scoring)

점수는 1(낮음)에서 4(높음)까지의 척도로 되어 있다.

첫 항목의 질문에 대해 클라이언트가 대답을 모두 정확하게 한다면, 2점을 받는다. 부분적으로 수행하거나 수행을 하지 못한다면, 1점을 받는다. 다른 두 항목들에 대해서도 클라이언트가 각각 정확하게 대답을 한다면 1점을 받는다.

1점 — 최소의 수행
4점 — 최대의 수행

타당도 (Validity)

타당도와 신뢰도 연구의 대부분은 나머지 3개의 하위검사에서 안내된 것이다. 저자는 전체 검사 배터리를 시행하는 것 대(versus) 하나 또는 두 개의 하위검사를 이용하는 것을 추천한다.

---

* 출처: *reference 9: Itzkovich M, Elazar B, Averbuch S. Lowernstein: Occupational Therapy Cognitive Assessment (LOTCA) Manual. Pequannock, NJ: Madduck Inc; 1990.*

신뢰도(Reliability)

평가자들 간의 스피어만순위 상관관계(Spearman's rank correlation) 분석을 통해 구한 평가자간 신뢰도(Inter-rater reliability)는 다양한 하위검사에서 0.82에서 0.97의 범위를 나타냈다.

동적 평가(Dynamic Assessment)[2]

클라이언트에게 사람, 장소 혹은 시간에 관해 비형식적으로 질문한다. 평가에서 질문을 하는 동안 수행을 향상하기 위해 요구되는 유형의 단서를 제공한다(즉, 다중 선택, 추상적 대 구체적 단서 혹은 사진). 지남력에 영향을 주는 환경적 요인을 평가한다 — 예로, 환각(즉, 저녁에 피로 때문에 증가된 혼란) 혹은 비구조화된 환경(즉, 단장하기 항목들의 위치 변화).

지남력 장애의 치료(Treatment of Orientaion Deficits)

회복적 접근법의 활용(Utilizing a Restorative Approach)

1. 클라이언트는 매일 지남력 집단에 참여한다. 집단 세션은 연관된 주제의 반복적이고 일관된 관리를 위해 구조화된 환경이 제공된다. 집단을 설계하고 구성할 때, 구성원의 선택, 만나는 빈도, 만나는 장소, 치료, 중개물(media)과 스탭과 가족 교육에 중점을 둔다.[11,12]
2. 클라이언트의 지남력 장애의 영역에 대해 일관되고 구조화된 방식으로 매일 개인적 현실성 지남력을 제공한다. 이러한 매일의 재정향(reorientaion)은 때때로 왜 그들이 거기에 있고 어디에 있는지를 그들이 이해할 수 있을 때 그들이 그 환경에 의해 덜 위협받는 것으로 느끼게 만들어지므로 클라이언트의 지남력 장애를 감소시킬 수 있다.[7]

적응적 접근법 활용(Utilizing a Adaptive Approach)

1. 가족 구성원, 친구, 애완동물이 표시된 그림과 같은 외부적 지남력 보조도구를 제공한다. 큰 달력, 시계와 지남력 보드는 치료 시설 혹은 클라이언트의 집 주변에 자유롭게 또한 도움이 될 수 있도록 배치한다. 클라이언트가 착용할 수 있을 때 손목 시계는 착용한다.
2. 집에서 가져온 개인적 항목을 포함시켜 구성한다(즉, 좋아하는 소유물, 라디오, TV).[12]
3. 클라이언트의 일상 생활을 가능한 조직적, 예측적 그리고 일관적이 되게 한다. 입원 동안 클라이언트의 기면 시간을 정상화하여 퇴원후의 지속적인 기면주기(sleep-wake cycle)를 발달시키는데 도와준다.[13] 이것은 또한 클라이언트의 방과 개인적 환경에도 적용된다. 비친숙한 것과 예상 못한 변화를 최소화한다.[14]
4. 재조정 기술은(시각적으로 그리고 언어적으로 재단서 혹은 직접적 주의) 지남력 장애, 혼란 그리고 흥분으로부터 클라이언트를 멀리하도록 전환시키는데 사용될 수 있다. 지남력 장애, 혼란 그리고/혹은 흥분된 클라이언트를 위한 재조정 기술은 표 8-1에 나타난다.
5. 필요하다면 매일 클라이언트 자신을 소개하고 대화에서 얻은 지남력 정보를 연결한다.
6. 지남력 장애로 간주되는 클라이언트의 가족을 교육하고 일관된 일상생활과 안정적, 지속적인 개인적 환경의 중요성을 그들에게 설명한다.

표 8-1
지남력 장애, 혼란 그리고/혹은 흥분된 클라이언트의 재조정을 위한 기술

기술	설명/목적	클라이언트의 유형
지지적 안내	환경 설정과 언어적 중재를 통해 클라이언트의 활동을 조정; 클라이언트가 원하는 것을 복합적인 선택을 제공하지 않고 선택하도록 클라이언트가 혼란된 사고를 하지 않도록 안내한다; 치료사는 모든 비적응적 행동을 교정하지 않는다; 그러나 대신에 클라이언트가 활동을 완성하도록 안내한다.	흥분 그리고 불응
전지남력을 통한 인지적 환경 변화	특히 원한다면, 시간도 고려될 수 있으며 이전에 구성된 환경으로부터 점차적으로 클라이언트가 인지적 환경으로 이동되도록 디자인한다; 클라이언트가 몇 분 후 참여할 수 있는 활동으로 조정하고(즉, 그림을 보여주고 혹은 간단한 질문을 통해) 앞으로 활동과 관련된 주제에 대해 답한다.	중증 혼란 상태 그리고 비생산적 활동 집착
승낙 증가로의 이동에 중점	필요한 과제를 수행함으로써 목적을 달성할 수 있도록 기능적으로 관련된 인지적 환경에 중점을 두어 클라이언트를 변화시킨다.	중증 기억 장애 그리고 수행한 요구된 과제 집착
주의 전환을 위한 유머 사용	일상 생활 수행을 위해 혼란된 클라이언트를 상기시키는 비위협적인 방법이다.	망상적 사고 그리고 불응
병전 행동의 인지적 재연	활동 수행에 대하여 클라이언트를 위한 이유를 제공하여 활동을 요구함으로써 클라이언트의 병전 행동과 연결을 시도한다.	통찰력 저하
보상 그리고 설명을 통한 직접적 주의	어떤 과제 수행에 있어 다른 상황 혹은 승낙을 증가하도록 클라이언트에게 직접 보상적 사물 혹은 활동을 사용한다.	불응

출처: *reference 8: Yuen HK, Benzing P. Treatment methodology: guiding of behavior through redirection in brain injury rehabilitation. Brain Inj. 1996;10(3):229-238.*

집중력 (Attention)

집중력은 행동의 많은 측면을 기술하므로 "포괄적(catch all)"이라는 용어로 종종 사용된다. 그것은 개인과 관련되어 감각과 경험을 민감하게 하도록 도와주는 능동적인 과정이다. 가장 중요한 것은, 그 개인의 중요한 욕구나 목적이 되는 자극이 가장 우선적으로 결정되어야 한다.[15] Lou 등은 집중력을 "...유용한 감각 정보를 선택한 부분에 우리의 지각적 경험을 집중하는 능력이며, 그리고 그렇게 함으로써, 환경을 명확하게 기억하고 생생한 인상을 담을 수 있게 된다."라고 하였다.[16] 집중력의 기전을 통해, 개인은 환경에 있는 다른 사물과 자신과의 관계와 그들의 특징을 아주 가깝게 명확하게 관찰할 수 있다.[17] 사실, 집중력의 원천은 자극 자체의 자산(properties)과 직접 연관되고 거기에 기반을 두고 있다.[18] 집중력은 이런 초점(focus)을 이동하고 유지하는 능력뿐만 아니라 환경적 초점(focus)을 좁히는 능력을 반영한다.[16] 그것은 복합적이고 동시적으로 나타나는 환경적 자극을 순서적으로 처리하도록 하는 것과 관련된다.[18] 집중력은 유연하게 할당될 수 있도록 노력과 제한된 수용력이 요구된다.[1] 그것은 일반화되거나 초점이 되는 것으로 인간 외적 혹은 인간 내적 공간과 직접 연관된다.[1]

집중력은 많은 학습의 유형과 인지적 기능을 위해 통합적으로 관계하고 결정적인 것이 된다.[8,19-21] 집중력은 기억과정의 일차적 단계이고 그것이 없이는 기억이 되어질 수 없다.[16,22,24] 집중력은 감정과 동기부여 뿐만아니라 의식, 인식과 각성의 요소를 포함하고 있으며, 초기의 정보 처리와 최종의 적응적 조절간의 상호작용을 이룬다.[1,8,20]

역사적으로, 집중력과 관련된 대부분의 이론은 정보 처리과정과 동등한 것으로 나타냈다.[25] 그 이후에, 선택성의 개념이 발달되었다. 달리 말하면, 표적 자극이 비표적 자극보다 더 우선적으로 수용된다는 것이다. 이런 선택성은 개인이 특정한 사건에 반응하게 하고 모든 동시적 사건을 억제하도록 한다. 최근 몇 년에, 선택성 개념에 추가해서 지속적 집중력(sustained attention), 경계성 집중력(vigilance attention) 그리고 분산적 집중력(divided attention)의 개념을 추가하여 집중력의 동시대적인 이론을 조직했다.[21,26] 덧붙여, 예민성(alerting), 지남력(orienting) 그리고 실행적 집중력(excutive attention)의 기능적 용어를 기술하였다.[27]

기술된 것처럼, 집중력은 많은 인지시스템과 서로 밀접한 관계가 있으므로 하나의 상호연관된 능력의 구성요소로 고려되어져야만 한다.[28] 집중력 장애의 회복에 흔히 나타나는 것들은 많은 정보 처리과정과 인지 장애의 회복에도 분명하게 나타난다.[29,30] Parente는 집중력 훈련의 7단계 모델속에 이러한 상호연관된 능력의 개념을 통합시켰다.[23] 그 모델은 7가지의 연관된 기술을 포함한다:

1. 기본적 각성
2. 시각적/청각적 자극에 대한 간단한 지남력
3. 변별적 집중력
4. 집중(concentration)과 정신적 조절
5. 산만적 집중력(distracted attention)
6. 순간기억적(immediate memory) 집중력
7. 간섭 저항 훈련(interference resistance training)

집중력과 관련된 정보처리과정의 두 가지 유형은 자동적(automatic) 그리고 제어적(controlled) 처리과정이 있다. 제어적 처리과정은 새로운 정보가 고려될 때 유용하다. 반면에, 자동적 처리과정은 피질하 수준에서 일어나는 것이다.[28] 하나의 과제가 좀 더 자동적으로 처리될 때는, 주요한 집중력 자원(attentional resources)은 요구되지 않으며, 그리고 특별한 과제의 집중력은 좀 더 다른 새로운 측면과 연결될 수도 있다.[31] 많은 임상가들은 정보처리과정의 이들 두 유형과 연관

되어 나타나는 클라이언트의 행동들을 미리 인식하고 있다. 예로, 후천성 뇌손상(acquired brain injury; ABI)을 가진 클라이언트는 단순한 과제조차도 완성하는 데에 의식적인 집중력이 요구된다.[32] 초점적 집중력 장애(focused attentional deficit)와 분산적 집중력 장애(divided attentional deficit)의 두 장애는 후천성 뇌손상(ABI) 이후 발생할 수 있고 이들 정보처리과정의 개념들과도 관련되어 있다.

Toglia는 집중력을 계층적 형태의 분리된 하위기술이 아니라 오히려 과제의 특성, 환경과 개인 간의 상호작용과 관련된 집중력 기능/기능장애로 분석한다.[33] 예로, 주어진 과제의 복합성이나 친숙함이 요구되는 집중력의 특별한 측면의 범위를 결정할 것이다.[33] 집중력의 각 측면에 대한 요구는 상황에 따라 차이가 있다. 하나의 과제를 수행하는 동안, 클라이언트는 선택적 집중력은 좋고 변화적 집중력(attentional flexibility)은 불량하게 나타날 수 있으며, 또 다른 과제를 함께 하는 동안에는 그 반대가 나타날 것이다.

종종 집중력 용어는 예민성(alertness), 경계(vigilance) 또는 노력(effort)과 상호교환적으로 사용된다. 이것은 치료사가 치료 프로그램을 디자인하고 결함을 확인하는데 혼동되게 하고 도움을 주지도 않는다. 그러므로, 이들 용어와 관련된 다른 용어를 연관된 개념을 명확히 해서 다음과 같이 기술했다:

1. *예민성(alerting)* — 주변과 좀더 관련된 것으로, 개인을 집중력을 갖도록 준비시키는 것이며, 이론상으로 집중력에서 다른 신경학적 시스템까지의 기능이다;[34] 예민성은 중추신경계(CNS)의 유동성(fluctuating condition);[32] 유전학상으로 집중력 시스템의 가장 초기;[35] 전두엽과 우반구의 두정엽 영역과 연합되어 있다.[27]
2. *집중력(attention)* — 한 사람이 들어오는 정보를 수용하여 정확히 파악할 수 있게 하는 수단이다;[23] 예민성(alertness), 선택성(selectivity) 그리고 노력(effort)의 세 가지 요소가 있다. 집중력의 하위범주는 다음을 포함한다:[23]

   - 초점적 집중력(focused attention). 자극 종류에 따라 다르게 반응하는 능력; 그것은 방향성(direction)과 지남력(orientation)을 포함하며, 신체적 그리고 정신적 요소 모두를 가지고 있다. 방향성은 신체의 자세를 잡게 하고 지남력은 감각정보를 수용하여 적절한 운동행동을 취하도록 한다;[1] 정신(mind)은 외부적인 사고(extraneous thought)와는 관계가 없고 노력(effort)은 감각 통로의 개방을 유지하도록 한다.[1]
   - 지속적 집중력(sustained attention). 경계; 장시간동안 집중을 유지하는 것; 다른 자극에 의해 산만해지고 다른 원인에 의해 습관적으로 일어나게 되는 반복적이고 비각성적인 특성을 가진 자극을 지속하려고 주의하는 의식적인 처리 능력;[21,36,37] 시간을 초과해 지속하는 목표를 보증함; 우반구 분화와 연관됨.[21,37]
   - 선택적 집중력(selective attention). 선택적으로 활성화와 억제성 반응을 한다; 자극 정보의 식별과 차별적 반응을 포함한다; 목표지향적인 행동을 도와주고 지각(perception)

을 위해 중요하다;[38] 하나의 자극만 정해진 시간에 상위의 피질 영역에서 처리하도록 비의도적인 자극을 억제시킴으로써 주어진 시간에 시야에 들어오는 모든 자극의 중첩된 부분을 개별적으로 지각하지 않도록 하는 것이다[18](편측성 무시는 선택적 집중력의 네트워크 혼란의 예시이다[20]).

- 교대적 집중력(alternating attention). 정신적 과제사이를 왔다갔다 교대로 하는 것이다(즉, 스토브 위에 음식을 주기적으로 체크하면서 야채를 썬다).[39]
- 분산적 집중력(divided attention). 동시에 몇가지 일을 할 수 있는 능력; 집중력 자원들을 배정하는 능력이 요구된다. 이것은 동시적으로 처리할 수 없는 과제들간의 개폐(switcvh)와 처리하는 자원들의 시간을 분배하는 것이다.[26]
- 집중(concentration). 작업 기억(working memory) 속에 있는 능동적인 부호화 처리과정으로, 주의 집중 동안의 정신적인 일을 하는 능력이다.[23]
- 경계(vigilance). 어떤 시간(a period of time) 이상 집중을 유지하는 능력.[23] 30초는 정신적 상태를 검사하는 경계 시간(vigilant period)으로 고려되며;[40] 경계는 환경의 중요한 특징에 대해 직접적으로 집중을 하는 집중력의 기능적 요소(예민성, 각성과 선택성)를 조정하는 조절 과정이다. 주 : 이것은 뇌손상에서 특히 취약하게 나타나는 집중력이다.[40]

후천성 뇌손상(ABT) 이후에 집중력의 결함은 일반적이다.[20,21,30,36,41,44]

집중력 결함은 지속적 혹은 분산적 집중력과 같이 산만성, 초점 곤란 혹은 낮은 집중 등의 어려움의 범위라 할 수 있다.[26,41,44,45] 클라이언트는 과제 완성 혹은 다과제에 어려움을 가지고 소리에 과도하게 예민하다고 호소한다.[46] 분산적 집중력에 문제가 있으면, 클라이언트는 몇 가지의 변화적인 과제를 다룰 때 "과부하"가 되고 과제 처리와 행동이 느리게 된다.[32] 예로, 지속적 집중력에 결함이 있다면, 클라이언트는 운동 기술의 재학습에 필요한 충분한 집중력의 입력과 고유수용성과 관련된 과제에 참여할 수 없게 될 것이다.[21,47] 클라이언트는 집중을 하려고 할 때 두통과 짜증을 내거나 피로를 느낀다고 불평을 할 수 있다.[35,41] 클라이언트는 시간을 초과하여 과제 완성을 하거나 무엇을 해야 할 지를 잊어버릴 수 있다.[25,26,48]

집중력 결함은 망상활성계(reticular activating system), 이마엽과 관자엽과 변연계와 연결되있다.[20,30,44,49] 집중력은 해부학적 영역의 네트워크에 의해 완수된다.[50] Devinsky와 D'Esposito는 다음과 같이 집중력의 기능적 네트워크에 대해 기술했다:[20]

집중력의 하위에는 최소한 3가지의 뚜렷한 기능적 네트워크가 있으며, 그러나 이들 네트워크는 하나의 균일한 단위처럼 의사소통과 기능을 한다. 첫째, 우세한 피질하 미만성 네트워크(predominantly subcortical diffuse network)는 각성과 예민함을 중재하며... 둘째, 혼합된 피질 피질하 네트워크(mixed cortical subcortical network)는 자극에 대한 지남력을 중재하며...마지막으로 우세한 피질 네트워크(predominantly cortical network)는 선택적 집중력을 중재하며...이들 3가지 기능적 네트워크

의 상호작용은 우리 주변의 복잡한 세상에서 입력되는 것부터 방향성, 여과와 선택하는 것까지를 우리가 하도록 하며, 행동이나 어떤 것을 위해 우리가 준비하는 것은 우리의 목적을 달성하거나 우리의 행동을 안내하는데 필요하다.

후천성 뇌손상(ABI)을 가진 클라이언트가 공통적으로 겪는 집중력 결함의 유형은 일상적 기능성의 모든 면과 학습의 장애를 가져올 것이다.[18,51] 기억, 문제해결과 기타의 높은 지적 기능 모두는 집중력의 구성요소이다. 그러므로 집중력은 인지기능 평가의 초기에 항상 평가되어야 한다.

집중력의 평가 (Evaluation of Attention)

검사 1 – 일상 집중력 검사 (Test of Everyday Attention)[47*]

설명 (Description)

일상 집중력 검사(TEA)는 8개의 하위 검사가 있다: 지도 찾기(map search), 엘리베이터 세기(elevator counting), 분열성 엘리베이터 세기(elevator counting with distractions), 엘리베이터 시각화(visual elevator), 역으로 엘리베이터 세기(elevator counting with reversal), 전화번호 찾기(telephone search), 수를 세면서 전화번호 찾기(telephone search while counting), 제비뽑기(lottery).

임상적 가치 (Clinical Strengths)[47]

1. TEA는 집중력의 가장 중요한 임상적 그리고 이론적 측면을 광범위하게 측정한다; 이러한 것은 다른 집중력 검사에는 없다.
2. TEA는 동형 자료(parallel material)로 3개의 연속적 경우에 검사하는 3개의 버전이 있다.
3. TEA는 집중력 장애의 다른 패턴을 확인하도록 분석하는데 사용될 수 있다.
4. TEA는 젊은 정상 성인부터 초기 알츠하이머 클라이언트까지 그 적용범위가 매우 넓다.
5. TEA는 대부분 일상적 자료에 기초한 집중력 검사일 뿐이다; 실제생활의 시나리오는 대부분의 클라이언트가 그 검사를 즐거워한다는 것을 의미하고 일생생활에서 부딪치는 그들의 문제와 관련된 것이라는 것을 발견하게 된다.

타당도 (Validity)

광범위한 타당도 측정은 다양한 인구 집단과 집중력 측정을 하는 다른 기존의 검사에서 측정하였다. 이러한 연구의 자세한 내용은 검사 매뉴얼에 포함되 있다.

신뢰도 (Reliability)

검사–재검사 신뢰도 계수는 A와 B 버전을 정상인 119명과 CVA 환자 74명을 대상으로 측정한

*출처: *Harcourt Assessment, reference 47: Robertson I, Ward T, Ridgeway Y, Nimmo-Smith I. The* Test of Everyday Attention. *Bury St. Edwords, England: Thames Valley Test; 1994*

표 8-2
일상 집중력 신뢰도-피어슨 상관관계

대상	정상군(N=119): Version A with B	정상군(N=39): Version B with C	뇌졸중 환자(N=74): Version A with B
지도 찾기: 1분	0.83	0.87	0.84
지도 찾기: 2분	0.86	0.80	0.85
엘리베이터 세기	천장효과(ceiling effect)	천장효과	0.88
분열성 엘리베이터 세기	0.71	0.68	0.83
엘리베이터 시각화: 정확한 원점수	0.71	0.76	0.90
엘리베이터 시각화: 시간 점수	0.79	0.70	계산 안함
역으로 엘리베이터 세기	0.66	0.68	실행 안함
전화번호 찾기: 원점수	0.86	0.90	0.78
수를 세면서 전화번호 찾기: 이중 과제 감소율	0.59	0.61	0.41(텍스트 참조)
제비뽑기	천장효과	천장효과	0.77

출처: *Harcourt Assessment reference 47: Robertson I, Ward T, Ridgeway Y, Nimmo-Smith I. The Test of Everyday Attention. Bury St. Edwards, England: Thames Valley Test; 1994.*

것으로 표 8-2에 나타나 있다. 추가로, 검사-재검사 신뢰도 모형은 B검사를 받고 일주일 후에 C버전을 한 정상군의 하위군으로 나타냈다.

절차 (Procedure)

지도 찾기 하위검사를 예로 제시하였다.*

피험자가 미국 필라델피아에서 휴가를 보내는 것을 상상하도록 하며 질문을 하였다. 그들은 상상 휴가를 하는 동안 수많은 일상생활 과제를 수행할 것이다. 각 과제는 자신의 시나리오이다. 검사를 위한 전반적인 지시사항은 다음과 같다. 적힌 글을 그대로 말해야 하며, 검사자는 피험자가 지시사항을 분명히 파악을 못할 때 재강조를 할 것인지를 판단해야 한다.

지시어:

"우리는 일상생활의 범위내에서 당신의 집중력이 어떠한지 알아보고자 합니다. 당신은 필라델피아(미국)에서 긴 여행을 하고 있는 것을 상상하십시오. 이 상상 여행을 하는 동안 지도 보기와 전화번호부 보기와 같은 다양한 과제를 당신이 하는 것에 대해 질문을 할 것입니다. 첫 과제를 설명하겠습니다."

*출처: *Harcourt Assessment, reference 47: Robertson I, Ward T, Ridgeway Y, Nimmo-Smith I.* The Test of Everyday Attention. *Bury St. Edwords, England: Thames Valley Test; 1994*

하위검사 — 지도 찾기 (subtest — Map search)

이것은 시간이 정해져 있고 보면서 찾는 과제로 지도 찾기는 총 2분의 시간이 소요되고, 지도에 위치한 특별한 상징에 동그라미를 하는 것입니다. 1분 후, 검사자는 피험자에게 다른 색깔의 펜을 주고 1분간 표시된 표적의 수를 세도록 해서 총 2분의 시간이 주어지게 된다.

상징은 검사 버전(A, B, C)에 따라 단서책(cuebook)안에 있다. 거기에는 필라델피아 지역의 두 개의 지도가 있다. 각 지도는 두가지 유형의 상징이 있다. 80가지의 상징의 유형이 있다. 각 지도에는 하위검사의 버전에 있는 하나의 표적에는 한 개의 상징만이 해당된다. 단서책은 하위검사를 하는 동안 피험자가 상징을 찾는 것을 상기하도록 피험자의 정면에서 표적 상징을 왼쪽에 펼쳐 놓는다.

- *A 버전* — A 버전 지도는 포크와 칼
- *B 버전* — B와 C 버전 지도는 렌치(스패너)와 드라이버
- *C 버전* — B와 C 버전 지도는 가스 주유기

지시사항

"식당(혹은 자동차 정비소 혹은 주유소)이 어디에 있는지 보여주는 여기의 상징(단서책에서 상징을 본다)은 필라델피아 지역에서 찾을 수 있을 것입니다. 지도에는 이것과 같은 많은 상징들이 있습니다."

지도의 왼쪽에서 하나를 가리킨다. 또한 그 상징물을 피험자가 지적한다는 것은 그 지도 위에 있는 모든 부분을 찾는 것이다: 왼쪽과 오른쪽, 위와 아래. 피험자가 상징을 분명히 볼 수 있도록 점검한다. 다음 지시를 하는 동안 피험자가 그것을 훑어 볼 수 없도록 지도를 넘긴다:

"당신은 가족이나 친구와 함께 있습니다. 당신이 여행을 하는 동안 그들이 운전을 합니다. 당신은 음식을 먹기(혹은 차 점검 혹은 기름 채우기) 위해 차를 멈추는 것을 결정할 수 있을 경우에 식당(혹은 자동차 정비소 혹은 주유소)이 어디 있는지 알고 싶어합니다. 당신은 2분 동안 지도에서 그것을 찾을 수 있고 당신이 찾을 수 있는 많은 상징에 동그라미를 하십시오. 나는 1분이 될 때 당신이 펜을 교환해서 계속 하도록 멈출 것입니다. 알았나요?"

피험자가 지시사항을 이해했다면(지시사항을 이해하지 못했다면 반복한다), 상징이 나타나 있는 지도를 넘기며, 빨간 펜을 주고 시간을 재기 시작한다. 1분 뒤에, 피험자에게 펜을 바꾸도록 말하고, 파란색 펜을 준다. 2분이 되면, 피험자에게 멈추도록 말한다.

피험자가 2분이 되기전에 과제를 완성했다면, 혹은 완성했다고 가정한다면 혹은 지도의 오른쪽 끝까지 했다면, 피험자에게 그가 시간 제한으로 놓쳤던 상징을 계속해서 찾을 것인지를 물어 본다.

공통된 실수

피험자들은 보통 이 과제를 매우 쉽게 이해한다. 때로는, 피험자들은 과제 동안 이야기를 하며,

그래서 그들의 수행이 느려진다. 이 경우에, 검사자는 반응을 하지 않거나 간단히 말한다, "당신이 할 수 있는 한 많이 찾아야 하는 것을 기억하세요." 어떤 경우에는, 피험자가 그것을 지속하는 것이 어려워 소수의 표적만을 찾은 뒤 멈춘다. 검사자는 위에 있는 기본적인 코멘트를 같이 하며, 약간 고취시키기도 한다: "당신은 지금까지 아주 잘했습니다. 조금만 더 당신이 할 수 있다면 많은 것을 찾을 수 있습니다" 혹은 "상징이 아주 조금 남아 있어서, 당신은 좀 더 찾을 수 있겠죠?"

점수

A, B 혹은 C 버전 모형은 인쇄된 면이 위로 오게 해서 지도 위에 플라스틱 폴더 안으로 끼운다. 다음은, 빨간색으로 동그라미된 표적 상징의 수를 센다. 이것은 1분간의 점수가 된다. 그런 다음, 파란색으로 동그라미된 수를 세고 이것을 빨간색 총수와 더한다. 이것은 2분간의 점수가 된다.

검사 2 – 임상적 관찰과 활동 분석(Clinical Observation and Activity Analysis)

평가의 일반적 안내 (General guidelines for evaluation)

1. 집중력의 요소(즉, 예민성, 선택성, 노력)의 정상과 손상을 확인한다.
2. 그날 하루 동안 다른 시간에 클라이언트가 한 수많은 활동과 환경을 관찰한다. 자세 변화(눕기, 앉기)는 또한 집중력에 영향을 줄 수 있다.
3. 기능적인 기초선의 측정을 수립한다. 문제의 심각성과 빈도를 고려한다. 평가와 재평가를 위한 기초로서 기능적 과제와 관련된 것을 선택한다.

고려사항과 평가에 대한 특정한 영역 혹은 질문
(Specific aras or questions to consider and evaluate)

1. 감각 시스템에 영향을 받았는가? 시각? 청각?
2. 클라이언트의 집중력의 시간과 빈도는 어떠한가?
3. 클라이언트가 한 과제에 집중할 수 있는 환경적 조건은? 언제 집중력이 붕괴되기 시작하는가?
4. 클라이언트의 부주의한 행동적 증상은 어떤 것인가?
5. 클라이언트는 기억 문제를 가지고 있는가? 어려움을 해결하는데 문제가 있는가? 처리능력이 떨어지는가? 이와 관련된 문제가 집중력 감소에 의해 야기되는 것인가?
6. 클라이언트가 특히 흥미를 가지는 영역이나 과제는 어떤 것이 있고, 그런 것들이 집중력을 증가하게 하는가?
7. 정상적으로는 자동적이고 의식적인 것이 함께 결합해서 일어나는데 반대로, 이러한 처리 과정들이 의식적인 수준에서만 일어나는가?

점수화 (Scoring)

비표준화 되어 있다.

앞서 말한 것과 유사한 질문이 체크리스트에 포함되어 있으며 또한 빈도 비율 척도(즉, 항상, 때때로, 드물게, 혹은 전혀 없음)로 되어 있다.

타당도 (Validity)

타당도를 향상시키기 위해, 낮은 수행의 원인이 되는 일차 감각과 언어 문제를 배제하였다.

동적 평가 (Dynamic Assessment) [33,52–54]

설명 (Description)

이것은 단일한 검사가 아니라 주어진 과제에 대해 클라이언트가 어떻게 수행하는지에 대한 질적인 분석이다. 평가 과정의 3가지 요소는 단서에 대한 인식 질문 전략, 조사와 과제 등급화 그리고 반응이다.

인식 질문 (Awareness questioning)

일반적 질문

"당신의 기억에 어떤 변화가 있었는지 알았는가?"

"당신의 집중력에 어떤 변화가 있었는지 알았는가?"

"손상 전과 비교해서 집중하는/기억하는 당신의 능력의 비율은 어떻는가?(100%, 75%, 50%, 25%, 0%)

예측/추정 질문

- "1에서 4까지의 척도로 되어 있으며, 당신은 이 과제를 수행하는데 얼마나 어렵다고 생각하는가?" (1=매우 어려움, 2=어려움, 3=쉬움, 4=매우 쉬움)
- "당신은 이 과제의 유형을 수행하는 능력이 얼마나 더 많이 변화된다고 느끼는가?" (변화 없음, 약간 변함, 확실히 변함, 크게 변함)
- "당신은 20항목에서 얼마나 많이 기억할 수 있다고 생각하는가?"
- "당신은 이 과제를 손상 전과 얼마나 다르게 수행했다고 생각하는가?"

전략 조사(Strategy Investigation)

한 과제를 개인이 어떻게 수행하는지 관찰하고 답을 제시하고 않고 개인의 반응에 대해 질문을 한다. 전략 질문에 대한 클라이언트의 반응은 수행의 임상적 관찰을 보충할 수 있고 클라이언트의 사고의 과정에 대한 정보를 치료사에게 제공할 것이다.

단서에 대한 과제 등급화 반응

클라이언트가 그 과제에 대해 50%의 어려움을 가진다면, 하나의 매개변수를 바꾼다. 중간 수준에서 검사를 시작한다.

절차 (Procedure)

Toglia는 집중력 과제의 5개의 다른 범주에 자신의 이론적 개념을 적용했다. 표 8-3은 이러한 적용의 실례이다.

집중력 결함의 치료(Treatment of Attention Deficits)

회복적 접근법의 활용(Utilizing a Restorative Approach)

집중력 시스템을 믿는 많은 사람은 표적적 중재에 의해 수정될 수 있다고 한다.[3,26,42] 그러나 연구에서 지적하는 것은, 훈련 과제에서 집중력이 향상된 경우라 할지라도 이러한 것이 모든 부분에서 향상이 되지 않고 일상생활까지 일반화되지 않는다는 것이다.[3,48,55] 아마도 가장 가치있는 근거로는 성인 ABI(후천성 뇌손상) 클라이언트에게 나타나는 집중력 결함의 치료에서 임상가는 임상적 추론과 의사 결정을 과녁으로 삼을 수 있다는 것이 Park와 Ingles에 의한 메타 분석을 통해 나타났다.[48] 이들 임상가는 성인 ABI(후천성 뇌손상) 이후 집중력 장애에 대한 중재의 효과를 평가한 30년간의 논문을 메타 분석한 것에서 나온 것이다. 그들의 연구 결과에서 지적된 것은, 직접적 중재 방법을 이용한 문헌이 아주 적었고 직접적 훈련이 손상된 집중력 기능을 의미있게 회복하지는 않는 다는 것이다. 그러나 메타 분석에서 나타난 것은, 특히 학습된 기술이 실제적인 집중력 요소를 가진다면, 결정적으로 집중력이 포함된 재학습된 기술 활동은 효과적이라는 것이다. 이 연구는 작업치료사가 항상 믿고 있는 것을 증명하는 연구로서, 가장 보상적이고 효과적인 프로그램은 마찬가지로 클라이언트에게도 아주 기능적으로 중요한 것으로 이러한 훈련 기술에 초점을 두는 것이 중요하다는 것이다.[48]

1장에서 기술된 것에서, 치료에 회복 접근을 이용할 때, 활동 선택은 작업 기반 그리고 클라이언트 중심이 되어야 한다는 것이다. 예로, 과거에 클라이언트가 좋아하는 것이 바느질이라면, 활동은 과거와 관련된 것을 제공해야만 한다. 연구는 그 외에도 집중력을 수정하는 촉진 기술을 회복하는 것도 지적한다.

작업 기반의 집중력 활동을 하는 동안, 다음의 안내와 기술이 이용될 수 있다:

1. 집중력에 영향을 주는 유형 혹은 형태를 확인하고 치료에 이런 영역을 표적으로 한다.[25] 예로, 교대적 집중력이 손상되었다면, 교대적 집중력이 요구되는 다른 수준을 등급화하여 부엌활동을 제공한다.
2. 클라이언트의 접근을 도와주고 새로운 정보를 조직화하여 이전의 지식을 사용하도록 단서를 제공한다.[33] 이것은 집중력을 신장할 수 있다. 예로, 먼저 활동을 시작하도록 하고, 클라이언트가 하게 될 활동을 기술하고 클라이언트가 과거에 그것을 수행한 것과 연관짓는다(즉, "당신은 아내의 보석함을 고칠것입니다. 당신은 차고의 작업장에서 아내를 위해 수리했던 때를 기억하나요?").
3. 집중력 훈련을 참고할 수 있는 행동적 틀을 제공한다.[56] 예로, 정해진 시간동안 클라이언트가 집중을 유지했을 때 토큰을 받는다. 일정량의 토큰이 모아지면 미리 약속한 보상과 교환한다.
4. 동기부여와 클라이언트의 정서적 상태는 집중력과 기억력으로 대체될 수 있다.[33] 그것은 아주 중요하며, 그러므로 클라이언트에게 동기부여가 일어나도록 하는 훈련을 제공한다.[24]

표 8-3
집중력 유연성 과제

과제 수준	표본 과제	반응 (지시 #와 글)	표본 단서
1. 다음의 하나 변화	a) 다음을 복사하기: mmmmnnnnnn b) 수의 쌍을 더하고, 지금 이들 숫자를 뺀다: 2 4 5 6 7 3 5 5 9 3 7 2 c) 카드하기: 책상 위에 펼쳐 놓는다. 숫자가 적힌 카드를 뒤로 뒤집는다. 지금 여분의 카드도 뒤집는다.	____다음 과제로 부드럽게 변화 ____때때로(25%) 실수가 다음 한 변화에 관찰됨 ____때때로(25%) 실수가 다음 한 변화에 관찰됨 ____그 시간에 50% 실수가 다음 한 변화에 관찰됨 ____그 시간에 50% 이상 실수가 다음 한 변화에 관찰됨	*일반적 피드백:* 당신은 순서에 따라 확실히 하는가? *특정한 피드백:* 대부분의 순서는 정확합니다, 그러나 몇 개의 위치는 어디에 ____ (즉, 빼기 대신 더함). *자기-동기화 전략:* 다음 변화에서 더 쉽게 할 수 있는 방법을 당신은 생각할 수 있나요?
2. 두 개의 다른 순서나 반응간의 대체	a) 다음을 복사하기: mnmnmnmnmnmn b) 수의 첫쌍을 더한다. 다음 두쌍의 숫자를 빼고 계속 대체한다. 2 4 7 3 6 7 9 2 12 4 11 6 13 5 15 3 c) 카드하기: 줄을 지어 카드를 놓고, 위로 함. 여분의 카드를 뒤집고, 그러나 곧 당신은 J, Q 혹은 K 카드를 잡고, 숫자가 적힌 카드를 뒤집는 것으로 바꾼다. 당신이 다음 J, Q 혹은 K 카드를 잡을 때, 여분의 카드로 또 뒤로 바꾸고 계속한다.	다음의 행동적 변화 관찰 ____행동변화 없음 ____산만해짐 ____과제방향수정 요구함 ____보속증 ____느림, 머뭇거림 ____충동성 ____목적지향성 잔존 ____산만해짐(1×에서 2×, 3×에서 4×, >5×) 그러나 과제에서 스스로 뒤로 방향을 바꿀 수 없음.	*제공 전략:* 예, 도와달라고 말하세요. *일반적 피드백:* 당신은 순서에 따라 확실히 하는가? *특정한 피드백:* 대부분의 순서는 정확합니다, 그러나 몇 개의 위치는 어디에 ____ (즉, 빼기 대신 더한다). *자기-동기화 전략:* 다음 변화에서 더 쉽게 할 수 있는 당신은 방법을 생각할 수 있나요?
3. 반응 혹은 생각의 일반적 대체	a) 당신이 9.85달러($9.85)를 가지고 있다면, 당신이 주문할 수 있는 다른 점심을 모두 말하세요. b) 1.05달러를 만들 수 있는 짝지을 수 있는 다른 동전을 모두 말하세요. c) 카드하기: 짝지을 수 있는 다른 카드를 더해서 21까지 될 수 있는 카드를 말하세요.	____때때로 방향수정 요구 ____자주 방향수정 요구 ____계속 방향수정 요구 ____집중력 적절함 ____집중력 부적절함(지시 높음) ____수행의 동요 ____과제 끝에 수행 저하 ____반응속도 감소 ____보속증 ____충동성 ____느림	*제공 전략:* 예, 도와달라고 말하세요. ____"변화"를 위해 단서의 중요성 커짐 ____변화의 빈도 감소 ____자극의 수 감소 ____시간제한 배제 ____선택적 요구 감소

출처: *reference 52: Toglia J.A dynamic interactional approach to cognitive rehabilitation. In: Kartz N, ed. Cognitive Rehabilitation: Models For Intervention in Occupational Therapy. Boston, Mass: andover Med Pub; 1992.*

5. 클라이언트의 집중력의 수준의 변화에 따라 환경과 과제를 대체한다.[24,33,46] 집중력을 감소시키는 환경의 유형과 과제의 수준을 확인한다. 이 단계에서 활동을 시작하고 진행한다. 집중력의 다른 면을 강조하는 과제는 단순한 것에서 복잡한 것으로 각각을 등급화 할 수 있다.[54] 예로, 클라이언트가 신체적 요소(physical component)가 포함된 활동일 때만 집중력을 유지하고 집중할 수 있거나[46] 혹은 청각적으로 산만함이 없는 조용한 환경에서만 집중을 할 수 있다(즉, 귀마개가 필요할 것이다).
6. 다음과 같이 클라이언트의 능동적으로 듣는 기술의 발달을 돕는 훈련을 제공한다:[57]
   a) 눈 마춤(eye contact)을 유지한다.
   b) 관심과 집중을 끌면서 가능한 신체자세를 똑바로 세우게 하지만 이완되게 한다.
7. 운동 출력(즉, 과제에 집중하기, 과제에 참여하기)과 관련된 감각 입력(즉, 시각, 촉각, 청각)을 이용하도록 하며, 그 결과로서 클라이언트가 환경과의 상호작용을 능동적으로 하게 되도록 조절된 감각을 제공한다. 예로, 클라이언트가 옷을 벗도록 하기 위해 클라이언트의 손가락을 끈위에 올려놓으며 시각적 집중력을 자극할 수 있다.[58] 한번은 클라이언트가 손(팔)이 가서 셔츠의 소매에 넣으며 활동을 시작할 수도 있을 것이다.
8. 의사와 함께 클라이언트에게 어떤 약물을 주어야 하는지 검토한다. 어떤 약물이 집중력 기술에 도움을 주는지 해를 주는지를 논의한다.[59] 연구는 약물이 클라이언트의 집중력을 향상시킬 수 있다는 것을 보여 주었다.[60]
9. 표의 상위 등급의 집중력 기술에 초점을 둔 활동〔즉, 소거 과제(cancellation task), 미로〕은 작업 기반의 활동 전에 "워밍업"으로 이용될 수 있다.
10. 클라이언트가 능동적으로 환경을 조사(scan)하고 단서의 존재를 찾고 그들을 확인하도록 가르친다.[61,62]
11. 연구는 지속적 집중력을 효과적으로 향상시킬 수 있는 방법으로 "자기 예민성(self-alerting)"의 절차를 지적한다.[37] 예로, 치료사는 클라이언트가 활동을 수행하는 동안 예상하지 못한 시간에 책상을 두드리거나 손을 치고 "집중"이라고 말할 수 있다.

적응적 접근법의 활용 (Utilizing a Adaptive Approach)

1. 많은 이론가들은 집중력 조절은 대부분 소리를 내지 않거나(subvocal), 내적 발화(inner speech)에 의존한다고 믿는다.[63] 집중력 결함을 가진 클라이언트의 보상을 위해 언어적 중재를 하는 것이 효과적인 보상 전략이 될 수 있다는 것을 발견하였다.[64,65]
   a) 클라이언트가 집중력을 잃었다면 반복을 해주고 듣기를 준비시켜 말하는 것을 가르칠 수 있다(즉, "나에게 말하는 사람을 보고 정말로 집중해야만 한다").[66]
   b) 그 또는 그녀가 수행하는 과제에 대해 단계적인 말로 표현한다. 독백(소리 내지 않고 읽음)을 진행함으로써 내적인 기술이 향상된다.[66]
2. 필요하다면, 스탭과 가족들은 처리할 시간을 주기 위해 짧은 문장으로 끊어서 천천히 말해

야 한다.[59] 클라이언트가 들은 구절을 물어보고, 필요하다면 정보를 반복해 준다. 클라이언트에게 좀더 천천히 말하고 반복을 요청하도록 하는 다른 단서를 가르친다.

3. 산만함을 줄여 과부하와 피로를 감소시킴으로써 클라이언트의 내적, 외적인 환경을 적응시킨다.
   a) *외적* — 어질러진 물건을 제거하고 소음 수준을 감소한다. 귀마개를 이용한다.[24] 특정한 과제를 하는 그 날의 그 시간동안 전화벨 소리, 무전기 소리 등이 없이 조용하게 한다.[24]
   b) *내적* — 배고픔, 통증, 분노, 피로 등을 감소시킨다. 예로, 방의 온도를 조정하고 휴식 시간을 제공한다. 클라이언트가 시각적 이미지 기술을 통해 정서적으로 내적인 산만함을 없앨 수 있도록 가르친다.[57]
4. 과제의 정보 처리 요소들을 강조하거나 두드러지게 하는 방법으로 과제를 적응시킨다.[67,68] 예로, 쓰여진 지시사항의 중요한 부분에 줄을 긋거나 시각적으로 중요한 요소를 더 크게 만들거나 다른 색으로 한다. 이것은 학습 과제의 다른 요소를 클라이언트가 구별하는데 도움이 된다.[68]

참고문헌 (References)

1. Parker RS. *Concussive Brain Trauma: Neurobehavioral Impairment and Maladaptation.* Boca Raton, Fla: CRC Press; 2001.
2. Golisz K, Toglia J. Perception and cognition. In: Crepeau E, Cohn ES, Schell BAB, eds. *Willard and Spackman's Occupational Therapy.* Philadelphia, Pa: Lippincott, Williams and Wilkins; 2003.
3. Sohlberg M, McLaughlin KA, Pavese A, et al. Evaluation of attention process training and brain injury education in persons with acquired brain injury. *J Clin Exp Neuropsychol.* 2000;22(5):656-676.
4. Deitz J, Tovar VS, Beeman C, Thorn DW, Trevisan MS. The test of orientation for rehabilitation patients: test-retest reliability. *Occup J Res.* 1992;12(3):173-185.
5. High WM, Levin HS, Gary HE. Recovery of orientation following closed head injury. *J Clin Exp Neuropsychol.* 1990;12(5):703-714.
6. Rabbit P. Changes in problem solving ability in old age. In: Birren J, Schaie K eds. *Handbook of Psychology of Aging.* New York, NY: Van Nostrand Reinhold Co; 1977.
7. Persel CS, Persel CH. The use of applied behavior analysis in traumatic brain injury rehabilitation. In: Ashley MJ, ed. *Traumatic Brain Injury: Rehabilitative Treatment and Case Management.* 2nd ed. CRC Press, 2004.
8. Yuen HK, Benzing P. Treatment methodology: guiding of behaviour through redirection in brain injury rehabilitation. *Brain Inj.* 1996;10(3):229-238.
9. Itzkovich M, Elazar B, Averbuch S. *Lowenstein: Occupational Therapy Cognitive Assessment (LOTCA) Manual.* Pequannock, NJ: Maddack Inc; 1990.
10. Filskov S, Boll T. *Handbook of Clinical Neuropsychology.* New York, NY: John Wiley & Sons, Inc; 1981.
11. McAllister TW, Saykin AJ, Flashman LA, et al. Brain activation during working memory 1 month after mild traumatic brain injury: a functional MRI study. *Neurology.* 1999;53(6):1300-1307.
12. McNeny R, Dise J. Reality orientation therapy. In: Rosenthal M, Griffith ER, Bond MR, Miller JD, eds. *Rehabilitation of the Adult with Traumatic Brain Injury.* Philadelphia, Pa: FA Davis Co; 1983.
13. McNeny R. Activities of daily living. In: Rosenthal M, Griffith ER, Kreutzer JS, Pentland B, eds. *Rehabilitation of the Adult and Child with Traumatic Brain Injury.* 3rd ed. Philadelphia, Pa: FA Davis; 1983.
14. Zoltan B. Visual, visual perceptual and perceptual-motor deficits in brain injured adults: evaluation, treatment, and functional implications. In: Kraft GH, Berrol S, eds. *Physical Medicine and Rehabilitation Clinics of North America.* Philadelphia, Pa: WB Saunders Co; 1992.
15. Heilman KM, Valenstein E, Watson RT. Neglect and related disorders. *Semin Neurol.* 2000;20(4):463-469.

16. Lou J, Lane S. Personal performance capabilities and their impact on occupational performance. In: Christiansen C, Baum C, eds. *Occupational Therapy: Performance, Participation and Well-Being*. Thorofare, NJ: SLACK Incorporated; 2005.
17. Webster J, Scott R. The effects of self-instructional training on attentional deficits following head injury. *Clin Neuropsychol.* 1983;5:69-74.
18. Nieber E, Koch C. Computational architectures for attention. In: Parasuraman R, ed. *The Attentive Brain*. Cambridge, Mass: MIT Press; 1998.
19. Averbach S, Katz N. Cognitive rehabilitation: a retraining model for clients with neurological disabilities. In: Katz N, ed. *Cognition and Occupation Across the Life Span*. Bethesda, Md: American Occupational Therapy Association Press; 2005.
20. Devinsky O, D'Esposito M. Attention and attentional disorders. In: *Neurology of Cognitive and Behavioral Disorders*. New York, NY: Oxford University Press; 2004.
21. Robertson IH. The rehabilitation of attention. In: Stuss DT, Robertson IH, eds. *Cognitive Neurorehabilitation*. New York, NY: Cambridge University Press; 1999.
22. Marrocco R, Davidson M. Neurochemistry of attention. In: Parasuraman R, ed. *The Attentive Brain*. Cambridge, Mass: MIT Press; 1998.
23. Parente R, Anderson J. *Retraining Memory: Techniques and Applications*. Houston, Tex: CSY Publishing; 1991.
24. Parente R, Herrman D. *Retraining Cognition: Techniques and Applications*. 2nd ed. Austin, Tex: PRO-ED Inc; 2003.
25. Sohlberg M, Mateer CA. Effectiveness of an attention-training program. *J Clin Exp Neuropsych.* 1987;9(2):117-130.
26. Mateer CA. Attention. In: Raskin SA, Mateer CA. *Neuropsychological Management of Mild Traumatic Brain Injury*. New York, NY: Oxford University Press; 2000.
27. Fan J, McCandliss BD, Sommer T, Raz A, Posner MI. Testing the efficiency and independence of attentional networks. *J Cogn Neurosci.* 2002;14(3):340-347.
28. Valenti C. Brain injured patients in vision therapy: perspective. *Vision Therapy: Working With The Brain Injured.* 35(1). Santa Ana, Calif: Optometric Extension Program; 1999.
29. Adamovich BLB. Cognition, language, attention, and information processing following closed head injury. In: Kreutzer JS, Wehman PH, eds. *Cognitive Rehabilitation For Persons with Traumatic Brain Injury: A Functional Approach.* Baltimore, Md: Paul H. Books Publishing Co; 1991.
30. Chan R. Attentional deficits in patients with closed head injury: a further study to the discriminative validity of the test of everyday attention. *Brain Inj.* 2000;14:227-236.
31. Schmitter-Edgecombe M, Rogers WA. Automatic process development following severe closed head injury. *Neuropsychology.* 1997;11(2):296-308.
32. Wood R, McMillan T. *Neurobehavioral Disability and Social Handicap Following Traumatic Brain Injury.* Philadelphia; Pa: Psychology Press; 2001.
33. Toglia J. *Contextual Memory Test.* San Antonio, Tex: Therapy Skill Builders; 1993.
34. Breines E. *Perception: Its Development and Recapitulation.* Princeton, NJ: Geri-Rehab; 1981.
35. Constantinidou F, Thomas RD, Best PJ. Principles of cognitive rehabilitation: an integrative approach. In: Ashley MJ, ed. *Traumatic Brain Injury: Rehabilitative Treatment and Case Management.* 2nd ed. Boca Raton, Fla: CRC Press, 2004.
36. Manly T, Hawkins K, Evans J, Woldt K, Robertson IH. Rehabilitation of executive function: facilitation of effective goal management on complex tasks using periodic auditory alerts. *Neuropsychologia.* 2002;40(3):271-281.
37. Robertson IH, Manly T, Andrade J, Baddeley BT, Yiend J. 'Oops!': performance correlates of everyday attentional failures in traumatic brain injured and normal subjects. *Neuropsychologia.* 1997;35(6):747-758.
38. Alexander M, Stuss P. Disorders of frontal lobe functioning. *Semin Neurol.* 2000;20(4):427-437.
39. Okkeman K. *Cognition and Perception in Stroke Patients.* Gaithersburg, Md: Aspen Publishers; 1993.
40. Stuss DT, Alexander MP. Executive functions and the frontal lobes: a conceptual view. *Psychol Res.* 2000;63(3-4):289-298.
41. Cicerone KD. Attention deficits and dual task demands after mild traumatic brain injury. *Brain Inj.* 1996;10(2):79-89.
42. Cicerone KD. Remediation of 'working attention' in mild traumatic brain injury. *Brain Inj.* 2002;16(3):185-195.
43. Lincoln NB, Majid MJ, Weyman N. Cognitive rehabilitation for attention deficits following stroke. *The Cochrane Collection.* Chichester, England: Wiley and Sons; 2005.
44. Stuss DT, Toth JP, Franchi D, et al. Dissociation of attentional processes in patients with focal frontal and posterior lesions. *Neuropsychologia.* 1999;37(9):1005-1027.

45. Wilson BA, Evans JJ, Emslie H, Malinek V. Evaluation of NeuroPage: a new memory aid. *J Neurol Neurosurg Psychiatry.* 1997;63(1):113-115.
46. Ashley M. Evaluation of traumatic brain injury following acute rehabilitation. In: Ashley M, ed. *Traumatic Brain Injury: Rehabilitative Treatment and Case Management.* Boca Raton, Fla: CRC Press; 2004.
47. Robertson I, Ward T, Ridgeway Y, Nimmo-Smith I. *The Test of Everyday Attention.* Bury St. Edwards, England: Thames Valley Test; 1994.
48. Park NW, Ingles JL. Effectiveness of attention rehabilitation after an acquired brain injury: a meta-analysis. *Neuropsychology.* 2001;15(2):199-210.
49. Massey EW, Coffey CE. Frontal lobe personality syndromes: ominous sequelae of head trauma. *Postgrad Med.* 1983;73(5):99-106.
50. Posner MI, Peterson SE. The attention system of the human brain. *Annu Rev Neurosci.* 1990;13:25-42.
51. Duchek J. Cognitive dimensions of performance. In: Christiansen C, Baum C, eds. *Occupational Therapy: Overcoming Human Performance Deficits.* Thorofare, NJ: SLACK Incorporated; 1991.
52. Toglia J. A dynamic interactional approach to cognitive rehabilitation. In: Katz N, ed. *Cognitive Rehabilitation: Models For Intervention in Occupational Therapy.* Boston, Mass: Andover Med Pub; 1992.
53. Toglia J. *Attention and Memory. AOTA Self Study Series: Cognitive Rehabilitation.* Bethesda, Md: American Occupational Therapy Association Press; 1994.
54. Uomoto JM. Neuropsychological assessment and rehabilitation after brain injury. In: Craft GH, Berrol S, eds. *Physical Medicine and Rehabilitation Clinics of North America.* Philadelphia, Pa: WB Saunders; 1992.
55. Ponsford JL, Kinsella G. Evaluation of a remedial programme for attentional deficits following closed-head injury. *J Clin Exp Neuropsychol.* 1988;10(6):693-708.
56. Wood RL. Attention disorders in brain injury rehabilitation. *J Learning Disabilities.* 1988;21(6):327-332.
57. Harrell M, Parente R, Bellingrath EG, Liscia KA. *Cognitive Rehabilitation of Memory.* Gaithersburg, Md: Aspen Publishers; 1992.
58. van Zomeren AH, Fasotti L. Impairments of attention in brain-damaged patients. In: von Steinbuchel N, von Cramon DY, Poppel E, eds. *Neuropsychological Rehabilitation.* Berlin: Springer-Verlag; 1992.
59. Cohen RF, Mapou RL. Neuropsychological assessment for treatment planning: a hypothesis-testing approach. *J Head Trauma Rehabil.* 1988;3(1):12-23.
60. Tankle RS. Application of neuropsychological test results to interdisciplinary cognitive rehabilitation with head-injured adults. *J Head Trauma Rehabil.* 1988;3(1):24-32.
61. Piasetsky E, Ben-Yishay Y, Weinberg J. The systematic remediation of specific disorders: selected application of methods derived in a clinical research setting. In: Trexler LE, ed. *Cognitive Rehabilitation Conceptualization and Intervention.* New York, NY: Plenum Press; 1982.
62. Rahami L. The intellectual rehabilitation of brain-damaged patients. *Clin Neuropsychol.* 1982;44:44-45.
63. Wall N, et al. *Hemiplegic Evaluation.* Boston, Mass: Massachusetts Rehabilitation Hospital; 1979.
64. McGlynn SM. Behavioral approaches to neuropsychological rehabilitation. *Psychological Bulletin.* 1990;108(3):420-4410.
65. Parente R. Executive skills training. In: Parente R, Herrmann D, eds. *Retraining Cognition: Techniques and Applications.* Gaithersburg, Md: Aspen Publications; 1996.
66. Whyte J, Polansky M, Fleming M, et al. Sustained arousal and attention after traumatic brain injury. *Neuropsychologia.* 1995;33:797-813.
67. Dougherty PM, Radomski MV. *A Dynamic Assessment Approach for Adults with Brain Injury: The Cognitive Rehabilitation Workbook.* Gaithersburg, Md: Aspen Publishers; 1993.
68. Wood RL. Management of attention disorders following brain injury. In: Wilson BA, Moffat N, eds. *Clinical Management of Attention Disorders Following Brain Injury.* Rockville, Md: Aspen Publisher; 1984.

참고서적 (Resources)

Ayres AJ. *Sensory Integration and Learning Disorders.* Los Angeles, Calif: Western Psychological Services; 1980.

Ben-Yishay Y, Rattok I, Ross B. *Working Approaches to Remediation of Cognitive Deficits in Brain-damaged Persons: Rehabilitation Monograph 62.* New York, NY: New York University Medical Center; 1981.

Brown SC, Craik FIM. Encoding and retrieval of information. In: Tulving E, Craik FIM, eds. *The Oxford Handbook of Memory.* New York, NY: Oxford University Press; 2000.

Cabeza R. Functional neuroimaging of episodic memory retrieval. In: Tulving E, ed. *Memory, Consciousness, and the Brain.* Ann Arbor, Mich: Psychology Press; 2000.

Chronister K. The Missing link in fall-prevention programs. *OT Practice.* 2004;9:11-14.

Cook EA, Thigpen R. Identification and management of cognitive perceptual deficits in the rehabilitation patient. *Rehabil Nurs.* 1993;18(5):3110-3113.

Corbetta M. Functional anatomy of visual attention in the human brain: studies with positron emission tomography. In: Parasuraman R, ed. *The Attentive Brain.* Cambridge, Mass: MIT Press; 1998.

Craik F, Kester JD. Divided attention and memory: impairment of processing or consolidation? In: Tulving E, ed. *Memory, Consciousness and the Brain.* Ann Arbor, Mich: Psychology Press; 2000.

Crawford JR, Sommerville J, Robertson IH. Assessing the reliability and abnormality of subtest differences on the Test of Everyday Attention. *Brit J Clin Psychol.* 1997;36(Pt 4):609-617.

Daffner K, Mesulam MM, Holcomb PJ, et al. Disruption of attention to novel events after frontal lobe injury in humans. *J Neurol Neurosurg Psychiatry.* 2000;68(1):18-24.

Daffner KR, Mesulam MM, Scinto LF, et al. The central role of the prefrontal cortex in directing attention to novel events. *Brain.* 2000;123(Pt 5):927-939.

Devinsky O, D'Esposito M. Memory and memory disorders. In: *Neurology of Cognitive and Behavioral Disorders.* New York, NY: Oxford University Press; 2004.

Diller L, Weinberg J. Differential aspects of attention in brain-damaged persons. *Percept Motor Skills.* 1972;35(1):71-81.

Dimitrov M, Granetz J, Peterson M, et al. Associative learning impairments in patients with frontal lobe damage. *Brain Cogn.* 1999;41(2):213-230.

Grey JM. The remediation of attentional disorders following brain injury of acute onset. In: Wood RL, Fussey I, eds. *Cognitive Rehabilitation in Perspective.* London, England: Taylor & Frances; 1990.

Houghton G, Tipper SP, Weaver B, Shore DI. Inhibition and interference in selective attention: some tests of a neural network model. *Visual Cogn.* 1996;3:119-164.

Itzkovich M, Elazar B, Averbuch S. *Lowenstein: Occupational Therapy Cognitive Assessment (LOTCA) Manual.* Pequannock, NJ: Maddack Inc; 1990.

Katz DL, Mills VM. Traumatic brain injury: natural history and efficacy of cognitive rehabilitation. In: Stuss DT, Robertson IH, eds. *Cognitive Neurorehabilitation.* New York, NY: Cambridge University Press; 1999.

Kolb B, Gibb R. Frontal lobe plasticity and behavior. In: Stuss D, Knight R, ed. *Principles of Frontal Lobe Function.* New York, NY: Oxford University Press; 2002.

Lezak M. *Neuropsychological Assessment.* New York, NY: Oxford University Press; 1983.

Luria AR. *Higher Cortical Functions in Man.* 2nd ed. New York, NY: Basic Books, Inc; 1980.

Raskin SA. Memory. In: Raskin SA, Mateer CA, eds. *Neuropsychological Management of Mild Traumatic Brain Injury.* New York, NY: Oxford University Press; 2000.

Robertson I, Ridgeway V, Greenfield E, Parr A. Motor recovery after stroke depends on intact sustained attention: a 2-year follow-up study. *Neuropsychology.* 1997;11(2):290-295.

Roediger HL. Why retrieval is the key process in understanding memory. In: Tulving E, ed. *Memory, Consciousness and the Brain.* Ann Arbor, Mich: Psychology Press; 2000.

Schwartz SM. Adults with traumatic brain injury: three case studies of cognitive rehabilitation in the home setting. *Am J Occup Ther.* 1995;49(7):655-667.

Shiffman LM. Cerebrovascular accident. In: Early MB, ed. *Physical Dysfunction Practice Skills for the Occupational Therapy Assistant.* St. Louis, Mo: Mosby Year-Book, Inc; 1998.

Toglia J. A dynamic interactional approach to cognitive rehabilitation. In: Katz N, ed. *Cognition and Occupation Across The Life Span.* Bethesda, Md: American Occupational Therapy Association Press; 2005.

Toglia J. Approaches to cognitive assessment of the brain-injured adult: traditional methods and dynamic investigation. *Occup Ther Pract.* 1989;1(1):36-57.

Warren M. *Brain Injury Visual Assessment Battery For Adults (biVABA).* Birmingham, Ala: VisAbilities Rehab Services, Inc; 1990.

Wilson BA, Emslie HC, Quirk K, Evans JJ. Reducing everyday memory and planning problems by means of a paging system: a randomized control crossover study. *J Neurol Neurosurg Psychiatry.* 2001;70(4):477-482.

제9장

기 억
(Memory)

기억 (Memory)

기억은 단순한 기능이 아니라 학습 및 우리가 세계를 지각하는 방법과 관련이 있는 기능이다. 기억은 개인이 정보를 암호화하고, 저장하고, 인출하는 그러한 과정과 관련이 있다.[1] 어떠한 것을 기억하고자 할 때마다, 우리는 다양한 다른 인지적 기술(cognitive skills)을 관련시킨다.[2,3] 예를 들면, 어떤 개인이 지속적 주의집중력(sustained attention)에 어려움이 있는 경우, 이 사람은 기억과 관련된 문제를 가지고 있을 수 있다. 성격(personality), 인식(awareness), 동기부여(motivation), 불안(anxiety), 우울(depression), 라이프스타일(lifestyle)은 모두 개인의 기억 상태와 일상생활에서 발생된 문제를 어떻게 해결하는지에 영향을 미칠 수 있다.[4,5] 또한, 개인의 기분이나 동기부여 수준은 새로운 학습의 질적 측면에 영향을 미친다. 기억은 본질적으로 이전에 저장한 것을 나중에 불러올 수 있는 그러한 지각(perception)이다. 기억과정에서는 나중에 인출할 수 있도록 지각된 것들을 체제화하게 된다.[6]

다수의 일상적인 작업은 상대적으로 표준화된 구조(schema)의 인출 과정을 통해 완료된다.[7] 기억은 연상작용이며 상호 연결된 피질 뉴런의 망구조로 정의된다.[8] 기억은 구조 부분과 과정 부분으로 이루어져있으며, Lou 등은 이러한 부분들을 다음과 같이 정의하고 있다[6]:

> *기억의 구성요소(structure component)는 단기기억(short memory), 장기기억(long memory), 감각기억(sensory memory)이라는 것들을 포함하고 있다. 기억 과정 요소(process component)는 특히 연합 메커니즘(associative mechanism)을 사용하여 학습한 것들을 재현하거나 회상하는 것과 관련이 있다.*

기억에 대해 어떠한 정의를 채택하든, 기억이 중추신경계(CNS)의 영구적인 변화를 포함하므로 나중에 재현이 가능하다는 기본 개념이 보편적으로 받아들여지고 있다.[9] 개인과 환경 간의 지속적인 상호작용이 발생되면 정확하거나 동등한 형태로 인출될 수 있는 기억이 유발된다.[9] 기억은 (내부 및 외부) 환경으로부터의 입력정보, 중추신경계에서의 변화, 그러한 변화의 유지, 입력정보(input)와 어떠한 방식으로든 일정하게 관련성이 있는 산출결과(행동 또는 정보)를 필요로 한다.[9]

감각기억, 지각기억, 작업기억 (Sensory, Perceptual, and Working Memory)

기억과정은 감각의 입력으로 시작된다. 개인은 환경으로부터 주어진 감각 입력이 발생되는 시점에 자신의 흥미 정도에 따라 환경에 선택적으로 참여한다. 개인의 정보 처리과정의 첫 번째 단계인 이러한 감각기억 과정에서는 짧은 기간 동안 방대한 양의 정보를 처리할 수 있다.[4] 감각기억(sensory memory)은 일반적으로 영상의 또는 감각적인 시각과 음향(echoic) 또는 청각 기억으로 구분된다. 감각기억은 매우 단기적인 기억이며, 자극종류에 특이적이며(modality-specific), 추가적인 분석을 위해 전달되거나 퇴행된다.[4] Fuster는 지각기억의 계층구조의 하단 부분에 감각기억을 배치한다.[6] Fuster는 지각기억이 감각을 통해 획득되며 일반적으로 개인의 기억으로 이해되는 모든 것으로 구성된다는 가설을 세우고 있다.[8] 기억의 계층구조는 상단과 하단에 기본감각(elementary sensation)에 대한 기억이 감각 경험으로 처음에 획득되었다고 하더라도, 인지 작업에서 이러한 경험과는 독립적인 추상적인 개념으로 구성된 것으로 개념화된다.[8] 지각감각 계층구조의 개념을 인정하든 그렇지 않든 정보가 이러한 처리과정의 첫 번째 단계에서 왜곡된 경우, 기억의 모든 부분들에서 암호화 과정은 부정적인 영향을 받게 될 것이라는 사실이 일반적으로 받아들여지고 있다.[4]

그러한 과정은 감각기억에서 작업기억(working memory)으로 계속 진행된다. 어떤 사람은 작업기억을 정보의 일시적인 저장 및 조작이라고 정의한다.[8,10] 작업기억을 통해 신속한 인출과 조작을 위해 데이터나 정보의 일시적인 활성화가 가능하다.[11] 작업기억은 환경에서 이용할 수 없는 정보의 단기적인 보관 상태이며 나중에 사용할 수 있도록 이러한 정보를 활성 상태로 유지하는 그러한 과정이다.[12] Fletcher와 Henson은 작업기억을 복잡한 문제 해결을 위해 정보를 조작하는 "정신적인 작업공간(mental workspace)"으로 정의한다.[13] 작업기억은 정보를 보유하고, 내면화한 후 우리가 어떠한 행위를 수행할 때 안내해주는데 사용될 수 있다.[14] 작업기억에는 광범위한 일상 작업을 수행하는 동안 정보를 처리하는 과정에 관여한다.[10]

작업기억은 한번에 대략 7개의 정보 조각을 처리할 수 있으며, 보다 높은 지적 처리과정 및 기능을 위한 통제 메커니즘의 한 부분으로 간주된다.[4,15-17] 미세전극 연구 결과, 작업기억은 장기기억을 위한 광범위한 피질 네트워크의 향후의 활동을 위한 일시적인 활성화로 구성되어 있다는 사실이 확인되었다.[8] 작업기억에서, 이마엽 피질은 시상이나 대뇌기저핵과 같은 피질하구조와 함께 작업할 뿐만 아니라, 후방 피질과 작용한다.[8]

작업기억에서, 항목들은 암호화되어 장기기억으로 통합된다. 통합(consolidation)은 "개인의 기존의 인지적 언어 구조에 새로운 기억의 통합"이다.[3] 통합 과정에는 몇 분 내지 몇 시간이 소요될 수 있으며 장기기억에 저장될 수 있다.[9,15,18] 어떤 경우, 일생동안 저장될 수 있다. 작업기억에서

정보를 보다 심층적으로 처리할수록 보다 우수하게 기억될 수 있다.[4]

암호화는 선택적 주의집중력(selective attention)으로 시작되며, 장기기억에 효율적으로 저장될 수 있도록 작업기억에서 정보를 변환하는 방법이다.[4] 그러나, 암호화를 위해서는 최초의 선택적 주의집중력보다 많은 것이 필요하다.[19] 또한, 개인이 추상적이고 도식적인 개념적 수준에서 정보나 입력정보를 처리해야 한다. 이러한 과정에서는 기억의 차후의 명백한 (의식적인) 인출이 가능하다.[13]

작업기억 과정에서 발생되는 시연(rehearsal)의 유형에 따라 암호화 과정의 성공 여부가 결정된다. Craik와 Kester는 2가지 유형의 시연에 대해 다음과 같이 설명한다: 1) 유지 시연(maintenance rehearsal) — 정보가 마음속에 수동적으로 유지되는 경우(즉, 소리내어 반복)와 2) 정교화 시연(elaborative rehearsal) — 정보가 이전에 또는 현재 제시된 다른 정보와 유의미하게 관련이 있는 경우.[19]

인출(retrieval)은 이전에 암호화된 정보를 복구하는 과정이다.[19] 인출은 기억과정의 마지막 단계이다. 인출 과정에서는 "과거 경험의 잔재에 접속(access)할 수 있고 (어떤 경우), 그러한 과거 경험의 잔재를 의식적인 경험으로 전환할 수 있는 능력"이 수반된다.[20] 인출에는 2단계가 있다: 1) 사용 가능한 정보 검색, 2) 적절한 언어 또는 운동 반응 지시.[21] 영상인출(iconic retrieval)은 단순한 판독(read-out)을 통해서 완료되지만, 작업기억 인출은 시연 능력에 따라 달라진다.[4] 순수한 시각적인 작업에 의한 작업기억은 시각적인 이미지를 유지하여 주사(scanning)할 수 있는 능력에 따라 달라진다.[4]

다양한 유형의 기억은 개인이 기능을 수행하고 성공적으로 의사소통할 수 있는 능력에서 중요한 역할을 한다.[22] 후천적 뇌손상(acquired brain injury; ABI)이 있는 환자는 특정 유형 또는 측면의 기억 손상을 나타낼 수 있다. 그러므로, 임상의는 존재하는 기억의 유형에 대해 이해해야 한다. 전술한 감각기억, 지각기억, 작업기억 이외에, 개인은 암묵적 기억(implicit memory)과 외현적 기억(explicit memory), 서술적 기억(declarative memory)과 비서술적 기억(nondeclarative memory)〔절차적 기억(procedural memory)〕, 미래기억(prospective memory), 의미기억(semantic memory)과 일화기억(episodic memory), 장기기억을 가지고 있다. 이러한 기억의 범주들은 나중에 설명하고자 한다.

암묵적 기억과 외현적 기억 (Implicit and Explicit Memory)

현재 개인이 암묵적 기억과 외현적 기억을 모두 가지고 있으며 이러한 기억들은 명확하게 구분이 가능하다는 사실이 일반적으로 인정되고 있다.[23-26] 또한, 기억상실(memory loss) 환자를 대상으로 한 36개의 연구에 대한 메타 분석에서, 기억상실증(amnesiacs)은 새로운 사건에 대한 암묵적 기억이 손상되었을 수 있지만 친숙한 정보에 대한 암묵적 기억은 보존될 수 있다는 사실이 확인되었다.[24] 외현적 기억은 습득되었거나 경험한 것으로 의식적으로 선언될 수 있는 정보들로 구성된다.[23] 환자가 외현적 기억을 입증하려면 "학습 경험에 대한 명백한 접속이 가능하고 특수한 자극들을 통해 이전에 경험하였던 것을 인식하고 있어야 한다."[25]

암묵적 기억은 경험 그 자체를 환자가 의식적으로 기억하지 아니하고, 이전의 경험에 의한 결과로서 미래의 행동 변화를 통해서만 학습에 반영되는 정보와 관련이 있다.[23] 환자는 암묵적 기억을 갖기 위해 이전의 경험을 통해 발생된 수행성과의 변화를 인식할 필요가 없다.[25] 다시 말해, 외현적 기억 작업은 이전의 경험에 대한 의식적인 인식이 필요하지만, 암묵적 기억 작업은 필요하지 않다.[26]

서술적 기억과 비선언적(절차적)기억 [Declarative and Nondeclarative (Procedural) Memory]

서술적 기억은 과거의 사실과 사건들의 의식적인 회상을 가능하게 한다.[1,27] 비개인적인 사건에 대한 기억(서술적 기억)과 개인적 사건에 대한 기억(일화기억) 사이에는 몇 가지 차이가 있다.[28] 다른 학자들은 서술적 기억에 일화(사건)기억과 의미(사실)기억이 포함되는 것으로 정의한다.[12,29]

비서술적 기억은 종종 절차적기억이라 불리기도 하는데 무의식적 기억능력과 관련이 있다.[1,6] 비서술적 기억은 기술 습득(운동 기술, 지각 기술, 인지 기술)의 발달 과정에서 습득 또는 획득된 정보를 나타낸다.[1,8,12]

비서술적 기억과 관련된 정보는 "상황에 대한 기억 없이 경험이 무의식적으로 행동을 변화시키는 복합적인 능력 그룹"과 관련이 있다. 절차적기억은 복잡한 수학 문제를 푸는 것과 같은 정신적인 절차 또는 운동 기술이 될 수 있다.[12]

미래기억 (Prospective Memory)

미래기억은 미래에 한번에 하나의 활동을 완료하거나 하나의 작업을 수행할 것임을 기억하고 있다.[30-33] 미래기억은 주어진 작업의 상황을 기억하는 것 이외에 어떤 사람이 어떠한 일을 수행할 의향이 있는지를 기억하는 것과 관련이 있다.[34-36] 미래기억을 통해 개인은 적절한 시간이 될 때까지 의도에 대한 연속적인 시연을 수행하지 아니하고 미래에 의도한 활동을 수행할 수 있다.[34] McDaniel 등은 미래기억을 다음과 같은 2가지 유형으로 구분하고 있다: 1) 사건기반 미래기억 — 어떤 환경적 사건이 의도한 활동의 적절성을 나타내는 경우 (즉, 친구를 만날 때 친구에게 메시지 전달), 2) 시간기반 미래기억 — 특정 시간이나 경과된 시간이 의도된 활동의 적절성을 나타내는 경우(즉, 오후 3시에 의사 진료 약속).[37] 미래기억에 대한 예로는 집으로 오는 중에 빵가게를 지나치면 빵을 사야 한다는 사실을 기억하는 것, 약물을 복용해야 한다는 사실을 기억하는 것, 전화통화를 해야 한다는 사실을 기억하는 것과 같은 활동이 있다.[36,37]

의미기억 및 일화기억 (Semantic and Episodic Memory)

의미기억과 일화기억은 다수의 유사성이 있다. 예를 들면, 정보가 일화시스템과 의미시스템에 등록되는 방법은 유사하다.[38] 이러한 두 가지 기억은 암호화 및 통합을 위한 변연계(limbic system) 구조에 의존하며,[39] 이러한 기억은 모두 인출을 위해 이마엽(frontal lobe)과 관자엽(temporal lobe)의 신피질(neocortical) 부분에 의존하는 것으로 판단된다.[39] 일화기억과 의미기억은 개인이 모두 다른 감각 자극종류를 통해 실제적인 정보를 얻는데 도움이 되며, 이러한 정보 습득은 매우 신속하게 달성될 수 있다.[38] 이러한 유사성에도 불구하고, 다수의 학자들은 이러한 기억들이 기본적으로 차이가 있으므로 개별적인 실체로 나타내야 한다고 판단하고 있다.[23,28,38]

의미기억은 세계에 대한 일반적인 사실이나 지식과 관련이 있다.[23] 이러한 사실들은 사람에 대한 기억이나 사건에 대한 기억과 관련이 있을 수 있다.[28] Kapur가 설명한 바와 같이, 개인의 의미기억의 범위에는 언어적 형태(이름, 연령, 가족, 학력 등)로 또는 비언어적 형태(즉, 친숙한 것으로 인식하는 능력, 가족 구성원의 얼굴과 이름을 매칭하는 능력)로 표현되는 기본적인 개별적 경험에 의한 지식(autographical knowledge)이 포함될 수 있다.[28] 의미기억을 통해 개인은 실제로 의식적으로 사건을 기억하지 않고 자신이 개인적으로 사건을 목격한 내용을 알 수 있다.[38] 다시 말해, 실제로 의미기억은 일화기억에 의존적이지 않다. 그러나, 일화기억은 의미기억에 의존적이다.[28]

일화기억은 이전에 경험한 사건이 과거에 발생되었다는 사실에 대한 인식 또는 이해와 함께 그러한 사건에 대한 지식으로 구성된다.[12,40,41] 일화기억은 개인적인 지식과 관련이 있으며 경험에 대한 개별적인 회상과 관련이 있을 수 있다.[23] 일화기억은 항목이 연구되었거나 사건이 발생된 시공간 상황과 함께 항목이나 사건에 대한 기억이다.[43] 일화기억을 통해 개인은 정신적으로 정확한 시간에 과거를 돌아볼 수 있다.[38,41,42] 일화기억을 통해 개인은 몇 분 전 또는 몇 십년 전에 발생된 사건을 재경험할 수 있다.[44] 일부 학자들은 일화기억의 전개가 특수한 유형의 시간적 지식의 습득(즉, 특정 과거 시점에 대한 개념의 이해와 처리)에 의존적이라고 판단하고 있다.[42]

장기기억(Long-Term Memory)

입수된 정보가 이전에 설명된 통합 과정을 통해 처리될 경우, 그러한 정보는 이후 다양한 장기저장시스템에 저장된다.[23] 이러한 장기기억시스템은 몇 시간 또는 몇 년 동안 영구적인 상태로 무제한적인 양의 정보를 보유할 수 있다.[30] 다양한 정보가 다양한 방법으로 저장되므로 이러한 시스템을 통해 개인은 인출하고자 하는 정보의 종류에 따라 이러한 복잡하고 방대한 시스템의 일부분만을 검색할 수 있다는 가설이 수립된다. Fuster는 장기기억의 인출과정을 다음과 같이 설명한다:[8]

> *일상생활에서는 장기기억의 대부분이 주류를 차지하며 의식이 없는 상태이다. 추측하건대, 망구조의 뉴런 집합체는 상대적으로 비활성상태이다. 망구조는 기억이 회상이나 인지의 연합과정을 통해 인출되면 재활성화된다. 대뇌피질표상(cortical representation)이 이전의 연합작업에 의해 망구조의 일부분을 구성하는 내부 또는 외부 자극은 그러한 표상을 재활성화하며 다시 말해 연합작용에 의해 망구조의 나머지를 재활성화한다. 자극이나 활성화된 기억을 인식할 필요가 없다.*

최근의 연구 결과는 장기기억에 대한 2가지 광범위한 범주가 있으며 이들 각각이 계층적으로 구성되어 있다는 개념을 뒷받침해준다.[8] 이러한 두 가지 범주는 지각적(perceptual) 장기기억과 실행적(executive) 장기기억이다.[45]

기억 과정의 단계와 다양한 기억 유형과 관련된 부위들을 설명하기 위해 최근의 신경영상화(neuroimaging) 연구들이 시작되었다. PET 연구는 분산된 뇌영역의 망구조가 일화기억과 의미기억에 도움을 준다는 사실을 보여주고 있다.[32] Wiggs 등에 의해 수행된 PET 연구는 의미기억 작업은 뇌에서 왼쪽 관자엽과 왼쪽 이마엽 부위를 활성화시키지만, 일화기억 작업은 내측 두정엽(medial parietal) 피질, 후뇌량팽대(retrosplenial) 피질, 시상을 활성화시킨다는 사실을 제시해 주었다.[46] 기억상실증이 있는 환자와 정상인을 대상으로 한 f-MRI 연구 결과는 다음과 같은 기억시스템의 존재를 제시해 준다:[46]

> *일부 연구에서는 일화의 저장 및 인출을 전담하는 내측 관자엽과 이마엽에 집중된 1개의 기억시스템의 존재와 지각적 의미 정보의 처리 및 표시를 전담하는 몇 개의 신피질 기억시스템의 존재를 제시해주고 있다.*

실제로, PET와 f-MRI 연구는 다수의 기억 작업에서 이마엽 피질의 활성화를 일관성 있게 입증해주었다.[13] 예를 들면, 좌측 이마엽 피질은 우발적인 그리고 의도적인 암호화 작업과 관련이 있었다.[13] Moscovitch와 Winocur는 이마엽이 기억을 구성하여 학습, 문제 해결 또는 계획수립과 같은 다른 활동들을 지시하였다는 사실에 주목하고 있다.[47] 미래기억, 작업기억, 일화기억은 모두 전이마엽 시스템과 관련이 있었다.[37,48,49]

또한, 신경영상화 연구들에서는 일부 기억 기능과 관련된 피질하 구조가 확인되었다. 예를 들면, 절차적 학습은 피질하 구조와 관련이 있으며 피질 기반의 기억 손상이 발생되면 작업에서 제외된다.[14] 해마(hippocampus)는 사건의 의식적인 회상에 관여하며 연합 피질에 대한 기억 망구조 형성에서 중요한 역할을 하는 것으로 판단된다.[8,50] 실제로, 해마시스템에 대한 손상은 실질적으로 모든 외현적 기억 작업에서 기억의 형성과 인출에 대한 결손을 유발한다.[26]

기억과정은 중복적이고 광범위하게 분산된 시스템을 필요로 하는 것이 분명하다. Fuster는 이러한 상호연관관계를 설명해 주는 다음과 같은 예를 제시하고 있다:[8]

> *샌프란시스코의 케이블카의 모습과 사운드에 대한 내 기억(감각기억)은 '케이블카' 라는 단어의 의미 (의미기억) 및 대중교통의 개념(개념기억)과 함께 그 도시를 내가 마지막 방문하였을 때의 기억(일화기억)과 관련이 있다.*

ABI 환자는 기억 손상에 대한 문제를 가지고 있을 수 있다.[51] 경증의 외상성뇌손상(TBI; traumatic brain injury)이 있는 것으로 분류된 환자는 작업기억 과정도 손상된 것으로 나타나고 있다.[52-55] 실제로, 기억상실(memory loss)은 ABI의 가장 일반적인 후유증 중 하나로 문서화되어 있다.[56] 또한, 연구에서 이러한 기억 손상이 뇌졸중 발생 후 1년 이상이 지난 후에 다수의 환자들에게 지속적으로 나타난다는 사실을 보여주었다. 그러나, 그러한 발생률은 보다 급성인 환자들의 경우보다 낮을 수 있다.[56] ABI 환자는 기억 손상 측면의 문제를 나타낼 수 있다. 기억상실은 일반적일 수 있고 특수한 유형의 코딩된 정보일 수 있으며 특정 감각이나 감각의 조합이 회상을 유도할 수 있다.[4,17,517,58] Wilson은 ABI 이후 발생된 기억상실의 일반적인 특징을 다음과 같이 요약하고 있다:[59]

- 새로운 정보의 학습 및 기억이 어렵다.
- 즉각적인 기억은 대부분 정상적이거나 거의 정상에 가깝다.
- 문제는 지연 또는 마음의 심란 이후 발생된다.
- 역행성 기억상실이 빈번하게 발생된다(ABI 이전의 사건에 대한 기억상실).

그러한 장애의 특징은 피질 및/또는 피질하 손상의 정도와 위치에 따라 달라진다.[12] ABI와 관련된 기억상실은 작업수행능력에 유의하게 영향을 미칠 수 있다. 기억 처리, 저장, 인출 능력의 손상은 환자의 통찰력, 인식, 동기부여에 영향을 줄 수 있다.[6] 이들은 대화의 내용을 놓치지 않고 따르고, 활동을 계획하고, 독립적으로 여행하고 보상 전략 사용을 시작하거나 일상생활활동(activities of daily living; ADLs)을 수행할 수 있는 환자의 능력에 영향을 미칠 수 있다.[53] Wilson이 설명한 바와 같이 "기억이 손상된 사람이 이전의 라이프스타일로 복귀하려고 하면, 현재의 부족한 기억기능 수준과 일상생활의 요구도 간에 불일치가 발생될 것은 자명한 사실이다."[59]

기억 평가 (Evaluation of Memory)

검사 1 – 리버미드 행동기억검사 II (Rivermead Behavioral Memory Test, Second Edition)[60]

설명 (Description)

이 검사는 일상적인 기억 기능에 대한 검사이다. 검사 항목은 몇 가지 일상적인 작업 수행 또는 적절한 일상적인 기능에 필요한 정보 유형의 저장과 관련이 있다. 이러한 검사의 4가지 병렬 버전이 있으므로 반복적인 검사로 인한 연습효과(practice effect)를 무효화한다. 검사 항목들은 초기 항목들이 검사에서 환자에 의해 나중에 회상될 수 있도록 순서대로 제시된다.

점수화 (Scoring)

리버미드 행동기억검사 II(RBMT-II)에는 2가지 채점 시스템이 있다: 선별 점수(screening score)와 표준화 개요 점수(standardized profile score). 선별 점수의 경우, 각 항목은 통과(1) 또는 실패(0)로 채점되며 총점은 12가 될 수 있다. 분기점(cut off point)은 실패가 3개 이상인 경우이다(즉, RBMT-II 선별 점수에서 9점 이하는 손상된 것이다).

표준화 개요 점수는 검사 매뉴얼에 설명되어 있다.

절차 (Procedure)

RBMT-II의 버전 A의 검사 항목들에 대한 예가 아래에 제시되어 있다.

항목 1과 항목 2 — 이름과 성

피검자에게 인물 사진을 제시하며 사진에 있는 사람의 이름과 성을 기억하도록 요구한다:

> "이 사람의 이름을 기억하세요(사진을 보여준다). 이 사람의 이름은 캐서린 테일러(Catherine Taylor)입니다. 이름을 되풀이해서 말할 수 있습니까? 나중에 이 사람의 이름이 무엇인지 당신에게 질문하도록 하겠습니다."

그 다음 사진을 뒷면이 앞으로 오도록 하여 테이블에 놓습니다.[60*]

항목 3 — 약속

알람이 20분 동안 울리도록 설정되어 있고, 피검자는 알람소리가 울리면 가까운 미래와 관련된 특정 질문을 해야 한다:

> "저는 이 알람이 20분 뒤에 울리도록 설정할 것입니다."(알람과 알람 설정하는 과정을 시연한다) "알람이 울리면 여러분이 저에게 다음 약속에 대해 질문하기를 원합니다. 예를 들면, '언제 다시 진찰을 받아야 하는지 말씀해 주시겠습니까?' 또는 그와 유사한 방법으로 표현해 보십시오."

타당도 (Validity)

1. 뇌손상이 있는 환자와 대조군의 환자에게 검사를 실시하였고, 환자들은 대조군의 피검자보다 점수가 크게 낮았다.
2. RBMT-II에 대한 수행성과는 다수의 표준 기억검사에 대한 수행성과와 상관관계가 있었다.**

신뢰도 (Reliability)

평가자간 신뢰도는 평가자들 간의 완전한 합의에 의해 40명의 피검자와 2명의 평가자로 수립되었다. 동형검사 신뢰도(parallel-form reliability)는 118명의 고객에게 2개 버전의 시험을 제공하여 수립하였다. 2개 점수 간의 상관계수는 선별 점수의 경우 0.78이었고 개요 점수의 경우 0.85였다.

---

*출처: *Thames Valley Test Co, reference 60: Wilson B, Cockburn J, Baddeley AD, et al.* The Rivermead Behavioral Memory Test. *2nd ed. Bury St. Edmunds: Thames Valley Test Co; 2003.*

***Additional areas were examined. such as sex differences, intelligence, age, etiology, aphasia, and perceptual problems. Detailed results of these studies are contained in the test manual supplements 2 and 3.[60] A study of 119 ABI clients supported the RBMT as superior to traditional memory tests such as the Wescher Memory Scale Revised for assessing everyday memory functioning.[53]*

리버미드 행동기억검사 — 확장판 (RBMT-E; Rivermead Behavioral Memory Test - Extended)

현재 일상생활 기억수행(memory performance)의 미세한 손상을 평가할 수 있도록 설계된 리버미드 행동기억검사의 확장판(RBMT-E)이 준비되어 있다. 또한, 이 검사는 활동범위의 제한(restricted mobility)이 있는 환자들에 맞게 변형되었다.[62]

리버미드 행동기억검사 (Rivermead Behavioral Memory Test)[63]

설명 (Description)

176명의 ABI 성인 환자에 대해 리버미드 행동기억검사(RBMT)의 축소판을 사용하여 이들이 기억장애(memory deficit)에 민감하고 연하곤란(dysphagia)이 나타난다는 사실이 확인되었다. 하위검사는 다음과 같은 항목들로 구성되어 있다: 소유물 또는 약속에 대한 기억, 직후 또는 지연 이후 방 주변의 도달 경로에 대한 기억, 메시지 전달에 대한 기억, 얼굴 사진 인지, 날짜 파악.

신뢰도 (Reliability)

2개의 검사가 기억기능의 동일한 범주에 위치하는 정도를 판정하기 위해 언어능력 손상이 없는 135명의 환자를 대상으로 전체검사(full test)와 단축검사(abbreviated test)를 이용하여 얻은 표준개요점수를 비교하였다. 기준점은 환자와 대조피검자의 백분위수 분포에서 유도하였다.[64] 그 결과, 102명(75%)의 비언어손상이 있는 환자들이 어떠한 검사를 사용하였든 그 여부에 관계없이 동일한 범주에 해당된다는 사실이 확인되었다. 단축검사를 사용한 경우 보다, 높은 범주 또는 낮은 범주에 해당된 33명의 환자 중 30명은 경계선 상에 있었다.

검사 2 - 자전기억면접 (Autobiographical Memory Interview; AMI)[65*]

설명 (Description)

자전기억면접검사는 시간적 기울기(temporal gradient)와 손상 패턴의 식별을 포함하여 환자의 오래된 개인적인 기억에 대한 평가 결과를 제공한다. 검사항목들은 환자들에게 유년기, 성인전기, 보다 최근의 사실과 관련된 과거의 생활로부터 어떠한 사실을 회상하도록 요구한다. 각각의 하위검사는 21점을 총점으로 하여 채점된다.

절차 (Procedure)

다음의 항목들은 전체적인 검사체계의 각각의 섹션들에서 추출한 예이다.

섹션 A — 유년기(취학전 기간)

개인적인 의미기억과 관련된 질문:

---

*출처: *Thames Valley Test Co, reference 65: Kopelman M, Wilson B, Baddeley AD.* The Autobiographical Memory Interview. *Bury St. Edmonds: Thames Valley Test Co; 1990.*

- 학교에 다니기 전에 살던 곳의 주소에 대해 피검자에게 질문한다.

  2점 — 전체 주소를 제시한 경우

  1점 — 거리와 도시 이름만을 제시한 경우

  0.5점 — 도시 또는 거리 이름만을 제시한 경우
- 피검자가 학교에 다니기 전의 기간동안 친구 또는 이웃 3명의 이름에 대해 피검자에게 질문한다.

  1점 — 각각의 성을 제시한 경우

  0.5점 — 각각의 성을 제외한 이름만을 제시한 경우

섹션 B — 성인전기

개인적인 의미기억과 관련된 질문:

- 주로 다녔던 중학교 (또는 고등학교)의 이름에 대해 피검자에게 질문한다. 피검자가 몇 개의 중학교 (또는 고등학교)를 다닌 경우, 피검자가 13세였을 때 다녔던 학교가 어디인지 질문한다.

  1점 — 정확한 학교 이름을 제시한 경우

  참고: 피검자가 1개의 학교만을 다닌 경우 정확한 경우 2번의 채점이 가능하지만, 총 6명의 친구 또는 선생님의 이름과 함께 초등학교와 중학교에 대한 개별적인 사건을 제시해야 한다.

섹션 C — 최근 (현재의 병원 또는 기관)

개인적인 또는 의미기억과 관련된 질문:

  참고: 대부분의 피검자는 병원이나 기관(예: 연구기관)에서 상담을 받게 될 것으로 예상된다. 그러나, 피검자를 다른 장소 (예: 자택)에서 상담을 받고 있는 경우, 그러한 질문들을 수정하여 이에 맞게 조정해야 한다.

- 병원이나 현재 상담을 받고 있는 장소 (예: 기관)의 이름에 대해 피검자에게 질문한다.

  1점 — 병원이나 기관의 정확한 이름을 제시한 경우

점수화 (Scoring)

점수는 기준에서의 표준편차 수치와 관련된 "기준(cut-off)"으로 계산한다. 기준점수는 검사 매뉴얼에 설명되어 있다.

타당도 (Validity)

1. 이러한 검사가 기억상실증이 있는 환자와 건강한 대조 피검자간의 차이를 얼마나 적절하게 나타냈는지 조사한다.
2. 전체 환자그룹의 다른 오래된 기억 작업들 간의 상호상관관계를 조사한다.
3. 오래된 기억에 대한 다양한 검사에서의 시간적 기울기 패턴을 비교한다.

4. 발생된 기억의 진정성(authenticity)을 확인한다.

신뢰도 (Reliability)

평가자간의 신뢰도는 3명의 평가자를 통해 수립되었고 상관계수는 0.83~0.86이었다.

검사 3 – 주관적 기억 설문지(The Subjective Memory Questionnaire)[66]

설명 (Description)

이러한 자기보고 검사는 일상생활과 관련된 43개의 항목으로 구성되어 있다. 이러한 항목들에는 사람들의 이름, 사람들에 대한 사실, 영화제목, 유머, 어떠한 장소에 도달하기 위한 방법과 같은 분야가 포함된다.

점수화 (Scoring)

2개의 다른 5점 평가 척도를 사용한다. 첫 번째 36개 항목들은 "매우 좋다" ~ "매우 나쁘다"의 척도로 답한다. 37~43번 항목들은 시간적인 항목들로 "매우 드물다" ~ "매우 자주"의 척도로 답한다.

타당도 (Validity)

타당도를 향상시키기 위해 주의력 및 언어와 관련된 문제들을 부적절한 수행의 원인으로서 규정한다.

신뢰도 (Reliability)

이러한 설문지 검사에 대해 검사-재검사 신뢰도를 수립하였다($p < 0.001$).[66] 항목의 상관도 역시 "상관관계를 검증할 수 있을 정도로 정적인 항목"임을 보여주었다.[66]

검사 4 – 자기보고 기억 설문지(Self-Report Memory Questionnaire)[54]

설명 (Description)

기존의 자기보고 설문지들을 검토하여 기억 설문지를 개발하였다(표 9-1).

점수화 (Scoring)

기억 문제에 대한 점수와 전략(strategy; 기억을 향상시키는데 기여하는 노력을 많이 요구하는 심적 조작) 사용에 대한 점수는 각각의 항목에 대해 5점 척도를 사용하여 구한다.

타당도/신뢰도 (Validity/Reliability)

선택한 기억 항목들은 3개의 지정된 설문지들〔인지적 오류 설문지(cognitive failures questionnaire),[67] 주관적기억 설문지(subjective memory questionnaire),[66] 일상기억경험목록(inventory of everyday memory experiences)〕에 포함된 광범위한 영역들을 대표할 수 있는 것들이었다.[68]

표 9-1
자기보고 기억 설문지

연령:

성별: M, F

다음의 설문지는 다수의 사람들에서 공통적으로 나타나는 기억 문제를 나타낸 것입니다. 그러나, 일부 문제들은 다른 사람들에게 보다 빈번하게 발생되기도 합니다. 각각의 문항을 주의하여 읽은 후, 귀하의 일상생활에서 그러한 경험이 얼마나 자주 발생되고 있는지를 가장 정확하게 나타낸 답변에 체크 표시 하십시오.

	1일 1회 이하	1주에 2~6회	1개월에 몇 회	1년에 몇 회	전혀 없음
(1) 소개를 받은 후 몇 분 뒤에 사람들의 이름을 잊어버리는 경우가 얼마나 자주 발생됩니까?					
(2) 정기적으로 전화 통화를 하는 사람에게 전화를 걸 때, 전화번호를 찾아보아야 했던 적이 있습니까?					
(3) 자주 언급하는 다른 사람의 주소를 기억하지 못하는 경우가 얼마나 자주 발생됩니까?					
(4) 익숙하지 못한 장소를 찾아가는 방법을 다른 사람에게 설명할 때를 생각해보자. 그러한 장소에 도착하기 전에 그러한 방법을 잊어버린 경우가 얼마나 자주 발생됩니까?					
(5) 몇 가지 심부름을 하기 위해 밖으로 나갈 때, 그러한 심부름 내용 중 최소 1가지 이상을 기억하지 못하는 경우가 얼마나 자주 발생됩니까?					
(6) 대화를 마쳤을 때 의도하였던 사항이나 문제를 제시하는 것을 잊어버렸다는 사실을 알게 되는 경우가 얼마나 자주 발생됩니까?					
(7) 겨우 몇 분 전에 내려놓은 물건을 찾을 수 없는 경우가 얼마나 자주 발생됩니까?					
(8) 외출하였을 때 남겨두고 온 물건이 있어서 집으로 돌아가야 한다는 사실을 알게 되는 경우가 얼마나 자주 발생됩니까?					
(9) 누군가 이전에 귀하에게 이야기하였던 주제에 대해 언급할 경우, 그러한 내용을 기억해내지 못하는 경우가 얼마나 자주 발생됩니까?					
(10) 누군가 귀하에게 친구에게 어떤 메시지를 전달해달라고 요청하였을 때, 그렇게 하는 것을 잊어버리는 경우가 얼마나 자주 발생됩니까?					
(11) 알고 있는 사람들을 소개하려고 할 때 그러한 사람들의 이름을 기억하지 못하는 경우가 얼마나 자주 발생됩니까?					
(12) 특별한 날을 만들려고 할 때 생일이나 기념일을 기억하지 못하는 경우가 얼마나 자주 발생됩니까?					
(13) 어떤 이야기나 경험을 기억하려고 할 때, 기억해내지 못하는 경우가 얼마나 자주 발생됩니까?					
(14) 날짜를 기억하고 있어야 하지만 기억하지 못하여 날짜를 찾아보거나 다른 사람에게 물어보는 경우가 얼마나 자주 발생됩니까?					

(계속)

표 9-1 *(계속)*

자기보고 기억 설문지

	1일 1회 이하	1주에 2~6회	1개월에 몇 회	1년에 몇 회	전혀 없음
(15) 누군가 귀하에게 어떤 사실에 대해 설명한 것은 생각나지만 누가 그러한 설명을 하였는지 기억하지 못하는 경우가 얼마나 자주 발생됩니까?					
(16) 순전히 이미 말한 내용을 알아보기 위해 누군가에게 이야기를 한 적이 있습니까?					
(17) 4-5가지 품목을 구입하려고 구입할 목록 없이 수퍼마켓에 갔을 때, 최소 1개 이상의 품목을 기억하지 못하는 경우가 얼마나 자주 발생됩니까?					
(18) 옷에서 단추나 지퍼 부분을 채우지 못하는 경우가 얼마나 자주 발생됩니까?					
(19) 이미 어떤 일을 수행하였음을 잊어버리고 다시 그 일을 하는 경우가 얼마나 자주 발생됩니까?					
(20) 약속을 하였으나 나중에 그러한 약속을 잊어버리는 경우가 얼마나 자주 발생됩니까?					
(21) 정기적으로 타고 있는 버스나 기차의 시간대를 기억하는데 어려움을 느낀 적이 있습니까?					
(22) 다른 사람들로부터 물품을 빌린 후, 돌려주는 것을 잊어버리는 경우가 얼마나 자주 발생됩니까?					
(23) 옷이나 신발 사이즈를 기억해내지 못하는 경우가 얼마나 자주 발생됩니까?					
(24) 일상적인 사건(예: TV 프로그램이나 우편)이 발생되는 시간을 기억하지 못하는 경우가 얼마나 자주 발생됩니까?					
계	×1	×3	×2	×1	×0

기억전략 사용

사람들은 종종 일상 정보에 대한 기억에 도움이 되도록 다양한 전략들을 사용합니다. 각각의 전략을 일반적으로 얼마나 자주 사용하는지 표시하십시오.

	1일 1회 이하	1주에 2~6회	1개월에 몇 회	1년에 몇 회	전혀 없음
(1) 기억에 관련된 문항 1-24에서의 물품들을 기억하기 위해 펜과 종이를 얼마나 자주 사용합니까?					
(2) 이러한 물품들을 생각하게 하기 위해 일기나 개인용 정리수첩을 얼마나 자주 사용합니까?					
(3) 언급된 물품들에 대해 생각하게 하기 위해 다른 사람에게 질문한 적이 있습니까?					

(계속)

표 9-1 *(계속)*
자기보고 기억 설문지

	1일 1회 이하	1주에 2~6회	1개월에 몇 회	1년에 몇 회	전혀 없음
(4) 일상적인 세부사항을 기억하기 위해 스스로에게 말하기 또는 생각 연합과 같은 전략을 사용한 적이 있습니까?					
(5) 기억에 도움을 주기 위해 사용하고 있는 다른 전략이 있으면 기입하고 이러한 전략을 얼마나 자주 사용하는지 기재하십시오.					
계	×4	×3	×2	×1	×0

기억과 관련된 문제에 대한 점수 ____________________

전략 사용에 대한 점수 ____________________________

출처: *Taylor and Francis, Ltd, reference 54: Ownsworth TL, McFarkand K. Memory remediation in long-term acquisred brain injury: two approaches in diary training. Brain Inj. 1999;13:622-623.*

특정 항목들의 선택은 보고된 높은 요인부하량(factor loadings)과 항목 신뢰도를 토대로 하였다.

검사 5 – 임상적 관찰 및 활동 분석 (Clinical Observation and Activity Analysis)

평가에 대한 일반 지침 (General guiddlines for evaluation)

1. 손상된 기억의 측면들과 상대적으로 손상되지 않은 기억의 측면들을 구분한다.
2. 다수의 상황에서 환자를 관찰한다.
3. 환경에서의 구조 및 비구조 대상이 차지하는 비중을 고려한다.
4. 자극과 회상 간의 시간 간격을 고려한다 (즉, 즉시, 단기, 장기)
5. 기능적 기준 척도를 수립한다. 기능과 관련이 있는 문제의 빈도와 심각도를 고려한다. 평 가 및 재평가를 위한 근거 자료로서 관련된 기능적 영역이나 작업을 선택한다.

고찰 및 평가가 요구되는 특수 영역 및 질문
(Specific areas and questions to consider and evaluate)

1. 어떠한 감각계가 영향을 받고 있는가? 예를 들면, 다음과 같은 다양한 감각계에 대해 즉시 회상(immediate recall)을 검사할 수 있다:[69-71]
   a) *시각(visual)* — 환자에게 5~10초 동안 간단한 기하학적 그림을 보여준 후 그러한 그림을 가리고 재현해보도록 요구한다.[69-71] 참고: 개인의 지각 능력이 손상된 경우, 이는 시각적인 물질에 대한 기억과 기억 문제에 있어 도움이 되는 시각적인 전략들을 사용할 수 있는 능력에 영향을 줄 수 있다.[72]

b) *운동감각(kinesthetic)* — 환자에게 일련의 손 위치를 제시하고 이를 재현하도록 요구한다.[72] 참고: 환자가 실행증이 있는 경우, 이 검사를 제공하지 마시오.

c) *청각(auditory)* — 환자에게 일련의 리듬 탭(rhythmic tap)을 재현하도록 요구한다.[69] 참고: 환자가 실어증이 있는 경우, 언어 기억과 언어 기억 전략을 사용할 수 있는 능력이 영향을 받을 수 있다.

2. 비언어 기억이 손상되었는가? 언어 기억은 어떠한가?
3. 기억상실이 포괄적인가 아니면 자극종류에 특이적인가?
4. 수행 문제 또는 학습 문제인가? 환자가 연습을 통해 개선될 수 있는가?
5. 환자가 개선된 기억을 위해 전략을 구분하여 사용할 수 있는가?
6. 새로운 정보를 학습하거나 기존의 정보를 회상하는데 문제가 있는가?
7. 환자가 기억 문제를 인식하고 있는가?
8. 어떠한 기억 과정이 영향을 받는가? 환자가 식별하고 재현하는데 문제가 있는가 (회상 vs 인지)?
9. 의미기억 상실인가? 일화기억 상실인가?
10. 환자가 자유 회상에 어려움이 있는가?
11. 환자가 일련의 학습(즉, 기억 순서)에 어려움이 있는가?
12. 환자가 쌍연상(paired associated)(즉, 기억 관계)에 어려움이 있는가?
13. 환자가 시간적 체계화 기억(temporal organization memory)을 표시할 수 있는가(즉, 환자가 어떠한 자극이 가장 최근에 발생된 것인지 판단하거나 환자가 자극이 제시된 순서를 재구성할 수 있는가)? 이러한 영역이 손상되면 적절한 순서로 행위의 순서를 정하는데 어려움이 발생되며 이로 인해 목표지향적 행위(goal directed acts)를 계획하는데 어려움을 초래하게 된다.[14]
14. 작업 또는 환경을 변경하면 회상이 원활하게 진행되는가?

점수화 (Scoring)

비표준화

이전에 또는 유사한 질문들이 체크리스트(예/아니오)에 통합되거나 빈도 평가 척도(예: 항상/때때로/드물게/전혀)와 함께 사용할 수 있다. 이러한 질문들이나 체크리스트는 다양한 환경과 작업에 사용되어야 한다. 이렇게 되면 수행을 비교할 수 있다. 이후, 이러한 정보를 치료 계획에 통합할 수 있다.

타당도 (Validity)

타당도를 향상시키기 위해 지각, 언어, 주의력 손상을 부적절한 수행의 원인으로서 규정한다.

동적 평가(Dynamic Assessment)

검사 2 – 상황적 기억검사(Contextual Memory Test; CMT)[30,73,74*]

설명(Description)

상황적 기억검사는 기억과 인지의 다른 측정값에 대한 보완자료로서 의도된 것이다. CMT는 기억손상이 있는 성인에서 인식과 전략 사용을 객관적으로 측정하거나 추가적인 검사가 요구될 수 있는 기억 손상에 대해 환자를 선별할 수 있도록 설계되어 있다. 검사 항목은 기능적으로 방향이 설정되어 있다. 해당되는 영역은 다음과 같다:

1. *기억력 인식(awareness of memory capacity)* — 일반 질문, 작업수행전 기억력 예측, 작업수행 후 기억력 추정을 통해
2. *한정된 대상의 회상(recall of line drawn objects)* — 즉시/지연
3. *전략 사용(strategy use)* — 전략 사용에 대해 설명할 수 있는 능력과 검사자가 제공한 전략에서 도움을 얻을 수 있는 능력

점수화(Scoring)

표준 점수로 변환되는 3개의 회상 원점수(recall raw score)가 있다: 즉시(immediate), 지연(delayed), 전체 회상(total recall). 예측 점수는 실제 회상 점수와의 비교를 통해 생성된다. 추정 점수 역시 실제 회상 점수와의 비교를 통해 계산된다. 전략 사용은 상황, 전체적인 전략 사용, 회상 순서의 효과를 통해 조사된다.

타당도(Validity)

CMT와 RBMT 간의 상관관계를 조사하여 공인 타당도(concurrent validity)를 결정하였다. 상관도는 0.80~0.84였다. Rasch 분석을 사용하여 대조군의 개인 능력과 항목의 난이도 및 피검자의 뇌손상을 도표로 나타냈다. 그 결과는 검사 매뉴얼에 설명되어 있다.

신뢰도(Reliability)

0.73~0.81의 신뢰도 추정값을 적용하고 2가지 형태의 검사를 사용하여 동형검사 신뢰도를 구하였다. 유사 (부분) 검사-재검사 신뢰도는 뇌손상이 있는 집단의 경우 0.85~0.94였고 대조군의 경우 0.74~0.87이었다. Rasch 방법을 사용하여 추가적인 신뢰도 측정값을 구하였고 이러한 결과는 검사 매뉴얼에 포함되어 있다. 예측 및 전략 점수에 대한 동형검사 신뢰도를 구하였고, 그 결과는 검사 매뉴얼에 설명되어 있다.

**The CMT actually has both static and dynamic components. Part I may be used alone to screen individuals for memory impairment and Part II provides a dynamic component to assessment.*[74]

기준(Norms)

1) 뉴욕지역의 18~87세(평균 46세) 성인 375명과 2) 이스라엘 지역의 18~86세 성인 217명을 대상으로 규준자료(normative data)를 수집하였다.[74]

참고: CMT의 즉시 회상 점수는 다른 표준화된 인지적 측정값과 비교하여 도구적 일상생활동작(instrumental activities of daily living)에 대해 가장 강력한 상관관계(r=0.59)를 나타내는 것으로 입증되었다.[75]

일반 치료 지침(General Treatment Guidelines)

1. 기억 손상에 대한 환자 중심 치료 결과, 가장 높은 수준의 일반화 정도가 나타났다. 환자의 일상 생활에서 실제적이고 중요한 문제를 대상으로 정하고 성공률 증가를 위해 필요한 기법들을 조합하는데 융통성이 있어야 한다.[14]
2. 환자의 학습 스타일을 식별한다. 각각의 환자의 개별 학습 스타일은 어떠한 치료 전략이 환자의 기억력에 가장 많은 도움을 줄 수 있는지 나타내줄 것이다.[76]
3. 연구 결과 그림이 단어들보다 훨씬 더 적절하게 기억되는 것으로 나타났다. 그러므로, 회상을 원활하게 하기 위해 가능하다면 항상 그림을 사용한다.[19]
4. 주의력과 집중력이 감소된 환자는 내적 전략을 사용할 수 없다. 그러나, 이러한 환자들은 전략적으로 배치된 환경적인 단서(environmental cue)로부터 이익을 얻을 수 있다.[76]
5. 기억 전략의 사용과 성공적인 통합을 위해 환자의 참여가 요구된다.[55]
6. 광범위한 기억상실(diffuse memory loss)이 있는 환자들에 대해서는 영역특유의 학습(domain-specific learning)을 사용해야 한다.[76] 기억장애의 심각도에 관계없이 환자에 대한 치료는 가능한 가장 자연적인 환경에서 진행되어야 한다.
7. 기억상실이 있는 환자들은 불필요한 정보를 잊어버리고, 불필요한 정보 과부하를 발생시키는 문제를 발생시킬 수 있다.[6] 그러므로, 치료 과정에서, 작업 완료에 절대적으로 요구되는 정보만을 제공한다.
8. 무오류 학습(errorless learning)을 진행하는 기법은 기억상실(특히, 일화기억의 상실)이 있는 환자들에서는 성공적인 것으로 확인되었다.[5,14,62,77] 무오류 학습은 학습과정 중에 환자가 실수를 하지 않도록 예방해 주는 과정이다. 이 과정에서는 학습 과정 중에 추측 또는 시행착오가 허용되지 않는다.
9. 가족/보호자 교육 및 훈련은 기억장애가 있는 환자에 대한 개입의 성공에 있어 중요하다. 가족/보호자와 적절한 작업 관계를 유지하면 가정 환경에서 개입을 지속적으로 유지하는데 도움이 된다.[78]
10. 개입 전략은 직원과 가족에 의해 매일 연습되어야 한다. 팀구성원 간의 치료 노력의 조정 역시 추가적인 연습의 기회 확보와 절차의 일관성에 있어 중요하다.[78]

11. 환자로 하여금 "기억하지 못한 항목 리스트"를 작성하여 지니도록 한다. 이 리스트를 환자와 함께 검토하여 어떠한 정보 유형을 기억하지 못하고 있는지 분석한다. 이러한 정보를 사용하면 치료 계획을 수립하는데 도움이 될 수 있다. 예를 들면, 언어 정보를 잊어버리지만 시각 정보는 잊어버리지 않는 경우; 혼란스러운 환경에 있을 때, 환자가 스트레스를 받는 상황일 때, 하루를 마감할 때 등의 시간에 정보를 잊어버리는 경우.[14]

회복적 접근법의 활용 (Utilizing a Restorative Approach)

기억장애에 대한 복원치료 접근법의 유효성에 대해 임상의들 간에 논쟁의 여지가 남아 있다. 특수한 작업에 대한 향상에서 어느 정도 성공을 거두는 것으로 판단되기는 하지만, 이러한 방법은 기타 유사한 작업이나 일상생활활동(ADL)에 대해 일반화되는 것으로 판단되지 않는다.[12,55] 몇몇 연구자들은 메모리 기능의 복원이 불가능하므로 대신 보상 접근법을 사용하는 것에 찬성하는 것으로 판단하고 있다.[3,59,60,77] 다른 연구자들은 이러한 접근법이 특정 지침 내에서 효과적일 수 있다고 판단하고 있다. 예를 들면, 기억술(mnemonics)은 재료 또는 명칭에 대한 짧은 목록보다 기억에 많은 도움을 주는 것으로 확인되지 않았다. 그러므로, 기억술은 성공 가능성을 높이기 위해 짧은 목록과 함께 사용해야 한다.[14]

그러한 접근법을 사용할 경우, 기억 손상에 대한 복원접근법을 뒷받침해주는 증거가 제한적이므로, 치료사들은 그러한 접근법의 효과를 자주 모니터링하고 다음에 설명된 치료 원칙을 준수해야 한다.

다음의 일반적인 치료 원칙들은 기억장애에 대한 복원접근법에 적용되어야 한다:

1. 단기기억의 복원은 복구의 초기 단계에서 제한적인 효과를 나타낼 것이다. 주의과정과 감각기억을 먼저 해결해야 한다.
2. 주의력 훈련을 수행하면 다수의 환자들에서 기억력 향상이 나타난다.[79]
3. 주의력 및 집중력과 함께, 시연은 기억 재교육(memory retraining) 과정에서 필수적인 선행 과정이다.

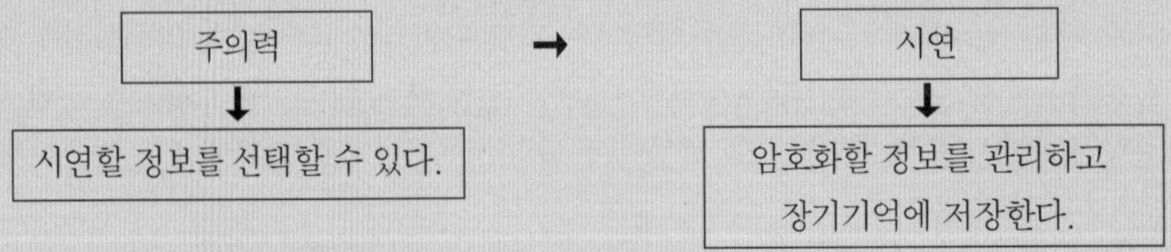

4. 환자는 다른 형태의 작업기억 교육을 수행하기 전에 시연 기술을 재학습해야 한다. 치료사는 환자의 기억을 평균 수준으로 끌어올리기 위해 얼마나 많은 시연이 필요한지 평가해야 한다.
5. 나중에 인출이 가능하도록 장기기억으로 전달할 수 있는 방법으로 정보를 시연할 수 있도록 환자를 교육한다.[4]

6. 향후 회상을 위해 정보의 효과적인 암호화가 필요하다.[79] 주어진 정보를 적절하게 분석한 경우라면, 추후의 회상이 보다 쉬워질 것이다.
7. 환자의 보존된 기억 능력을 식별하여 특성화하고, 그와 관련된 기억 재교육 전략을 수립한다.[80]
8. 연구 결과, ADL에 적용 가능한 다양한 종류의 영역 특유의 학습을 심각한 기억상실 증상이 있는 환자에게 교육할 수 있는 것으로 확인되었다.[81,82] 이는 그러한 절차가 일관성 있고, 작업을 몇 개의 부분으로 구분할 수 있고 환자에게 각각의 구성부분을 직접 교육한 경우에만 가능하다.
9. 체계화(organization)는 회상을 손쉽게 만들어준다.[4] ABI 환자는 자동적으로 체계화할 수 있는 능력이 상실되었을 수 있다(체계화 및 계획수립 관련 섹션을 참조하시오).
10. 직접 반복 기술(straight repetitive drills)은 진료실 이외의 장소에서 기능적 기억의 훈련되지 않은 기억에 일반화되는 것으로 판단되지 않는다.[3,82] 그러나, 소멸단서(vanishing cues)를 함께 사용하면 효과적인 것으로 확인되었다.[83] 프로그램에 내장된 소멸단서와 함께 컴퓨터 소프트웨어를 사용하는 것은 특히 도움이 된다.
11. 환자의 기억상실에 대한 인식, 전략의 사용, 회상 상태에 따라 간접, 직접 또는 영역 특유의 접근법을 사용한다.[84]
12. 인출단서(retrieval cue)는 단서의 정보가 최초의 암호화 과정에서 대상 사건의 추적에 통합된 경우에만 효과적일 것이다.[19] 예를 들면, 환자가 모양과 색으로 물체를 처음 기억하였다면, 사이즈에 대한 단서는 그러한 물체의 회상에 도움이 되지 않는다.
13. 시간 지연 이후 파지(retention)가 가장 성공적이다(즉, 시연이 단기간에 함께 통합되기 보다는 시간 경과에 따라 일정한 간격으로 유지되는 경우).[19]
14. 정교화 및 시연 이외에, 체계화 (일반적으로 항목들 간의 유의미한 관계를 토대로 보다 큰 단위들로 품목들을 그룹화하는 것)는 새로운 정보를 학습할 때 도움이 되는 것으로 확인되었다.[19,85]
15. 항목들은, 1) 항목 특유의 특징 — 특수한 항목에 고유한 특징과, 2) 연상 특징 — 현재 또는 과거에 존재하는 다른 정보와 공유되는 특징.[19,85]

적응적 접근법의 활용 (Utilizing a Adaptive Approach)

복원적 접근법과 달리, 기억 보상 전략과 절차적 학습 전략의 사용은 성공적인 것으로 보고되었다.[31] 이러한 이유로, 지난 10년 동안 기억 기능을 복원하려는 시도에서 손상된 기억의 결과를 완화시킬 수 있는 방법을 제공하려는 것으로 그 방향이 이동되었다.[77] 이러한 방법들에는 내적 지원도구 (개인과 관련됨), 기억 전략, 외적 지원도구, 상황적 또는 환경적 적응이 포함될 수 있다. 다음 단락에서는 이러한 방법 각각의 예에 대해 설명한다. 이러한 예는 어떠한 방법 또는 방법들의 조합이 특정 환자들에게 적합한지 여부를 결정하는데 도움을 줄 수 있는 치료사의 임상적 증거자료이다. 또한, 치료사는 어떤 환자들은 보상 전략 또는 외적 지원도구가 "속이고 있다"고 생각하거나 기억 회복을 둔화시키거나 방해할 수 있다는 생각에서 그러한 보상 전략 또는 외적 지원도구의 사용에 저항을 나타낼 수 있음을 명심해야 한다.[59] 치료사는 보상 기법을 대안적인 방법으로 사용하여 실제로 정상적인 활동에 참여하도록 독려해 주는 역할을 한다는 사실을 통해 환자를 설득하도록 시도해야 한다.[59]

치료에서 기억 전략(Memory Strategies in Treatment)

기억력 감퇴의 치료에 사용되는 다수의 정신적인 전략은 기억술의 범주에 해당된다. 기억술은 정보의 정신적 조작과 관련이 있으며, 정보를 보다 효율적으로 체계화, 저장, 인출하도록 기억손상이 있는 환자에게 교육하는데 사용된다.[5] Wilson은 기억 손상이 있는 환자에게 기억술의 사용을 위해 다음과 같은 일반 지침을 제공하고 있다:[59]

1. 기억술은 새로운 정보를 가르치는데 유용하다. 그러나, 뇌손상이 있는 대부분의 환자들은 이러한 기술을 동시에 사용하지 못한다.
2. 이중 암호화(즉, 1개보다는 2개의 방법을 사용)를 적용하면 1개의 방법을 단독으로 사용하는 경우보다 효율적인 학습이 이루어질 것이다.
3. 새로운 작업의 구성부분 기술에 대한 정보는 한번에 1개의 단계씩 교육받아야 한다.
4. 시각적 심상(visual imagery)을 사용하면[즉, 학습할 이름이나 단어, 예를 들면 Barbara를 barber(이발사)로 기억하는 경우를 위해 사진으로 변환하면], 심상(mental image)에 의존하기보다는 종이나 카드에 그림을 그리는 것이 기억 손상이 있는 환자에서 효과적이다.
5. 학습할 정보는 환자의 일상적인 요구와 관련이 있고 현실적이어야 한다. 그러므로, 지침서의 자료보다는 실제로 알고 있어야 하는 사항을 사람들에게 교육하는 것이 적절하다.
6. 개인의 스타일, 요구, 선호도를 인정해야 한다. 모든 사람들이 동일한 전략에서 이익을 얻을 수 있는 것은 아니다.
7. 일반화 문제를 해결해야 한다. 환자가 해당 부문에서 노트를 사용하는 방법을 배운다면 이는 특별히 그러한 방법을 배우는 경우가 아닌 경우, 해당 부문 이외의 장소에서 그러한 노트가 사용될 것이라는 사실을 의미하지 않는다.

특수한 기억 전략(Specific Memory Strategies)

기억상실을 보상하기 위해 내적 및 외적 기억지원도구와 전략을 개발하여 효과적으로 사용할 수 있도록 환자에게 도움을 제공해야 한다. 사용 가능한 전략과 외적지원도구에 대한 예는 다음과 같다.*

1. *능동적으로 경청(active listening)* — 주의집중력 치료(treatment of attention deficits)에 대한 섹션을 참조하시오.

15,19,26,38,46,48,58,60,70,72,74,83,84 and 86-107

2. *노트 작성(note taking)* — 목록, 스케줄, 설명서, 지침서를 사용한다.
3. *오디오 테이프 사용(audio taping)* — 이 방법은 특히 운동 기술이 느리고, 정보처리 속도가 느리고 시력이 감퇴된 환자들에게 유용하다.
4. *시연(rehearsal)* — 보다 많은 감각계를 사용할수록 정보를 기억할 수 있는 가능성이 커진다. 환자에게 맞는 최상의 암호화 방법을 사용한다. 이 방법은 다른 전략들과 조합하여 사용할 경우에만 효과적이다.
5. 연합*(association)* — 2개의 새로운 정보 단편을 관련시키거나 새로운 정보를 기존의 정보와 연관시킬 수 있다. 연합은 모든 감각 자극 종류에서 얻을 수 있다. 정서적인 연합(emotional association)은 회상에도 도움이 될 수 있다.
6. *중심단어 외우기(pegging)* — 이 방법은 환자에게 다양한 작업을 기억하는데 도움을 주거나 누군가를 기억하는데 도움을 주기 위해 사용할 수 있다. 예를 들면, 다음과 같다:

   S — shopping
   L — laundry
   E — eat lunch
   E — exercise
   P — pickup children at school

   누군가를 기억하려면 주요 특징을 채택하여 그러한 사람과 연합한 후 이름이나 물체에 적용한다. 예를 들면, overweight → barrel → Darryl.

   음율기억술(rhyming mnemonics) — 회상할 단어나 정보와 운을 맞춘 단어를 사용한다(예: fun-sun, heaven-seven).
7. *PQRST 방법*[92]

   미리보기(preview) — 환자가 일반적인 내용을 학습할 수 있도록 자료를 취사 선택한다.
   질문(question) — 환자가 그러한 내용에 대한 핵심 질문을 스스로에게 한다.
   읽기(read) — 환자가 질문에 답변하기 위해 정보를 읽는다.
   말하기(state) — 환자가 읽은 정보를 반복하거나 시연한다.
   테스트(test) — 환자가 이전에 환자에게 제시된 질문에 답하여 스스로를 테스트한다.
8. *장소(loci)* — 환자가 기억할 장소와 정보 간의 연합을 구성한다. 환자는 자신이 가장 좋아하는 공간이나 인근 주변을 상상속에서 걸어보고 다양한 장소에서 회상할 항목(즉, 테이블 위의 빵, 텔레비전 위의 우유 등)을 상상하게 된다.
9. *덩어리화 및 그룹화(chunking and grouping)* — 이는 회상할 정보를 체계화하는 방법이다. 예를 들면, 범주 (식료품 목록에서 육류 제품 그룹화), 대상의 속성 (색, 사이즈, 모양), 기능 (서랍에 넣을 칼), 출처 (나무에서 자라는 품목).
10. *정신적 역추적(mental retracing)* — 몇몇 연구에서는 이러한 방법이 환자에 의해 가장 자주 사용되는 내적 기억 전략이라는 사실이 확인되었다.[107]

11. *시각적 심상(visual imagery)* — 좌반구 뇌손상이 있는 환자들은 이러한 시각적 심상이 효과적인 도구라는 사실을 알 수 있다.[4] 연구 결과, 새로운 얼굴에 대한 이름 학습과 같이 정보의 특수한 관련 항목들의 습득에 사용할 경우 시각적 심상이 적절하게 작용하는 것으로 확인되었다.[55]
12. *이야기 방법(story method)* — 환자가 자신이 기억해야 하는 단어나 구절에 대한 이야기를 구성한다.[16]
13. *자기참조(self-reference)* — 환자가 해당 자료를 자신과 어떻게 연관시킬 것인지 결정한다. 이 방법은 다른 사람들과 관련시키는 경우보다 기억을 저장하는데 도움이 되는 것으로 나타났다.[48]
14. 기억 단서(mnemonic cues)와 함께 폴라로이드 사진을 사용하는 것은 성공적인 효과를 나타냈다.[78] 예를 들면, 물리치료사를 기억하기 위해, ABI 환자는 물리치료사의 사진과 함께 "Heather is healthy"를 사용하였다. 이러한 특수한 환자가 자신의 이웃을 기억하기 위해 이러한 방법을 일반화하였다는 사실에 주목할 필요가 있다.[78]
15. 일부 임상의들은 동일한 자극에 대한 반복적인 노출은 환자로부터 나온 정확한 반응을 형상화해 준다는 사실을 확인하였다.[108]
16. 기억 손상이 있는 환자 2명으로 구성된 2개 집단을 통해 수행된 한 연구에서, 기억술에 근거한 치료를 받은 집단 (언어적 정교화 및 상상)이 소멸단서 방법을 사용하여 치료를 받은 집단보다 우수한 결과를 나타낸다는 사실이 입증되었다.[109]
17. 가능한 경우, 반드시 회상에 도움을 줄 수 있도록 출처기억(source memory) (정보의 한 개의 단편을 학습할 경우 시간과 장소를 회상할 수 있는 능력)을 사용한다. 예를 들면, 한 부모는 환자가 가계부의 출납을 계산하거나 특정 레시피를 조리하는 방법을 처음에 언제 그리고 어떻게 학습하였는지를 설명할 수 있다. 이 정보는 이러한 활동 중에 단서로 사용 가능하다.
18. 손상되지 않은 상태로 유지되는 기억시스템을 사용한다.[78] 예를 들면, 시각적 심상을 사용하여 언어적 기억 장애를 극복할 수 있다.[55]

외적 지원도구(External Aids)

효과적인 외적 신호의 일반적인 원칙에는 다음 사항이 포함된다:

1. 활동이 요구되는 시간에 가능한 근접하여 신호를 제공한다.
2. 신호가 능동적이어야 한다.
3. 신호는 필수적으로 요구되는 것에 대해 특수해야 한다.
4. 최초의 학습 과정에 사용된 것과 유사한 인출 단서는 호출에 특히 도움이 될 수 있다.
5. 설명 과정중에 환자에게 질문하는 것은 환자의 기억 저장에 도움이 되는 것으로 판단된다.
6. 장치를 사용할 경우:

a) 휴대가 가능해야 한다. 장치는 가능한 많은 단서를 저장할 수 있어야 한다.
b) 시간이 가능한 광범위해야 한다.
c) 사용이 간편해야 하고 다른 기구에 의존적이어야 한다.
d) 외장형 메모리 장치의 사용에 대한 교육에는 다음이 포함되어야 한다:[100]
- *습득(acquisition)* — 장치 사용 방법
- *적용(application)* — 장치를 사용할 시간과 장소
- *적응(adaptation)* — 새로운 상황에서 장치를 사용하여 학습

Harrell 등은 다음과 같이 기억 재교육 작업 이외에 전략과 지원도구의 적용을 위한 8개의 처리 모델을 제시하고 있다:[93]

1. 작업이나 전략을 선택한다:
   a) 환자가 성공을 경험할 수 있는 그러한 작업이나 전략을 선택한다.
   b) 기술의 계층구조를 따른다(즉, 정보 회상 이전의 주의력 및 집중력).
   c) 환자의 삶과 작업을 관련시킨다(즉, 연령, 흥미 등).
   d) 작업을 평가할 수 있게 해야 한다(즉, 완료해야 하는 시간, 완료된 비율 또는 수, 사용된 전략의 수 등).
2. 지원을 제공하지 않고 환자의 수행 성과를 측정한다.
3. 가능한 경우 환자와 함께 관련된 목표를 수립한다. 단기 및 장기목표를 모두 식별한다.
4. 작업에 대한 전략이나 방법을 선택하고 교육한다. 환자의 실제 상황에 가장 적용 가능한 전략을 사용한다.
5. 전략을 숙달된 후에도 계속 학습할 수 있을 때까지 정기적으로 새로운 학습을 연습할 수 있는 기회를 환자에게 제공한다.
6. 환자가 전략에 통달하게 되거나 안정적인 상태에 이르면, 목표가 달성되었는지 또는 목표를 변경해야 하는지 결정한다.
7. 다음과 같은 계층구조 방법으로 전달 및 일반화를 연습한다:
   a) 치료의 다른 작업에 전달한다.
   b) 다음 치료 세션에 전달한다.
   c) 다른 종류의 치료 또는 상황에 전달한다.
   d) 실제 상황에 일반화한다.
8. 다른 상황 특히, 실제 상황에서 그러한 전략을 연습한다.

이 모델을 특수한 회상 작업에 적용하는 방법에 대한 예는 다음과 같다.[93]

작업: 짧은 기사의 즉시 회상(Task: Immediate Recall of Short Articles)

설명(Description)

환자와 치료사가 읽어야 할 짧은 기사를 선택한다. 각각의 기사는 길이를 늘려가고 (예: 2단락에서 20단락), 각각의 기사를 동일한 시간동안 노출시킨다(예: 3~5분). 제시한 후, 환자는 쓰기, 지적 또는 구술로 말하기의 방법으로 답변할 수 있다.

재료(Meterials)

치료사는 잡지, 신문, 짧은 이야기, 책, 에세이, 시 등에서 채택한 기사/문단을 사용할 수 있다.

점수화(Scoring)

기사에서 기억된 정보의 비율.

기준점(Baseline)

기사에서 회상된 재료의 최대 비율.

전략(Strategies)

덩어리화 하기, 강조하기, 노트 작성하기, 요약하기, 큰소리로 읽기 (그리고 반복을 위해 오디오 테이프 사용하기).

변화(Variations)

- 기사의 종류는 유형적인 것에서 추상적인 것까지, 환자가 이미 알고 있는 기존의 정보에서 완전히 새로운 정보까지 다양할 수 있다.
- 이는 종료시 환자에게 다지선다형 질문을 제시하여 답하도록 하여 인지 작업으로 사용이 가능하다. 또한, 환자는 단서와 별도로 정보를 회상할 수 있다.
- 이러한 작업은 환자에게 몇 분, 몇 일 또는 몇 주 뒤에 정보를 기억하도록 요구하여 회상 지연에 사용할 수 있다.
- 채점은 회상된 정보의 가장 높은 비율을 사용하여 수행할 수 있다.

일반화(Generalizations)

설명서(자동차, 가전제품, 컴퓨터), 말하기, 학급이나 업무를 위한 재료.

특수한 외전지원도구(Specific External Aids)

ABI 환자는 일반적으로 외적 지원도구를 동시에 사용하지 않는다. 성공을 거두기 위해서는 그러한 사용에 대해 환자에게 교육하고 그러한 사용을 연습할 수 있도록 다양한 기회와 상황을 제공해야 한다:

1. *메모책(datebook)* — 활동에 대한 일정표를 작성하려면 특정 시간이 소요되는 유형이 권장된

다.[14] 환자는 식료품 쇼핑, 레저활동 또는 공부와 같은 활동에 대한 특수한 날과 시간에 대한 일정표를 작성할 수 있다.

2. *기억 노트(memory notebook)* — 기본 메모책에서 확장된 버전. 그 내용은 환자의 요구에 따라 유연성 있게 변경이 가능하다. 잠재적으로 가능성 있는 항목들에는 방향(orientation), 교통수단(transportation), 해야할 일(things to do), 감정 기록(feelings log) 등이 포함될 수 있다.[55]
3. 조리 작업의 경우, 체크리스트 형식으로 된 단계별 지침서를 환자를 위해 작성할 수 있다. 환자는 과정을 수행함에 따라 각각의 하위 작업들을 확인할 수 있다. 환자는 퇴원 전에 체크리스트의 사용에 대해 교육받아야 한다.
4. Parente와 Herrmann은 기억 손상이 있는 환자들을 위해 일상생활에서의 독립성을 원활하게 유지할 수 있도록 다음과 같은 지원도구 등의 항목을 사용하는 것에 찬성한다:[85]

   - *자동차 위치확인장치(car finders)* — 사용자의 열쇠고리에 있는 장치를 통해 활성화될 경우, 자동차의 라이트가 점등되거나 경적이 울리는 장치
   - *키 파인더(key finders)* — 이러한 장치는 열쇠고리 및 기타 중요한 물품에 장착이 가능하며 손으로 툭 치는 등의 동작으로 활성화가 가능한 가청 경보음이나 신호를 발생시킨다.
   - *지능형 다리미(smart irons)* — 30초 동안 다리미가 고정되어 있고 움직임이 없을 경우 전기가 차단되는 자동 차단스위치 장착다리미. 이러한 기기는 대부분의 백화점에서 구입이 가능하다.
   - *자동응답전화(dialing phones)* — 단일 버튼으로 자동응답 기능을 제공한다. 사람의 이름에 대응되는 단일 버튼을 누르면 자동으로 검색하여 전화를 걸 수 있도록 몇 개의 전화번호를 저장할 수 있다. 치료사는 환자가 어떠한 번호를 프로그램으로 입력하였는지 식별할 수 있도록 환자와 함께 작업을 수행해야 한다.
   - *디지털 레코더(digital recorders)* — 번호들이 메시지를 표시하므로 테이프 레코더보다 효과적이다. 환자가 해야 할 항목을 완료함에 따라 각각의 메시지를 삭제할 수 있으므로 해야 할 작업 목록을 작성하는데 유용하다.
   - *개인 휴대용 정보 단말기(personal data storage devices; PDA)* — 예를 들면, Texas Instruments(Dallas, Tex), Casio(Tokyo, Japan), RadioShack(Fortworth, Tex)는 모두 이러한 작업을 간편하게 만들어준다(PDAs에 대한 자세한 내용은 13장을 참조하시오).
   - *텔레메모 시계(telememo watches)* — 예를 들면, Seiko(Mahwah, NJ)와 Casio는 최대 50개의 전화번호, 이름, 날짜, 약속시간을 저장할 수 있다.

5. 손바닥 크기의 팜탑 컴퓨터를 사용하는 것은 기억 손상이 있는 환자를 지원하는데 있어 효과적인 것으로 확인되었다.[110] ABI 환자 12명을 대상으로 한 연구에서, 환자 9명은 이러한 장치가 유용한 것으로 나타났고, 이들 9명 중 7명은 2개월, 4개월, 4년간의 추적 관찰 후 연구를

종료한 뒤에도 그러한 장치를 계속해서 사용하였다.[110] 그러한 연구를 수행하는 동안 임상적 관찰 결과 팜탑 컴퓨터의 사용이 환자의 불안감을 감소시키고, 자부심을 증가시키며, 역할 수행성과 향상을 촉진하는 것으로 나타났다.[110]

6. Wilson은 "대화형작업 유도시스템(interactive task guidance systems)"의 사용에 대해 설명한다. 이러한 시스템은 요리 또는 청소와 같은 일상적인 작업에 대해 순차적인 단계를 통해 환자에게 안내해줄 수 있도록 일련의 단서들을 제공해 준다.[5] 컴퓨터는 보상 장치로서의 역할을 수행하며 단계별 지침을 제공한다.[5]
7. ABI 환자들 다수가 사용해 볼 의사가 있음을 제시한 최근에 개발된 제품이 Neuropage이다.[5-111] 이러한 장치는 특히 외적지원도구를 사용하는데 어려움이 있는 환자들에게 효과적이다. 그 이유는 그러한 환자들이 장치의 사용을 잊어버려서 프로그래밍할 수 없으므로 체계적이지 못한 방법으로 사용하거나, 그러한 장치를 사용할 때 당황하게 될 수 있기 때문이다.[111] 이러한 결과는 다음과 같이 설명되는 호출기 시스템의 설계에 기인하는 것이다:[111]

   이 시스템은 전통적인 스타일의 컴퓨터 메모리 그리고 전화를 통한 경우 호출기 업체에 연결된 컴퓨터의 배치를 사용한다. 각각의 개인에 대한 단서 또는 나머지에 대한 일정 계획표가 컴퓨터에 입력되고, 그때부터는 더 이상 인간의 인터페이스 접속은 필요하지 않다. 적절한 날짜와 시간에, Neuropage는 사용자의 날짜 파일에 액세스하여, 전달될 나머지 사항들을 결정한 후, 정보를 전달한다.

환경적 적응 및 신호(Environmental Adaptations and Cues)

1. 열쇠를 자물쇠의 색에 부합되는 그러한 색으로 코딩할 수 있다.[14]
2. 환자에게 가족 게시판, 열쇠, 지갑 등을 중앙의 집중된 장소에 보관하도록 한다.[14]
3. 환자에게 7일간 약물복용 시간을 알려주는 장치(7-day mediation organizer)를 사용하도록 한다.[112]
4. 환자에게 쿠커, 조명 등과 같이 일정한 간격 이후 자동으로 꺼지는 장치를 사용하도록 한다. 예를 들면, 슬로우 쿠커를 사용한다.[5]
5. 누구의 방인지를 나타낼 수 있는 사진 등을 사용하여 방문에 라벨을 부착한다.[14] 필요한 경우, 서랍, 캐비닛, 옷장에 라벨을 부착한다.[5,59]
6. 중요한 품목들은 적절한 장소에 둔다(즉, 유리잔의 경우 넥코드 옆에, 벨트는 노트 옆에, 서류가방은 현관 옆에 등).[5]
7. 환자가 직접 켜게 되는 버너의 경우와 같이 환자에게 단서를 제공해줄 수 있도록 유색의 버너 덮개와 협조 스티커(coordinating sticker)를 사용한다.[14]
8. 점검해야 할 목록(reminder list)을 현관문 안쪽에 배치한다(즉, 가져가야 할 품목, 외출전 안전 점검목록 등).[14]

참고: 환경적 적응 및 외적지원도구만 사용하면 항상 도움이 되는 것은 아니다. 예를 들면, 특정한 사회적 상황에서, 환자는 만나게 될 사람의 이름을 기억하기 위해 메모장을 소지하지 못할 수 있다.[5]

참고문헌 (References)

1. Giuffrida C, Neistadt M. Overview of learning theory. In: Crepeau E, Cohn ES, Schell BAB, eds. *Willard and Spackman's Occupational Therapy.* Philadelphia, Pa: Lippincott, Williams and Wilkins; 2003.
2. Averbach S, Katz N. Cognitive rehabilitation: a retraining model for clients with neurological disabilities. In: Katz N, ed. *Cognition and Occupation Across the Live Span.* Bethesda, Md: American Occupational Therapy Association Press; 2005.
3. Sohlberg MM, Mateer CA. *Introduction To Cognitive Rehabilitation: Theory and Practice.* New York, NY: The Guilford Press; 1989.
4. Parente R, Anderson J. *Retraining Memory: Techniques and Applications.* Houston, Tex: CSY Publishing; 1991.
5. Wilson B. Memory rehabilitation in brain injured people. In: Stuss DT, Robertson IH, eds. *Cognitive Neurorehabilitation.* New York, NY: Cambridge University Press; 1999.
6. Lou JQ, Lane SJ. Personal performance capabilities and their impact on occupational performance. In: Christiansen CH, Baum CM, eds. *Occupational Therapy: Performance, Participation and Well-Being.* Thorofare, NJ: SLACK Incorporated; 2005.
7. Forde EME, Humphreys GW. The role of semantic knowledge and working memory in everyday tasks. *Brain Cogn.* 2000;44:214-252.
8. Fuster JM. Network memory. *Ann Rev Psychol.* 1998;49:451-459.
9. Filskov S, Boll T. *Handbook of Clinical Neuropsychology.* New York, NY: John Wiley & Sons, Inc; 1981.
10. Logie RH. *Visuo-Spatial Working Memory.* Hillsdale, NJ: Lawrence Erlbaum Assoc; 1995.
11. Grafman J. The structured event complex and the human prefrontal cortex. In: Stuss D, Knight R. *Principles of Frontal Lobe Function.* New York, NY: Oxford University Press; 2002.
12. Devinsky O, D'Esposito M. Memory and memory disorders. In: *Neurology of Cognitive and Behavioral Disorders.* New York, NY: Oxford University Press; 2004.
13. Fletcher PC, Henson RNA. Frontal lobes and human memory: insights from functional neuroimaging. *Brain.* 2001;124:849-881.
14. Raskin SA. Memory. In: Raskin SA, Mateer CA, eds. *Neuropsychological Management of Mild Traumatic Brain Injury.* New York, NY: Oxford University Press; 2000.
15. Baddeley AD. Memory theory and memory therapy. In: Wilson BA, Moffat N, eds. *Clinical Management of Memory Problems.* Gaithersburg, Md: Aspen Publishers; 1984.
16. Gathsercole SE, Baddeley AD. *Working Memory and Language.* Mahwah, NJ: Lawrence Erlbaum Assoc; 1993.
17. Parker RS. *Traumatic Brain Injury and Neuropsychological Impairment.* New York, NY: Springer Verlag; 1990.
18. Luria AR. *Higher Cortical Functions in Man.* 2nd ed. New York, NY: Basic Books, Inc; 1980.
19. Craik F, Kester JD. Divided attention and memory: impairment of processing or consolidation? In: Tulving E, ed. *Memory, Consciousness and the Brain.* Ann Arbor, Mich: Psychology Press; 2000.
20. Roediger HL. Why retrieval is the key process in understanding memory. In: Tulving E, ed. *Memory, Consciousness and the Brain.* Ann Arbor, Mich: Psychology Press; 2000.
21. Sandler AB, Harris JL. Use of external memory aids with a head-injured patient. *Am J Occup Ther.* 1992; 46(2):163-1662.
22. Adamovich BLB. Cognition, language, attention and information processing following closed head injury. In: Kreutzer JS, Wehman PH, eds. *Cognitive Rehabilitation For Persons with Traumatic Brain Injury: A Functional Approach.* Baltimore, Md: Paul H Books Pub; 1991.

23. Constantinidou F, Thomas RD, Best P. Principles of cognitive rehabilitation: an integrative approach. In: Ashley MJ, ed. *Traumatic Brain Injury: Rehabilitative Treatment and Case Management.* 2nd ed. Boca Raton, Fla: CRC Press; 2004.
24. Gooding PA, Mayes AR, van Eijk R. A meta-analysis of indirect memory tests for novel material in organic amnesics. *Neuropsychologia.* 2000;38(5):666-676.
25. Hazeltine S, Grafton ST, Ivry R. Attention and stimulus characteristics determine the locus of motor-sequence encoding. A PET study. *Brain.* 1997;120(Pt 1):123-140.
26. Verfaellie M, Keane MM. The neural basis of aware and unaware forms of memory. *Semin Neurol.* 1997;17(2):153-161.
27. Hamann SB, Squire LR. Intact perceptual memory in the absence of conscious memory. *Behav Neurosci.* 1997;111(4):850-851.
28. Kapur N. Syndromes of retrograde amnesia: a conceptual and empirical synthesis. *Psychol Bull.* 1999;125(6):800-825.
29. Gabrieli JDE. Cognitive neuroscience of human memory. *Ann Rev Psychol.* 1998;49:87-115.
30. Golisz K, Toglia J. Perception and cognition. In: Crepeau E, Cohn ES, Schell BAB, eds. *Willard and Spackman's Occupational Therapy.* Philadelphia, Pa: Lippincott, Williams and Wilkins; 2003.
31. Katz DL, Mills VM. Traumatic brain injury: natural history and efficacy of cognitive rehabilitation. In: Stuss DT, Robertson IH, eds. *Cognitive Neurorehabilitation.* New York, NY: Cambridge University Press; 1999.
32. Nyberg L, McIntosh AR, Tulving E. Functional brain imaging of episodic and semantic memory with positron emission tomography. *J Mol Med.* 1998;76(1):48-53.
33. Zola SM. Memory, amnesia, and the issue of recovered memory: neurobiological aspects. *Clin Psychol Rev.* 1998;(8):915-932.
34. Burgess PW, Quayle A, Frith CD. Brain regions involved in prospective memory as determined by positron emission tomography. *Neuropsychologia.* 2001;39(6):545-555.
35. Cockburn J. Task interruption in prospective memory: a frontal lobe function? *Cortex.* 1995;31:87-97.
36. Mateer C. The rehabilitation of executive disorders. In: Stuss DT, Robertson IH, eds. *Cognitive Neurorehabilitation.* New York, NY: Cambridge University Press; 1999.
37. McDaniel MA, Glisky EL, Rubin SR, Guynn MJ, Routhieaux BC. Prospective memory: a neuropsychological study. *Neuropsychology.* 1999;13(1):103-110.
38. Wheeler MA, Stuss DT, Tulving E. Toward a theory of episodic memory: the frontal lobes and autonoetic consciousness. *Psychol Bull.* 1997;121(3):331-354.
39. Markowitsch HJ, Calabrese P, Neufeld H, et al. Retrograde amnesia for world knowledge and preserved memory for autobiographic events: a case report. *Cortex.* 1999;35(2):243-252.
40. Buckner RL, Koutstaal W, Schacter DL, et al. Functional-anatomic study of episodic retrieval using fMRI. I. Retrieval effort versus retrieval success. *Neuroimage.* 1998;7(3):151-162.
41. Klein SB, Loftus J, Kihlstrom JF. Memory and temporal experience: the effects of episodic memory loss on an amnesic patient's ability to remember the past and imagine the future. *Social Cogn.* 2002;20(5):353-379.
42. McCormack T, Hoerl C. Memory and temporal perspective: the role of temporal frameworks in memory development. *Develop Rev.* 1999;19:154-182.
43. Cansino S, Maquet P, Dolan RJ, Rugg MD. Brain activity underlying encoding and retrieval of source memory. *Cereb Cort.* 2002;12(10):1048-1056.
44. Cabeza R. Functional neuroimaging of episodic memory retrieval. In: Tulving E, ed. *Memory, Consciousness, and the Brain.* Ann Arbor, Mich: Psychology Press; 2000.
45. Fuster J. Physiology of executive functions: the perception-action cycle. In: Stuss D, Knight R, eds. *Principles of Frontal Lobe Function.* New York, NY: Oxford University Press; 2002.
46. Wiggs C, Weisberg J, Martin A. Neural correlates of semantic and episodic memory retrieval. *Neuropsychologia.* 1999;37(1):103-118.
47. Moscovitch M, Winocur G. The frontal cortex and working with memory. In: Stuss D, Knight R, eds. *Principles of Frontal Lobe Function.* New York, NY: Oxford University Press; 2002.
48. Levy R, Goldman-Rakic PS. Segregation of working memory functions within the dorsolateral prefrontal cortex. *Exp Brain Res.* 2000;133:23-32.
49. Schacter DL, Norman KA, Koutstaal W. The cognitive neuroscience of constructive memory. *Annu Rev Psychol.* 1998;49:289-318.
50. Maquire E. Neuroimaging studies of autobiographical event memory. *Phil Trans R Soc Lond B.* 2001;356:1441-1451.
51. McAllister TW, Saykin AJ, Flashman LA, et al. Brain activation during working memory 1 month after mild traumatic brain injury: a functional MRI study. *Neurology.* 1999;53(6):1300-1307.
52. Giles GM, Shore M. The effectiveness of an electronic memory aid for a memory-impaired adult of normal intelligence. *Am J Occup Ther.* 1988;43(6):409-411.

53. Makatura TJ, Lam CS, Leahy BJ, et al. Standardized memory tests and the appraisal of everyday memory. *Brain Inj.* 1999;13(5):355-367.
54. Ownsworth TL, McFarkand K. Memory remediation in long-term acquired brain injury: two approaches in diary training. *Brain Inj.* 1999;13:605-626.
55. Tate RL. Beyond one-bun, two shoe: recent advances in the psychological rehabilitation of memory disorders after acquired brain injury. *Brain Inj.* 1997;11(12):907-918.
56. Stewart FM, Sunderland A, Sluman SM. The nature and prevalence of memory disorder late after stroke. *Br J Clin Psychol.* 1996;35(Pt 3):369-379.
57. Christiansen C. Occupational therapy: intervention for life performance. In: Christiansen C, Baum C, eds. *Occupational Therapy: Overcoming Human Performance Deficits.* Thorofare, NJ: SLACK Incorporated; 1991.
58. Labowie-Vief G, Gonda J. Cognitive strategy training and intellectual performance in the elderly. *J Gereontol.* 1967;31(3):327-332.
59. Wilson BA. Memory rehabilitation: compensating for memory problems. In: Dixon R, Backman L, eds. *Compensating for Psychological Deficits and Declines.* Mahwah, NJ: Lawrence Erlbaum Assoc; 1995.
60. Wilson B, Cockburn J, Baddeley AD, et al. *The Rivermead Behavioral Memory Test.* 2nd ed. Bury St. Edmunds: Thames Valley Test Co; 2003.
61. Wilson BA, Clare L, Baddeley A, et al. *The Rivermead Behavioral Memory Test-Extended Version (RBMT-E).* Bury St. Edmunds: Thames Valley Test Co; 1999.
62. Clare L, Wilson BA, Emslie H, Tate R, Watson P. Adapting the Rivermead Behavioral Memory Test Extended Version (RBMT-E) for people with restricted mobility. *Br J Clin Psychol.* 2000;39(Pt 4):363-369.
63. Cockburn J, Wilson B, Baddeley A, Hiorns R. Assessing everyday memory in patients with dysphasia. *Br J Clin Psychol.* 1990;29:353-360.
64. Wilson B, Cockburn J, Baddeley A, Hiorns R. The development and validation of a test battery for detecting and monitoring everyday memory problems. *J Clin Exp Neuropsychol.* 1989;11(6):855-870.
65. Kopelman M, Wilson B, Baddeley AD. *The Autobiographical Memory Interview.* Bury St. Edmonds: Thames Valley Test Co; 1990.
66. Bennet-Levy J, Powell GE. The subjective memory questionnaire. An investigation into the self-reporting of "real life" memory skills. *Br J Social Clin Psychol.* 1980;19:177-188.
67. Broadbent DE, Cooper PF, FitzGerald P, Parkes KR. The Cognitive Failures Questionnaire (CFQ) and its correlates. *Br J Clin Psychol.* 1982;21:1-16.
68. Herrmann DJ, Neisser U. An inventory of everyday memory experiences. In: Gruenberg MM, Morris P, Sykes R, eds. *Practical Aspects of Memory.* London: Academic Press; 1978:35-51.
69. Christenson AL. *Luria's Neuropsychological Investigation.* New York, NY: Spectrum Publications; 1975.
70. Wall N, et al. *Hemiplegic Evaluation.* Boston, Mass: Rehabilitation Hospital; 1979.
71. Zoltan B. Visual, visual perceptual and perceptual-motor deficits in brain injured adults: evaluation, treatment and functional implications. In: Craft GH, Berrol S, eds. *Physical Medicine and Rehabilitation Clinics of North America.* Philadelphia, Pa: WB Saunders Co; 1992.
72. Brooks N, Lincoln NB. Assessment for rehabilitation. In: Wilson BA, Moffat N, eds. *Clinical Management of Memory Problems.* Rockville, Md: Aspen Publishers; 1984.
73. Toglia JP. *Attention and Memory. AOTA Self Study Series: Cognitive Rehabilitation.* Bethesda, Md: The American Occupational Therapy Association; 1994.
74. Toglia J. A dynamic interactional approach to cognitive rehabilitation. In: Katz N, ed. *Cognition and Occupation Across The Life Span.* Bethesda, Md: American Occupational Therapy Association Press; 2005.
75. Kizony R, Katz N. Relationships between cognitive abilities and the process scale and skills of the assessment of motor and process skills (AMPS) in patients with stroke. *OTJR: Occupation, Participation, and Health.* 2002;22:82-92.
76. Pedretti L, et al. Evaluation of sensation, perception and cognition. In: Early MB, ed. *Physical Dysfunction: Practice Skills for the Occupational Therapy Assistant.* St. Louis, Mo: CV Mosby; 1998.
77. Hunkin NM, Squires EJ, Parkin AJ, Tidy JA. Are the benefits of errorless learning dependent on implicit memory? *Neuropsychologia.* 1998;36(1):25-36.
78. Kime SK, Lamb DG, Wilson BA. Use of a comprehensive programme of external cueing to enhance procedural memory in a patient with dense amnesia. *Brain Inj.* 1996;10(1):17-25.
79. Sohlberg M, Mateer CA. Effectiveness of an attention-training program. *J Clin Exper Neuropsych.* 1987;9(2):117-130.
80. Salmon DP, Butters N. Recent developments in learning and memory: implications for the rehabilitation of the amnesic patient. In: Meir MJ, Benton AL, Diller L, eds. *Neuropsychological Rehabilitation.* New York, NY: Guilford Press; 1987.
81. Freeman MR, Mittenberg W, Dicowden M, Bat-Ami M. Executive and compensatory memory retraining in traumatic brain injury. *Brain Inj.* 1992;6(1):65-70.

82. Zencius A, Wesolwski MD, Burke WH. A comparison of four memory strategies with traumatically brain-injured clients. *Brain Inj.* 1990;4(1):33-38.
83. Glisky EL, Schacter DL. Acquisition of domain-specific knowledge in patients with organic memory disorders. *J Learning Disabil.* 1988;21(6):333-351.
84. Toglia JP. *Contextual Memory Test.* San Antonio, Tex: Therapy Skill Builders; 1993.
85. Parente R, Herrmann D. External aids to cognition. In: Parente R, Herrmann D, eds. *Retraining Cognition: Techniques and Applications.* 2nd ed. Austin, Tex: PRO-ED; 2003.
86. Atkinson RC, Shiffrin RM. The control of short-term memory. *Sci Am.* 1971;225(2):82-89.
87. Baum B, Hall K. Relationship between constructional praxis and dressing in the head-injured adult. *Am J Occup Ther.* 1981;35(7):438-442.
88. Ben-Yishay Y. *Working Approaches to Remediation of Cognitive Deficits in Brain-damaged Persons. Rehabilitation Monograph 62.* New York, NY: University Medical Center; 1981.
89. Bourne LE, Dominowski RL, Loftus EF. *Cognitive Processes.* Englewood Cliffs, NJ: Prentice-Hall; 1979.
90. Craik F. Human memory. *Ann Rev Psychol.* 1970;30:63-102.
91. Crovitz H. Memory retraining in brain-damaged patients: the airplane list. *Cortex.* 1979;15:131-134.
92. Glasgow RE, Zeizz RA, Barrera JR, Lewinsohn PM. Case studies on remediating memory deficits in brain-damaged individuals. *J Clin Psychol.* 1977;33(4):1049-1054.
93. Harrell M, Parente F, Bellingrath EG, Liscia KA. *Cognitive Rehabilitation of Memory.* Gaithersburg, Md: Aspen Publishers; 1992.
94. Harris J. Methods of improving memory. In: Wilson BA, Moffat N, eds. *Clinical Management of Memory Problems.* Rockville, Md: Aspen Publishers; 1984.
95. Lewinsohn PM, Danaher BG, Kikel S. Visual imagery as a mnemonic aid for brain-injured persons. *J Consult Clin Psychol.* 1977;5(5):717-723.
96. Lezak M. *Neuropsychological Assessment.* New York, Oxford University Press; 1983.
97. Malec J, Questad K. Rehabilitation of memory after craniocerebral trauma: case report. *Arch Phys Med Rehab.* 1983;64:436-438.
98. Moffat N. Strategies of memory therapy. In: Wilson BA, Moffat N, eds. *Clinical Management of Memory Problems.* Rockville, Md: Aspen Publishers; 1984.
99. Parente R. Executive skills training. In: Parente R, Herrmann D, eds. *Retraining Cognition: Techniques and Applications.* Gaithersburg, Md: Aspen Publications; 1996.
100. Schwartz SM. Adults with traumatic brain injury: three case studies of cognitive rehabilitation in the home setting. *Am J Occup Ther.* 1995;49(7):655-667.
101. Uomoto JM. Neuropsychological assessment and rehabilitation after brain injury. In: Craft GH, Berrol S, eds. *Physical Medicine and Rehabilitation Clinics of North America.* Philadelphia, Pa: WB Saunders; 1992.
102. van Zomeren AH, Fasotti L. Impairments of attention in brain-damaged patients. In: von Steinbuckel N, von Cramon D, Poppel, eds. *Neuropsychological Rehabilitation.* Berlin: Springer-Verlag; 1992.
103. Webser J, Scott R. The effects of self-instructional training on attentional deficits following head injury. *Clin Neuropsychol.* 1983;5:69-74.
104. Weintraub S. Neuropsychological assessment of mental state. In: Mesulam MM, ed. *Principles of Behavioral and Cognitive Neurology.* 2nd ed. New York, NY: Oxford University Press; 2000.
105. Wills P, Clare L, Shiel A, Wilson BA. Assessing subtle memory impairments in the everyday memory performance of brain injured people: exploring the potential of the Extended Rivermead Behavioral Memory Test. *Brain Inj.* 2000;14(8):693-704.
106. Wilson B. Memory therapy in practice. In: Wilson BA, Moffat N, eds. *Clinical Management of Memory Problems.* Rockville, Md: Aspen Publishers; 1984.
107. Wilson B. Recovery and compensatory strategies in head injured memory impaired people several years after insult. *J Neurol Neurosurg Psychiatry.* 1992;55(3):177-1.
108. Cermak LS, Hill R, Wong B. Effects of spacing and repetition on amnesic patients' performance during Perceptual identification, stem completion, and category exemplar production. *Neuropsychology.* 1998;12(1):65-77.
109. Thoene AIT, Glisky EL. Learning of name-face associations in memory impaired patients: a comparison of different training procedures. *J Intern Neuropsychol Soc.* 1995;1:29-38.
110. Kim HJ, Burke DT, Dowds MM Jr, Boone KA, Park GJ. Electronic memory aids for outpatient brain injury: follow-up findings. *Brain Inj.* 2000;14(2):187-196.
111. Wilson B, Evans JJ, Emslie H, Malinek V. Evaluation of Neuropage: a new memory aid. *J Neurol Neurosurg Psychiatry.* 1997;63(1):113-115.
112. Glitsky EL, Glitsky ML. Memory rehabilitation in the elderly. In: Stuss DT, Robertson IH, eds. *Cognitive Neurorehabilitation.* New York, NY: Cambridge University Press; 1999.

참고서적 (Resources)

Ayres AJ. *Sensory Integration and Learning Disorders*. Los Angeles, Western Psychological Services; 1980.

Balota DA, Dolan PO, Duchek JM. Memory changes in healthy young and older adults. In: Tulving E, Craik FIM, eds. *Oxford Handbook of Memory*. New York, NY: Oxford University Press; 2000.

Breines E. *Perception: Its Development and Recapitulation*. Princeton, NJ: Geri-Rehab; 1981.

Clare L, Wilson BA, Carter G, et al. Intervening with everyday memory problems in dementia of Alzheimer type: an errorless learning approach. *J Clin Exper Neuropsychol*. 2000;22(1):132-146.

Cook EA, Thigpen R. Identification and management of cognitive perceptual deficits in the rehabilitation patient. *Rehabil Nurs*. 1993;18(5):3110-3113.

Deitz J, Tovar VS, Beeman C, Thorn DW, Trevisan MS. The test of orientation for rehabilitation patients: test-retest reliability. *Occup J Res*. 1992;12(3):173-185.

Diller L, Weinberg J. Differential aspects of attention in brain-damaged persons. *Percept Motor Skills*. 1972;35:71-81.

Dimitrov M, Granetz J, Peterson M, et al. Associative learning impairments in patients with frontal lobe damage. *Brain Cogn*. 1999;41(2):213-230.

Dougherty PM, Radomski MV. *A Dynamic Assessment Approach for Adults with Brain Injury: The Cognitive Rehabilitation Workbook*. Gaithersburg, Md: Aspen Publishers; 1993.

Duchek J. Cognitive dimensions of performance. In: Christiansen C, Baum C, eds. *Occupational Therapy: Overcoming Human Performance Deficits*. Thorofare, NJ: SLACK Incorporated; 1991.

Efklides A, et al. Wechsler memory scale, rivermead behavioral memory test, and everyday memory questionnaire in healthy adults and Alzheimer patients. *Eur J Psychol Assess*. 2002;18:63-77.

Gilewski MJ, Zelinski EM, Schaie KW. The Memory Functioning Questionnaire for assessment of memory complaints in adulthood and old age. *Psychol Aging*. 1990;5(4):482-490.

Gomez Beldarrain M, Grafman J, Pascual-Leone A, Garcia-Monco JC. Procedural learning is impaired in patients with prefrontal lesions. *Neurology*. 1999;52(9):1853-1860.

High WM, Levin HS, Gary HE. Recovery of orientation following closed head injury. *J Clin Exp Neuropsychol*. 1990;12(5):703-714.

Hunkin NM, Parkin AJ. The method of vanishing cues: an evaluation of its effectiveness in teaching memory-impaired individuals. *Neuropsychologia*. 1995;33(10):1255-1279.

Itzkovich M, Elazar B, Averbuch S. *Lowenstein Occupational Therapy Cognitive Assessment (LOTCA) Manual*. Pequannock, NJ: Maddack Inc; 1990.

Kim HJ, Burke DT, Dowds MM, George J. Utility of a microcomputer as an external memory aid for a memory-impaired head injury patient during in-patient rehabilitation. *Brain Inj*. 1999;13(2):147-150.

Maguire EA. Neuroimaging studies of autobiographical event memory. *The Royal Society*. 2001;1441-1451.

Majid MJ, Lincoln NB, Weyman N. *Cognitive Rehabilitation for Memory Deficits Following Stroke. The Cochrane Collaboration*. Hoboken, NJ: John Wiley and Sons; 2005.

McNeny R, Dise J. Reality orientation therapy. In: Rosenthal M, Griffith ER, Bond MR, Miller JD, eds. *Rehabilitation of the Adult with Traumatic Brain Injury*. Philadelphia, Pa: FA Davis; 1983.

McGlynn SM. Behavioral approaches to neuropsychological rehabilitation. *Psychological Bulletin*. 1990;108(3):420-4410.

Nieber E, Koch C. Computational architectures for attention. In: Tulving E, Craik F, eds. *The Oxford Handbook of Memory*. New York, NY: Oxford University Press; 2000.

Okkeman K. *Cognition and Perception in the Stroke Patient*. Gaithersburg, Md: Aspen Publishers; 1993.

Rabbit P. Changes in problem solving ability in old age. In: Birren J, Schaie K, eds. *Handbook of Psychology of Aging*. New York, NY: Van Nostrand Reinhold Co; 1977.

Robertson I, Ward T, Ridgeway Y, Nimmo-Smith I. *The Test of Everyday Attention*. Bury St. Edwards: Thames Valley Test Co; 1994.

Schmitter-Edgecombe M, Fahy JF, Whelan JP, Long CJ. Memory remediation after severe closed head injury: notebook training versus supportive therapy. *J Consult Clin Psychol*. 1995;63(3):484-489.

Shiffman LM. Cerebro vascular accident. In: Early MB, ed. *Physical Dysfunction Practice Skills for the Occupational Therapy Assistant*. St. Louis, Mo: Mosby Year-Book; 1998.

Skilleck C. Computer assistance in the management of memory and cognitive impairment. In: Wilson BA, Moffat N, eds. *Clinical Management of Memory Problems*. Rockville, Md: Aspen Publishers; 1984.

Strub RL, Black RW. *The Mental Status Examination in Neurology*. Philadelphia, Pa: FA Davis; 1977.

Tankle RS. Application of neuropsychological test results to interdisciplinary cognitive rehabilitation with head-injured adults. *J Head Trauma Rehabil*. 1988;3(1):24-32.

Toglia JP. Approaches to cognitive assessment of the brain-injured adult: traditional methods and dynamic investigation. *Occup Ther Pract*. 1989;1(1):36-57.

Toglia JP. A dynamic interactional approach to cognitive rehabilitation. In: Katz N, ed. *Cognitive Rehabilitation: Models For Intervention in Occupational Therapy.* Boston, Mass: Andover Med Pub; 1992.

Wilson B, Emslie HC, Quirk K, Evans JJ. Reducing everyday memory and planning problems by means of a paging system: a randomized control crossover study. *J Neurol Neurosurg Psychiatry.* 2001;70(4):477-482.

Wood RL, Fussey I. *Cognitive Rehabilitation in Perspective.* London: Taylor and Francis; 1990.

제10장

실행 기능
(Executive Function)

실행 기능(Executive Function)

실행 기능은 성공적인 일상생활에서 매우 중요하다. "실행 기능"이라는 용어는 인지적 정보처리 과정을 조정하는 여러 가지 다양한 기술들을 의미하며, 기본적으로 일상적이지 않은 활동을 하는 동안 행해지고, 보통 개개인의 수행에 영향을 미친다.[1-4] 실행 장애는 새롭고 구조화되지 않은 상황 속에서 가장 뚜렷하게 드러난다.[5] 때때로 이러한 손상은 "비실행 증후군(dysexecutive syndrome)"으로 불리며 후천적 뇌손상으로 인한 공통적 증상이다. 일부 이론가들은 실행 기능을 관리감독 통제 체계 혹은 계획, 실수 교정, 주의를 기울임, 정보처리, 습관적인 반응을 통제하는 중추적 실행기능으로 개념화해왔다.[1,8-10] 다른 사람들은 실행 기능을 기억된 정보를 선택하고, 조작하며, 회상한 기억을 최신 정보로 다시 저장하는 능력과 연관지었다.[11] 이러한 연관성을 지지하는 연구에서 자서전적 기억회상과 특정 내용에 대한 기억 회상이 실제로 실행기능의 손상과 연관성이 있는 것으로 나타났다.[11,12]

Ylvisaker와 Szekeres는 실행기능을 두 가지 범주로 설명하였다.[13] 첫 번째 범주는 지식 기반으로 이것은 일반적인 정보, 학습한 기술들 혹은 일상, 규칙들과 과정을 조직화하는 체계이다. 이러한 지식 기반 없이 새로운 정보를 해석하고, 조직화하고 기억하는 것은 어렵다. 두 번째 체계는 목표를 설정하고, 계획하고, 성취하는 것과 관련된 인지 기능을 다루는 실행 체계이다. 이 체계의 요소들로는 "(자신의 장점과 약점에 대한 인식을 기반으로) 실제적인 목표 설정, 계획하기, 자기-주도성과 자발성, 자기-통제력, 자기-관찰, 자기-평가, 자기-교정, 그리고 융통성 있는 문제해결 능력"이 있다.[13]

이 분야의 전문가들은 실행기능의 손상으로 자발성, 계획능력과 조직화, 문제해결 능력, 사고의 융통성, 개념 형성 혹은 추상적 사고, 범주화, 의사결정 능력과 같은 능력들에 문제가 생긴다는 것에 일치된 의견을 보였다.[1,14-17] 게다가 대부분의 사람들은 자기-실수 교정, 자기-관찰, 행동조절도 포함시켰다.[1,14,15,17]

일부 이론가들은 자기-관찰, 자기-인식을 "메타인지(metacognition)" 혹은 인지적, 지각적 정보처리과정의 이해와 조작능력의 일부분으로 가정하였다.[18] 개인의 장점 혹은 단점과 관련하여 과제의 난이도를 평가하는 능력과 성공을 예측하는 능력은 메타인지적 기술로 설명되어왔다.[19] 이러한 자기 조절과정은 초기 영유아기동안 발달되며, 앞이마 피질(prefrontal cortex)의 성숙과 완성에 의존하는 것으로 생각되어왔다.[1] Parente와 Herrmann은 메타인지를 두가지 범주로 설명하였다. 1) 정적인 메타인지, 목표를 위한 행동을 지시하거나 수행을 향상시키기 위한 적절한 방법들과 자신의 정보처리 상태에 대한 인식을 의미한다. 2) 동적인 메타인지, 자신의 인지능력을 통제하고 적절한 행동을 시작하도록 하는 능력을 말한다.[20]

메타인지는 또한 더 높은 수준의 통합된 정보처리과정으로 설명되어왔다.[19] 메타인지 과정은 자기-점검(self-checking)을 이용하는 산수 혹은 시험에 통과할 만큼의 충분한 학습량을 결정하는 것과 같은 일들과 연관이 있다고 생각되어 왔다.[21] 상위인지능력은 전이와 일반화 과정에 중요한 요소들로 생각되어 왔다.[3,19] 실행 기능은 메타인지에서 현재 "하고 있는" 동적인 측면으로 설명되어왔다.[19] 여기에서 저자는 "메타인지"라는 용어가 세련되거나 완벽하게 정의되어 있지 않은 발달하고 있는 개념으로 생각한다. 그러므로 실행 기능에 대한 개념은 이 장에서 이후 소재로 사용될 것이다. 비록 많은 사람들이 자기-인식과 자기-관찰을 실행 기술로 설명하지만, 저자는 일상생활에서 실행기술의 전반적인 중요성을 느끼기 때문에 이후에 설명되어 있는 실행 기능의 요소들과 상호관련성이 있는 개별적인 개념으로 해석해야만 한다. 저자는 실행 능력이 정확한 자기-인식과 자기-관찰, 주의집중력, 기억과 연합되어 있으며 일상생활에서 일반화 기술의 기반이 된다라고 생각하고 있다.

실행 기능의 손상은 이마엽과 피질하 변연계 손상과 관련이 있다.[22-25] 최근 신경이미지 연구에서 실행 기능은 독립적인 구조물이라기 보다 오히려 분산적인 신경회로에 포함되어 있는 것으로 나타났다.[26] 게다가 앞이마엽 피질내의 다른 영역이 실행 조절의 여러 측면과 연관되어 있는 것으로 생각된다.[27,28]

예로, 등 가쪽 앞이마엽 피질(dorsolateral prefrontal cortex)은 계획하기, 조직화하기, 순서화하기, 추상적 사고의 문제들과 연관이 있다.[26] 성인의 실행기능은 3단계로 이뤄진다라고 이론화되어 왔다. 단순한 계획하기와 조직화된 시각 검색은 6세까지 발달하고 시험과 충동성 조절은 10세까지 발달하며, 청소년기 동안에는 복잡한 순서적인 운동과 언어적 유창성이 발달한다.[29] 다른 사람들은 1세 6개월과 5세 사이에 그리고 5세와 10세 사이에 변화의 순서는 주의집중, 실행, 자기-반영적 과정을 재조직화하는 것과 연관되어 일어난다는 것을 관찰했다.[22]

적절한 실행기능은 효과적인 적응과 환경적 요구를 바꾸는 조정이 가능케한다. 실행기능의 감소는 가벼운 외상성 뇌손상(TBI)일 때조차 기능적 손상을 가져온다. 그리고 이러한 결손은 종종 대부분 영구적이다.[25] 90명의 외상성 뇌손상 환자를 대상으로 한 연구에서 질병이전의 지적 능력과 기억과 함께 실행기능은 퇴원 후에 기능적 의존정도를 예측하는 인자였다.[30] 실행기능은 또한 후천성 뇌손상환자의 사회적, 직업적 회복정도에 중요한 역할을 한다.[6,17,31]

실행기능은 식사준비에서부터 직장에 출근하기 위한 자동차 운전, 사회적 독립성까지 넓은 범위의 활동에 매우 중요하다.[25,32] Duran과 Fisher는 실행능력의 개념을 통해 기능적 능력과 실행기능을 연관지어 실행능력을 다음과 같이 설명한다. "실행기능은 기본적 혹은 수단적 일상생활을 포함해서 일상적인 상황에서 행동표현에 속한다".[33] 즉, 실행장애는 장애로 표현될 때 작업수행의 장애가 된다.[33] 실행기능이 저하된 환자들은 종종 충동적이고 주제에서 벗어난 대화를 하거나, 이상한 반복적인 언어표현을 하며 사회적으로 부적절하다. 이들은 종종 사회적 상황이나 다른 사람들과의 관계를 적절히 모니터할 수 없다. 이러한 환자들은 자신이 했던 일에 대해 객관적으로 명확하게 보기보다는 오히려 종종 자신의 행동을 일반적인 혹은 전체적인 용어로 판단할 것이다. 문제를 해결하고자 할 때 이들은 단지 한가지 가능한 해결책만을 고려하고, 가장 좋은 해결책을 선택하는데 관련된 정보를 고려하지는 못할 것이다.

이전에 전혀 노력이 필요치 않았던 혹은 아주 조금의 노력만 요구되는 활동들은 신중한 통제능력과 노력이 필요하게 되며 효율성을 낮추게 된다.[2]

실행기능의 평가 (Evaluation of Executive Function)

종종 실행기능에 대한 기존 평가는 일상생활에서 보여지는 심각한 문제가 있음에도 불구하고 문제를 찾아내지 못한다.[34] 이것은 실행의 문제가 일반적으로 잘 구조화된 과제에는 영향을 미치지 않기 때문이다.[4] 사실 기존평가는 실제로 환자가 과제를 성공적으로 수행하도록 실행능력을 사용할 필요가 없게끔 구조화되어 있다. 많은 임상가들은 지금 비특정적인 개방형의 과제가 특히, 환자의 실행기능을 평가하는데 유용하다고 생각한다.[35] Burgess 등은 다중과제가 대부분의 일상활동에 필요로 하는 것을 반영하기 때문에 다중과제를 포함한 평가를 권유한다.[34] Burgess 등은 일상생활활동의 특징을 다음과 같이 개괄적으로 제시하였다.[34]

1. *수많은 과제들*
2. *상호배치* — 이러한 과제들을 수행하는 것은 효과적인 시간사용을 위해 맞출 필요가 있다.
3. *한번에 한가지 과제* — 신체적, 인지적 제약 때문에 단지 한번에 한가지 과제만 할 수 있다.
4. *방해요소들과 기대치 않은 결과들* — 때때로 기대치 않은, 우선순위가 높은 방해요소들이 생기며, 항상 일이 계획된대로 진행되지는 않는다.
5. *지연된 의도* — 이미 진행하고 있는 과제를 되돌릴 시점은 그 상황에서 직접적으로 나타나지 않는다.
6. *과제 특성의 차이* — 대개 과제는 우선순위, 난이도, 시간의 길이라는 점에서 다르다.
7. *자기-결정적 목표* — 사람들은 적절한 수행활동을 구성하는 것을 스스로 결정한다.
8. *즉각적인 피드백 없음* — 바로 수행에 대한 피드백이 없다. 실패는 일어나는 그 시각에 알지 못한다.

실행 기능과 강한 연관성이 있으며 영향을 미치는 개별 요소로써 자기-인식과 자기-점검에 대한 평가와 치료는 이후 이 장의 section I에 언급될 것이다. 이것은 section II까지 연속되며 여기에는 자발성, 계획하기, 조직화하기, 문제해결, 의사결정, 범주화, 인지적 융통성이라는 실행기능의 요소들에 대한 평가와 치료에 대한 정보가 포함되어 있다. 마지막으로 section III에는 일부 작업(occupation)을 근거로 한 실행 기능의 평가와 관련된 자세한 정보를 제시하였다.

비록 관련 있는 문제행동이 일부 논의된다고 할지라도, 이 부분에 대해 자세히 다루는 것은 이 책의 범위에 속하지 않는다. 독자는 이러한 정보를 찾아볼 수 있으며 참고문헌을 참조할 수 있다.

SECTION I

자기 인식과 자기 점검에 대한 평가와 치료
(Evaluation and Treatment of Self-Awareness and Monitoring)

효과적인 자기-인식과 자기-점검은 일상생활에 중요하며 기능적인 결과와 매우 강한 연관성이 있는 것으로 나타났다.[22,36,37] 낮은 자기-인식은 전반적인 문제는 아니지만 오히려 손상정도는 평가를 하기 위해 사용되는 방법과 평가되는 기능영역에 따라 다양할 수 있다.[38] 자기-인식은 "자신의 인지적 능력과 수행 활동을 인지하고 수정하고 조절함으로써 인지적 수행활동을 점검하는 능력과 자신의 인지능력에 대한 지식"과 관련있다.[5] 개개인은 주관적인 내적 경험뿐 아니라, 환경과 상호작용하는 것과 관련이 있는 객관적인 정보와 연관하여 판단을 할 수 있어야만 한다.[39,40] 개인의 경험은 과거와 현재를 점검하고, 앞으로의 미래를 예측할 수 있어야한다.[28] 자기-점검은 자기 행동의 질과 양을 평가하고 조절하는 개개인의 능력을 말한다.[20] 사람들은 일관되게 자신의 행동을 점검하고 적절치 않은 반응을 확인하고 수정할 수 있다.[28] 자기-점검을 이용할 수 있는 사람은 "성공하기 위해 필요로 하는 노력 정도를 인식하고, 이러한 노력을 사용하기 위해 교정 방법을 활용하고, 활동을 조절하여 계획이 성취될 수 있도록 함으로써" 자신의 학습능력을 잘 활용할 수 있다.[41]

앞으로 발전이 가능케하는 추상적 인지능력인 기억과 정서적 상태의 수렴(convergence)은 자기-인식(self-awareness)의 발생이 가능케한다.[28] 개인의 정서상태는 새로운 정보를 처리하고 자신과 세상에 대한 정보를 얻을 기회를 찾는 능력을 감소시킬 수 있다.[18] 실제로 Abreu 등은 "재활서비스로 이점을 얻기 위해서는 뇌손상인 사람들은 장애에 대한 자기-인식과 이것이 어떻게 치료활동에서 동기와 참여에 영향을 미치는가를 좀 더 잘 이해할 수 있어야 한다"고 설명하였다.[42]

사람들은 인식 저하를 다음 2가지 수준으로 볼 수 있다: 1) 결손 그 자체에 대해 인식하지 못함, 2) 결손으로 인한 결과를 인식하지 못함. Prigatano는 뇌손상 위치에 따라 2가지 형태의 결손을 확인할 수 있었다. 전이마엽 피질 뇌손상은 환자에게 자신의 행동에 의한 결과에 대한 인식의 저하뿐 아니라 개인간에 일어나는 일에 대한 인식의 저하 혹은 변화를 예측하는 능력, 사회적 판단에 관한 자기-인식 저하가 나타나는 원인이 될 수 있다.[43] 이와 반대로 두정엽 손상에 의해 나타나는 인식 저하는 지각, 감각, 운동 능력에 대한 인식 뿐 아니라 신체상에 대한 인식과 관련이 있다. 다른 평가 도구는 인식 저하의 여러 다른 측면을 찾는데 도움이 된다.

Stuss와 Alexander는 자기-인식과 연관된 4단계 수직형 모델을 제시하였다. 4단계는 다음과 같다: 1) 각성-주의집중(arousal-attention), 2) 지각-운동(perceptual-motor), 3) 실행 조정(executive mediation), 4) 자기-인식(self-awareness).[28] 각 단계는 더 상위단계로 올라가거나 더 낮은 단계로 내려가기 위해 제시된다. 외적 환경과의 직접적인 접촉은 지각-운동 단계로 제한된다.[28] 가장 높은 상위 두 단계는 이마엽 기능과 연관이 있다.

Barco 등은 평가와 치료를 위해 기초로 제공될 수 있는 인식의 3단계를 다음과 같이 정의하였다.[44]

1. *지적 인식(intellectual awareness)* — 특정 기능이 질병 이전 단계보다 저하되었다라는 것을 어느 정도 이해하는 환자의 인지적 능력
2. *인식 발생(emergent awareness)* — 실제로 문제가 일어날 때 문제를 인식하는 환자의 능력
3. *예측 인식(anticipatory awareness)* — 어떤 결손 때문에 일어나게 될 문제를 예측하는 능력

어느 정도의 지적 인식은 인식 발생과 예측 인식을 위해서는 필수적인 요소로 생각된다. 인식 발생이 저하된 사람은 자신의 결손과 이러한 결손 때문에 해야할 일이 무엇인가를 설명할 수 있다. 그런데 문제가 일어난다는 것을 인식하지 못하기 때문에 필요한 때에 보상할 수 없다. 지적 인식 중 가장 높은 단계는 자신의 결손에 의해 생기는 결과를 완전히 이해하는 것이며 예측 인식과 밀접한 관련이 있다.[44] Golisz와 Toglia는 지적 인식의 단계에 있는 사람들이 자신의 한계안에서 수행하지 못하기 때문에 안전에 대한 위험요소를 가지고 있음을 관찰하였다.[5] 예로, 이단계의 사람들은 자신이 기억의 문제를 가지고 있다는 것을 깨닫지만, 그것을 기억하는데 도움이 될 기억전략을 사용하거나 목록을 이용하지는 못할 것이다.[5] 인식 발생이 가능한 사람들은 자신의 최대능력 범위를 벗어나서 과제를 수행하려고 할 경우, 안전에 대한 위험요소가 있을 수도 있다.[47] 예측 인식이 가능한 사람들은 일반적으로 안전에 대한 위험요소가 없다.[5]

Knight는 자기-인식과 관련이 있는 인지기능을 2가지 범주로 설명하였다.[45] 이러한 2가지 범주로 외적 현실에 대한 내적 모델을 만들어내는 과정인 모의과정(simulation)과 시공간 상황을 정확하게 인지하기 위한 노력으로 외부 세계로부터 얻은 정보를 점검하는 과정인 현실 점검(reality checking)이 있다.[45] 이러한 인지 기능은 실행 혹은 감독관리적인 것으로 생각된다. 현실 점검은 내적으로 발생되는 가능성과 일반적으로 존재하는 외부 세계를 구별하기 위해서는 필수적이다.[45] 또한 환경과 상호작용하기 위한 능력을 손상시키지 않고 수행할 수 있는 모의과정은 필수적이다. Knight는 모의과정과 현실 점검이라는 인지적 과정을 다음과 같이 상세히 설명하였다:[45]

> *모의과정(simulation)은 현재의 현실상황과의 차이를 비교하여 평가되어야 하는 대안적인 현실을 만들어낸다. 현실 점검(reality checking)은 행동과 환경사이에 연관성을 지속적으로 평가하는 것과 관련이 있다. 개인은 환경에 대해 행동하기 때문에 행동의 결과는 현재의 계획과 통합되어야만 한다. 만약 환경이 기대와 다르다면 사람들은 이러한 변화를 알아챌 필요가 있으며 계획은 재평가되어야 한다. 또한 현실 점검(reality monitoring)는 여러가지의 자기-인식의 장애의 근거가 되는 주요 기전으로 제시되어 왔다.*

중증도부터 심한 후천적 뇌손상이 있는 사람들은 종종 신체적, 인지적, 행동적 기능변화에 대한 인식이 어느 정도 저하되어 있는 것으로 보인다.[40] 이들은 자신의 기능장애에 대한 낮은 자각 상태를 나타낸다. 그리고 저하된 자조기술, 예절, 몸단장 능력뿐 아니라, 낮은 혹은 제한된 대인관계 범

표 10-1
자기-인식 손상 대 심리학적 거부의 특징

자기-인식 손상	심리학적 거부
자신에 대한 정보가 부족함	자신에 대한 부분적인 혹은 함축적인 지식을 보임
자신의 행동 혹은 기능적 제한점에 대한 피드백이 주어졌을 때 혼란스러움을 경험함	자신의 행동 혹은 기능적 제한점에 대한 피드백이 주어졌을 때 저항하거나 화를 냄
자신에 대한 새로운 정보에 대해 질문했을 때 자진해서 신중히 대답하려 하거나 무관심을 보임	자신에 대한 "새로운 정보"를 질문하는 것에 자발적으로 투쟁하려함

출처: *reference 46: Prigatano G, Klonoff PS. A clinician's rating scale for evaluating impaired self-awareness and denial of disability after brain injury. Clin Neuropsychol. 1998;12(1):56-67.*

위와 상호작용 능력을 보인다.[25] 이것은 단순히 자신의 손상 혹은 연관성 있는 장애의 범위를 받아들이지 못하는 심리학적 거부(denial)와는 다르다.[43] 자기-인식의 손상과 심리학적 거부사이에 차이점은 Prigatano와 Klonoff에 의해 설명되었으며 표 10-1에 요약되어 있다.

인식이 저하되어 있는 사람은 자신의 주변사람들에게는 명확하게 보이는 결손을 완전히 모른다. 일부 환자들은 자신에게 결손이 있다고 지적하려는 사람들에게 적대적이 될 만큼 자신이 문제를 가지고 있다는 것을 부정한다. 여전히 나머지 사람들도 자신의 제한점에 대해 무관심하다. 일부 환자는 과제가 불완전하다고 할지라도, 과제를 포기하고 아주 만족해 한다.[47] 일부 사람들은 과제가 끝나지 않았음을 지적받은 후에도 매우 만족해 한다. 어떤 사람들은 완전히 거부하며 누군가 문제점이 있는 부분을 지적할 때 거짓말에 의지한다. 이러한 거짓말은 자신의 바뀐 능력에 대해 언어적인 표현을 하려는 시도이다.[18] 이러한 거짓말은 환자가 계획된 거짓말을 하는 것이 아니라는 점에서 잘못된 설명이다.[18] 환자는 또한 실제적인 망상을 보인다. 예로, 이들은 자신의 편마비된 팔이 자신의 것이 아니라고 매우 확신한다. 부분적인 인식이 발생할 경우 환자는 자신의 능력이 어떻게 변화되었는지를 정확하게 설명할 수 없다.[43]

이전에 언급했던 것처럼 인식의 저하는 신경학적 손상에 의한 문제상황 혹은 결손을 인식하는데 무능력함을 말한다.[44] 이는 질문을 받았을 때 인지기능과 운동기능의 손상을 인정하지 못하는 것이다.[48,49] 환자는 손상을 인정하지 않기 때문에 종종 보상하려는 동기욕구가 없다.[5] 최근 연구에서 인지적 결손에 대한 불인식이 운동결손에 대한 불인식과 항상 일치하는 것은 아니라는 점을 제시하였다.[48,49] 인식에 영향을 미치는 것으로 알려진 영역은 기억 혹은 지적 손상, 저하된 감각능력과 지각 능력, 억제의 감소, 충동성 혹은 미래에 대한 계획에 대한 무능력을 포함하고 있다.[44] 인식결손의 저하는 환자의 행동 뿐 아니라, 재활에 참여하려는 능력에도 중대한 결과를 가져올 수 있다. 어떤 경우에는 치료를 수용하거나 받지않으려고 할 것이다.[50,51] Prigatano 등은 후천적 외상성 뇌손상인 환자들에 대한 연구에서 환자들이 정서적, 사회적 상호작용시 자신의 능력을 과소평가한다는 점을 발견하였다.[50] 이러한 환자들은 논쟁에 대처하고, 기대치 않은 변화를 조정하고, 자신의 기질을 통제하는 것에 어려움을 갖는다. 이러한 기술은 사회적 능력으로 요구되는 모든 것이다.

인식저하가 행동에 영향을 미칠 수 있는 것처럼 환자가 자신의 기능적 변화를 이해하기 시작할 단계에 영향을 줄 수 있다. 이 때에 결손에 대한 심리학적 거부는 명확하게 드러난다. 후천적 외상성 뇌손상 환자 23명에 대한 연구에서 환자자신에 대한 통찰력이 증명될수록 자신의 정서장애는 더 악화된다는 것이 결과로 제시되었다.[52]

첫 번째 조정단계동안 환자는 자신의 제한점을 지적하는 어떠한 정보에 대해서도 거부하며 잘못된 것은 아무것도 없다라고 주장한다.[18] 환자가 모르고 있을 때 이것은 이전에 설명했던 거부(denial)와는 다르다. 거부의 초기 단계 이후에 환자는 자신의 기능에 변화에 대해 체념하고 수용하고 새로운 자아-개념을 발달시키기 시작할 것이다.[18] 결국 환자는 자신의 문제점을 인지할 뿐 아니라, 자발적으로 자신의 새로운 기능 수준을 변화시키거나 적응시키기 위한 방법을 발전시키려 할 것이다.[18] 이러한 조정 단계를 통해 환자가 나아가도록 작업치료사가 도움을 주는 것이 중요하다.

인식저하가 미치는 기능적 결과는 충동성, 안전성에 대한 인식저하를 포함한다. 수많은 연구에서 환자들은 일관적으로 자신의 능력을 과대평가하는 것으로 보고되었다.[42]

환자는 자신의 행동을 통제하고 점검하는 것을 배워야만 하고 효과적으로 피드백을 사용하는 방법을 알아야만 한다.[53] 환자는 종종 좌절감에 대한 낮은 인내력을 가지고 있어서 분노를 드러내게 된다. 환자는 자신을 인식할 수 없기 때문에 실수를 수정할 수 없을 것이다. 이전에 언급한 것처럼 일부 환자들은 자신의 실수를 인식할 수 있지만, 자신의 행동과 수행의 질을 조절하고 자기-교정(self-correct)할 수는 없다.

저하된 자기-점검(self-monitoring)의 결손은 행동의 질을 평가하고 조절하는데 있어서 무능력하다.[54] 이러한 행동의 통제와 조절의 무능력함은 또한 모든 기능적 과제시 판단에 영향을 미치게 될 것이다. 예로, 환자는 마비가 있음에도 불구하고 충동적으로 침대밖으로 나와 욕실로 걸어가려고 하거나 난로 주변에서 위험해질 수도 있다. 후천적 외상성 뇌손상 환자들의 인식저하의 발생, 이와 연관된 기능적 제한은 문서화되어 있기 때문에 평가는 환자의 치료계획 결정시 중요하다. 이러한 평가는 환자의 가족에게 필요한 교육, 지지, 관리 방법, 현실적 목표설정시 도움을 제공하는데 도움이 될 수 있다.[55]

자기-인식과 점검의 평가(Evaluation of Self-Awareness and Monitoring)

검사 1 – 임상 관찰과 활동분석 1(Clinical Observation and Activity Analysis)

평가시 일반적 지침(General guidelines for evaluation)

1. 환자가 환경에 대해 인식하고 반응하는지를 결정한다. 환자의 인식능력을 측정하는 한가지는 피드백을 이용하는 능력이다.[56]
2. 환자가 적절하게 지시사항을 명확히 요구하고 자기-교정을 시도하려는지를 관찰한다. 명확

하지 않은 혹은 간단한 지시를 하거나, 너무 많은 정보를 제공하여 이러한 반응을 유도하도록 한다.

3. 하루동안 환자의 다양한 상황과 활동을 관찰한다. 제한된 통찰력, 안정성에 대한 인식저하, 충동성은 환경과 과제에 따라 다양할 수 있다(행동을 억제하기 위한 특정한 지시사항을 포함하여). 어떤 상황이 탈억제된 혹은 사회적으로 부적절한 행동을 악화시키거나 나아지게 하는지를 명시한다.
4. 기능적인 기초선 측정을 확립한다. 문제정도와 빈도를 고려한다. 평가와 재평가의 근거로 명확한 작업(occupation)을 기반으로 한 과제를 선택한다.

평가와 고려사항을 위한 특정 영역과 질문들
(Specific aras or questions to consider and evaluate)

1. 환자는 자신이 가지고 있는 문제점의 유형과 범위를 인식하고 말할 수 있는가(어떻게 해서든지 의사소통할 수 있는가)?
2. 환자는 문제점을 지적받았을 때 자신의 문제점을 이해하고 수용하려는 노력을 기꺼이 하려고 하는가?
3. 환자는 자신이 특정 문제점을 가지고 있다는 것을 인정하고 나서, 특정 과제를 넘어서 이 문제점이 전반적인 기능에 어떤 영향을 미치는지를 인식할 수 있는가?
4. 환경이 환자의 인식과 행동에 어떠한 영향을 주는가? 조용하고 구조화된 환경은 충동성을 감소시키고 통찰력을 증가시키는가? 어떤 환경에서 안정성이 문제가 되는가(예로, 부엌, 지역사회)?
5. 언어적, 시각적 혹은 촉각적 단서가 통찰력을 향상시키거나 충동성을 감소시키는가?
6. 환자의 충동성, 통찰력 혹은 안정성 인식저하의 기간과 빈도는 어떠한가?
7. 환자의 특정 문제점을 설명하는데 특히 도움이 되는 과제가 있는가?

점수화 (Scoring)

표준화되지 않음

위의 질문들과 유사한 질문들을 체크목록으로 통합하여 사용하거나 빈도 평가척도와 결합하여 사용할 수 있다(예로, 항상/때때로/드문/전혀).

타당도 (Validity)

타당도를 향상시키기 위해 수행저하의 원인이 되는 집중력 저하, 기억력 감소, 실어증은 배제한다.

검사 2 – 자기 인식 손상 인터뷰 (Self-Awareness of Deficits Interview)[57]

설명 (Description)

자기 인식 손상 인터뷰(SADI)는 후천적 외상성 뇌손상 이후에 자기-인식 상태에 대한 질적, 양적 정보를 수집하기 위해 사용하는 면담자-채점방식의 구조화된 면담이다. 질문은 세 가지 영역으

로 나뉘어져 있다: 1) 결손에 대한 자기-인식, 2) 결손으로 인한 기능적 결과에 대한 자기-인식, 3) 현실적 목표를 설정하는 능력.

면담을 위한 세 영역의 특정 질문들은 표 10-2에 제시되어 있다(면담상황안에서 면담자에 의해 변형되거나 말을 바꿀 수도 있음).

점수화 (Scoring)

반응은 4점 척도로 평가되며 자기-인식의 장애가 전혀 없을 때 0점으로, 심한 자기-인식 장애가 있을 때 3점으로 채점한다. 세 범주영역의 각 질문에 대한 특정 채점 기준은 표 10-3에 요약되어 있다.

신뢰도 (Reliability)

25명의 외상성 뇌손상 환자를 대상으로 5명의 면담자들간의 검사자간 신뢰도는 분산분석(ANOVA)과 등급내 일치도(intra-class agreement)를 통하여 각 세 영역에 대해서 확립하였다(0.78, 0.57, 0.78). 세 하위영역에 대한 결합 계수는 0.82로 수용할 만한 수준의 급간내상관(intraclass correlation, ICC)을 보였다.

검사 2 – 인식 질문지 (Awareness Questionaire)[58]

설명 (Description)

세 가지 유형의 질문지로 구성되어 있다: 1) 환자는 신체적, 인지적, 행동 영역과 지역사회 영역에서 자신의 기능을 평가한다, 2) 후천적 외상성 뇌손상 이전과 이후에도 환자와 익숙한 가족 구성원(혹은 중요한 다른 사람)이 동일한 항목에 대해 환자의 기능을 평가한다, 3) 후천적 외상성 뇌손상 이후에 환자와 친숙한 임상가가 동일항목에 대해서 환자를 평가한다. 또한 임상가가 사용하는 질문지는 환자가 자신의 결손에 대해 정확한 인식을 가지고 있는 범위를 평가하는 항목들이 포함되어 있다.

점수화 (Scoring)

인식저하는 1) 가족 구성원 평가와 환자의 자기-평가, 2) 임상가의 평가와 환자의 자기-평가, 3) 환자의 자기-평가와 표준화된 인지검사사이의 점수 차이에 의해 측정된다.

타당도 (Validity)

몇몇 타당도 연구가 시행되었으며 독자는 부가적인 정보를 얻기 위해 참고문헌을 찾아볼 수 있다.[38,58-60]

신뢰도 (Reliability)

내적 일치도 크롬바하 알파계수가 높으며 검사 설명서에 제시되어 있다.

표 10-2
결손에 대한 자기 인식 인터뷰

결손에 대한 자기-인식

1. 사고 이전과 비교했을 때 무엇이 다른가? 어떤 방식으로? 당신의 어떤 능력이 변화되었다고 느끼는가?
2. 당신을 잘 아는 사람들이 사고 이후에 당신이 달라진 것을 잘 알아차리는가? 그들은 무엇을 인식하고 있는가?
3. 당신은 자신의 문제점이 무엇이라고 보는가, 만약 있다면 손상으로 인한 것인가? 당신이 좀 더 나아지길 바라는/치료 받을 필요가 있는 주된 것은 무엇인가?

조언
신체적 능력은 어떠한가(예로, 팔과 다리의 움직임, 균형, 시각, 지구력)?
기억력/혼동은?
집중력은?
문제해결, 의사결정, 조직화와 계획능력은?
행동의 통제는?
의사소통은?
다른 사람들과 잘지내는가?
성격 변화가 있는가?
내가 언급하지 않은 또 다른 문제가 있는가?

결손으로 인한 기능적 결과에 대한 자기-인식

1. 뇌손상이 일상생활에 어떤 영향을 미치는가? 어떤 방식으로?

조언
독립적으로 살 능력이 있는가?
재정관리가 가능한가?
가족을 보살피고/가정 관리를 할 수 있는가?
운전이 가능한가?
직장/학업은?
여가/사회적 삶은?
변화되었다고 느끼는 혹은 변화될지도 모른다고 느껴지는 또 다른 생활영역이 있는가?

현실적 목표를 설정하는 능력

1. 6개월 이후에 무엇을 성취하기를 바라는가? 목표를 가지고 있는가? 그것은 무엇인가?
2. 6개월 후에 당신은 무엇을 하고 있을 거라고 생각하는가? 당신은 어디에 있을 것라고 생각하는가?
3. 뇌손상이 6개월 후에 당신의 삶에 여전히 영향을 미칠 것이라고 생각하는가?
   만약 '네' 라면: 어떻게?
   만약 '아니오' 라면: 확실한가?

출처: *Taylor and Francis, Ltd(http://www.tamdf.co.uk/journals), reference 57:Fleming JM, Strong J, Ashton R. Self-awareness of deficits in adults with traumatic brain injury: how best to measure? Brain Inj. 1996;10(1):14.*

표 10-3
결손에 대한 자기 인식 인터뷰의 채점 기준

결손에 대한 자기-인식

0 일반적인 질문에 대해 환자가 (명백한) 인지적/심리적 문제적을 보고하거나 특정 질문에 대해 즉시 인정함

1 일부 인지적/심리적 문제점이 보고하지만 나머지는 부정하거나 최소화함. 환자는 상대적으로 적은 신체적 변화(예로, 흉터)에 초점을 맞추려는 경향이 있으며 단지 결손에 대한 특정 질문에 대해서만 인지적/심리학적 문제점을 인정함

2 신체적 결손만 인정함; 인지적/심리적 변화에 대해 부정, 최소화 하거나 확신하지 않음. 환자는 초기 단계에서 발생한 문제점을 인식하지만, 지속적인 결손이 있음을 부정하거나 자신은 그렇게 생각하지 않는데 다른 사람들이 문제가 있는 것으로 생각한다고 말함

3 (명백한 신체적 결손 이상의) 자신의 결손에 대해 전혀 인정하지 않거나 단지 자신에게 있었던 문제점들만 인정함(예로, 운전을 못함, 술을 마시지 못함).

결손으로 인한 기능적 결과에 대한 자기-인식

0 정확하게 환자는 현재 기능상태(독립적인 삶, 직장/학업, 여가, 가정 관리, 운전)에 대해 설명하며, 뇌손상의 문제가 기능에 어떤 (명백한) 제한을 가져오는지 명확히 설명하고 문제점을 극복하기 위해 보상적인 방법을 선택함

1 질문 이후에 일부 기능적 제한을 언급하거나 독립적인 생활, 직장, 운전, 여가 활동 등에서의 문제점을 예를 들면 언급함. 환자는 다른 있음직한 기능적 문제점에 대해서는 확신하지 않음(예로, 자신이 아직 활동을 해보려하지 않았기 때문에 말할 수 없다고 함)

2 환자는 일부 결손으로 인한 기능적 문제에 대해 인정하지만, 확인된 문제점들의 중요성을 최소화 함. 나머지 있을 법한 기능적 제한은 환자가 적극적으로 부정함

3 기능적 결과에 대한 인정은 전혀 하지 않음; 환자는 어떤 과제수행할 여지를 주지 않는다는 것 외에 문제점을 인정하지 않을 것임. 환자는 의학적 충고를 자발적으로 무시하고 위험한 행동들을 하려함(예로, 음주와 운전)

현실적 목표를 설정하는 능력

0 환자는 현실적인 목표를 합리적으로 설정하고 뇌손상이 아마도 여러 기능 영역에 대해 지속적인 영향을 미칠 것이라는 점을 (명백히) 인정함(즉, 앞으로의 목표는 뇌손상 이후에 어떤 방식으로든 수정되어야 함)

1 환자는 다소 비현실적인 목표를 설정하거나 목표를 명확히 설명할 수 없지만 자신이 여전히 앞으로 기능영역에 문제점을 가질 것이란 점을 인정함(즉, 앞으로의 목표는 아직 그렇게 시행되지 않았더라도 약간 수정될 필요가 있는 것으로 봄)

2 환자는 비현실적인 목표를 설정하거나 목표를 명확히 하지 못하며 6개월 후에 자신이 어떻게 될지 알지 못하지만 손상전 상태로 돌아가기를 바람(즉, 목표 수정이 없음)

3 환자는 6개월 후에 자신이 손상전 수준(혹은 그보다 높은 수준)으로 기능적일 수 있다라고 확신하며 기대함

출처: *Taylor and Francis, Ltd(http://www.tamdf.co.uk/journals), reference 57:Fleming JM, Strong J, Ashton R. Self-awareness of deficits in adults with traumatic brain injury: how best to measure? Brain Inj. 1996;10(1):15.*

검사 3 – 자기-인식 질문지 (Self-Awareness Questionnaire)[55]

설명 (Description)

이것은 27개 항목으로 구성된 지남력과 인식 질문지이다. 모든 지남력에 대해 질문이 있으며 뇌 손상에 대한 인식(awareness-of-brain-injury) 질문 4개 중 3개는 3개 선택형으로 보기를 가지고 있다. 구두로 3개 선택형 보기를 제시한 뒤 한 개에 대해 확언할 때까지 모든 보기를 반복 시행한다. 모든 다른 항목은 예/아니오 형식의 질문이다.

자기-인식 질문지(self-awareness questionnaire)는 표 10-4에서 볼 수 있다.

검사 4 – 환자 능숙도 평가 척도 (Patient Competency Rating Scale)[57,61]

설명 (Description)

환자와 가족 구성원 혹은 중요한 구성원이 기능적 활동을 수행하는 것에 대해 환자의 능력을 평가한다(30개의 서로 다른 행동 과제). 환자와 가족 구성원은 환자가 과제를 수행하는 것에 대해 어떻게 생각하는 지를 평가한다(환자는 실제로 과제를 수행하지 않는다). Patient Competency Rating Scale(PCRS)는 기능적 능력, 대인관계 기술, 정서적 상태에 대한 항목들이 포함되어 있다.

점수화 (Scoring)

PCRS를 점수화하기 위한 여러 방법들이 사용되어져 왔고 이후 참고문헌에 설명되어 있다.[50,37] 가장 단순한 점수화 방법은 환자와 가족 구성원로부터 30개 항목에 대해 부여받은 점수로 평균 점수를 계산하는 것이다.

신뢰도 (Reliability)

검사-재검사 신뢰도

17명의 환자($r=0.97$)와 그들의 가족 구성원들($r=0.92$)의 경우, 피어슨 개별 항목을 사용한 검사-재검사 상관계수는 환자의 경우에 30개 항목 중 27개 항목이($P<0.05$), 가족구성원들의 경우에는 30개 항목 중 28개 항목이 유의한 것으로 나타났다($P<0.05$).

검사 5 – 인식의 3단계 평가 (Evaluation of Three Levels of Awareness)

평가시 일반적 지침 (General guidelines for evaluation)

1. *지적 인식(intellectual awareness)* — 비공식적인 면담을 통해 평가함. 발병 혹은 손상이후에 환자에게 어떤 어려움이 있었는지를 설명하도록 요구함. 자신의 삶에 이러한 결손이 미치는 기능적 문제를 환자가 설명할 수 있는가?
2. *인식 발생(emergent awareness)* — 인지과제 혹은 기능적 활동 동안에 임상관찰을 통해 평가함. 환자가 문제점을 인식하고 수정하는가? 과제로 인해 좌절하지만 좌절의 원인이 무엇인지 이해할 수 없는가? 질문하면 바로 환자가 정확하게 자신이 하고 있는 방법을 반영할 수 있는가?

표 10-4
자기-인식 질문지

시간과 장소에 대한 지남력 (orientation to time and place)		
(3개 선택형 보기)		
요일 :		
월 :		
일 :		
년 :		
도시 :		
여기가 어디인가요?		
(군대) (학교) (재활센터)		
이 곳의 명칭은 무엇인가요?		
뇌손상에 대한 인식 (awareness of brain injury)		
(각 환자에게 이 항목들을 개인화하라)		
당신이 여기로 오기 위해 당신에게 무슨 일이 일어났나요?		
(부모/친척들이 당신을 여기로 보냈다) (자동차 사고/낙상/폭력) (오기 위해 자원했다)		
여기에 왜 있나요?		
(치료를 받기 위해) (처벌) (잘 모르겠다)		
이전에 뇌손상을 받은 적이 있나요?	(예)	(아니오)
언제 손상 받았었나요?		
(태어날 때) (이전에 손상받은 적이 없다) (실제 년도)		
신체 손상에 대한 인식 (awareness of physical impairment)		
걸을 수 있나요?	(예)	(아니오)
다리를 움직이는 것이 어렵나요?	(예)	(아니오)
양측팔을 정상적으로 움직일 수 있나요?	(예)	(아니오)
손가락을 움직이는 것이 어렵나요?	(예)	(아니오)
의사소통 손상에 대한 인식 (awareness of communication impairment)		
정상적으로 말할 수 있나요?	(예)	(아니오)
사람들이 당신에게 말한 것을 이해할 수 있나요?	(예)	(아니오)
읽는데 어려움이 있나요?	(예)	(아니오)
쓰는데 어려움이 있나요?	(예)	(아니오)
일상생활 (activities of daily living)		
식사하기 위해 도움이 필요한가요?	(예)	(아니오)
혼자 옷을 입을 수 있나요?	(예)	(아니오)
목욕하기 위해 도움이 필요한가요?	(예)	(아니오)
면도/화장을 혼자서 할 수 있나요?	(예)	(아니오)
감각/인지 결손에 대한 인식 (awareness of sensory/cognitive deficits)		
기억력이 좋은가요?	(예)	(아니오)
시력이 좋은가요?	(예)	(아니오)
쉽게 피곤하거나 피로해지나요?	(예)	(아니오)
명료하게 생각하는데 어려움이 있나요?	(예)	(아니오)

*출처: *Lippoincott, Williams and Wilkins, reference 55: Gasquoine PG, Gibbons TA. Lack of awareness of impairement in institutionalized, severely and chronically disabled survivors of traumatic brain injury: a preliminary investigation. J Head Trauma Rehab. 1994;9(4):16-24.*

3. *예측 인식(anticipatory awareness)* — 시간이 정해진 질문과 임상관찰을 통해 평가함. 예를 들면, 다양한 상황속에서 어떤 유형의 문제점이 예상되는지를 질문하고 그런 상황에서 자신이 문제가 있다고 생각하는 이유를 질문함. 치료사들은 환자가 예측인식 능력이 있는지를 보기 위해 스스로 무엇을 시작하려는지 관찰해야 함으로 예측 인식에 대한 임상 관찰 동안 환자에게 어떤 힌트나 도움을 제시해서는 안된다.

검사 6 – 면담(Interviewing)[4,5]

1. *가족, 고용주, 보호자 등* — 면담의 목적은 결손의 가능성과 집과 직장 생활에 실제적으로 미치는 영향에 대한 정보를 수집하기 위한 것이다.
2. *환자* — 비공식적인 방식으로 치료사는 환자에게 왜 병원에 있는지, 어떤 형태의 인지적 혹은 신체적 결손이 있는지를 경험했는지 질문할 수 있다. 환자가 대답할 수 없다면, 질문은 제한점에 대한 인식에서부터 좀 더 특정한 질문으로 진행되어야 한다.

검사 7 – 입원 환자 평가 척도 (Inpatient Awareness Rating Scale)[62]

Inpatient Awareness Rating Scale(IARS)은 기능적 능력에 대한 환자의 인식정도와 임상가간의 인식정도 사이의 일치도를 조사하기 위해 만들어진 간단한 11개 항목으로 된 질문지이다. 첫 번째 부분(part I)은 매일 일상에서 기억할 필요가 있는 것 혹은 입원 병원환경안에서 일반적으로 행해지는 일상생활 활동에서 얼마나 많은 도움 혹은 단서(실마리)를 필요로 하는지를 평가하도록 되어 있다. 두 번째 부분(part II)에서는 퇴원시 필요로 하는 도움의 양을 예측하도록 한다. 환자와 임상가 평가사이의 차이는 인식 측정으로써 사용된다. 77명을 대상으로 외상성 뇌손상 입원병동에서 실시한 예비연구에서 이 척도는 수용할 만한 내적 신뢰도/일치도(cronbach alpah=0.84)를 보였다. IARS와 다른 인식 측정도구 사이의 비교는 인식측정도구로써 사전 타당도를 제공한다.

동적 평가(Dynamic Assessement)

검사 1 – Toglia Category Assessment and Contextual Memory Test[63,64]

범주화(toglia category assessment, TCA)와 기억(contextual memory test, CMT)에 속하는 부분에서 언급한 것처럼 이 검사도구 또한 과제 수행 전후에 환자에게 표준화된 질문을 함으로써 인식을 측정하는 것이다. 이 질문들은 수행을 예측하고 실제 수행을 평가하는 것과 관련이 있다. 두 가지의 인식 점수는 환자의 실제 수행에 대한 평가와 예측을 비교함으로써 계산된다.[19] 검사결과는 힌트에 대한 환자의 반응과 더불어 인식 질문에 대한 환자의 반응을 봄으로써 해석된다.[63,64] 과제수행동안 촉진될 수 있는 인식정도, 힌트를 통해 이점을 얻을 수 있는 환자의 능력, 전시 학습이 분석된다.[63,64]

낮은 자기-인식과 점검에 대한 치료
(Treatment of Decreased Self-Awareness and Monitoring)

회복적 접근법의 활용 (Utilizing a Restorative Approach)

1. *지적 인식* — 적어도 최소한의 지적 인식이 없다면 회복적 접근법은 적절치 않다. 최소한의 지적 인식을 가지고 있다면 활동을 하는 동안 즉각적이고, 객관적이며 명확한 피드백을 환자에게 제공하도록 한다. 환자는 장 · 단점 목록을 작성하고 그것을 치료사에게 보여준다.
2. *인식 발생* — 과제를 하는 동안과 과제 이후에 환자에게 피드백을 제공한다. 일관적인 단서 혹은 용어를 사용하며 직접적이고 매우 구체적으로 제공한다. 피드백은 문제점이 발생될 때 상세히 서술해야 하며, 관찰할 수 있는 징후는 수행시 문제점이 영향을 미치는 것이라는 점을 설명해 주어야 한다. 환자에게 특정 문제점에 대한 자기-평가 척도를 실시한다. 환자와 치료사(혹은 가족) 동시에 평가를 실시할 수 있다. 목표는 시간에 따라 점차 환자와 치료사 평가가 유사해지는 것이다. 치료시간이 끝난 후에 평가를 실시하며 환자와 함께 그 결과에 대해 논의한다.
3. *예측 인식* — 결손에 대해 환자가 계획을 세우도록 지도한다. 즉, 환자에게 과제를 시작하기 전에 어떤 결손이 수행에 영향을 미치는가를 예측하고 계획을 세우도록 힌트를 제공한다.
4. 환자에게 치료사가 과제를 수행하는 것을 보고 치료사에게 발생한 문제점을 보도록 하는 '역할 예행 연습' 을 사용한다.[64,65] 환자는 또한 왜 이러한 문제가 발생하는지를 가정해 볼 수 있다.[63] 예로, 치료사는 세심한 부분에 집중하지 못하고 왼쪽을 훑어보지 않는다 등.
5. 자신의 행동에 대해 예측하도록 훈련하고 이 예측의 정확도를 재평가하도록 훈련한다.[18,64]
6. "힌트를 점차 소멸시키는(vanishing cues)" 방법을 사용한다.[4] 수행시 문제점이 발생되었을 때(혹은 우선 향상된 예측 인식이 목표인 경우에) 최대한의 힌트를 제공한다. 환자가 스스로 수행활동을 점검하는 능력이 발달할 수 있을 때까지 제공하는 힌트의 양을 천천히 줄인다.
7. Katz와 Hartman-Maeir는 다음과 같은 과제훈련 선택시 지침안을 개괄적으로 설명하였다.[19] 환자가 자신의 결손을 인식할 수 있으나 당황해 하지 않도록 결손에 초점을 둔 과제, 연습을 통해 향상됨을 환자가 경험할 수 있는 과제, 치료사와 환자가 현재 도달해 있는 수행수준을 향상시키기 위해 전략을 탐색할 수 있도록 하는 과제를 환자에게 제공한다.
   다음과 같은 피드백을 제공한다:
   a) 기대하고 있는 수행활동과 실제 수행간의 불일치
   b) 사용한 보상전략의 장점과 제한점
   c) 수행의 변화
   d) 과제를 완성하는데 필요로 하는 힌트(도움) 정도
   e) 일상에서 기능하는데 잔존해 있는 어려움의 잠재적인 영향
8. 환자의 인식수준에 적합한 경우에 비디오테잎, 역할극, 집단치료 방법을 활용한다.[41] 예로, 환자에게 사회기술을 가르칠 때 사회적인 모의상황을 사용한다.[64] 환자에게 화를 조절하는

방법을 가르친다. 수직적 단계의 분노 상황을 조절하는 연습회기를 실시한다.[53] 환자에게 긍정적인 자기-언어화를 실시한다.

9. 목표를 완성한 것에 대해서가 아니라 자신이 그 목표를 완성할 수 있는지와 어떻게 할 수 있는지에 관해 환자가 정확한 예측한 것에 대해서 보상한다.[13]
10. 다음과 같은 '활동 과정' 을 사용한다:[67]
    a) 하고 있는 일의 목적을 반복하여 되풀이한다.
    b) 환자와 함께 수행의 한계, 기술, 제한점을 확인한다. 성공전략 뿐 아니라 수행 시 방해요소에 대해서도 논의한다.
    c) 가정 혹은 직장 업무에 대해 적절한 치료 경험을 연관시킨다.
    d) 수행을 기반으로 한 새로운 목표, 활동과정에 대한 논의에 대해 환자와 함께 협력한다.
11. 자기-평가 양식을 사용한다*. 예로, 사회적 인식에 대해 치료할 때 다음을 환자와 함께 사용할 수 있다:

    자기 평가

    사회적 상호작용이 일어난 경우

    a) 무슨 일이 일어났는가?
    b) 나는 어떻게 느꼈는가?
    c) 나는 무엇을 했는가?
    d) _____는 그 일은 어떻게 느꼈는가?
    e) 나는 다르게 행동했는가?
    f) _____는 다르게 했는가?
    g) 나는 그 상황을 피할 수 있었는가?
    h) 앞으로 그 상황을 조절하기 위한 또 다른 방법은 무엇인가?

    자기-평가 양식은 환자가 상호작용을 잘 조절하는 경우에 사용해야만 한다. 원래 부적절한 행동 때문에 평가양식을 채울 본래 필요성이 있다고 할지라도, 자기-평가 과정에 대해서는 환자에게 보상을 하도록 한다.
12. 현실성 테스트를 실시한다. 환자에게 가지고 있지 않은 기술을 필요로 하는 활동을 수행하도록 하고 치료사는 환자가 겪고 있는 어려움을 인식하는지 아닌지를 관찰한다.[5]
13. 환자는 자신이 하려는 각 행동을 서술하고, 자신이 그 일을 하고 있는 동안 자신이 무엇을 하고 있는지를 설명하도록 한다. 환자가 진행해감에 따라 하고 있는 일을 낮은 목소리로 속삭여 결과적으로 "스스로에게 말하거나" 자신이 하고 있는 것을 통해 생각하도록 한다.[6] 이러한 접근법은 일반적인 행동을 향상키길 뿐 아니라, 연습하지 않은 과제를 일반화하는 것으로 나타났다. 이것은 환자가 충동적으로 반응하기 보다는 오히려 행동을 통해 생각하는 습관을 발달

*청각적 피드백은 환자가 문제점을 좀 더 자주 점검하도록 하기 때문에 자기-점검은 자기-지시를 통해 향상된다.[68]

시키고 자신의 접근방식을 천천히 하는데 도움을 준다.[6]

14. 편협하지 않은 방식으로 문제점이 있는 행동을 확인한다.[18]
15. 일부 치료사들은 단순히 환자의 인식능력이 증가하는 것만으로 행동을 변화시키기에는 충분치않다고 생각한다.[69] 이들은 인식이 감소된 환자들이 자동적으로 바람직한 반응을 선택해야 할 시점까지 연습해야한다고 생각한다.[69]
16. 일부 임상가들은 직접적인 피드백과 교육의 전형적인 활용은 너무 대립적이어서 환자에게 작화를 증가시키는 원인이라고 생각한다. 즉, 변화에 대해 좀 더 저항적이 된다.[36] 이들은 지지적이고 협력적인 파트너쉽과 더불어 행동치료법을 사용한다. 이들의 연구는 (자기-인식) 문제로부터 '자신' 을 제거하는 것이 적용된 모든 영역에서 극적인 이득을 얻게 된다는 점을 지적하였다.[36] 이들은 대립구도가 제거되었을 때 환자는 더 이상 자신의 상태를 방어하지 않는다는 것을 발견했다.
17. 일부 임상가들은 저하된 인식능력을 "인식을 위한 방법"이라 불리는 지시적인 게임형태를 통해 비대립적인 접근법으로 치료한다.[70] 이 연구자들은 인식훈련과 게임형식을 결합하였고 현실생활에 이러한 지식을 점점 더 많이 적용하는 것이 효과적이라는 것을 발견하였다.

적응적 접근법의 활용 *(Utilizing a Adaptive Approach)*

1. *지적 인식* — 환자의 인식능력의 저하에 대해 그리고 이것이 환자의 기능에 어떤 영향을 미치는지를 환자와 가족들에게 반복적인 교육을 시행한다. 또한 발생할 수 있는 뇌손상 유형과 뇌기능에 초점을 둔다. 필요에 따라 외부 환경의 조정과 단서를 제공한다. 안전이 문제가 되는 활동(즉, 부엌, 보행, 운전)에 대해서는 특별한 관리가 시행되어야 한다.
2. *인식 발생* — "상황적 보상법"을 사용한다.[44] 이것은 특정상황에서 발생하는 보상법이다. 치료사는 그 상황을 확인하고 적절한 보상 계획을 세운 뒤 환자에게 반복, 연습을 통해 보상법을 사용하도록 훈련한다. 예로, 환자가 집을 청소해야한다는 것을 아는 지적 인식은 가지고 있지만 그것을 어떻게 해야하는가에 대한 인식발생이 충분치 않다. 집안일 과제 목록을 작성하며, 보상하는데 도움이 되도록 환자에게 제공한다.
3. *예측 인식* — 인식 보상을 제공한다.[44] 발생한 문제를 환자가 인식했을 때 이러한 인식은 보상 전략을 시작하도록 하는 힌트가 된다. 치료사는 환자가 전략을 개발하도록 도와준다. 만약 환자가 이미 전략을 사용하고 있다면, 치료사는 그것에 대한 효율성을 평가하고 필요에 따라 변형해야만 한다. 보상전략을 가르칠 때 환자의 장점을 활용한다.
4. 환자가 자신이 하고 있는 것에 대한 인지적 체크목록을 작성하도록 도와준다(즉, 내가 올바로 하고 있는가? 내가 하고자 했던 것을 하고 있는가?).
5. 누군가가 말한 것이나 환자에게 질문한 것을 환자가 이해하는 지를 확인하도록 가르친다. (내가 이러한 권리를 가지고 있는가?)
6. 역할 리허설을 사용한다. 활동을 수행하는 동안 치료사가 실수를 하는 대신에 (회복적) 실수없이 활동을 수행해야만 한다. 이로써 환자에게 활동을 수행하는 방법을 가르치게 된다.

7. 치료사는 좋은 협력 관계를 환자와 확립해야만 한다. 그래서 환자는 치료사를 신뢰하고 치료사가 환자를 가이드하는 것을 이해하게 될 것이다. 환자가 치료사를 신뢰할 때 환자들은 천천히 제한점을 수용하고 인식하기 시작할 것이다.[43]
8. 과제를 안전하게 시행하는지 아닌지에 대한 인식이 없는 경우 환자는 항상 관리감독이 필요하다는 점을 가족/보호자에게 교육한다. 또한 문제가 있다는 것을 환자가 인식하지 못한다면, 변화해야 할 동기를 갖지 않을 것이라는 점을 그들에게 상기시키도록 한다.
9. 자기-반영의 수단으로써 구조화된 일지를 환자가 작성하도록 한다.[64] 이 일지 안에 내용은 환자가 했던 것, 환자가 시행한 방법, 경험을 통해 배운 것, 다음 번에 시행할 것을 포함한다.[5]
10. 적응(adaptation)이 있을 때 조차도 요리할 때 부엌에서 안전하지 않은 환자들의 경우에는 오븐이나 쿡탑 대신에 전자렌지를 사용한다.[33]

SECTION II

실행기능의 평가와 치료
(Evaluation and Treatment of Executive Function)

시작 (Initiation)

후천적 외상성 뇌손상인 환자는 과제나 활동을 시작하는데 어려움이 있다. 환자는 진행중에 있는 일정표에 따라 앉아있다; 치료시간, 장소, 치료명에 대해 알려줄 수 있다. 그러나 "치료받으러 가세요" 혹은 "시작하세요"와 같은 단서가 없다면 방에 그대로 있을 것이다.[40] 많은 환자들은 자발적인 대화에 참여하기 위한 좋은 언어기술을 가지고 있지만 대화를 시작하지 못하고 대화주제가 주어질 때까지 침묵한 상태로 있는다.[13] 환자는 자발성이 부족하며 반응이 느리고 일반적으로 시작이 거의 어렵거나 전혀 되지 않는다.[71] 환자는 복잡한 과제를 계획하고, 구성하고 실행할 수 있을지도 모르지만 단지 그것은 그렇게 하라고 지시했을 때이다.[71] 이들은 반복적으로 말로 표현하지만 실제로 결코 그것을 시행하지 않는다.[25] 종종 이런 행동은 의도적인 동기부족으로 잘못 해석된다. 이렇게 시작하는 능력이 부족한 것은 이마엽 손상과 관련이 있다.[40,47,72]

최근 연구에서는 유인 훈련(incentive training)을 통한 시작 결손(initiation deficit)에 대한 치료 가능성을 제시하였다. 여기에 두 가지 학습유형이 있다고 이론화하였다: 전략 학습(strategy learning)과 보상 학습(incentive learning).[73] 전략 학습은 "...보상적 행동, 기억전략, 혹은 치료시 환자가 학습할 수 있는 문제해결 방법"의 개발 그리고 습득과 연관있다.[73] 반면, 보상 학습은 일상생활 속에서 특정 전략의 사용으로 그 대신에 어떤 것을 얻게 될 것이라는 점을 이해하는 것이다. 환자는 실제 상황에서 제시한 전략을 적용해야만 하며 보상학습이 일어나도록 그것을 사용한 것에 대한 보상을 받는다.[73] 외상성 뇌손상인 24명의 환자들을 대상으로 한 3가지 실험에서 인지기술은 즉각적으로 향상되었고, 활동을 시작하거나 수행을 활동적으로 하도록 하기 위해 치료사가 중요한 보상을 제공하는 한 보상훈련의 사용으로 극적으로 향상되었음이 나타났다.[73] 지속적인 연구를 통해 어떤 형태의 보상이 환자의 시작을 이끌어내는데 가장 효과적인지를 알아내야만 한다.

일반적으로 시작능력이 감소된 경우 치료방법은 외적인 단서와 도움을 제공하는 것에 초점을 두고 있다. 환자의 능력이 향상됨에 따라 내적 전략과 자기-점검을 더 많이 사용하게 된다.[41] 많은 치료사들은 동일한 시간에 동일한 순서로 일상적 과제를 수행하는 것이 유용하다는 것을 알아내었다.[4] 일과를 발달시킬 때 일과의 한 부분의 끝이 다음 부분의 시작점으로써 작용하도록 하는 방법을 확립한다.[6] 이것은 전체 과제에 걸쳐 집중을 유지하는데 도움이 된다.[6]

시작에 대한 평가 (Evaluation of Initiation)

검사 1 – 임상 관찰과 활동분석 (Clinical Observation and Activity Analysis)

평가시 일반적 지침 (General guidelines for evaluation)

1. 다양한 환경에서 환자를 관찰한다.
2. 환자가 활동을 시작하기 위해 필요로 하는 힌트와 체계(structure)의 양을 고려한다.
3. 기능적 기초선을 측정한다. 기능과 연관되는 문제의 정도와 빈도를 고려한다. 평가와 재평가를 위한 기초로 적절한 기능영역 혹은 과제를 선택한다.

평가와 고려사항을 위한 특정 영역과 질문들
(Specific aras or questions to consider and evaluate)

1. 무감동적인 혹은 무딘 감정, 행동적인 감정폭발 혹은 탈억제와 같은 어떤 문제행동이 있습니까?
2. 환자의 행동이 일반적으로 수동적입니까? 질문하거나 제안하는 것에 수동적으로 반응합니까?
3. 하루동안 환자는 무엇을 합니까? 누군가 그의 활동을 구성해야 합니까?
4. 만약 있다면, 환자는 어떤 활동을 힌트나 체계(structure)없이 스스로 시작할 수 있습니까?
5. 힌트 제공방법 혹은 감각 유형 중 가장 효과적인 것은 무엇인가(즉, 시각, 청각, 촉각 혹은 운동감각 힌트)?
6. 환자가 자신이 시작에 문제가 있다는 것을 인식하는가? 이 점을 지적할 때 받아들이는가?
7. 시작 능력에 영향을 미치는 집중력 혹은 기억력의 문제가 연관되어 있는가?

타당도 (Validity)

타당도를 향상시키기 위해 수행저하의 원인이 되는 낮은 집중력 , 처리 과정, 언어, 실행증, 심리학적(대 기질적) 우울증은 배제한다.

시작 결손의 치료 (Treatment of Initiation Deficits)

회복적 접근법의 활용 (Utilizing a Restorative Approach)

1. 다음과 같은 보상훈련을 제시한다:[73]
   a) 가장 적합한 보상을 확인하기 위해 환자의 요구와 관심을 관찰한다. 병 이전의 환자의 관심사와 동기의 원인을 찾아낸다.
   b) 발달중인 근거를 기반으로 이용할 수 있는 보상을 한다.
   c) 보상물의 가치가 적절한 관심과 수행 수준을 이끌어내기에 충분한 훈련환경을 만든다.
   d) 습관적인 전략을 적절히 가르친다.
   e) 환자가 새로운 학습 전략을 보상이 제공되는 상황에서 사용할 수 있도록 보상학습의 기회

를 제공한다(즉, 돈, 사회적 칭찬, 영화, 외식).

2. 운동반응(시작)이 일어나도록 감각자극(시각, 청각, 운동감각, 촉각)을 제공한다. 예로, 언어적 단서와 더불어 환자의 팔에 촉각과 운동감각 자극을 제공하는 것은 환자가 상의 입기를 시작하도록 하는 단서로 활용될 수 있다.
3. 환자가 활동을 시작할 수 있도록 돕기 위해 비언어적 촉각 운동감각 가이드를 제공한다.

적응적 접근법의 활용 (Utilizing a Adaptive Approach)

1. 활동을 시작하기 위해 알람시계와 같은 신호를 제공한다.[4]
2. 일상활동 목록이 있는 달력이나 힌트 카드를 사용한다.[4]
3. "지금 그것을 하세요" 혹은 "시작하세요"와 같은 "집중적인 관심"을 제공한다.[14] 환자 스스로 "집중적인 관심"이 생각나도록 한다. 환자가 향상됨에 따라 외부적인 단서에서 내적 단서로 전환한다.
4. 다른 사람이 틀어줄 수 있고 단계적으로 따라해야 할 지시사항이 있는 오디오 카세트를 사용한다 — 예로, "약을 드세요, 하얀 뚜껑이 있는 작은 병을 여세요, 두 개의 하얀 알약을 드세요, 약간의 물을 마시세요, 등".
5. 기억력 결손에 대한 치료가 구체적으로 제시되어 있는 부분에 있는 Neuropage(Hersh and Treadgold Inc, San Jose, Calif)과 같은 시스템을 이용한다. 이 방법은 주의집중-각성의 문제를 가지고 있어서 활동을 시작하지 못하는 환자에게 사용된다.[74] 신호음뿐 아니라, 환자가 행동을 시작하는데 도움을 주는 문자 메시지가 있어서 무선 호출이 작동하는 것이 아닐 때 이 시스템이 작동한다.

계획과 조직화 (Planning and Organization)

계획(planning)이란 반드시 직접적으로 목적을 이루는 것이 아닌 연속된 중간단계들을 통해 목적을 이루는 것으로써 정의될 수 있다.[75] 일부 사람들은 계획이 문제해결의 첫 단계는 아니지만, 기회에 따라 일어나는 진행과정이라고 주장한다.[7] 이것은 과제가 끝났을 때, 목적달성 시 궁지에 처했을 때, 혹은 새로운, 기대치 않은 일이 일어났을 때 있을 수 있다.[7] 이러한 개념은 현재 활동에 간단한 방해물이 제시되었던 10명의 외상성 뇌손상 환자를 대상으로 한 연구에서 검사되었다.[7] 이러한 방해물은 환자가 현재 행동과 목적을 생각하기 위한 지표(reminder)로서 사용되었다. 활동의 지시사항시 나타나는 상대적으로 강렬하고 기대치 않은 짧은 경계가 목적에 대한 행동 평가가 이뤄질 수 있는 기회의 창이 될 수 있다. 이 연구자들은 "만약 실행기능의 한 측면이 환경적으로 지지받을 수 있다면, 문제해결과 조직화의 다른 요소들은 더 나은 표현의 기회를 갖게 될 것이다..." 라고 결론지었다.[7]

McDonald 등은 계획이란 행동을 완성하기 위해 단계를 조직화하고 계획을 실행할 때 실패에 대한 준비를 하고, 계획을 실행하기 위한 기술과 필요한 재료를 모으는 능력을 포함한다고 서술하였다.[25] 이들은 계획을 위한 다음과 같은 7가지 필요조건을 확인하였다: 적절한 기억력, 동기, 지속적인 집중력, 의지, 충동 조절, 선택사항을 고려하고 평가하는 능력, 복합한 행동을 수행하는 능력.[25] 실제로 집중력과 기억력은 계획능력에 영향을 미칠 수 있는 것으로 나타났다. 예로, Golisz와 Toglia는 분류과제를 수행하는 동안 환자가 분류원칙을 회상하는 능력이 없기 때문에 적절치 않게 항목을 분리하게 된다는 점을 언급하였다.[5] 게다가 환자가 의지와 계획능력은 가지고 있지만 목적있는 행동을 수행하는 능력이 없다면, 잘 구성된 계획조차도 영향을 받을 수 있다.[25]

목적을 발전시키기 위해 사람은 자신이 필요한 것, 원하는 것, 이러한 요구의 현실성을 예견하는 것을 결정할 수 있어야만 한다.[67,76] 목적을 알기 위해 필요로 하는 단계를 조직화하고 결정하는 것은 계획능력의 일부 요소들과 관련이 있다. 계획을 하기 위해서는 현재 상황으로부터 변화를 개념화하고 객관적으로 환경과 연관짓고 대안을 생각해내고 대안을 평가하고 선택하며, 계획을 시행하기 위해 지시하려는 체계(structure) 혹은 틀을 발전시킬 수 있어야 한다.[71] 게다가 목적 지향적인 행동은 이전에 선택했던 행동으로 목적을 성치하지 못했을 때 새로운 행동을 선택할 필요가 있다.[39] 결국 계획과 조직화는 융통성 있는 전략을 확인하고 과제를 완성하며 과제 완성을 위해 필요한 활동의 논리적인 순서를 결정하는 능력을 필요로 한다.[15]

정보처리과정 전략(processing strategies)은 또한 효과적인 계획과 조직화를 위해 매우 중요하다. 이 전략법은 "정보처리 과정을 선택하고 가이드하는데 영향을 미치는 조직화된 접근법, 일과, 전략.."으로써 정의될 수 있다.[63] 적절한 정보처리 과정 전략을 발달시키기 위해 환자는 과제난이도 정도를 평가할 수 있어야만 한다. 환자가 과제난이도를 이해하고 현실적으로 해석한다면 그 다음으로 적절한 계획 혹은 방법을 발달시킬 수 있다. 만약 이러한 이해나 인식이 부족하다면, 환자의 전략은 비효과적일 것이다. 계획능력에 문제가 있는 환자는 사실 원하는 목적을 달성하기 위해 필요로 하는 지속적인 주의집중력과 통찰력이 부족하다. 종종 환자는 개인적 사건을 계획하고 조직화할 때 여러 요소들을 구체적으로 설명할 수 있지만, 혼자서는 비현실적이고 비논리적이며 부족한 계획을 세운다.[71,77] 예를 들면, 익숙한 활동에 대해 설명을 쓰도록 요구했다면, 환자는 처음에 설명하기 위한 계획을 세우는 것을 무시하기 때문에 관련이 없는 특징들을 열거하게 된다. 계획과 조직화 능력이 부족한 환자는 비현실적인 목표를 세우고 과제 완성을 위해 필요한 시간을 경시하는 경향이 있을 것이다.[5,34,78]

환자는 어떤 정해진 시간내에 완성해야만 하는 몇가지 잔심부름의 우선순위를 결정하는데 어려움이 있다.[54] 환자는 또한 자신의 행동을 반복하고 새로운 행동계획을 세우는 대신에 비록 이러한 일과가 쓰이지 않을 때 조차도, 익숙한 일과를 따르려는 경향이 있다.[25] 또한 행동의 순서가 조각나 있고, 타당한 행동을 생략하고 적절치 않은 행동을 사용하려는 모습을 보일 것이다.[79]

계획과 조직화 장애는 기억력, 주의 집중력, 정신적 융통성 결손과 구별되어야 한다.[80,81] 개념을 형성하고 전환하는 능력은 융통성 있는 계획이 가능케한다. 그러므로 추상적 사고와 정신적 융통성 문제는 거꾸로 계획능력에 영향을 미칠 것이다.[81] 게다가 환자가 학습과 회상을 촉진하기 위해 정보를 조직화할 수 없다면, 정보는 저장될지 모르지만 여기저기 분산된 방식으로 저장된다.[81] 정보를 쉽게 인출할 수 없다면, 환자의 문제는 기억문제로써 잘못 해석될지도 모른다.

역사적으로 계획과 조직화 능력은 이마엽 기능과 연관이 있다.[75,80-82] 최근 6명의 정상 성인을 대상으로 한 양전자 방사단층 촬영법(positron emission tomography, PET) 스캔 연구에서 계획은 이마엽 뿐 아니라, 뒤쪽 두정엽에서도 뇌가 활성화 되었음을 제시하였다.[83]

최근 몇 년간 계획과 조직화에 문제가 있는 사람들과 함께한 사람들은 이것을 "목적 무시"라고 칭하는 것을 확인하였다.[10] 목적 무시는 후천적 외상성 뇌손상 환자가 "성취할 필요가 있는 것을 확인하고 계획을 끌어낼 수 있어야 하지만 계획을 수립하는 동안 그 주된 목적이 무시되고 행동은 더 이상 목적을 달성하지 않을 때..." 일어난다.[14] 목적 무시 혹은 목적 관리의 부족은 환경적 구조에 의해 행동이 통제되지 않는 비구조화된 자연스런 상황에서 일어난다.[10,83] 목적 관리 혹은 목적 무시라는 문제에 답하여 목적 관리 훈련(goal management training, GMT) 시스템이 개발되었다.[10,14] GMT은 목적을 성취하기 위한 과정을 모니터하지 못할 뿐 아니라 목적을 달성하고 문제해결 방법이라는 목표 리스트를 작성하지 못하는 후천적 외상성 뇌손상 성인환자를 기반으로 한다.[14] 이 훈련은 일상적인 행동의 구성에 영향을 미치는 자기-조절능력이 손상된 재활환자를 위해 개발되었다.[10]

GMT는 "목표 관리의 적용단계를 폭넓게 훈련하고 다양한 환경에 적용하는 상의하달식 접근법을 강조한다...".[10] 이 방법은 다양한 일상적인 상황에 적용하거나 식사 준비와 같은 한가지 영역에서의 행동에 적용할 수도 있다.[10] GMT을 적용한 후천적 외상성 뇌손상 환자를 대상으로 한 두 가지 연구에서 식사준비 수행능력이 향상된 것으로 나타났다. 이 결과는 자연적인 관찰과 자기-보고 평가에 의한 것이다.

GMT는 5 단계로 그림 10-1에 제시되어 있으며 각 단계에 대한 설명은 다음과 같다:[10]

1단계. 상황파악하기(orienting) — 나는 무엇을 하고 있는가?
2단계. 정의하기(defining) — 주된 과제
3단계. 각 단계 목록작성하기(list the steps) — 하위 목표들
4단계. 학습하기(learn) — 나는 각 단계를 알고 있는가?(목표와 하위 목표를 암호화하고 유지)
5단계. 점검하기(check) — 계획한 대로 나는 하고 있는가? - 결과는 서술한 목표와 비교한다(점검).

GMT는 독립성에 영향을 주는 실행기능 결손에 효과적인 치료법이라는 것이 후천적 외상성 뇌손상 환자 30명을 대상으로 실시한 연구에서 실험적으로 지지되었으며, 임상적으로도 옹호되었다.[10]

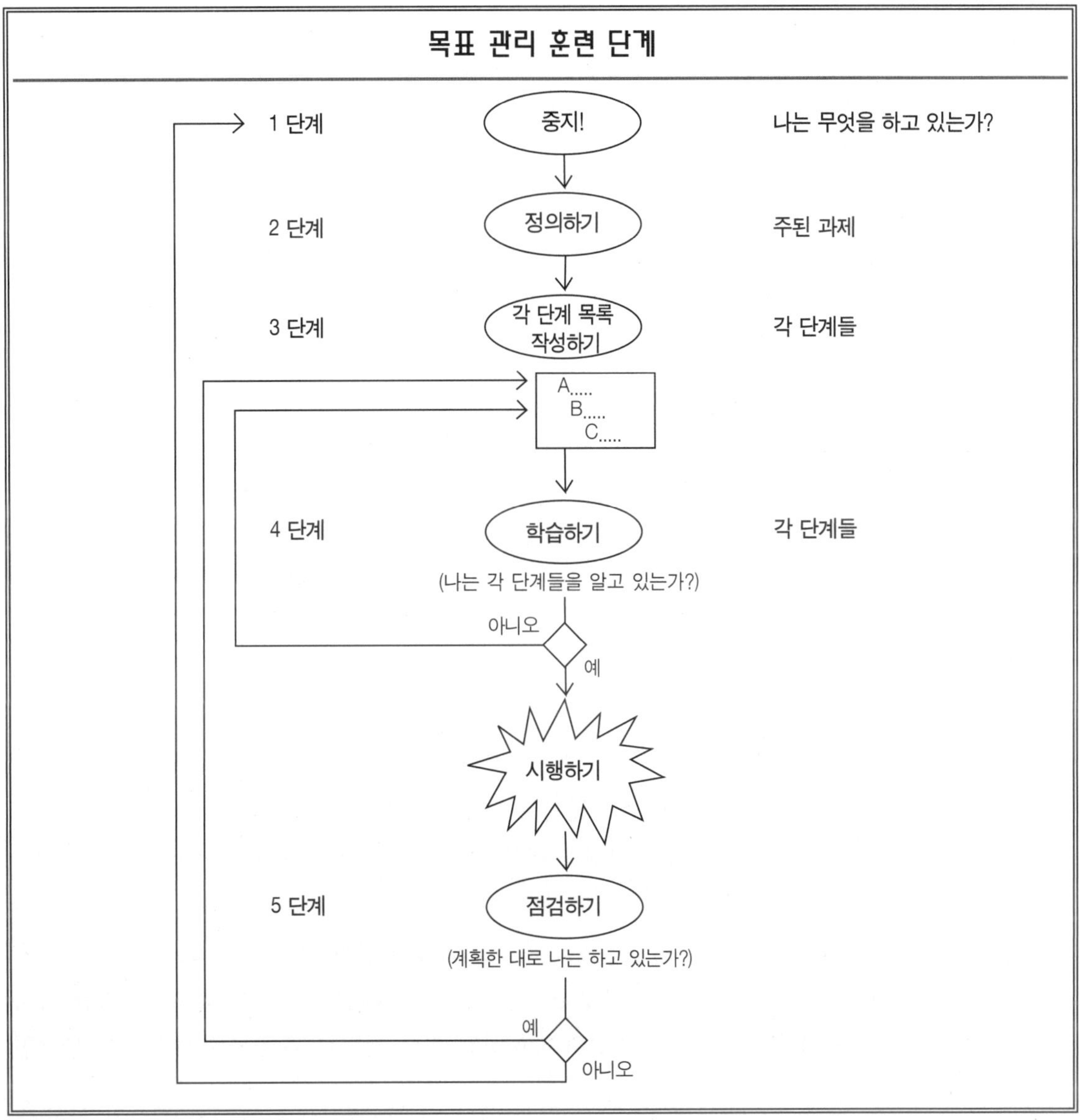

그림 10-1. GMT 단계.[39] *(출처: Cambridge University Press, Levine B, Robertson IH, Clare L, et al. Rehabilitation of executive functioning: an experimental-clinical validation of goal management training. J Int europsychol Soc. 2000;6(3):299-312.)*

계획과 조직화에 대한 평가 (Evaluation of Planning and Organization)

검사 1 – 임상 관찰과 활동분석 (Clinical Observation and Activity Analysis)

평가시 일반적 지침 (General guidelines for evaluation)

1. 환자가 자신이 계획능력에 문제가 있다는 것을 인식하고 있는지 아닌지를 결정한다. 계획능

력의 결손은 종종 환자에게 자신이 무엇을 하고자 하는지를 질문함으로써 발견할 수 있다.

2. 하루 중 다양한 상황과 활동에서 환자를 관찰한다. 환자가 2단계, 3단계 혹은 좀 더 복잡한 과정을 요구하는 활동을 계획할 수 있는가?
3. 지시사항없이 환자에게 복잡한 과제를 제시한다. 만약 환자가 계획없이 과제를 시작한다면, 환자에게 계획을 세우도록 요구하고 다시 과제를 시작하도록 한다. 그 다음에 조직화와 완성도에 대한 환자의 계획을 평가한다.
4. 기능적인 기초선 측정을 실시한다. 문제의 빈도와 기간을 고려한다. 평가와 재평가의 기초가 되는 적절한 기능적 과제를 선택한다.

평가와 고려사항을 위한 특정 영역과 질문들
(Specific aras or questions to consider and evaluate)

1. 환자는 과제에 접근할 때 논리적이고 일관적인가?
2. 환자가 선택한 방법은 어느정도 신뢰할 만한가?
3. 공통적인 문제점이 있는가? 혹은 몇 개 활동에 일반화되어 있어 일관적으로 잘못한 계획 전략이 있는가?
4. 환자는 현시점에서(언어적 혹은 다른 의사소통 수단을 통해 보여지는) 변화를 개념화할 수 있는가?
5. 환자는 세운 계획에 대한 대안을 세울 수 있는가?
6. 이러한 대안을 평가하고 자신의 판단을 근거로 선택할 수 있는가?
7. 환자는 과제 완성을 위해 계획 혹은 방침에 대한 체계가 있는 것으로 보이는가?
8. 정확하게 과제의 난이도를 평가할 수 있는가?

참고: 이와 같은 질문과 관찰은 비구조화된 기능적 과제와 인기-지각 운동 과제에 모두 적용될 수 있다. 예로, 블록 디자인을 완성(260쪽에 있는 문제해결 영역에서 검사1을 말함)하지 못하는 것과 도형 디자인의 윤곽을 완성하지 못하는 것은 계획과 과제 조직화 능력이 부족함을 암시하는 것 일수 있다.

점수화 (Scoring)

표준화되지 않았음

이러한 질문들과 이와 유사한 질문은 체크목록으로 통합하거나 빈도 평가척도(예로, 항상/때때로/거의/전혀)와 결합하여 사용할 수 있다.

타당도 (Validity)

타당도를 향상시키기 위해 낮은 수행수준의 원인이 되는 낮은 주의집중력, 기억력 부족, 정신적 융통성과 추상적 사고의 부족, 문제해결능력의 손상, 실어증은 배제한다.

검사 2 – 실행기능에 대한 작업–기반 평가 (Occupation–Based Evaluations of Executive Functions)

이 장의 Section III에 언급되어 있는 326쪽에서 시작한다.

문제 해결 결손에 대한 치료 (Treatment of Planning and Organization Deficits)

회복적 접근법의 활용 (Utilizing a Restorative Approach)

1. 환자에게 새로운 정보를 의미있는 체계(structure)와 연관짓도록 가르친다.[54] — 예로, 이것을 학습할 때 산문적 이야기의 대략적인 개요를 말하고 범주를 나눈다.
2. 환자에게 조직화 전략을 인식하고 예행연습을 하는 것이 중요하다는 것과 조직화 요소들을 기억할 수 있다면 커다란 기억의 각 요소들의 앞뒤가 맞아떨어지게 될 것이란 점을 가르친다.[54] 환자는 "이것이 다른 것과는 어떤 관계가 있을까?"라고 스스로 질문할 수 있다.
3. 치료계획시 환자의 책임을 증가시킨다. Raskin은 다음 3단계로 개요를 서술하였으며, 환자의 치료진행시 지침으로써 사용할 수 있다:[4]

   1단계 — 치료사는 치료회기를 계획하고 점검하기 위해 전통적인 모델을 사용한다.
   2단계 — 환자는 치료회기내에 완성할 수 있는 과제를 점검하고 순서화하도록 한다. 각 과제수행에 소비되는 시간을 기록하여 모든 일이 주어진 시간 내에 완성되도록 하는 것이다.
   3단계 — 환자는 계획에 대해 전적으로 책임을 지고 모든 치료회기에서 실행하도록 한다.

   이러한 진행과정은 환자의 일상생활과 수단적 일상생활의 모든 영역에서 사용될 수 있는 구조화된 모델을 제공하며 환자의 계획과 조직화 기술의 진행과정에 대해 치료사, 가족, 간병인으로부터 피드백을 받을 수 있다.[4]
4. 가능하다면 주어진 활동을 하기 전, 하는 동안, 하고 난 후에 환자가 말로 표현하도록 한다. 점차 공개적인 언어화를 소거시킨다.[84] 또한 환자가 과제 난이도를 평가하고 자신이 확립한 계획의 결과를 예측하도록 한다. 환자는 예측의 정확도를 평가한다.[54]
5. 미리 계획하기와 자기-언어화 전략에 대한 훈련은 외상성 뇌손상(TBI) 또는 뇌혈관장애(CVA) 이후에 계획능력의 장애를 교정하는데 효과적이라는 연구가 제시되어왔다.[68,84,85] 자기-언어화는 환자가 과제를 시작하기 전에 과제의 각 단계를 순서화하도록 한다.
   자기-질문법의 3가지 예시가 다음과 같이 설명되어 있다:

   a) 무엇을 할 필요가 있는가?
      나는 ....이 필요하다.
      나는 지금 무엇을 할 필요가 있는가?
      나는 ....이 필요하다.
      나는 지금 무엇을 할 필요가 있는가?
      나는 ....이 필요하다.

b) 내가 성취하기를 바라는 것은 무엇인가?
현재상황에서 내가 바라는 목표로 바뀌기 위해 필요한 변화는 무엇인가?
필요한 변화를 하기 위해 가능한 방법은 무엇인가?
변화를 위해 필요한 단계의 순서는 무엇인가?
내 계획에 또다른 대안이 있는가? 나의 목표를 이루기 위해 사용할 수 있는 최적의 대안은 무엇인가?
나의 목표가 달성이 되고 계획이 성공적이었다는 것을 어떻게 알 수 있는가?

c) 나의 목표는 무엇인가?
목표의 목적은 무엇인가?
그 활동을 어디에서 수행할 것인가?
시간이 얼마나 걸릴 것인가?
내가 필요한 재료는 무엇인가?
내가 해야 할 필요가 있는 단계의 순서는 무엇인가?
나의 목표를 성취할 수 있는가?
진행과정을 어떻게 기록할 것인가?

환자가 자신에게 이러한 질문을 하도록 함으로써 부가적인 단서 절차로 자신의 생각 혹은 생각의 과정을 적어두도록 할 수 있다. 그 다음으로 잘못된 계획이나 판단을 확인하기 위해 이렇게 쓴 계획을 치료사가 분석하는 것을 활용하게 된다. 다음으로 환자가 대안 전략을 발달시키도록 격려한다:

다양한 과제와 상황에서 질문법을 통합한다. 예로, 과제 탐색에서도 활용될 수 있다.[13] 다음과 같은 질문들을 통해 환자가 탐색계획을 수립하도록 한다:[13]

a) 우리는 무엇을 찾고 있는가?(탐색 목적)
우리는 그것을 어디에서 찾을 수 있을 것 같은가? (위치, 목적지)
우리는 그것을 어떻게 찾을 수 있는가? (계획)
우리가 찾기 위해 얼마나 많은 시간이 있는가? (시간의 틀)
우리가 찾을 수 있다고 생각하는가? (성공 예측)

그림 10-2에는 환자가 GMT 단계를 활용하여 부엌에서 사용하는 체크목록을 제시한 것이다.[39] GMT의 다른 단계와 통합하여 이와 같은 체크목록을 다른 일상생활 혹은 수단적 일상생활을 위해 만들어 사용할 수 있다 — 예로, 양치질, 옷입고 벗기 혹은 특정 지역사회 혹은 직업 활동.

적응적 접근법의 활용(Utilizing a Adaptive Approach)

1. 상황에 대한 좀 더 충동적인 방식을 예방하고 생각한 해결책의 장단점을 파악하는 것을 촉진하는 것은 환자가 상황을 평가절하 하도록 한다.[14] 가능하다면 언제든지 계획을 시행하기 이전에 정신

목표 관리 훈련을 기반으로 한 조리법 체크목록

조리법 : ____________________

준비 시간:	총 시간:
요리 시간:	

오븐 온도 설정 :

요리 재료 모으기:	필요한 시간: ________
점검	내가 필요한 모든 것을 갖추었는가?
요리재료 준비하기:	필요한 시간: ________
점검	시작할 준비가 모두 되었는가?
한번에 한 단계씩 완성하기:	필요한 시간: ________
점검	모든 단계를 다 따라했는가?
요리 지시사항:	필요한 시간: ________
점검	칠판에 요리시간을 기록했는가?

그림 10-2. GMT를 기반으로 한 조리법 체크목록.[39]*(출처: Cambridge University Press. Levine B, Robertson IH, Clare L, et al. Rehabilitation of executive functioning: an experimental-clinical validation of goal management training. J. Int Neuropsychol Soc. 2000;6(3):308.)*

적으로 계획을 예행 연습해 보도록 한다. 이것은 환자에게 계획을 확정하기 이전에 더 많은 선택사항이나 결과를 생각해 보도록 격려하게 될 것이다.[54]

2. 이해를 위해 읽기 자료를 조직화한다.[54] 환자는 각 단락을 읽은 후에 스스로 질문해 볼 수 있다(예로, 누가 논의되고 있는가? 무엇에 관한 것인가? 어디에서 그 일이 일어났는가?)
3. 외상성 뇌손상 환자를 대상으로 한 간단한 개방형의 과제(즉, 수학문제 풀기 혹은 경로 받아적기)를 사용한 연구에서 환자들은 "자극 상황을 통해 직접적으로 알려주지 않았을 때 시간이 지난 후에 이전에 생각한 의도대로 반응할 수 없었다....".[86] 라는 점을 보여주었다. 이 연구자들은 수행을 향상시키기 위해 다음을 제시하였다: 1) 과제를 되돌아보는 언어적 힌트, 2) 단계별 지시사항이 적힌 카드와 원래 의도나 목표를 설명한 주기적인 힌트 카드.

4. 매일 상기시키는 것(reminder), 약속 일정 달력과 같은 외부적 도움을 제공하고 환자가 목록을 적도록 한다. 환자가 해야 할 필요가 있는 것이 아니라 과제를 완수하기 위해 해야 할 필요가 있는 것을 제시한다.[54]
5. Neuropage의 사용은 환자에게 효과적인 것으로 알려져 있다.[87] 143명의 외상성 뇌손상 혹은 뇌혈관장애 환자를 대상으로 Neuropage 시스템을 사용한 연구에서 기초선 기간과 비교하여 Neuropage를 사용하였을 때 80%가 일상생활(자조기술, 스스로 약물복용, 약속지키기와 같은)을 수행하는데 상당히 성공적이었음을 제시하였다.[87] 환자는 다음과 같은 문제를 하나 이상 갖고 있었다: 기억력 감소, 계획과 조직화 능력의 감소, 주의집중력 감소.
6. 과제를 시작하기 전에 사용 순서에 따라 물품을 배열하도록 가르친다.[64] 물건 사이에 공간이 있으며 직선 방식으로 물품을 놓아야만 한다.[64]
7. 사용하는 외부적 혹은 조직화 전략은 환자에게 편리해야만 한다. 병전에 환자가 어떤 체계[즉, 휴대용컴퓨터단말기(PDA), 체크목록, 컴퓨터]를 사용하였는지에 대해 환자와 가족들을 면담한다. 환자가 사용하기 편안해한다면 그리고 적어도 그것을 사용하는 방법에 대해 약간 기억하고 있다면, 이러한 방법을 지금 사용한다.
8. 필요하다면, 환자의 삶과 직장을 재조직화한다. Parente와 Herrmann은 환자의 환경을 재조직화하기 위해 다음과 같은 원칙에 대해 개괄적으로 설명하였다:[20]

   a) *접근성(accesibility)* — 환자가 사용하는 물품들은 가장 가까이에 둔다.
   b) *일관성(consistency)* — 물품을 특정 장소에 둔다.
   c) *그룹화(grouping)* — 공통적으로 함께 사용하는 물품은 동일장소에 놓는다.
   d) *분리(separation)* — 서로 다른 위치 혹은 분류로 물건을 놓는다(예로, 옷장 안에 옷, 하나의 분류 선반에 바지, 다른 하나에는 셔츠)
   e) *근접성(proximity)* — 함께 사용하는 물품들은 사용하는 장소에 함께 놓아야만 한다(예로, 컴퓨터 종이는 프린터기 근처에 둔다).

문제해결 (Problem Solving)

문제해결능력은 하나의 기능이 아니라 오히려 여러 개의 인지기술이 통합된 것이다. 목표를 달성하기 위한 방법을 발달시킬 수 없는 사람은 언제든지 문제가 발생한다.[20]

문제해결능력은 집중력, 계획을 세우고, 시작하는 능력, 정보 접근(환경과 기억으로부터의 감각 모두), 수정할 필요성과 해결책의 효율성에 대한 정보를 제공하는 피드백을 필요로 한다.[72,88-92] 문제해결능력의 부가적인 필수조건은 적절한 충동성 통제, 조직화와 범주화하는 능력, 융통성 있는 사고력, 추론 능력을 포함한다.[93] 문제해결은 능동적인 과정이며 어떤 단계에서든 손상이 있을 수 있다. 게다가 환자의 추론 능력은 문제를 명확히 하고 문제해결책을 적용하기 위한 전략방식의 질을 결정할 수 있다.[93] 효과적인 문제해결은 문제에 대한 초기 이해와 연관이 있다. 이러한 초기 개념이 얼마나 적절한가는 정확한 해결책을 얼마나 빨리 명확히 할 수 있는가를 결정하게 된다. 동기(motivation)는 문제에 대한 지각과 해결책을 시도할 것인지 말것인지에 대해 모두 영향을 미칠 수 있다. 동기의 문제는 우울감, 결손에 대한 낮은 자기-인식에 기인할 수 있다.[93] 문제해결은 환자가 기억보조(memory aid)에 대한 접근과 활용여부에 따라 다양하다.[89] 문제에 접근하고 기억을 통해 과거와 현재의 경험을 비교하는 것은 잘 정돈된 방법으로 생각할 수 있도록 해준다.[94,95] 사람은 부적절한 정보를 버리고 차단할 수 있어야만 한다.[96,97] 자극 문제 혹은 상황을 완전하게 분석하기 위한 적절한 집중력이 없다면 문제해결능력은 영향을 받게 될 것이다.[2] 정보는 한 번 등록되고 보호되며 사람은 해결책을 생각하기 위해 이것을 수정하고, 전환하고 조직화할 수 있어야만 한다.[89,90] 문제해결은 융통성 있는 생각을 필요로 한다. 사람은 해결책이 옳지 않거나 문제를 해결하지 못한 경우에 처음 생각을 재고할 수 있는 것이 필요하다.[72] 결과적으로 잠재적인 해결책의 질에 대해 판단할 수 있어야만 한다.[89]

Adamovich는 문제해결과 관련된 4가지 이론적 사고과정을 설명하였다.[98] 환자는 우선 중요한 정보와 놓친 정보를 인식하고 분석해야만 한다(수렴적 사고, convergent thinking). 다음으로 어떤 원칙과 체계적인 방식을 기반으로 주어진 상황에 대해 결론지어야 한다(귀납적 추론, deductive reasoning). 다음에 환자는 기준이 되는 결론(standard conclusion)이 되는 구체적인 내용을 기반으로 해결책을 생각해 내야만 한다(연역적 추론, inductive reasoning). 결과적으로 환자는 기준 개념에서 벗어나는 추상적 개념을 생각할 수 있어야 한다. Lezak은 문제해결에 대한 실행기능을 다음과 같이 4단계로 확립하였다:[71]

1단계. 목표 형성 — 나는 무엇을 하기를 원하는가? 나는 무엇을 필요로 하는가?
2단계. 계획하기 — 내게 필요한 것은 어떻게 얻을 수 있는가?
3단계. 활동 실행하기 — 목표를 이루기 위해 내가 하는 일은 있는가?
4단계. 효과적인 수행 — 나의 활동들은 나의 목적을 만족시키는가?

Ben-Yishay와 Diller는 문제해결 모델에서 Adamovich와 Lezak를 모두 지지하였다.[99] 이들은 수렴(convergent), 발산(divergent), 실행(executive) 단계를 통합하여 문제해결의 모델을 8단계로 설명하였다. 8단계는 다음과 같이 개괄적으로 설명된다:

1단계. 문제점 명확히 하기
2단계. 문제상황 분석하기
3단계. 전략과 실행계획 명확히 하기
4단계. 적절한 방법 선택하기(기술 적용하기, 우선순위 정하기)
5단계. 실행계획 — 자기-점검 시행
6단계. 문제에 대한 해결책 비교하기

7단계. 만족과 종결
8단계. 태도와 기술, 개인화로 통합 — 이것은 나에게 어떤 의미인가?

Ben-Yishay와 Diller는 또한 문제해결과정에서 두 가지 기술영역의 치료개념을 이론적 틀에 포함시켰다:[99] 1) 집중력, 감각, 성격(tone), 언어 혹은 기억력과 같은 핵심기술, 2) 2가지 상위 수준의 문제해결/합리적인 과정과 정서적, 상상적, 강조 과정. 이들은 상위영역의 장애가 핵심기술에 의한 것일 수 있으며 효과적인 문제해결능력은 이 두가지 영역사이의 상호작용에 따른다라고 이론화하였다. 이들은 평가와 치료는 이 두 가지 기술영역과 8단계 과정의 모든 측면을 언급해야 한다고 생각하였다.

Evans는 문제해결능력을 포괄적인 3 영역에 따른다고 설명하였다.[6] 첫 번째 영역은 문제가 존재한다는 것을 인식하고 해결책으로써 실행될 수 있는 것이 무엇인지를 점검하는 능력이다. 두 번째는 계획생행의 발달이며 세 번째는 행동 혹은 시작으로 의도를 전환하는 것이다.

일부 이론가들은 문제해결의 개념을 새로움 혹은 새로운 활동의 개념과 연관짓는다.[6,45] 이들은 사람이 새로운 행동을 하기 위한 능력과 더불어 외부적인 감각 자극과 내적 생각으로부터 새로움을 발견하는 능력을 얼마나 필요로 하는가를 설명한다. 이러한 능력은 새로운 학습, 창조, 환경적 적응에 매우 중요하다. 이러한 능력은 새로운 문제를 해결할 수 있도록 해준다. 문제해결에 손상이 있는 사람은 언제든지 효과적으로 새로운 상황에 대처할 수 없게 될 것이다.[6]

Golisz와 Toglia는 문제해결을 두 가지 범주로 나누었다: 기본적인 문제해결과 복잡한 문제해결.[5] 기본적인 문제해결은 문제가 명확하고 문제를 해결하기 위한 확인된 정보를 이용할 수 있을 때 사용된다. 기본적인 문제해결은 대개 1~3단계이며 만약 사람이 잘못하였을 경우 즉시 명확해진다.[5] 예로, 커피기계에 커피를 넣기 전에 여과종이를 넣지 않아 커피액 추출기계에서 커피가루가 나온다면 사람은 즉시 이것을 알아채게 된다. 반면 복잡한 문제해결은 문제를 확인하기 위해 정보를 구분해야만 하는 상황과 연관이 있다 — 예로, 왜 차가 출발하지 않는지 혹은 왜 수표가 부도났는지와 같은 상황.[5]

Golisz와 Toglia는 복잡한 문제해결에 필요한 기술을 다음과 같이 설명하였다.[5]

> *복잡한 문제해결은 서로 다른 가설을 세우고, 검증하고, 만족스럽지 않은 가설은 제거하는 능력과 문제점에 대한 대안을 세우는 능력을 필요로 한다. 계획의 실행은 몇 단계를 실행해 볼 필요가 있으며 잘못된 해결책은 바로 명확하게 나타나지 않는다. 문제가 해결되었다는 것에 대한 검증은 능동적으로 본래 문제에 대한 해결책과 비교를 통해 이뤄진다.*

대부분의 사람들은 성공적인 문제해결의 필수조건으로 귀납적 추론이 문제해결과 연관된 가장 중요한 개념이라고 생각한다. Goverover와 Hinojosa는 귀납적 추론을 가설을 세우고 검증하는 능력으로 정의하였으며, 사물과 사건 사이의 관련성에 대해 정신적인 개념을 형성하고 조작하는 능력에 의존한다고 설명하였다.[31] 이것은 이용할 수 있는 정보를 기반으로 가설을 세우고 검증하는 능력이다.[3] 귀납적 추론을 사용할 때 "사람은 가설을 세우고 추론하고 결론을 합리화한다...".[31] 이 과정은 의사결정과 판단 혹은 정보를 평가하는 것과 관련이 있으며 이용할 수 있는 정보, 지각적 관찰, 기억, 신념, 생각에 의해 이뤄지게 된다.[3,100] 추론의 중요성은 Parson과 Osherson이 다음과 같이 잘 설명하였다:[101] "지각, 언어, 운동행동만큼 추론은 물리적, 사회적 환경과 성공적으로 상호 작용하는 근거가 된다....".

문제해결능력에 결손이 있는 사람들은 명확한 사고, 충동성, 문제해결을 시작하는 것에 대한 혼란스러움, 정보를 순서화하는 것에 대한 어려움, 성공뿐 아니라 실패를 통한 학습에 어려움을 보인다.[61,102] 이들은 문제공간을 조직화하고 구조화하는데 어려움이 있으며 각 단계에 적절한 노력을 분배하고, 문제점을 분석하는 것이 어려우며 중요한 구체적 사안을 생략한다.[5] 환자가 어느 정도 문제해결능력을 가지고 있지 않다면, 새로운 상황을 새롭게 학습하는 기술을 적용할 수 없을 것이다.[103] 낮은 문제해결능력의 임상적 징후는 이전에 개괄적으로 설명한 전반적인 과정단계 혹은 어떤 측면의 손상을 반영한다. 그러므로 문제해결에 대한 평가는 기본적인 결손에 대한 세심한 분석과정뿐 아니라, 전형적인/비전형적인 다양한 측정방법을 시행함으로써 이뤄질 수 있다.[93]

문제해결의 평가 (Evaluation of Problem Solving)

문제해결에 관한 많은 전형적인 표준검사는 환자에 대한 문제를 직접적으로 나타내며 그때문에 환자가 과제완성을 하기 위해 자기-시작 혹은 문제를 정의하는 것을 필요로 하지 않는다.[6] 이 부분에는 검사방법이 포함되어 있으므로 과제완성시 환자에게 문제해결능력에 대한 요구를 평가한다고 생각하게 된다.

검사 1 – 임상 관찰과 활동분석[89*]

설명 (Description)

치료사가 제시하는 지침이 없는 비구조화된 과제를 제시한다. 기능적인 상황 동안의 관찰과 과제가 가장 적절하다. 다음과 같은 능력을 관찰한다. 문제해결은 3단계로 나뉜다: 준비, 지적 생산, 판단.

1. *문제를 이해하고 준비하기* — 문제 분석
   a) 문제점의 구성요소를 인지할 수 있는가?
   b) 해결책의 기준을 인지할 수 있는가?
   c) 문제해결시 잠재적인 시도와 관련하여 제한점이나 방해요소를 인지할 수 있는가?
   d) 이 문제점을 이미 해결된 문제점과 비교하는 방법을 설명하거나 표현할 수 있는가?
   e) 문제점을 부분 혹은 요소로 나눌 수 있는가?

*출처: *Prentice-Hall Inc, reference 89: Bourne LE, Dominowski RL, Loftu EF.* Cognitive Processes. *Englewood Cliffs, NJ: Prentice-Hall;1979.*

f) 어떤 정보를 무시함으로써 간단한 문제를 생각해낼 수 있는가?

2. *지적 생산*—가능한 해결책의 수립
   a) 장기 기억을 통해 필요한 정보를 회상할 수 있는가?
   b) 이용할 수 있는 정보를 얻기 위해 환경을 자세히 살펴보는가 혹은 볼 수 있는가?
   c) 단기 기억의 내용에 대해 조작하는가 혹은 할 수 있는가?
   d) 나중에 사용하기 위해 장기기억에 정보를 저장하는가 혹은 할 수 있는가?
   e) 잠재적인 해결책을 세울수 있는가?
3. *판단*—수립한 해결책 평가하기
   a) 초기 해결책의 기준과 수립한 해결책과 비교하는가?
   b) 문제가 해결되었는지 혹은 좀 더 필요한 일이 있는지를 결정하는가?

점수화(Scoring)

표준화되지 않음

이전 질문들 혹은 유사한 질문들을 예/아니오 체크목록 혹은 빈도 평가 척도와 통합할 수 있다.

타당도(Validity)

타당도를 향상시키기 위해 수행저하의 원인이 되는 집중력 저하, 충동성 혹은 기타 다른 요소들은 배제한다.

동적 평가(Dynamic Assessment)

검사 1 – 연역적 추론 (The Deductive Reasoning)[63,64]

도구(Equipment)

TCA의 수저들[63,64]

설명(Description)

질문 게임은 여러 다른 가정을 세우고 검증하기 위한 환자의 능력을 평가하기 위해 사용된다. 검사자는 환자에게 가장 적은 수의 질문과 최소한의 추측으로 검사자가 어떤 수저를 생각하고 있는지를 결정해야 한다는 것을 이야기해준다. 환자는 "예" 혹은 "아니오" 질문으로만 묻는다. 검사자는 실제로 어떤 항목을 생각하는 것이 아니라 단 한가지의 가능성이 남을 때까지 모든 질문에 대해(가능하다면 언제든지) "아니오"로만 대답한다.

색깔(빨강, 노랑, 초록), 크기(큰 것, 작은 것), 형태(포크, 숟가락, 나이프)가 다른 18개의 수저를 사용한다면, 대답은 5개의 질문을 통해 얻게 된다. 만약 환자가 질문을 통해 문제를 풀지 못한다면 최대 3번까지 시도한다. 검사자는 환자가 4개의 질문을 통해 문제를 풀지 못했을 때 표준화된 순서로 도움을 제공한다.

점수화 (Scoring)

점수는 0점(최대 도움과 과제 변형으로도 올바른 답을 찾지 못함)에서 7점(5개의 질문으로 올바른 대답을 찾음)까지 범위를 갖는다(최대 점수=21).[31]

타당도 (Validity)

구성타당도는 확립되었다.[3] 연령에 대한 주효과(main effect)는 유의미하였다[$F(5.213)=12.35$, $p<0.001$].

연구에서는 이 검사방법이 교육($r=0.0670$, $p<0.01$)과 연령($r=-0.661$, $p<0.01$)과 유의미한 상관성이 있는 것으로 나타났다.[31] 또한, 이 연구의 결과에서 귀납적 추론(뿐만 아니라 범주화)은 뇌손상 환자들의 수단적 일상생활의 주요한 예측인자와 유의미한 상관성이 있다는 것으로 나타났다.[31]

신뢰도 (Reliability)

검사자간 신뢰도는 43명의 뇌손상 환자와 장애가 없는 51명을 대상으로 확립되었다.

문제 해결 결손에 대한 치료 (Treatment of Problem Solving Deficits)

*회복적 접근법의 활용 (Utilizing a Restorative Approach)**

후천적 외상성 뇌손상 환자에게 문제 해결 기술을 가르치는데 초점을 둔 재훈련 접근법은 효과적이며 임상적 이점이 있다는 몇몇 근거가 있다.[14] 재훈련의 특정목적은 문제해결의 각 단계를 실행하는 능력을 향상시키는 것이다. 이것은 각 단계를 시행하기 위해 필요로 하는 기술을 사용하기 위해 고안된 과제를 통해 이뤄진다.[6] 만약 회복적 접근법을 사용한다면 가능한 경우, 언제든지 작업을 기반으로 한 활동을 사용하는 것이 중요하다. 치료사는 환자의 수준에 맞는 활동을 고안해야만 한다(즉, 기본적 혹은 복잡한 문제해결).

1. 다음과 같은 기술을 발달시키도록 환자를 훈련시킨다.[104]:
   a) 주어진 과제 혹은 상황은 어떤 해결책이 아직 사용되지 않은 것에 대한 문제라는 점을 일반적인 수준에서 인식하는 능력
   b) 환자는 지시사항을 읽고 다시 읽으며 문제를 이해하는데 도움이 되도록 질문을 한다.
   c) 환자는 사실과 의견 혹은 가정간의 차이를 구별하면서 주된 문제를 자신의 언어로 설명한다.
   d) 문제 해결의 목표, 방해물, 과제에 문제원인이 되는 상황을 환자가 확립하도록 훈련한다.
   e) 환자가 문제에 대한 잠재적인 해결책 혹은 대안을 생각하도록 훈련한다.
   f) 환자가 대안적인 해결책을 평가하고 가장 효과적인 것을 선택하도록 훈련한다. 환자에게 주어진 해결책을 생각하게 된 이유를 질문하고 잠재적인 결과를 결정하도록 한다.
   g) 환자가 "잘못된" 방식을 인식하고, 실수를 수정하며 원래 가정으로 되돌아 갈 수 있도록

** 3개월 후에 문제해결이 향상되었음을 보여주는 특정 회복적 접근법을 사용한 연구*

훈련한다.

2. 다음과 같은 문제해결 연습용지를 사용한다:[105]

활동

노란색 페이지**

목적

1. 문제해결 기술을 향상시킨다.
2. 논리적 추론을 하기 위한 능력을 향상시킨다.
3. 의사결정의 속도를 향상시킨다.

제공품

연습/점수 용지 #1~#5, 연습 지시사항이 적힌 사본, 연필, 노란색 페이지, 정답해설지, 치료사 관찰용지, 주간별 수행 요약지, 흰색 자기-평가 퀴즈, 초시계(선택사항).

활동 설명과 회기 전략

매 연습시마다 환자에게 업무의 특정 장소와 연계를 필요로 하는 10가지 가정적인 문제 혹은 상황이 제시된다. 노란색 페이지를 사용하여 환자는 연습용지의 공간에 각 상황에서 필연적으로 언급하는 업무명과 전화번호를 기록해야만 한다.

환자는 언어적 지시사항을 받으며 종이에 적힌 지시사항을 첨부받는다. 각 연습시 치료사의 판단으로 시범항목이 포함된다. 환자는 매번 연습을 끝낸 뒤 치료사와 자신의 과제를 재검토하도록 지시를 받아야만 한다.

정답해설지는 각 항목마다 어떤 적절한 업무가 위치해 있다는 아래에 가능한 제목을 제시하며 재검토 과정에서 환자와 치료사에 의해 사용될 것이다. 연습을 재검토한 후에 환자는 흰색 자기-평가 퀴즈를 완성하고 그것을 치료사의 것과 비교한다. 환자와 치료사는 이후 연습시 전략 수정을 논의하고 결정한다.

의사결정 속도는 이 연습에서 중요한 요소이며 강조되어야만 한다. 일부 환자들은 광고를 읽는데 시간을 소비하거나 예로, 첫 번째 위치한 답을 기록하기 보다 집에서 가장 가까운 드라이클리닝업자를 찾는데 불필요하게 시간을 소비한다. 환자는 과제요소 그 자체에 의해 산만해진다는 증거가 있을 때, 치료사는 수행시 이러한 문제점이 미치는 영향을 그래프로 보여주기 위해 각 연습시간을 선택한다.

종이에 적힌 지시사항

1. 과제를 시작하기 전에, 연필, 노란색 페이지의 자료, 연습용지를 가지고 있고 정답해설지가 어디있는지를 알고 있는지를 확실하게 할 필요가 있다.

** *출처: PRO-ED, reference 105: Dougherty PM, Radomski MV.* A Dynmic Assessment Approach for Adults with Brain Injury: *The Cognitive Rehabilitation Workbook. Gaithersburg, Md:Aspen Publishers; 1993.*

2. "A" 항목에서 시작해서 업무의 특정 장소와 연계할 필요가 있는 가정적인 문제나 상황을 읽는다.
3. 노란색 페이지를 사용하여 상황에 필연적으로 언급된 전화번호와 업무명을 기록한다 (제공된 공간안에서).
4. "J" 항목을 완성한 후 연습용지를 치료사에게 가지고 간다. 정답해설지를 사용하여 답을 함께 논의하고 실수가 있었는지를 결정한다.
5. 다음으로 흰색 자기-평가 퀴즈를 요구하고 시행한다.
6. 퀴즈를 시행한 후 치료사와 결과를 논의할 준비를 한다.

자원 : 전화

노란색 페이지 — 연습#2

날짜:

이름:

시범과제

카펫을 깨끗이 하기 위해 필요한 물품.

답: 카펫과 융 클리너:(치료사는 예를 제시한다).

A. 당신은 투자할 돈을 가지고 있다.

답: ______________________________

B. 초콜릿을 덮은 도넛츠가 먹고 싶다.

답: ______________________________

C. 당신은 머리카락을 염색하기를 원한다.

답: ______________________________

D. 당신은 야구방망이를 구입하기를 원한다.

답: ______________________________

E. 당신의 화장실이 역류하고 있다.

답: ______________________________

F. 당신은 당신의 전화를 누군가 받기를 바라고 있다.

답: ______________________________

G. 당신은 물 연화제를 필요로 한다.

답: ______________________________

H. 당신의 세탁기는 수리받을 필요가 있다.

답: ______________________________

I. 잔디에 비료를 줄 필요가 있다.

답: ______________________________

J. 당신은 액자로 된 그림을 갖고 싶어한다.

답: ______________________________

정확성 (실수 횟수): ____________

3. 환자가 주된 목표를 이루려고 시도한다면(예로, 과제를 원래대로 되돌리기), 해야 할 필요가 있는 특정과제를 환자와 함께 확립한다. 결손에 따라 과제를 수행하기 위한 학습을 돕는다. 결과적으로 적절한 문제해결 기술을 필요로 하는 새로운 과제로 시작하는 것이 일상 과제가 된다.[6]
4. 환자에게 활동의 "연쇄법(chaining)"을 가르친다(즉, 기능적 요소로 분석하는 것):
   a) 환자가 주어진 문제를 정의하고 시행하는 방법을 설명하도록 한다.[95] 과제를 수행할 때 어떤 것을 시행하는 방법을 설명함으로써 그 과정을 지속하도록 한다.[77] 외부적 환경힌트부터 시작하여 목소리를 내지 않고 말하는 내적 힌트(즉, 환자는 과제를 수행할 때 자신이 무엇을 하고 있는지 스스로에게 얘기함)까지 진행하도록 한다.
   b) 과제를 수행하기 전에 문제해결의 단계를 계획하도록 한다.
   c) 좀더 의미있고 환자의 기억을 증가시키기 위해 과제의 각 단계에 라벨을 부여한다.
5. 말로 표현하는 방법을 사용하는 것은 천천히 과제를 수행하는데 도움이 되며 문제해결을 위한 설명과 관련된 과정을 촉진하는데 도움이 된다는 것이 연구에 제시되어 있다.
6. 새로운 과제에 접근하기 위해 내적 전략을 발달시키도록 환자에게 도움을 준다.[6] 환자는 사용 전략에 익숙해져야만 한다.
7. Mastermid(Invicta Plastics, Ltd, Leicester, England) 컴퓨터 게임은 프로그램화되어 있어서 자극의 형태와 난이도를 개인에게 맞출 수 있으며, 점차 난이도를 높일 수 있다. 이 게임은 문제해결을 요구하며 어떤 기억 요소 없이 수행을 돕기 위해 피드백을 사용한다.[4]
8. 방금 설명되었던 교정적 접근법을 사용하여 다양한 환경에서 다양한 과제를 수행하도록 한다.

치료는 기능적 활동과 테이블위의 활동 모두 초점을 둔다. 예로, 덧셈과 뺄셈을 번갈아 하고 이것을 금전관리와 잔돈 계산과 연계한 인지적 융통성 연습지를 시도하도록 한다. 이 접근법을 결합하는 것은 일상생활 기술의 관련성을 학습하기 때문에 동기를 향상시킬 수 있다.

적응적 접근법의 활용 (Utilizing a Adaptive Approach)

1. 문제해결 기술을 향상시키기 위해 과제 혹은 환경을 어떻게 바꿀 수 있는지를 점검해야만 한다. 예로, 환자의 수준에 따라 부적절한 정보는 제한하고 단지 문제해결에 타당한 것만 제시한다. 필요에 따라 변형이 필요하다.
   a) 환자의 부적절한 전략사용을 감소시키기 위해 외적 힌트를 제공한다.[102]
   b) 환자에게 행동 전에 실수에 대한 점검을 하도록 지시한다. 외부적인 힌트를 제공할 때 치료사는 문제해결하는 방법을 알고 있고 환자는 그렇지 않다는 점을 기억해야만 한다.[89]

힌트와 해결책 사이에 연계성이 명확하다는 것을 확신해야 한다. "환자가 이 힌트를 어떻게 사용할 것인가?"라고 질문을 해본다.

2. 문제해결의 손상으로 인해 영향을 받는 작업수행의 주요 영역을 확인한다. 목표 영역에서 과제 완성을 위해 단계별 지시사항을 제공한다.
3. 환자가 주어진 문제를 해결할 수 없을 때 도움을 요청하는 것에 대한 중요성을 환자에게 가르친다. 역할놀이와 지역사회 재통합치료를 통해 환자에게 이 기술을 연습시킨다.
4. Parente와 Herrmann는 문제해결에 대한 "행동-목표 전략"과 이 기법을 설명하기 위한 다음의 예를 설명하였다.[20] 이 방법은 문제를 하위목표로 나누는 질문기법을 제시하는 것과 관련이 있다. 예로, 만약 환자가 텔레비전이 작동하지 않는다는 것을 발견했을 때 우선 환자는 "텔리비젼에 전기가 공급되는가?"라는 질문을 하게 된다. 이것은 텔레비전이 다른 벽의 콘센트에서는 작동할 것인지 아닌지를 점검하고, 플러그를 점검하도록 하거나 퓨즈가 나갔는지를 점검하게끔 한다. 텔레비전에 전기가 공급된다면, 다음단계로 넘어간다: 어떤 채널에서 작동하는가? 케이블과 관계없이 연결되는가? 환자가 각 단계에서 각 질문에 답을 할 때 가능한 문제원인과 해결책의 범위는 감소된다.[20]

동적 상호작용 접근법의 활용(Dynamic Interactional Approach)

동적 상호작용 접근법(DIA)를 통해 환자의 문제해결능력에 영향을 미치는 기본적인 과정을 확인하게 될 것이다. 이 과정은 또한 기억, 정신적 융통성 등과 같은 다른 인지적 영역에 공통적이다. 대부분의 영역에 공통적이고, 치료에 가장 반응할 것 같은 이러한 과정이 언급되었다.[63,64] 예로, 환자의 저하된 문제해결 기술 (혹은 기억, 정신적 융통성 등)은 환자의 세부적 사항에 대한 부주의에 의해 영향을 받게 된다. 그러므로 문제해결 과제는 이러한 기본적인 과정을 언급해야만 한다. 치료사는 과제변수를 확인한다 — 예로, 문제해결과제를 완성하기 위해 필요로 하는 정보를 제공하는 방법 혹은 수행을 촉진시키기 위해 바꿀 수 있는 (산만함을 제한하는) 환경적 요소. 활동은 (DIA 동안 확인된) 환자의 수준에서 구조화하며 향상됨에 따라 단계화한다. 이 기법은 다양한 상황 혹은 환경에서 사용된다.

의사결정(Decision Making)

일부 치료사들은 문제해결과 의사결정간의 차이를 구분하는 것이 유용하다는 점을 발견하였다. 의사결정을 위해 여러 가지 선택사항 중에서 선택하는 것이 문제라는 점에서 의사결정은 문제해결의 한 유형으로 보아진다.[20,107] 이러한 관점에서 문제해결은 "목표가 받아들일 수 없는 상황을 바꾸는 것이라는 점에서 좀 더 일반적인 활동이다…".[20] 비록 문제해결이 의사결정과 관련이 있다고 할지라도 의사결정시 선택사항은 종종 알려져 있고 환자의 과제는 이러한 선택사항 중에 선택을

하는 것이다.[20]

의사결정에 영향을 미치는 요소는 의식적인 것과 무의식적인 것이 있다.[108,109] Goldberg와 Podell은 두 가지 유형의 의사결정을 확립하였다.[107] 첫 번째는 사실과 일치하는 의사결정이며 이는 내적상황부터 외적 상황까지 정확한 반응을 찾는 것이다.[107] 사실과 일치하는 의사결정은 환자의 영향을 받지 않는 독립적인 것이다. 이것은 정답 혹은 오답을 근거로 하는 의사결정 형태이며 실행 기능 검사시 전형적인 검사자극 유형이다.[107] 의사결정의 두 번째 유형은 적응적 의사결정이라 불리며 환자 중심이고, 우선 순위를 기반으로 한다.[107] 이러한 유형의 의사결정은 외적 환경만을 기반으로 하는 것이 아니며 실제 생활상황에서 하게 되는 의사결정의 유형이다. 의사결정 능력이 손상된 후천적 외상성 뇌손상 환자가 다양한 선택을 확인하고 최상의 선택을 결정하는데 힘든 시간을 갖는다.[20] 이들은 자신이 한 실수로부터 학습하는 것이 어렵고 지속적으로 부정적인 결과를 초래하는 결정에 관여한다.[109]

기본적인 문제는 후천적 외상성 뇌손상 환자가 의사결정하는데 체계적인 방법을 가지고 있지 않기 때문으로 생각된다.[20]

안와이마엽 뿐 아니라 다른 큰 피질과 피질하 영역이 의사결정하는데 도움이 되는 것으로 생각된다.[109]

Parente와 Herrmann은 의사결정 능력이 손상된 사람을 위한 치료 지침을 다음과 같이 제시하였다:[20]

환자가 다음과 같이 하도록 지시한다(필요한 경우 도움을 준다):

1. 결정을 하거나 하지 않기 위해 모든 사실이 수집될 때까지 결정에 관한 모든 정보를 수집한다.
2. 모든 가능한 선택사항을 확인하고 통제할 수 있는 것을 선택한다.
3. 각 선택의 부정적 측면과 긍정적 측면을 목록화한다(첫 세로줄=장점, 두 번째 세로줄=문제점으로 하여 두 개의 세로줄을 만든다).
4. 확립한 선택에 관해 어떻게 느끼는지를 확인한다.

Parente와 Herrmann은 또한 후천적 외상성 뇌손상 환자의 의사결정에 도움을 주는 7가지 질문방법을 설명하였다.[20]. 이 임상가들은 이 시스템과 같은 방법의 가치가 의사결정 전에 구조화된 사고과정을 강제로 따르도록 한다는 점에 있다고 생각한다.[20]

7가지 질문방법[20]

1. 나는 의사결정을 정의할 수 있는가? 예로, 어떤 식당으로 저녁식사하러 가는가?
2. 의사결정이 문제 혹은 기회와 관련이 있는가?
3. 의사를 결정하는 방법이나 그렇지 않은 경우, 다른 사람의 의사결정을 무시하는 방법이 있는가? 예로, 후천적 외상성 뇌손상 이후에 운전하기 위해 법은 종종 의학적 검진과 명확성, 필기시험의 재시도를 요구한다.

4. 의사결정이 분류될 수 있는가? 예로, 가거나/가지 않음, 옳거나/틀림, 의사결정 평가(몇몇 선택 중 최상의 것을 평가함), 의사결정 발견(아무것도 알려지지 않은 상황에서 잠재적인 선택을 함)
5. 문제가 실제적인가 혹은 상상적인가? 예로, 고등학교 졸업장이 없는 환자가 가을에 박사학위 과정에 응시할지 말지를 결정하는 것.
6. 의사결정이 금전, 사람 혹은 이 두 가지 모두와 연관이 있는가?
7. 만약 환자가 아무것도 결정하지 않는다면 무슨 일이 일어나는가?

범주화(Categorization)

범주화는 많은 양의 정보를 처리하도록 하며 모든 인지적 기술이나 능력에 중요한 요소로 생각된다.[110] 범주화할 때 사람은 공통점을 찾고 집단으로 물건 혹은 사건을 분배한다.[2,20] 범주화는 하나의 뇌영역에 의해 증진되지 않으며 사실 연구에서 일상적인 물품의 시각적 재인(visual recognition)과 범주화는 해부학적, 기능적으로 서로 분리된 두 개의 경로와 관련이 있는 것으로 나타났다.[2,110] 이 경로는 서로 다른 두가지 형태의 정보로 특수화된다. 첫 번째 경로는 배측 경로로 관자엽과 관련이 있다.[2] 이 경로는 "관찰자가 전에 보았던 물체의 한 종류로 물체를 지각하는 수동적 재인(passive recognition)을 촉진한다. 이러한 재인은 형태, 기능, 물체의 전형적 위치와 같은 시각적 기억의 모든 측면과 많은 다른 연관된 기억을 포함한다."[2] 두 번째 경로 혹은 등측 경로는 두정엽과 연관이 있으며 팔을 뻗어 물체를 잡는 것과 같은 행동을 시각적으로 가이드한다.[2] 또한 이마엽 기능은 범주화 능력의 한 측면과 연관되어 있다(즉, 규칙 적용).[110] 최근 신경이미지 연구에서는 범주화와 관련된 과정이 어떻게 매우 분화된 피질 구조에서 이뤄지는지를 제시하였다.

범주화와 관련있는 최근 이론에서는 기본적인 두 가지 유형이 있다고 제안하였다. 첫 번째는 일상적인 물품에 대한 재인과 범주화이고, 두 번째는 범주 학습뿐 아니라 새로운 상황을 재인하고 범주화하는 것이다.[2] Ashely는 범주를 만들기 위해 사용하는 3가지 체계를 확립하였다.[110] 첫 번째는 규칙을 기반으로 한 혹은 규칙에 의한 범주 체계이며 주로 실행기능에 의존한다. 두 번째는 현재있는 새로운 물체와 유사한 이전에 경험했던 범주 구성원을 회상하는 능력과 관련이 있다. 이 체계는 일화적 기억에 의존한다. 세 번째 체계는 암묵적 체계이며 운동 학습과 관련있는 것과 유사한 과정에 의존한다.

지각적 특징은 물체의 기본적인 범주화에 중요한 역할을 한다. 범주화에서 지각적 특징의 사용은 "특징적 접근법"으로 언급된다.[110] 범주를 나눌 수 있도록 하기 위해 사람은 지각적 특징을 인식하고 사용할 필요가 있다.[110] 시각적으로 초기 지각적 특징에 대한 처리과정에서부터 시작하는 재인의 수직계층적 과정이 있다는 근거가 제시되어 왔었다.[110] 여기에는 색깔, 모양, 위치, 움직임과 같은 특징을 포함한다. 이러한 처리과정은 물체의 종류와 물체에 대한 표현과 처리를 이끈다. 지각적 특성은 범주 기술어가 된다.[110] Asley는 범주화에 사용되는 3가지 유형의 지각적 특징을 설명하였다. 이 특징들로는 물리적 특성을 설명하는 성상화, 상징적 특성을 표현하는 상징화, 예쁘거나 빠른 것과 같은 기술어를 포함하는 일반적인 특징 범주가 있다. 반드시 모든 명사, 동사, 전치사, 형용사, 부사가 잠재적인 특징이 될 수 있다.[110] 지각적 특성을 통해 범주를 정의할 때 물체나 범주 내의 구성원은 주어진 범주에 대한 표현정도에 따라 다양하다.[110] 그런데 지각적 특성이라는 핵심적 집단은 모든 범주의 구성원에 의해 요구된다. 일부 범주의 구성원은 범주의 포함기준을 요구하지 않는 부가적인 특징을 갖게 될 것이다. 후천적 외상성 뇌손상인 환자들은 범주화의 근본적인 결손을 갖고 있다. 많은 환자들은 물체를 설명하는데 있어서 특성을 이용할 수 없다. 다른 사람들은 성상적 혹은 물리적 특성을 사용하여 범주화할 수 있지만 상징적 특성을 사용할 수 없다. 예로, 환자는 사과를 빨간 것으로 인식하고 범주화 할 수 있지만 과일로 범주화할 수는 없다.

범주화에 대한 평가 : 동적인 평가 (Evaluation of Categorization: Dynamic Assessment)

검사 1 – Toglia 범주 평가 (Toglia Category Assessment) [63,64]

설명 (Description)

TCA는 범주를 확립하거나 개념적 집단으로 전환하는 능력을 검사하기 위해 개발되었다. 이 검사도구는 크기(작거나 큼), 색깔(빨강, 초록, 노랑), 수저 형태(나이프, 포크, 숟가락)에 따라 분류할 수 있는 18개의 수저들을 사용한다. 환자는 한 가지 방법으로 하나의 집단에 있는 항목이 다른 집단의 것들과 차이가 있도록 하기 위해 18개의 수저를 서로 다른 집단으로 분류하도록 한다. 한 가지 방법으로 항목들을 분류하고 난 뒤 다른 방식으로 다시 분류하도록 한다. 그리도 다시 세 번째 방법으로 분류한다. 전략사용은 환자가 각 분류를 하고 난 후에 집단이 어떻게 차이가 있는지를 설명하도록 요구함으로써 조사할 수 있다. 만약 환자가 어려워한다면, 표준화된 힌트를 순서대로 제공한다. 인식은 환자에게 검사 수행 이전과 이후에 인식을 조사하기 위해 고안된 표준화된 질문을 함으로써 조사한다. 시행은 약 25분 정도 소요된다.

점수화 (Scoring)

점수는 1점(도움의 양의 감소한 후에 분류할 수 없음)에서 11점(어떤 도움없이 혼자 분류함)까지의 범위를 갖는다. 각 점수는 각 분류마다 채점된다(즉, 크기, 색깔, 형태). 총점은 3가지 점수를 합한다(최대점수=33).[31]

타당도 (Validity)

공인타당도($r=0.52$, $p<0.001$)[111]

Goverover와 Hinojosa에 의해 시행된 추가 연구에서 뇌손상 환자의 TCA 검사결과는 기능적 수행의 좋은 예측자인 것으로 나타났다.[31] 평가동안 표준화된 힌트를 사용하는 것은 수행에 영향을 미치는 근본적인 문제를 구별하는데 도움이 된다 — 예로, 기능이나 사용에 따라 수저를 집단으로 나누는 것과 같은 구체적인 접근법, 한 개의 범주에 넣으려는 경향 등. 이 연구자들은 범주화 능력

(그리고 귀납적 추론)이 수단적 일상생활의 수행에 기초가 된다는 점이 연구결과에 나타났다고 설명하였다.

신뢰도 (Reliability)

검사자간 신뢰도(0.87), 내적 일치도는 0.74에서 0.80까지의 범위를 갖는다 ($p < 0.001$)[111]

범주화에 대한 치료 (Treatment of Categorization)

회복적 접근법의 활용 (Utilizing a Restorative Approach)

후에 설명된 것과 같은 회복적 접근법은 작업에 기반을 둔 치료 프로그램으로 통합될 수 있다. 예로, 식사준비 동안 환자가 야채를 집기 위해 나이프를 사용할 때, 치료사는 환자가 나이프의 지각적 특성을 설명하도록 할 수 있다. 그렇지 않다면 환자가 식사를 하려고 앉기 위해 의자를 잡아당길 때 치료사는 그 밖의 어떤 의자가 사용될 수 있는지를 물어볼 수 있다(즉, 높은 곳에 팔을 뻗기 위해 올라서는 물체, 물건을 놓기 위한 물체 등).

1. 함께 집단화된 물체의 성상적, 상징적 특징을 확인하도록 한다.[110] 물체를 3줄(즉, 1줄-빨간색 물체, 2줄-노란색 물체, 3줄-파란색 물체)로 시작한다. 환자는 색깔이라는 공통된 특징을 인식해야만 한다. 환자가 3개의 서로 다른 지각적 특징을 확인하도록 물체를 3개의 새로운 줄로 만든다. 각 줄은 다른 지각적 특징을 목표로 해야만 한다 — 예로, 1줄-둥근 모양의 물체, 2줄-모두 같은 색의 물체, 3줄-모두 같은 기능을 하는 물건).
2. Ashley는 물체의 서로 다른 지각적 특성을 확인하는데 도움을 주는 3단계의 훈련 프로그램을 개괄적으로 설명하였다.[110]

1단계

지각적 특성은 7가지의 성상적, 물리적 특성(색깔, 구성, 크기, 모양, 무게, 재질, 세부사항)과 1가지 상징적 특성(물체의 기능)을 포함할 수 있다. 초기 훈련동안 8가지 특성에 대한 체크목록을 사용한다. 환자는 조직화된 방법으로 특징을 학습하기 시작하며 체크목록은 점차 사용하지 않는다.

2단계

환자는 1단계에서 사용한 8가지 특성 확인 기술을 확장하며, 폭넓은 특징을 제공한다. 예로, "정지 신호를 설명할 때 사람은 정지 신호가 빨강색임을 확인해야 하며, 사과와 같은 빨강색의 또 다른 물체를 확인하도록 한다....."

3단계

3단계는 "추상적 결여(abstract negation)"라는 용어로 불린다. 환자는 물체에서 보이지 않는 것에 대한 8가지 지각적 특성을 확인하도록 한다. 예로, "정지신호는 파란색이 아니며 파란색이 아닌 또다른 물체로는 태양이 있다..."[110]

적응적 접근법의 활용(Utilizing a Adaptive Approach)

환자의 생활과 직장공간을 필요한 경우 재조직화한다(계획과 재조직화의 적응적 접근법에 속하는 #7을 참고한다). 이것은 환자가 물체 범주와 물체의 기능적 사용에 대한 힌트가 환자에게 도움이 될 것이다—예로, 모든 수저는 수저통에 함께 넣거나 모든 청소용품은 하나의 보관함에 넣는다.

동적 상호작용 접근법의 활용(Dynamic Interactional Approach)

이전에 설명한 것처럼 범주화 과제에서 수행저하의 근본적인 원인을 구별하는데 도움을 주기 위해 TCA에는 표준화된 힌트가 포함되어 있다. 치료에 사용된 범주화 과제는 DIA를 통해 확인되었던 근본적인 처리과정에서의 특정 결손을 언급하고 있다. 환자의 수준에서 활동은 구조화되며 환자가 향상됨에 따라 단계를 높인다. 이 기법 혹은 처리과정 전략(processing strategies)은 다양한 상황이나 환경에서 사용된다.

정신적 융통성(Mental flexibility)

주어진 계획을 실행하는 능력은 행동과 연관이 있는 환경으로부터 오는 피드백에 따라 행동을 시작하고, 멈추고, 전환하는 능력을 요구한다.[25,31,81] 후천적 외상성 뇌손상 환자는 이러한 정신적 전환이 어려우며 경직되어 있고, 융통성 없거나 집요하게 반복하는 행동을 보일 것이다. 환자는 "이전 행동이 적응성없이 계속적인 행동으로 될 경우 어떤 상황에서..." 집요하게 반복적인 행동을 보인다고 한다.[112] 이것은 환자가 더 이상 적절치 않은 이전 단서에 지속적으로 반응하기 때문에 발생한다.[77,113] 환자는 특정 자극에 대한 주의집중을 중단하는데 어려움이 있다. 환자는 낮은 연합능력(association ability)을 보이며 주어진 문제로부터 얻은 결과의 적절성을 평가하는데 어려움이 있다. 이러한 자극과 결합된 혹은 집요하게 반복적인 행동은 환자가 앞으로의 문제해결에 대한 지식을 일반화하는데 어려움을 갖게 한다.[11,40,114] 몇몇 환자들은 때때로 자신의 반응이 잘못되었다는 것을 알며 이것을 언어화하는 동안에도 반응 전략을 전환할 수 없다.[25] 이들은 "기대치 않은 환경적 우연성에 대해 반응하는 능력..."을 갖고 있지 않다.[112] 계속적으로 이들은 환경적 요구의 변화가 있음에도 불구하고 다양한 상황에서 동일한 반응을 한다. 이것은 자신의 반응이 부적절하거나 위험한 경우일 때 조차도 일어난다.[25]

과제나 기준들 사이에 정신적인 전환을 하지 못하는 것은 명확하고 융통성 있으며 추상적인 생각들 사이에 차이가 존재한다.[115] 이것은 식사준비, 운전, 재정 계획의 범위까지 수단적 일상생활 혹은 일상생활을 수행하는 환자의 능력에 영향을 미칠 것이다.[21]

정신적 융통성에 대한 평가 (Evaluation of Mental Flexibility)

검사 1 – 홀수 짝수 줄체 평가 (Odd-Even Cross-Out)[80]

설명 (Description)

이 과제는 한가지 과제에서 다른 과제로 전환하는 환자의 능력을 검사한다. 연습용지 위에 일련의 숫자가 적힌 시각적 탐색 연습용지를 환자에게 제시한다. 환자에게 모든 짝수를 줄을 그어 지우도록 하고, 부분적으로 과제를 통해 홀수만 지우도록 한다. 이러한 지시사항은 짝수를 거꾸로 하여 반대방향으로 시행하도록 한 후 홀수를 거꾸로 시행한다.

점수화 (Scoring)

표준화되지 않음

정상 — 환자는 치료사가 제시하는 모든 경우에 (홀수–짝수) 전후 방향으로 전환할 수 있다.
손상 — 환자는 과제에서만 (홀수–짝수) 전후방향으로 전환할 수 있다.
못함 — 환자는 전환을 성공적으로 할 수 없음

타당도 (Validity)

타당도를 향상시키기 위해 수행저하의 원인되는 집중력 저하, 낮은 이해력, 시각적 무시, 시야범위 결손, 낮은 시각적 훑어보기, 낮은 시각적 탐색은 배제한다.

동적 평가 (Dynamic Assessment)

8장에 제시되어 있는 집중력에 대한 검사 2(232쪽)와 집중력에 대한 동적인 평가 설명이 있는 표 8-3(234쪽)에는 교대적인 반응 혹은 생각을 하는 능력과 정신적 전화의 개념을 포함하고 있으며, 이것을 참고하도록 한다.

정신적 융통성에 대한 치료 (Treatment of Mental Flexibility)

회복적 접근법의 활용 (Utilizing a Restorative Approach)

1. 과제 안에 변수와 수많은 정신적 전환을 필요로 하는 작업에 기반을 둔, 테이블 위 활동을 수행하도록 한다(예로, 색깔부터 종이에 적힌 단어로 전환하는 것과 관련있는 과제 혹은 언어적 지시사항을 시각적 지시사항으로 대체하는 과제).
2. 만약 환자가 신체적으로 행동을 반복한다면, 예를 들면, 셔츠를 입는 동안 환자가 다음 단계로 진행하도록 신체적으로 가이드한다.

적응적 접근법의 활용 (Utilizing a Adaptive Approach)

1. 작업에 기반을 둔 활동을 하는 동안 예로, 뜨겁고 차가운 음식 준비와 기능적 범주화를 포함

하는 부엌과제를 환자가 수행하도록 한다. 환자가 전반적인 활동을 하는 동안 자신의 행동을 전환하고 조직화할 수 있는지를 관찰한다. 환자의 독립성을 증진시키기 위해 정신적 융통성이 손상된 사람들에게 보상할 필요가 있을 때 힌트를 제공한다.

2. 결손을 보상하기 위해 적절한 기능영역에 대한 종이에 적힌 또는 오디오테잎을 이용한 지시사항과 같은 외부적 도움을 사용한다.
3. 환자가 다음 활동으로 정신적 전환을 하도록 활동사이에 쉬는 시간을 제공한다.
4. 환자와 가족들에게 이러한 결손에 대해 교육하고 이것이 일상생활에 어떻게 영향을 미치는가를 교육한다.

동적 상호작용 접근법의 사용(Dynamic Interactional Approach)

1. 환자수행에 따라 자극간의 정신적 전환에 대한 피드백의 형태와 양, 과제 요구(표면 특성들)를 바꿈으로써 DIA의 개념을 적용한다. 다양한 환경과 상황에서 정신적 융통성/전환을 필요로 하는 작업에 기반을 둔 활동을 제공한다.
2. 어떤 인지영역이 환자의 정신적 비융통성에 의해 영향을 받는지 확인한다. 예로, 환자의 정신적 비융통성은 낮은 문제해결 혹은 범주화의 근본적인 원인이 된다. 이러한 정보는 이전에 언급했던 TCA와 같은 동적 평가도구를 통해 얻은 결과해석으로 추측한다.
3. 어떤 과제 특성과 환경적 요소가 수행을 촉진하는지를 확인하고 다양한 환경과 상황에서 치료를 제공한다. 환자가 향상됨에 따라 부가적인 과제특성을 바꿈으로써 진행해나가도록 한다. 예로, 환자가 커피잔을 준비하는 단계부터 환경적 산만함이 없는 단계까지 전환할 수 있다면, 환경적 산만함을 단계화 한 과제를 수행하도록 진행한다. DIA이 주의집중 전환의 감소 원인으로 지적된 경우 이 방법을 시행한다. 다음은 환경적 요소를 변화시키는 예시이다(TCA와 같은). DIA동안 환자는 2가지 물체집단 사이에 정신적인 전환을 할 수 있고, 활동의 신체적 요소가 있다면 자신의 행동을 전환할 수 있다는 것을 발견하였다. 이와 같은 경우에 과제 특성을 바꾸도록 한다. 다양한 환경에서 하나의 과제에서 다른 과제로 전환을 필요로 하는 활동으로 시작하고 2가지 전환 요건, 그 다음으로 3가지로 진행한다. 동일한 원칙을 자신의 행동을 전환하기 위해 신체적 요소를 필요로 하는 환자에게 사용한다. 치료는 신체적 요소가 있는 활동으로 시작하고 좀 더 추상적인 활동으로 진행하도록 한다.

추상개념(Abstraction)

추상개념 혹은 개념 형성은 사람이 수행하는 가장 중요한 인지기능중 하나이다. 추상적 사고는 정보를 개념화하고 추론하는 능력이다.[15] 이것은 생각과 의사소통의 기본이 된다.[20] 개념 형성과 추상개념은 물체집단에 공통적인 특징을 확인하고 이러한 개념적 특징과 관련이 있는 규칙을 발견하는 능력을 필요로 한다. 다시 말해서, 추상적 사고는 범주화 능력을 필요로한다. 게다가 사람은

"정보를 수직계층적 순서와 연관짓고, 특정상황, 순서 정보에 따라 정보의 적절성을 결정하고 문제를 해결할 수.." 있어야 한다.[116] 추상개념의 손상은 공통적으로 후천적 외상성 뇌손상 환자에게서 보여진다. 추상개념이 부족한 환자는 제한된 상상력을 가지고 있고 사람들, 물체, 주의를 끈 사건에 불만을 토로했다.[104] 이러한 환자들은 개념을 형성하거나 개별적인 사건을 일반화하지 못하며 미리 계획하지 못한다. 또한 즉각적인 자극 상황 이상을 넘을 수 없고 자신의 생각을 설명하는데 어려움이 있다.[20,117] 환자는 물체와 물체의 특성 사이의 관련성을 분석할 수 없다.[93] 이들은 명확한 혹은 사실적인 방식으로만 정보를 바라보고 접근시 완고한 태도를 보인다.[5,15] 개념을 이해하는 환자의 능력은 얼마나 명확하고 구체적으로 개념이 제공되는가에 따른다.[20]

일부 연구자들은 이러한 실제적인 생각의 부분적인 원인으로 기억력 결손을 고려한다.[94,99] 뇌손상의 경우에 심한 선행성 기억상실증(anterograde amnesia)은 추상개념에 미묘한 혹은 심한 문제가 있고 "정신적 융통성"이 부족한 것과 연관이 있으며, 앞으로 개념화에 대한 새로운 정보를 학습하고 통합하는데 있어서 무능력함을 가져온다.[99] 이론적으로 추상개념이 부족한 환자는 유사성과 차이점을 지각할 수 없거나 물체와 사건의 중요한 특성을 확인할 수없다. 왜냐하면 이들은 이러한 사건과 물체를 기억할 수 없기 때문이다.[94] 기억력 결손 때문에 이들은 비교를 할 수 없거나 이미 비교를 시행했던 것을 기억할 수 없다.

추상개념에 대한 평가(Evaluation of Abstraction)

검사 1 – 개념 형성과 추상 개념 (Concept Formation and Abstraction)[90]

개념 형성은 물체를 정의하고 비교하고 논리적 관계를 비교, 구별, 확립하고 분류하는 능력과 관련있다. 다음의 표본 질문들은 개념형성과 추상개념의 이러한 요소들을 각각 평가하는 예시이다.

정의-추상개념 (Definition - abstraction)

환자에게 특정 단어의 정의를 질문한다(예로, 의자, 사과).

점수화

표준화되지 않음

치료사는 환자가 추상적 범주를 사용하는 방법을 기록한다.

비교-구별 (Comparison - Differentiation)

환자에게 다음을 통해 한 쌍의 생각을 연관짓는 질문을 한다:

1. 공통된 영역(예로, 냉장고와 스토브, 화장대와 소파)
2. 차이점(예로, 여우와 개의 차이점 혹은 침대와 의자의 차이점)

점수화

표준화되지 않음

치료사는 환자가 짝지워진 생각들 사이에 유사성과 차이점을 확인할 수 있는지 아닌지를 기록한다.

논리적 관계 (Logical relationships)

환자에게 주어진 순서로 단어를 연관짓는 질문을 한다(예로, 개는 _____이고, 나이프는 ______이다).

점수화

표준화되지 않음

치료사는 제시한 질문을 완성함으로써 환자가 논리적 관계를 확립하는 능력을 기록한다.

반대 (Opposites)

치료사가 환자에게 제시한 단어의 반대말을 제시하도록 한다(예들 들면, 높고-낮음, 길고-짧음).

점수화

표준화되지 않음

치료사는 반대말을 제시하는 환자의 능력을 기록한다.

분류 (Categories)

환자에게 치료사가 제시한 단어 나열에 속하지 않는 단어를 확인하도록 한다(예로, 아빠, 엄마, 형제, 자매, 친구).

점수화

표준화되지 않음

치료사는 환자가 이 분류에 속하지 않는 단어를 찾는 능력을 기록한다.

타당도 (Validity)

타당도를 향상시키기 위해 수행저하의 원인되는 집중력 저하, 기억력 저하, 실어증 (특히, 이해

표 10-5
직장 구하기를 위한 체크목록

구할 수 있는 직장 결정하기	
1. 신문을 구매한다.	☐
2. 업계지(trade journals)를 구매한다.	☐
3. 친구와 동료들간의 연결망을 만든다.	☐
4. 적절하고 가능한 직업에 대해 광고를 재검토한다.	☐
5. 초기 전화 연결시 질문 목록을 개발한다.	☐
6. 만약 직업이 이용할 수 있는지 찾고 선택된 잠재적 고용주와 연락하여, 초기 전화연결에서 질문 목록을 사용한다.	☐

력)은 배제한다.

추상개념의 치료 (Treatment of Abstraction)

적응적 접근법의 활용 (Utilizing a Adaptive Approach)

1. 환자가 추상할 수 없다면, 문제해결시 명확한 사고 기술을 더 많이 사용하는 방법을 가르친다.[93]
2. 사실적인 방식으로 정보를 제공하고 가능하다면 추상적 개념의 사용을 피한다.[15]
3. Parente와 Herrmann은 추상적 사고가 감소된 경우에 보상하는데 도움이 되는 다음과 같은 전략을 제시한다.[20]
   a) 개념을 더 작은 개념으로 나누고 개념을 설명하기 위해 구체적이고 명확한 예시를 제공한다.
   b) 환자에게 개념의 적절한 범위를 확립하도록 한다.
   c) 다른 사람들이 의미하는 것을 알기 쉽도록 다른 사람들에게 질문하도록 한다. 그 다음으로 환자는 다른 사람이 의미한다고 생각한 것에 자신만의 예시를 제시하고, 자신이 맞는지 질문해야 한다.
4. 어떤 개념이나 규칙에 대해 환자의 이해가 부족한지를 확인하고, 이것이 일상적 작업에 어떤 영향을 미치는가와 이에 대해 역점을 두어 다루도록 한다 — 예로, 일상적인 위생 프로그램의 필요성, 시대에 맞지 않는 옷 입기, 혹은 직장 구하기. 한 예로, 직장을 구하기 위해 치료사는 환자와 함께 구할 수 있는 직장을 결정하는 방법, 면접준비 방법, 이력서 쓰기 등과 같은 항목으로 체크목록을 만들 수 있다. 표 10-5는 직장구하기 요소들 중 하나를 체크목록으로 제시하였다(즉, 구할 수 있는 직장 결정하기).

일반화와 전이 (Generalization and Transfer)

일반화와 전이라는 용어가 상호교환적으로 사용된다고 할지라도, 두 용어 모두 자신의 원래 사용하는 환경 이외의 환경과 상황에서 기술을 사용하는 것과 관련이 있고, 실제로 두 가지는 서로 분리된 개념이다.[63] 학습의 전이는 특정 상황에 적용할 수 있는 기술훈련과 연관이 있다.[99] 이러한 능력은 특정 기술의 훈련효과와 새로운 학습을 촉진하거나 제한하는 범위와 관련있다.[20,73] 학습전이에 관한 현대이론은 두 가지 과제에 공통된 인지적 처리과정요구의 유사성 혹은 "문제 공간"의 개념에 초점을 둔다.[73]

긍정적인 전이는 환자가 연속된 과제에 동일한 방법에 동일한 지식을 사용할 때 일어난다고 생각된다. 또한 긍정적인 전이는 동일한 훈련이 과제순서상 동일한 방법으로 사용되는 만큼만 일어난다고 가정하게 된다.

가정하자면 두 가지 유형의 학습이 전이될 수 있다: 설명적 전이(환자의 현재 지식창고)와 절차적 전이(단 한가지 상황에서만 적용되는 특정 기술).[73]

이전 1장(16쪽)에서 언급된 것처럼 DIA는 정보처리와 학습전이와 관계있다. Toglia는 새로운 학습이 전이되기 위해 활동의 특성이 환자의 능력에 어떻게 영향을 미치는지를 설명하였다.[64] 이것은 주어진 과제의 개념적 특정과 표면특성 모두를 포함한다. 예로, 두 가지 활동이 물리적 특성 혹은 동일한 외관을 갖는 경우 학습전이는 매우 쉽다.[64] 활동의 물리적 특성이 서로 다를수록, 전이는 더 어려워진다. Toglia는 학습전이를 "곁가지 학습(sideways learning)"을 강조하며 "유사한 난이도 수준을 갖는 활동이나 상황을 대표하지만 점차 물리적 혹은 표면적 유사성이 다른......." 수평적 연속체(horizontal continuum)로써 개념화하였다.[64]

연속체(continuum)는 근접 전이(near transfer)부터 원 전이(far transfer)까지이며 Toglia에 의해 다음과 같이 설명되었다:[63,64]

> *근접 전이(near transfer)* — 단지 하나 혹은 두 가지 특성만 변화된다.
> *중간 전이(intermediate transfer)* — 3~6가지 특성이 변화된다; 새로운 과제는 원래 과제와 동일한 물리적 특성을 가지고 있지만 즉시 확인되지는 않는다.
> *원 전이(far transfer)* — 개념적으로 원래 과제와 유사하지만 완전히 다르거나, 단 한가지 표면특성만 같다.
> *극단 전이(very far transfer)* — 일상적 기능에 대한 치료시 학습되었던 것의 무의식적인 적용 혹은 일반화

Toglia의 극단 전이(very far transfer) 범주에서 설명된 것처럼 일반화는 새로운 상황에서 새롭게 학습한 전략을 사용하는 능력과 관련있다. 치료사는 비교적 일관적인 구성을 유지하면서 과제요소를 다양하게 함으로써 일반화의 양을 증가시킬 수 있다.[73] 그로 인해 환자는 동일한 구성 기법을 다양한 환경에서 적용하기 시작한다. 성공적인 일반화는 다양한 환경에서 환자가 올바로 수행하기 위한 적응성과 자세한 지시사항 없이 과제를 수행하는 능력을 제공한다.[99] 비록 학습의 일반화는 환자로부터 발생하지만 "동시에 활동요건과 환경적 요구가 변화되어 그 사람의 정보처리 능력 내에서 전략을 연습하도록 한다...." .[64]

요약하면, 주어진 과제의 표면 특성은 필요로 하는 학습전이의 양을 정할 것이다. 예로, 일상생활에 대한 직접적인 치료시 적응적 접근법은 단지 근접 전이(near transfer)만을 필요로 한다. 회복적 인지, 지각 과제를 통한 학습의 전이는 3~6가지 이상의 표면 특성을 가지고 있으며 이것은 기능적 과제와 다르고 그러므로 중간 전이(intermediate transfer)를 필요로 하게 될 것이다. 또한, 전이는 훈련과 전이 문제가 동일한 정보처리 유형을 필요로하는 경우라면, 좀 더 성공적일 것이다.[118] 일부 사람들은 전이에 영향을 미치는 과제의 표면특성과 더불어 환자가 과제구성을 학습하는 방법은 전이가 얼마만큼 일어날 것인지에 대한 예측자라고 이론화하였다. 그러므로 다양한 여러 환경에서 치료사는 환자에게 구성화(organization)를 적용하는 방법을 보여주도록 권고된

다. 환자가 일상생활에서 주어진 전략 혹은 구성화(organization) 방법을 이해하지 못한다면, 이후에 전이는 최소화될 것이다. Fuhrer과 Keith는 "집, 지역사회, 학교 혹은 직장과 같은 다른 환경에 전이될 수 있는 임상 환경에서 학습한 기술의 범위는 재활의 또 다른 중요한 문제다."라고 설명하였다.[119]

일반화와 전이에 대한 평가 (Evaluation of Generalization and Transfer)

새롭게 학습한 내용을 전이하는 환자의 능력은 자연적인 신경학적 회복으로 인한 치료과정을 통해 변화할 수 있으며 그러므로 지속적인 근거로 평가될 필요가 있다.[120] 더욱이 학습전이는 이전에 학습된 정보의 사용에 의존하기 때문에 원래 환자의 기억능력에 의존한다.[118]

검사 1 – 일상생활 동작의 수정 (Modification of Activities of Daily Living)[120]

설명 (Description)

치료초기에 어느 날부터 다음 날까지의 일상생활 치료를 변형시킨다. 예로, 옷입기 훈련시 표면 특성을 변형시킨다. 어느 날 조직화된 방식으로 모든 옷을 밖으로 꺼낸 후 임의의 방식으로 침대에 그 옷들을 놓는다. 환자의 반응을 살핀다.

점수화 (Scoring)

환자가 한 가지 혹은 두 가지 표면 특성의 변화를 다룰 수 없다면, 이것은 근접 전이에 어려움을 나타낸다.[120] 3~6가지 표면 특성의 변화를 다루지 못하는 것은 중간 전이에 어려움을 나타낸다. 환자가 이 과제를 수행하는데 어려움이 있거나 혼란스러워한다면, 연상 학습 수준(association learning level)에서 기능적일 수 있다. 이 과제를 수행할 수 있다면, 환자는 표상적 학습(representational learning)에 능력을 나타내는 것이다.[120]

동적 평가 (Dynamic Assessment)

설명 (Description)

DIA는 한 가지 특정 검사가 아니라 오히려 질적, 과정-지향적 평가이다. 평가요소는 인식평가, 전략탐색, 과제의 단계화와 단서에 대한 반응이다.

점수화 (Scoring)

(관찰과 질문 조사를 통해) 주어진 과제에서 환자가 사용하는 전략을 확인한다. 환자가 어려워한다면 단서와 과제를 변형시킨다. 치료사는 수행을 실패하기 전에 수많은 과제특성을 변화시킬 수 있는 방법을 확인한다. 근접, 중간, 원 전이에 대한 환자의 능력을 평가한다. 환자의 수행을 촉진하는 단서 유형과 과제 변형을 기록한다. 전략사용을 평가하면 다양한 환경에서 기록한다.

일반화와 전이에 대한 치료 (Treatment of Generalization and Transfer)

회복적 접근법의 활용 (Utilizing a Restorative Approach)

1. 환자에게 전략을 가르친다; 그런데, 이 전략을 사용하게 될 거라는 보장은 없다. 치료사는 환자가 전략을 사용할 기회와 여러 상황을 제공해야만 한다.
2. 일반화는 환자가 새로운 상황이 이전 상황과 유사하다는 것을 인식할 필요가 있다.[63]
3. "치료시 학습된 전략은 환자가 정신적 구조화를 학습하는 범위와 전이범위에서 현실 세계로 일반화된다는" 것을 나타내었다.[73]
4. 목표가 (예로, 직장에 복귀할 때 사용하기 위한) 전이할 수 있는 기술이라면 모의 작업환경을 조성하고 환자의 고용주를 방문한다. 목표로 한 직무과제를 수행함으로써 필요한 기술을 환자가 가지고 있다는 점을 확인시킨다.
5. 복잡한 과제를 수행하기 위해 필요로 하는 기술은 잘 전이되지 않는다; 성공적인 수행은 의도된 상황과 가장 잘 부합되는 환경하에서 연습을 필요로 한다.
6. Parente와 Herrmann은 다음과 같은 유용한 가이드라인을 개괄적으로 설명하였다:[20]
   a) 다양한 상황에서 도움이 되는 정신적 세트(mental sets)를 훈련한다.
   b) 전이되는 특정 기술을 훈련한다.
   c) 적절한 과제에 초점을 둔다. 환자는 이 과제가 자신의 목표에 맞는 것임을 납득해야만 한다.
   d) 훈련 예시를 다양하게 한다.
   e) 과잉학습(overlearning)과 근거(verification)를 제시한다.
   f) 재구성화(즉, 결과적으로 사용할 수 있는 체계/과제로 훈련한다)를 피한다. 예로, 쿡탑을 사용해만 한다면 전자레인지를 사용하는 요리기술은 학습하지 않는다.

적응적 접근법의 활용 (Utilizing a Adaptive Approach)

1. 환자와 잠재적 배치(potential placement)와 치료계획을 확인하여 환자가 잊지 않거나 재구성할 필요가 없도록 한다. 예로, 위생과 옷입기 항목의 배치는 일상생활에서 일관적이어야만 한다. 환자의 부엌 위치와 직장에서 테이블 위치 또한 일관적이어야만 한다. 환자의 손상된 일반화 능력을 보상하기 위해 글로 써놓은 지시사항을 통해 환경적 적응과 단서를 제공하도록 한다.
2. 일상적인 작업수행과제시 도움이 되는 외부적 도움을 사용하도록 한다(예로, 오디오 테잎의 지시사항과 표지)
3. 일반화와 전이 결손, 일관된 일과와 환경적 설정에 대한 필요성에 대해 환자와 가족들에게 교육한다.

** 회복적 접근법은 환자가 최소한 근접 전이 능력이 있는 경우만 사용되어야 한다.*

동적 상호작용 접근법의 활용 (Dynamic Interactional Approach)

1. 다양한 과제에서 치료사가 환자에게 가르치기를 원하는 행동 혹은 정보처리 전략을 목표로 한다.
2. 근접전이 과제로 시작하며 점차 다른 표면 특성을 갖는 과제에서 동일한 전략을 사용하도록 한다.
3. 다양한 환경 훈련을 실시하며 환자에게 전략을 적용할 수 있는 다양한 상황을 가르친다.
4. 환자가 효과적으로 여러 상황에서 전략을 사용할 수 있을 때 과제의 난이도를 높인다.

SECTION Ⅲ

작업을 근거로 한 실행기능의 평가
(Occupation-Based Evaluations of Executive Function)

검사 1 – 주방 과제 평가 (The Kitchen Task Assessment)[121]

설명 (Description)

이 평가도구는 상업적인 패키지 상품으로 푸딩을 요리하는 과제를 완성하는 환자의 능력을 검사한다. 표 10-6에 kitchen task assessment(KTA)의 시행방법을 구체적으로 언급해 놓았다. 치료사는 성공적인 과제완성을 위해 환자에게 필요한 도움을 제공하도록 한다.

점수화 (Scoring)

다음 영역에 대해 점수화가 이뤄진다: 과제시작, 조직화, 모든 단계의 수행, 순서, 판단과 안전성, 과제 완성. 치료사로부터 받은 도움 수준은 다음과 같이 채점된다: 0(혼자 숙련되게 실시함), 1(언어적 도움이 필요함), 2(신체적 도움이 필요함), 3(전적으로 수행하기 어려움). 표 10-7에 채점 기준안이 제시되어 있다. 신뢰도와 타당도는 알츠하이머 환자를 대상으로 한 연구에 제시되었다.

타당도 (Validity)

요인분석 결과 모든 요인 부하는 0.88을 초과한 것으로 나타났다. 몇몇 신경심리학적 검사(즉, Token Test Short Version, Trail Making Part A, Crossing Off Test)와 높은 유의적 상관성을 통해 구성 타당도는 확립되었다.

신뢰도 (Reliability)

검사자간 신뢰도: 총점에 대한 피어슨 상관계수는 0.853(p = <0.0001)이었다. 안전성 영역의 0.632에서 시작 영역의 1.0까지 범위를 갖는다(내적 일치도를 측정하는). 알파계수의 범위는 0.5에서 0.963이었다. 높은 신뢰계수를 통해 검사의 구성을 지지한다.

검사 2 – Woodrow Wilson 실행 기능 평가[35] *(Woodrow Wilson Executive Function Route Finding Task)*

설명 (Description)

Woodrow Wilson의 실행 기능 평가(EFRFT)는 개방형태의 일과 찾기 과제로 구성되어 있다. 평가는 과제에 대한 이해, 정보 구하기, 지시사항 기억하기, 실수 발견하기, 실수 수정하기, 지시받은 행동에 대해 이뤄진다. 표 10-8에 평가 점수와 해석을 위한 지침에 관한 구체적 정보가 제시되

표 10-6
주방 과제 평가의 시행과정

검사 전 준비

1. 판매대의 왼쪽에 놓는다:
   2가지 혹은 3가지 맛의 푸딩믹스 (요리에 필요한 종류, 인스턴트 식품이 아님)
   내열성 손잡이가 있는 1~$1^1/_2$ 쿼트 스튜냄비
   나무 숟가락
   고무 주걱
   2개의 유리 계량컵
   4개의 작은 접시 (종이컵도 괜찮음)
2. 냉장고에서 우유 1쿼트를 꺼낸다.
3. 종이 위에 대문자로 지시사항을 쓰고, 읽을 수 있는 장소에 지시사항을 붙인다.
   "컵에 쏟으세요"를 첨가하는 것을 제외하고 상자 위에 동일한 지시사항을 사용한다.
4. 손을 비누로 씻고 세면대 근처 종이 타월로 닦는다.

평가시작 전

손을 씻도록 지시함으로써 언어적 혹은 신체적 또는 두 가지 모두의 도움에 대해 반응하는 능력을 결정한다. 만약 도움이 있든 없든 이것을 시행할 수 없다면, 검사대상자가 힌트를 따를 수 없고 실패하게 되기 때문에 검사를 시행해서는 안된다.

지시사항

평가대상자에게 다음사항을 알려준다:

- 푸딩 한 상자를 혼합하고 4개 접시에 혼합물을 쏟도록 한다.
- 우유는 냉장고에 있다.
- 스토브 작동방법과 사용할 버너를 알려준다.
- 지시사항은 상자와 벽 위에 적혀있다.
- 준비되었을 때 시작한다.
- 안전이 문제가 되지 않는다면 도움없이(5초를 기다리고) 수행할 수 있을지를 결정한 후에만 힌트를 받게 된다.

출처: *reference 121: Baum C, Edwards D. Cognitive performance in senile dementia of the Alzheimer's type: the kitchen task assessment.* Am J Occup Ther. *1994;47(5):435-436. Reprinted with permission from Republication Licensing Service (RLS) Copyright Clearance Center, Inc.*

어 있다. 또한 힌트를 제시하는 규칙 혹은 지침이 포함되어 있으며, 표 10-9에 요약되어 있다.

타당도 (Validity)

EFRFT는 지각 조직화(perceptual organizaion) ($p<0.01$), 언어 이해력(verbal comprehension) ($p<0.01$), 단기 범주 검사(short-term category test) ($p<0.05$)와 상관성이 있다.

표 10-7
주방 과제 평가의 채점 지침

과제시작	시작하라고 말한 뒤에 과제를 시작했는가? 그렇지 않다면 (언어적으로) 다시 상기시켜 주었을 때 시작했는가? 혹은 상자를 당신이 열어 제품을 손으로 주어야만 했는가(신체적 도움)?
조직화	냉장고에서 우유를 꺼내고 적절하게 도구를 사용할 수 있었는가? 일부 부적절한 도구 혹은 기구를 사용했다; 예로, 계량컵으로 요리를 하려고 했다. 언어적 도움에 반응하는가 혹은 신체적 도움을 요구했는가?
모든 단계의 수행	모든 주요 단계—계량, 젓기, 쏟기—를 혼자서 수행했는가? 도움을 주어야만 했는가—예로, 스토브에 불을 켜기 위해 도움을 주었는가? 언어적 혹은 신체적 도움이 있었는가?
연속적인 행동들	순서과제를 기능적인 순서로 할 수 있었는가? 순서대로 하는 동안 과도하지 않게 하는 것이 중요하다. 일부 사람들은 처음에 컵 속의 혼합물을 젓는다. 이것은 상자에 있는 모든 혼합물과 우유의 양을 적절히 취한 경우에 가능하다. 몇몇 사람들은 접시에 음식을 담기 전에 계량컵에 뜨거운 혼합물을 쏟는다. 이것 또한 가능하다. 문제는 활동을 진행하는데 필요한 과제를 수행하지 않을 때 일어난다(즉, 우유를 쏟거나 접시에 가루를 뿌리거나 시작하기 전에 스토브를 켜기).
판단	스토브와 뜨거운 푸딩을 관리하는 방법을 기초로 평가한다. 손상 가능성 때문에 검사자는 대상자의 요구에 민감해야한다. 위험이 있다면 신체적 도움을 준다.
과제완성	대상자가 과제가 끝났는지를 알고 있는지 아닌지에 기초하여 평가한다. 카운터위의 접시를 옮기거나 비운 뒤에도 냄비를 긁는 것과 같은 일을 하고 그 과정을 계속하게 될 것이다. 대상자가 개수대에 접시를 넣지만 설거지를 하도록 요구하지 않는다. 접시를 닦으라고 말하는 것은 언어적 힌트로 생각하지 않는다; 그런데, 검사자가 치우라고 하기 전에 접시에 푸딩을 담을 때까지 기다려야만 한다.

출처: *reference 121: Baum C, Edwards D. Cognitive performance in senile dementia of the Alzheimer's type: the kitchen task assessment.* Am J Occup Ther. *1994;47(5):435-436. Reprinted with permission from Republication Licensing Service (RLS) Copyright Clearance Center, Inc.*

신뢰도 (Reliability)

피어슨 상관검사에 의한 검사자간 신뢰도는 $r=0.94$ $(p<0.001)$이다.

타당도/신뢰도 연구동안 관찰 (Observations during validity/reliability study)

환자는 일반적으로 할 일을 말하지 않고 자신이 해야만 하는 일을 스스로 생각할 필요가 있다.[35]

검사 3 – 비정상적 실행 증후군의 행동적 평가 [122*]
(Behavioral Assessment of Dysexecutive Syndrome)

비정상적 실행 증후군의 행동적 평가(BADS)가 때때로 신경심리학자에 의해 시행된다고 할지라도, 실행기능의 문제로 인해 발생하는 일상의 문제점을 예측하기 위한 목적으로 하는 검사배터

표 10-8
Woodrow Wilson 재활 센터, 실행 기능 방법 – 결과 평가

이름: ______________________　　평가 날짜: ______ / ______ / ______
검사자: ______________________　　장애 코드: ______________________

지시사항

"당신에게 친숙치 않은 사무실 ___________을 찾도록 하는 과제를 드리려고 합니다. 시행하는 방법은 당신에게 달려있습니다. 나는 당신과 함께 가겠지만, 그 사무실을 찾는 방법에 대한 질문에는 대답해 줄 수 없습니다. 나는 되도록 빨리 그리고 효율적으로 이 과제를 수행하기를 원합니다. 시작하기 전에 내가 당신에게 요구한 것을 저에게 말해주십시오."

I. 과제에 대한 이해

1. 몇 번의 상세한 설명에도 불구하고 과제의 특성을 파악하지 못함
2. 특정 혹은 설명적 힌트와 상세설명을 요구하는 중요한 요소에 대해 잘못 이해함(예로, "내가 그 곳이 어디에 있는지를 어떻게 알 수 있을까?").
3. 불특정한 단서 혹은 어느 정도 명확성을 요구하는 주위의 세부내용을 왜곡함(예로, "그 곳이 어디에 있는지 말해줄 수 있습니까?").
4. 명확히 과제를 파악하거나 적절히 명확성을 요구함(예로, "내가 그곳에 가기위해서 누군가와 연락해도 됩니까?").

II. 정보 구하기

1. 목적이 없는 이야기를 함
2. 소모적으로 모든 집을 탐색을 하거나 (목적지에 대한 사전 지식을 알지 못한 경우) 처음에 정보 수집을 하지 않고 직감을 따름
3. 장소찾기를 시작하기 전에 정보를 수집하지만 정보자원에 대한 평가를 하지 않음
4. 정보자원 사용시 판단을 함 (예로, 환자보다 나은 직원을 선택함, 혼동되는 지시사항을 명확히 함, 다른 사람과 정보를 대조 확인함)

III. 지시사항 기억하기 (기능적 기억력)

1. 목적지의 명칭 혹은 지시사항을 지속으로 잊거나 반복적으로 단서를 주지 않는 경우 제안한 보상방법(예로, 필기)을 사용하지 못함
2. 반복적인 불특정 단서나 기억력 결손을 보상하기 위한 명확한 전략 준비가 필요함
3. 세부사항을 잊어버리지만 불특정 단서가 제시된 후에 보상함(예로, "어떻게 하면 당신은 목적지를 잊지 않을 수 있습니까?")
4. 자발적인 보상방법(예로, 필기) 혹은 기억하기 위해 충분히 쉬운 말로 전환하거나 명확히 함

IV. 실수 발견하기 (자기-점검)

1. 검사자가 단서를 반복한 후에도 자기-발견을 하지 못하고 계속 실수함
2. 실수에 대해 일부 자발적인 인식이 있으나 좀 더 많은 단서가 필요함
3. 약간의 단서가 필요하지만 실수를 스스로 더 많이 발견함
4. 적절한 때에 정확한지 스스로 확인함; 실수를 막기 위해 부수적인 정보(예로, 신호)를 이용함

V. 실수 수정하기 (중재)

1. 집요한 반복행동 혹은 무력한 행동을 보임.
2. 비효과적인 전략 (예로, 원래 정보자원으로 되돌아감).
3. 실수를 자각하고 즉각적으로 도움을 구함
4. 효과적으로 논리적인 생각을 함(예로, 표식을 찾아봄; 자기-교정을 위해 지시사항을 따를 때 잘못된 것을 생각함)

VI. 지시받은 행동

1. 진행하던 방식으로 과제를 하려 함(예로, 기분전환 할 수 있는, 자극과 결합하여)
2. 과제에 다시 집중하기 위해 힌트를 필요로 하는 과제로부터 벗어난 행동을 함
3. 부수적 행동들(예로, 잡담)이 효율성을 방해함
4. 어떤 부수적인 행동들(예로, 친구에게 손을 흔듦)도 수행을 크게 방해하지 않음

(계속)

표 10-8 *(계속)*

Woodrow Wilson 재활 센터, 실행 기능 방법 – 결과 평가

잠재적인 문제점들

정서
_____ 무관심, 노력 부족
_____ 좌절감에 대한 낮은 인내심
_____ 자기-비판, 우울
_____ 방어적임
_____ 사고의 붕괴
_____ 기타 ____________________

대인관계
_____ 자기-의식/수줍음
_____ 사회 기술
_____ 정보 요구
_____ 장난삼아 연애함
_____ 방해함
_____ 기타 ____________________

의사소통
_____ 언어 이해
_____ 표현 언어
_____ 읽기 능력
_____ 기타 ____________________

지각
_____ 시력
_____ 청력
_____ 좌우 혼동
_____ 기타 ____________________

운동
_____ 신체적 제한
_____ 보행의 어려움
_____ 기타 ____________________

전반적인 독립성 평가

		환자의 평가	검사자의 평가	전반적 평가
전반적인 힌트가 필요했음		____	____	____
상당한 힌트가 필요했음 (특정 힌트 혹은 불특정 힌트)		____	____	____
종종 불특정 힌트가 필요했음		____	____	____
힌트로부터 독립적임		____	____	____
점수 요약				
과제에 대한 이해	1	2	3	4
정보 구하기	1	2	3	4
지시사항 기억하기	1	2	3	4
실수 발견하기	1	2	3	4
실수 수정하기	1	2	3	4

전반적인 평균 ____

출처: *John Wiley and Sons Ltd, reference 35: Boyd TM, Sautter SW. Route-finding: a measure of everyday executive functioning in the head-injured adult.* App Cogn Psychol. *1993;7:173-174.*

표 10-9
실행 기능 방법-결과 평가 동안 힌트를 제공하는 규칙

1. 힌트를 줄 때:
   a) 불특정 힌트는 대상자가 (반드시 매우 직접적이지 않은) 목적지에 접근하는 경로에서 벗어날 때 그리고 실수를 수정하기 위한 다음 기회를 놓쳤을 때(예로, 표식, 직원, 정보를 제공하는 사무실 출입구, 목적지로 향하는 경로) 제공한다.
   b) 특정 힌트는 대상자가 수정하려고 시도했는데 실패했거나 그렇게 수정할 또 다른 기회를 놓치고 난 후 불특정 힌트 후에 제공한다.
2. 힌트의 특성:
   a) 대상자가 수행을 점검하도록 불특정 힌트는 주의를 환기시키는데 이는 반드시 실행기능의 과정을 인식하는데 도움을 주기 위한 수단이다(즉, "지금 무엇이 필요한지 말씀해주세요").
   b) 특정 힌트는 과제수행시 직접적인 가이드를 대상자에게 제공함으로써 과제를 수행하는 방법에 대한 정보를 제공한다.

출처: *John Wiley and Sons Ltd, Reference 36: Boyd TM, Sautter SW. Route-finding: a measure of everyday executive functioning tin the head-injured adult.* App Cogn Psychol. *1993;7:175.*

리이기 때문에 이 도구에 대한 설명이 포함되어 있다.

설명 (Description)

이 검사배터리는 Rule Shift Cards Test(하나의 규칙에서 다른 규칙으로 바꾸고, 이전카드의 색깔과 현재 규칙을 놓치지 않고 따르는 능력을 측정함), Action Program Test(새로운 수행 과제에 대한 문제해결 능력과 행동 계획 수립 능력을 측정함), Key Search Test(계획력, 자기-점검, 추상적 사고를 측정함), Temporal Judgment Test(순간적 의미를 측정함), Zoo Map Test(계획력, 자기-점검을 측정함), Modified Six Elements Test(조직화), Dysexecutive Questionnaire(정서적, 성격적 변화, 동기변화, 행동 변화, 인지적 변화를 조사함)을 포함하고 있다.

타당도 (Validity)

타당도 측정은 BADS의 평가도구 사용지침서에 제시되어 있다.

신뢰도 (Reliability)

검사자간 신뢰도와 검사-재검사 신뢰도 측정은 BADS의 평가도구 사용지침서에 제시되어 있다.

표 10-10
신경행동학적 손상 평가의 옷입고 벗기 영역

이름 ______________________ 날짜 ______________________

일상생활 기능	*신경행동학적 손상 점수*		
옷입고 벗기	있음	없음	코멘트
운동 실행증			
1. 운동계획과 연관된 어려움이 있다. 양말 혹은 셔츠를 잡지만, 필요에 따라 잡는 자세를 조절하는데 어려움이 있다.	☐	☐	
2. 손의 움직임이 서툴기 때문에 버튼을 잠그거나 채우는 것이 어렵다: 오른쪽/왼쪽?	☐	☐	
관념 실행증			
1. 셔츠, 바지 혹은 양말로 무엇을 해야하는지를 알지 못한다.	☐	☐	
2. 옷을 잘못 사용한다. 팔소매구멍에 다리를 넣거나 바지구멍에 팔을 넣으려 한다.	☐	☐	
(a) 다른 실행증:	☐	☐	
한측 신체무시			
1. 손상된 신체측에 옷을 입지 않는다.	☐	☐	
2. 손상측의 옷을 여러 가지방향으로 끌어내리지 않거나 옷을 잘못 입은 것을 깨닫지 못하거나, 그것을 고치려하지 않고 손상측 어깨에 옷을 입으려 한다.	☐	☐	
신체실인증			
1. 팔소매구멍에 다리를 넣거나 바지구멍에 팔을 넣기 시작한다.	☐	☐	
(b) 기타 신체도식 장애:	☐	☐	
공간 관계 장애			
1. 소매구멍, 바지구멍 혹은 셔츠의 밑단을 찾을 수 없다.	☐	☐	
2. 잘못된 방향으로 소매를 잡아당긴다.	☐	☐	
3. 옷의 안팎 혹은 앞뒤를 구별할 수 없다.	☐	☐	
4. 정확하게 소매구멍에 넣으려하지만 주의를 기울이지 않는다면 놓치게 된다.	☐	☐	
5. 단추와 단추구멍을 잘못 끼운다.	☐	☐	
6. 몸통쪽 소매구멍 대신에 소매끝 구멍을 통해 손을 집어넣는다.	☐	☐	
7. 바지구멍이 바지 윗부분 안쪽으로 들어가 있는데, 이것을 깨닫지 못하거나 그것을 똑바로 할 수 없다.	☐	☐	
8. 머리쪽 구멍에 팔을 넣는다.	☐	☐	
9. 한손이 마비되었을 때 다른 한 손으로 끈 묶는 것을 배울 수 없다. 이것은 이런 방법을 시도하려는 것을 거절하는 이유가 된다.	☐	☐	

(계속)

표 10-10 *(계속)*

신경행동학적 손상 평가의 옷입고 벗기 영역

일상생활 기능	*신경행동학적 손상 점수*		
옷입고 벗기	있음	없음	코멘트
공간 관계 장애 (계속)			
10. 팔이 소매 안에 있어서 셔츠의 방향을 바꾸지 못한다는 것을 깨닫지 못하고, 셔츠의 아랫부분을 잡아당겨 셔츠의 앞뒤를 바꾸려 한다. 유사하게 바지구멍에 다리 한 측을 넣은 후에 허리 부분을 잡아당겨 바지의 앞뒤를 바꾼다.	☐	☐	
11. 잘못된 바지구멍에 발을 넣는다.	☐	☐	
한측 공간 무시			
1. 옷에 주의를 기울이지 않는다.	☐	☐	
(c) 다른 공간-관계 장애 :	☐	☐	
보속증			
1. 행동이나 움직임을 반복하며 시작하고 난 후 멈출 수 없다. 예로, 어떤 과정없이 셔츠를 입으려 시도한다. 긴 소매의 앞쪽 끝부분을 손목이 지나는 부분까지 잡아당긴다.	☐	☐	
2. 동일한 단추를 여러개의 단추구멍에 끼우려 한다.	☐	☐	
3. 양쪽 소매에 동일한 팔을 넣으려 한다.	☐	☐	
4. 양말의 구멍이 발가락쪽에 없다고 할지라도, 계속 그곳에서 양말구멍을 찾으려 한다.	☐	☐	
(d) 다른 보속증 문제:	☐	☐	
조직화와 순서			
1. 활동의 단계를 순서화하는데 어려움이 있다. 예로, 손상받은 측 이전에 비손상측 팔에 옷을 입으려 한다. 이후 손상측 팔에 옷을 입는데 어려움이 있다.	☐	☐	
2. 활동의 모든 단계를 다 하지 못한다. 예로, 활동의 특성상 옷을 여미는 것(단추, 지퍼, 끈 묶기)을 완성하지 못한다.	☐	☐	
3. 각 단계를 수행한 후에 멈추며 계속하기 위해서 치료사가 "계획된 대로"해야만 한다.	☐	☐	
4. 바지를 입기 전에 신발을 신는다.	☐	☐	
(e) 다른 조직화 문제:	☐	☐	

출처: *Elsevier Publishing, reference 123: Arnadottir G. The Brain and Behavior:* Assesing Cortical Dysfunction Through Activities of Daily Living. *St. Louis, Mo: CV Mosby; 1990;234-236.*

검사 4 – 일상생활동작의 신경 행동학적 평가 (The Arnadottir OT, Activities of Daily Living Neurobehavioral Evaluation (A-One) Instrument)[123]

설명 (Description)

검사 형식은 신경행동학적 결손을 나타내는 항목들로 구성된 기본적인 일상생활항목을 포함하고 있다. 두 개 영역으로 구성되어 있다. 첫 번째 부분은 Functional Independence Scale과 Neurobehavioral Specific Impairment Subscale과 Neurobehavioral Pervasive Impairment Scale로 구성된 Neurobehavioral Impairment Scale로 되어 있다. 표 10-10은 Neurobehavioral Specific Impairment Subscale의 한 예(옷 입고 벗기)를 보여주는 것이다. 두 번째 부분은 중추신경계 장애에 속하는 정보를 발견하기 위해 첫 번째 부분의 결과를 전환하는데 사용한다.

점수화 (Scoring)

Functional Independence Scale은 전형적인 기능적 독립수준에 초점을 맞춘다. Neurobehavioral Scale은 기능에 방해가 되는 신경행동학적 결손의 유형과 빈도를 측정한다. 두 가지 모두 4점 척도로 되어 있으며 각 기능과제마다 채점 기준이 있다.

타당도 (Validity)

내적 타당도는 전반적인 문헌고찰과 해당분야 전문가의 견해에 의해 확립되었다.

신뢰도 (Reliability)

검사자간 일치정도를 나타내는 카파 평균 신뢰계수는 0.84로 $p<0.01$이었다(3개 항목 $P<0.05$).

부가적인 표준화 타당도, 신뢰도, 표준화 연구가 시행되었으며 The Brain and Behavior : Assessing Cortical Dysfunction Through Activities of Daily Living에 요약되어 있다.

검사 5 – 일상 생활 질문지 (Daily Living Questionaire)[64]

설명 (Description)

Daily Living Questionnaire (DLQ)는 경한 인지손상이 있는 사람들이 일상생활에서 겪는 어려움을 평가하기 위해 개발되었다. 개정판인 DLQ-2는 다른 활동을 통해 겪는 인지적 어려움 혹은 정신적 노력 정도를 평가한다. 개정판의 첫 번째 부분은 ICF(인지적 증상 혹은 손상, 활동 제한, 참여 제한)의 구성과 일치하는 하위척도로 나뉘어져 있다.

DLQ-2는 치료계획과 목표 설정을 위한 근거로써 사용될 수 있는 기능수준에 대한 자기-보고를 제공한다. 또한 인지 기능의 초기 변화를 확인하고, 기능적 변화를 추적하며, 미미한 인지손상 환자의 치료 효과를 측정하는데 도움이 된다.

신뢰도 (Reliability)

예비 자료에서 분리 하위항목에 대한 높은 내적 일치도-신뢰도를 나타났다: 활동 제한(activity

limitation)=0.92; 참여 제한(participation restriction)=0.88; 인지 증상(손상)=0.92.

DLQ-2는 또한 질문지를 재검토하고 5개의 가장 중요한 활동이나 관심에 대해 확인할 수 있다. DLQ-2의 두 번째 부분은 일상적 기능에서 역할 수행과 만족감에 대한 7개의 질문을 포함하고 있다. DLQ는 루프스인 사람들과 경한 인지손상이 있는 사람들을 대상으로 공식으로 예비조사가 시행되었고 현재 계속 발전중이다.

참고문헌 (References)

1. Anderson V, Levin HS, Jacobs R. Executive functions after frontal lobe injury: a developmental perspective. In: Stuss D, Knight R, eds. *Principles of Frontal Lobe Function.* New York, NY: Oxford University Press; 2002.
2. Constantinidou F, Thomas RD, Best P. Principles of cognitive rehabilitation: an integrative approach. In: Ashley MJ, ed. *Traumatic Brain Injury: Rehabilitative Treatment and Case Management.* 2nd ed. Boca Raton, Fla: CRC Press; 2004.
3. Josman N, Jarus T. Construct-related validity of the Toglia Category Assessment and the Deductive Reasoning test with children who are typically developing. *Am Occup Ther.* 2001;55(5):524-530.
4. Raskin SA. Executive functions. In: Raskin SA, Mateer CA, eds. *Neuropsychological Management of Mild Traumatic Brain Injury.* New York, NY: Oxford University Press; 2000.
5. Golisz, Toglia J. Perception and Cognition. In: Crepeau E, Cohn ES, Schell BAB, eds. *Willard and Spackman's Occupational Therapy.* Philadelphia, Pa: Lippincott, Williams and Wilkins; 2003.
6. Evans J. Rehabilitation of the dysexecutive syndrome. In: Suchoff I, Ciuffreda K, Kappor N, eds. *Visual and Vestibular Consequences of Acquired Brain Injury.* Santa Ana, Calif: Optometric Extension Program Inc; 2001.
7. Manly T, Hawkins K, Evans J, et al. Rehabilitation of executive function: facilitation of effective goal management on complex tasks using periodic auditory alerts. *Neuropsychologia.* 2002;40:271-281.
8. Braver T. The role of prefrontal cortex in normal and disordered cognitive control: a cognitive neuroscience perspective. In: Stuss D, Knight R, eds. *Principles of Frontal Lobe Function.* New York, NY: Oxford University Press; 2002.
9. Elliott R. Executive functions and their disorders. *Br Med Bull.* 2003;65:49-59.
10. Levine B, Stuss DT, Milberg WP, et al. The effects of focal and diffuse brain damage on strategy application: evidence from focal lesions, traumatic brain injury and normal aging. *J Int Neuropsychol Soc.* 1998;4(3):247-264.
11. Shimamura AP. Memory retrieval and executive control processes. In: Stuss D, Knight R, eds. *Principles of Frontal Lobe Function.* New York, NY: Oxford University Press; 2002.
12. Dritschel BH, Kogan L, Burton A, et al. Everyday planning difficulties following traumatic brain injury: a role for autobiographical memory. *Brain Inj.* 1998;12(10):875-886.
13. Ylvisaker M, Szekeres SF. Metacognitive and executive impairment in head-injured children and adults. *Top Lang Disord.* 1989;9(2):34-49.
14. Evans J. Rehabilitation of executive deficits. In: Wilson BA, ed. *Neuropsychological Rehabilitation.* Lisse, The Netherlands: Sweets and Zeitlinger; 2003.
15. Hibbard MR, et al. The neuropsychological evaluation: a pathway to understanding the sequelae of brain injury. In: Suchoff I, Ciuffreda K, Kappor N, eds. *Visual and Vestibular Consequences of Acquired Brain Injury.* Santa Ana, Calif: Optometric Extension Program, Inc; 2001.
16. Pohjasvaara T, Leskela M, Vataja R, et al. Post-stroke depression, executive dysfunction and functional outcome. *Eur J Neurol.* 2002;9(3):269-275.
17. Stablum F, Umilta C, Mogentale C, Carlan M, Guerrini C. Rehabilitation of executive deficits in closed head injury and anterior communicating artery aneurysm patients. *Psychol Res.* 2000;63(3-4):265-278.
18. Giles G. Lack of insight following severe brain injury. In: Giles G, Clark-Wilson J, eds. *Rehabilitation of the Severely Brain-Injured Adult.* 2nd ed. Cheltenham: Stanley Thornes Publ; 1999.
19. Katz N, Hartman-Maeir A. Metacognition: the relationships of awareness and executive functions to occupational performance. In: Katz N, ed. *Cognition and Occupation In Rehabilitation.* Bethesda, Md: American Occupational Therapy Association Press; 1998.
20. Parente R, Herrmann DJ. *Retraining Cognition: Techniques and Applications.* 2nd ed. Austin, Tex: Pro Ed; 2003.

21. Goel V, Grafman J, Tajik J, Gana S, Danto D. A study of the performance of patients with frontal lobe lesions in a financial planning task. *Brain.* 1997;120(Pt 10):1805-1822.
22. Case R. The role of the frontal lobes in the regulation of cognitive development. *Brain Cogn.* 1992;20:51-73.
23. Grafman J. Plans, actions, and mental sets: managerial knowledge units in the frontal lobes. In: Perecman E, ed. *Integrating Theory and Practice in Clinical Neuropsychology.* Hillsdale, NJ: Lawrence Erlbaum Assoc; 1989.
24. Grafman J, Litvan I. Importance of deficits in executive functions. *Lancet.* 1999;354:1921-1923.
25. McDonald BC, Flashman LA, Saykin AJ. Executive dysfunction following traumatic brain injury: neural substrates and treatment strategies. *Neurorehabilitation.* 2000;17(4):333-344.
26. Feinstein A. Mood and motivation in rehabilitation. In: Stuss D, Knight R, eds. *Cognitive Rehabilitation.* New York, NY: Cambridge University Press; 1999.
27. Moscovitch M, Winocur G. The frontal cortex and working with memory. In: Stuss D, Knight R, ed. *Principles of Frontal Lobe Function.* New York, NY: Oxford University Press; 2002.
28. Stuss T, Alexander MP. Executive functions and the frontal lobes: a conceptual view. *Psychol Res.* 2000;63:289-298.
29. Stuss DT, Alexander MP, Palumbo CL, et al. Organizational strategies of patients with unilateral or bilateral frontal lobe injury in word list learning tasks. *Neuropsychology.* 1994;8:355-373.
30. Hanks A, Rapport LJ, Millis SR, Deshpande SA. Measures of executive functioning as predictors of functional ability and social integration in a rehabilitation sample. *Arch Phys Med Rehab.* 1999;80(9):1030-1037.
31. Goverover Y, Hinojosa J. Categorization and deductive reasoning: predictors of instrumental activities of daily living performance in adults with brain injury. *Am J Occup Ther.* 2002;56(3):509-515.
32. Mazaux J, Masson F, Levin HS, et al. Long-term neuropsychological outcome and loss of social autonomy after traumatic brain injury. *Arch Phys Med Rehabil.* 1997;78(12):1316-1320.
33. Duran L, Fisher A. Evaluation and intervention with executive functions impairment. In: Unsworth C, ed. *Cognitive and Perceptual Dysfunction: A Clinical Reasoning Approach to Evaluation and Intervention.* Philadelphia, Pa: FA Davis; 1999.
34. Burgess P, Veitch E, de Lacy Costello A, Shallice T. The cognitive and neuroanatomical correlates of multitasking. *Neuropsychologia.* 2000;38(6):848-863.
35. Boyd TM, Sautter SW. Route-finding: a measure of everyday executive functioning in the head-injured adult. *App Cogn Psychol.* 1993;7:171-181.
36. Bieman-Copland S, Dywan J. Achieving rehabilitative gains in anosognosia after TBI. *Brain Cogn.* 2000;44:1-18.
37. Fischer S, Gauggel S, Trexler LE. Awareness of activity limitations, goal setting and rehabilitation outcome in patients with brain injuries. *Brain Inj.* 2004;18(6):547-562.
38. Sherer M, Boake C, Levin E, et al. Characteristics of impaired awareness after traumatic brain injury. *J Int Neuropsychol Soc.* 1998;4(4):380-387.
39. Levine B, Robertson IH, Clare L, et al. Rehabilitation of executive functioning: an experimental-clinical validation of goal management training. *J Int Neuropsychol Soc.* 2000;6(3):299-312.
40. Mateer C. The rehabilitation of executive disorders. In: Stuss D, Knight R, eds. *Cognitive Neurorehabilitation.* New York, NY: Cambridge University Press; 1999.
41. Liu KP, Chan CC, Lee TM, Li LS, Hui-Chan CW. Self-regulatory learning and generalization for people with brain injury. *Brain Inj.* 2002;16(9):817-824.
42. Abreu BC, Seale G, Scheibel RS, et al. Levels of self-awareness after acute brain injury: how patients' and rehabilitation specialists' perceptions compare. *Arch Phys Med Rehabil.* 2001;82(1):49-56.
43. Prigatano G. Motivation and awareness in cognitive neurorehabilitation. In: Stuss DT, Robertson IH, eds. *Cognitive Neurorehabilitation.* New York, NY: Cambridge University Press; 1999.
44. Barco P, Grosson B. Bolesta MM, Werts D, Stout R. Training awareness and compensation in postacute head injury rehabilitation. In: Kreutzer JS, Wehman PH, eds. *Cognitive Rehabilitation For Persons with Traumatic Brain Injury: A Functional Approach.* Baltimore, Md: Paul H. Brooks Publishing; 1991.
45. Knight R. Prefrontal cortex: the present and the future. In: Stuss D, Knight R. *Principles of Frontal Lobe Function.* New York, NY: Oxford University Press; 2002.
46. Prigatano G, Klonoff PS. A clinician's rating scale for evaluating impaired self-awareness and denial of disability after brain injury. *Clin Neuropsychol.* 1998;12(1):56-67.
47. Burgess P, Shallice T. Response suppression: initiation and strategy use following frontal lobe lesions. *Neuropsychologia.* 1999;34(4):263-273.
48. Anderson SW, Tranel D. Awareness of disease states following cerebral infarction, dementia, and head trauma: standardized assessment. *Clin Neuropsychol.* 1989;3(4):327-339.

49. Doehring DG, Reitan RM, Klove H. Changes in patterns of intelligence test performance associated with homonymous visual field defects. *J Nerv Ment Dis.* 1961;132:227-233.
50. Prigatano G, Altman IM, O'Brien KP. Behavioral limitations that traumatic-brain-injured patients tend to underestimate. *Clin Neuropsychol.* 1990;4(2):163-176.
51. Prigatano G. Disturbances of self-awareness of deficit after traumatic brain injury. In: Prigatano GP, Schacter DL, eds. *Awareness of Deficit After Brain Injury.* New York, NY: Oxford University Press; 1991.
52. Godfrey HP, Partridge FM, Knight RG, Bishara S. Course of insight disorder and emotional dysfunction following closed head injury: a controlled cross-sectional follow-up study. *J Clin Exp Neuropsychol.* 1993;15(4):503-515.
53. McGlynn SM. Behavioral approaches to neuropsychological rehabilitation. *Psychol Bull.* 1990;108(3):420-4410.
54. Parente R. Executive skills training. In: Parente R, Herrmann D, eds. *Retraining Cognition: Techniques and Applications.* Gaithersburg, Md: Aspen Publications; 1996.
55. Gasquoine PG, Gibbons TA. Lack of awareness of impairment in institutionalized, severely and chronically disabled survivors of traumatic brain injury: a preliminary investigation. *J Head Trauma Rehab.* 1994;9(4):16-24.
56. Ayres AJ. *Southern California Sensory Integration Tests.* Los Angeles, Calif: Western Psychological Services; 1972.
57. Fleming JM, Strong J, Ashton R. Self-awareness of deficits in adults with traumatic brain injury: how best to measure? *Brain Inj.* 1996;10(1):1-15.
58. Sherer M, Boake C, Silver BV, et al. Assessing awareness of deficits following acquired brain injury: the awareness questionnaire. *J Int Neuropsychol Soc.* 1995;1:163.
59. Sherer M, Bergloff P, High WM, et al. Contribution of impaired self-awareness to predicting employment outcome after traumatic brain injury. *J Int Neuropsychol Soc.* 1997;3:75.
60. Sherer M, Boake C, Clement V, et al. Awareness of deficits after traumatic brain injury: comparison of patient, family, and clinician ratings. *J Int Neuropsychol Soc.* 1996;2:17.
61. Prigatano G. *Neuropsychological Rehabilitation After Brain Injury.* Baltimore, Md: Johns Hopkins University Press; 1986.
62. Toglia J. Personal Communication; 2005.
63. Toglia J. A dynamic interactional approach to cognitive rehabilitation. In: Katz N, ed. *Cognition and Occupation Across The Life Span.* Bethesda, Md: American Occupational Therapy Association Press; 1998.
64. Toglia J. A dynamic interactional approach to cognitive rehabilitation. In: Katz N, ed. *Cognition and Occupation Across The Life Span.* Bethesda, Md: American Occupational Therapy Association Press; 2005.
65. Berkeland R, Flynn, N. Therapy as learning. In: Christiansen C, Baum C, eds. *Occupational Therapy: Performance, Participation, and Well-Being.* Thorofare, NJ: SLACK Incorporated; 2005.
66. Namerow NS. Cognitive and behavioral aspects of brain-injury rehabilitation. *Neurologic Rehabil.* 1987;5(4):569-583.
67. Bruce M. Cognitive rehabilitation: intelligence, insight, and knowledge. In: Royee CB, ed. *AOTA Self Study Series: Cognitive Rehabilitation.* American Occupational Therapy Association Press; 1994.
68. Fetherlin JM, Kurland L. Self-instruction: a compensatory strategy to increase functional independence with brain-injured adults. *Occup Ther Pract.* 1989;1(1):75-78.
69. Manchester D, Wood RL. Applying cognitive therapy in neurobehavioral rehabilitation. In: Wood RL, McMillan TM, eds. *Neurobehavioral Disability and Social Handicap Following Traumatic Brain Injury.* Philadelphia, Pa: Psychology Press; 2001.
70. Chittum WB, Johnson K, Chittum JM, et al. Road to awareness: an individualized training package for increasing knowledge and comprehension of personal deficits in persons with acquired brain injury. *Brain Inj.* 1996;10(10):763-776.
71. Lezak M. *Neuropsychological Assessment.* New York, NY: Oxford University Press; 1983.
72. Duchek J. Cognitive dimensions of performance. In: Christiansen C, Baum C, eds. *Occupational Therapy: Overcoming Human Performance Deficits.* Thorofare, NJ: SLACK Incorporated; 1991.
73. Parente R. Effect of monetary incentives on performance after traumatic brain injury. *Neuro Rehabil.* 1994;4(3):198-203.
74. Evans JJ, Emslie H, Wilson BA. External cuing systems in the rehabilitation of executive impairments of action. *J Intern Neuropsychol Soc.* 1998;4(4):399-408.
75. Baker SC, Rogers RD, Owen AM, et al. Neural systems engaged by planning : a PET study of the Tower of London Test. *Neuropsychologia.* 1996;34(6);515-526.
76. Harrington DO. *The Visual Fields.* 4th ed. St. Louis, Mo: CV Mosby; 1976.
77. Craine JF. The retraining of frontal lobe dysfunction. In: Trexler LE, ed. *Cognitive Rehabilitation*

Conceptualization and Intervention. New York, NY: Plenum Press; 1982.
78. Burgess P. Strategy application disorder: the role of the frontal lobes in human multitasking. *Psychol Res.* 2000;63(3-4):279-288.
79. Duncun J. Disorganization of behavior after frontal lobe damage. *Cogn Neuropsychol.* 1986;3(3):271-290.
80. Cohen RF, Mapou RL. Neuropsychological assessment for treatment planning: a hypothesis-testing approach. *J Head Trauma Rehabil.* 1988;3(1):12-23.
81. Grafman J, Kampen D, Rosenberg J, Salazar AM, Boller F. The progressive breakdown of number processing and calculation ability: a case study. *Cortex.* 1989;25:121-133.
82. Dehaene S, Changeux JPA. Hierarchal neuronal network for planning behavior. *Proc Natl Acad Sci U S A.* 1997;94:13293-13298.
83. Goel V, Grafman J. Role of the right prefrontal cortex in ill structured planning. *Cogn Psychol.* 2000;17(5):415-436.
84. Cicerone KD, Wood J. Planning disorder after closed head injury: a case study. *Arch Phys Med Rehabil.* 1987;68:111-113.
85. Benedict RHB. The effectiveness of cognitive remediation strategies for victims of traumatic head injury: a review of the literature. *Clin Psych Rev.* 1989;9:605-626.
86. Shallice T, Burgess P. Deficits in strategy application following frontal lobe damage in man. *Brain.* 1991;114:727-741.
87. Wilson BA. Compensating for cognitive deficits following brain injury. *Neuropsychol Rev.* 2000;10(4):233-243.
88. Anderson S, Manzel K. Matrix reasoning as an index of fluid intelligence following frontal lobe damage. *J Int Neuropsychol Soc.* 2001;7:234-235.
89. Bourne LE, Dominowski RL, Loftus EF. *Cognitive Processes.* Englewood Cliffs, NJ: Prentice-Hall; 1979.
90. Christenson AL. *Luria's Neuropsychological Investigation.* New York, NY: Spectrum Publications; 1975.
91. Dimitrov J, Grafman J, Hollnagnel C. The effects of frontal lobe damage on everyday problem solving. *Cortex.* 1996;32:357-366.
92. Patterson KE, Baddeley AD. When face recognition fails. *J Exp Psychol Hum Learn Mem.* 1977;3:406-417.
93. Goldstein FC, Levin H. Disorders of reasoning and problem solving ability. In: Meir MJ, Benton AL, Diller L, eds. *Neuropsychological Rehabilitation.* New York, NY: Guilford University Press; 1987.
94. Meltzer M. Poor memory: a case report. *J Clin Psychol.* 1983;39(1):3-10.
95. Rabbit P. Changes in problem solving ability in old age. In: Birren J, Schaie K, eds. *Handbook of Psychology of Aging.* New York, NY: Van Nostrand Reinhold Co; 1977.
96. Hoyer W, Rebok G, Svold S. Effects of varying irrelevant information on adult age differences in problem solving. *J Gerontol.* 1979;34(4):553-560.
97. Schonfield D. Translations in gerontology—from lab to life: utilizing information. *Am Psychol.* 1974;29:796-901.
98. Adamovich BLB. Cognition, language, attention and information processing following closed head injury. In: Kreutzer JS, Wehman PH, eds. *Cognitive Rehabilitation For Persons with Traumatic Brain Injury: A Functional Approach.* Baltimore, Md: Paul H Books Pub; 1991.
99. Ben-Yishay Y, Diller L. Cognitive remediation in traumatic brain injury: update and issues. *Arch Phys Med Rehabil.* 1993;74:204-213.
100. Waltz JA, Knowlton BJ, Holyoak KJ, et al. A system for relational reasoning in human prefrontal cortex. *Psychol Sci.* 1999;10:119-125.
101. Parsons LM, Osherson D. New evidence for distinct right and left brain systems for deductive versus probabilistic reasoning. *Cereb Cortex.* 2001;11:954-965.
102. Bolger J. Cognitive retraining: a developmental approach. *Clin Neuropsychol.* 1982;4:55-70.
103. Okkema K. *Cognition and Perception in the Stroke Patient.* Gaithersburg, Md: Aspen Publishers; 1993.
104. von Crameon D, von Cramon D, Mai N. The influence of a cognitive remediation programme on associated behavioural disturbances in patients with frontal lobe dysfunction. In: von Steinbuchel N, von Cramon D, Poppel E, eds. *Neuropyschological Rehabilitation.* Berlin, Springer-Verlag; 1992.
105. Dougherty PM, Radomski MV. *A Dynamic Assessment Approach for Adults with Brain Injury: The Cognitive Rehabilitation Workbook.* Gaithersburg, Md: Aspen Publishers; 1993.
106. Berardi-Coletta B, Buyer LS, Dominowski RL, Rellinger ER. Metacognition and problem solving: a process oriented approach. *J Exp Psych Learn Mem Cogn.* 1995;21(1):205-223.
107. Goldberg E, Podell K. Adaptive decision making, ecological validity, and the frontal lobes. *J Clin Exp Psychol.* 2000;22:56-68.
108. Bechara A, Tranel D, Damasio H. Characterization of the decision-making deficit of patients with ventromedial prefrontal cortex lesions. *Brain.* 2000;123(Pt 11):2189-2202.

109. Bechara A, Damasio H, Damasio AR. Emotion, decision making and the orbitofrontal cortex. *Cereb Cortex.* 2000;10(3):295-307.
110. Ashley M. Evaluation of traumatic brain injury following acute rehabilitation. In: Ashley M, ed. *Traumatic Brain Injury Rehabilitative Treatment and Case Management.* Boca Raton, Fla: CRC Press; 2004.
111. Josman N. Reliability and validity of the Toglia Category Assessment Test. *Can J Occup Ther.* 1999;66:33-42.
112. Goldberg E, Bougakov D. Novel approaches to the diagnosis and treatment of frontal lobe dysfunction. In: Christenson A, Uzzel BP, eds. *International Handbook of Neuropsychological Rehabilitation.* New York, NY: Plenum Publishers; 2000.
116. Malec J. Training the brain-injured client in behavioral self-management skills. In: Edelstein BA, Couture ET, eds. *Behavioral Assessment and Rehabilitation of the Traumatically Brain-Damaged.* New York, NY: Plenum Press; 1984.
114. Parker RS. *Traumatic Brain Injury and Neuropsychological Impairment.* New York, NY: Springer Verlag; 1990.
115. Averbach S, Katz N. Cognitive rehabilitation: a retraining model for clients with neurological disabilities. In: Katz N, ed. *Cognition and Occupation Across the Live Span.* Bethesda, Md: American Occupational Therapy Association Press; 2005.
116. Shiffman LM. Cerebrovascular accident. In: Early MB, ed. *Physical Dysfunction Practice Skills for the Occupational Therapy Assistant.* St. Louis, Mo: Mosby Year-Book; 1998.
117. Goldstein G. Comprehensive neuropsychological assessment batteries. In: Goldstein G, Hersen M, eds. *Handbook of Psychological Assessment.* New York, NY: Pergamon Press; 1984.
118. Brown SC, Craik FIM. Encoding and retrieval of information. In: Tulving E, Craik FIM, eds. *The Oxford Handbook of Memory.* New York, NY: Oxford University Press; 2000.
119. Fuhrer MJ, Keith RA. Facilitating patient learning during medical rehabilitation: a research agenda. *Am J Phys Med Rehabil.* 1998;77:557-561.
120. Neistadt ME. Assessing learning capabilities during cognitive and perceptual evaluations for adults with traumatic brain injury. *Occup Ther Health Care.* 1995;9(1):3-16.
121. Baum C, Edwards D. Cognitive performance in senile dementia of the Alzheimer's type: the kitchen task assessment. *Am J Occup Ther.* 1994;47(5):431-436.
122. Wilson B, Alderman N, Burgess PW, et al. *Behavioral Assessment of the Dysexecutive Syndrome.* London: Harcourt Assessment; 1996.
123. Arnadottir G. *The Brain and Behavior: Assessing Cortical Dysfunction Through Activities of Daily Living.* St. Louis, Mo: CV Mosby; 1990.

참고서적 (Resources)

Alexander M, Stuss P. Disorders of frontal lobe functioning. *Semin Neurol.* 2000;20(4):427-437.

Alexander M. Disorders of language after frontal lobe injury: evidence for the neural mechanisms of assembling language In: Stuss D, Knight R, eds. *Principles of Frontal Lobe Function.* New York, NY: Oxford University Press; 2002.

Arenberg D, Robertson-Tchabo E. Learning and aging. In: Brirren J, Schaie K, eds. *Handbook of the Psychology of Aging.* New York, NY: Van Nostrand Reinhold Co; 1997.

Baddeley A. The central executive: a concept and some misconceptions. *J Int Neuropsychol Soc.* 1998;4:523-526.

Ben-Yishay Y. *Working Approaches to Remediation of Cognitive Deficits in Brain-damaged Persons. Rehabilitation Monograph 62.* New York, NY: University Medical Center; 1981.

Bransford JD, Sherwood, R, Vye N, Rieser J. Teaching, thinking and problem solving. *Am Psychologist.* 1986;42(10):1078-1089.

Burgess P, Alderman N, Evans J, et al. The ecological validity of tests of executive function. *J Intern Neuropsychol Soc.* 1998;4(6):547-558.

Cook EA, Thigpen R. Identification and management of cognitive perceptual deficits in the rehabilitation patient. *Rehab Nurs.* 1993;18(5):3110-3113.

Dagher A, Owen AM, Boecker H, Brooks DJ. Mapping the network for planning: a correlational PET activation study with the Tower of London task. *Brain.* 1999;122(Pt 10):1973-1987.

Evans J. *Rehabilitation of the Dysexecutive Syndrome.* Philadelphia, Pa: Taylor and Francis, Inc; 2001.

Fuster J. Physiology of executive functions: the perceptual action cycle. In: Stuss D, Knight R, eds. *Principles of Frontal Lobe Function.* New York, NY: Oxford University Press; 2002

Grafman J. The structured event complex and the human prefrontal cortex. In: Stuss D, Knight R, eds. *Principles of Frontal Lobe Function.* New York, NY: Oxford University Press; 2002.

Hansen CS. Traumatic brain injury. In: van Deusen J, ed. *Body Image and Perceptual Dysfunction in Adults.* Philadelphia, Pa: WB Saunders; 1993.

Kafer KL, Hunter M. On testing the face validity of planning/problem-solving tasks in a normal population. *J Intern Neuropsychol Soc.* 1997;3:108-119.

Kreutzer JS, Marwitz JH, Seel R, Serio CD. Validation of a neurobehavioral functioning inventory for adults with traumatic brain injury. *Arch Phys Med Rehab.* 1996;77:116-124.

Levine B, Dawson D, Boutet I, Schwartz ML, Stuss DT. Assessment of strategic self-regulation in traumatic brain injury: its relationship to injury severity and psychosocial outcome. *Neuropsychology.* 2000;14:491-500.

Levine SP, Horstmann HM, Kirsch NL. Performance considerations for people with cognitive impairment in accessing assistive technologies. *J Head Trauma Rehabil.* 1992;7(3):46-58.

Metcalfe J. Insight and metacognition. In: Mazzoni G, Nelson T, eds. *Metacognition and Cognitive Neuropsychology.* Mahwah, NJ: Lawrence Erlbaum Assoc; 1998.

Nieber E, Koch C. Computational architectures for attention. In: Parasuraman R, ed. *The Attentive Brain.* Cambridge, Mass: MIT Press; 1998.

Oddy M, McMillan TM. Future directions: brain injury services in 2010. In: Wood RL, McMillan TM, eds. *Neurobehavioral Disability and Social Handicap Following Traumatic Brain Injury.* Philadelphia, Pa: Taylor and Francis, Inc; 2001.

Partiot A, Grafman J, Sadato N, et al. Brain activation during the generation of non-emotional and emotional plans. *Neuroreport.* 1995;6(10):1269-1272.

Schacter DL, Prigatano GP. Forms of unawareness. In: Prigatano GP, Schacter DL, eds. *Awareness of Deficit After Injury.* New York, NY: Oxford University Press; 1991.

Schraw G, Dunkle ME, Bendixen LD. Cognitive processes in well-defined and ill-defined problem solving. *App Cogn Psych.* 1995;9:523-538.

Squire LR, Knowlton BJ. Learning about categories in the absence of memory. *Psychology.* 1995;92:14270-12474.

Stuss DT. Biological and psychological development of executive functions. *Brain Cogn.* 1992;20:8-23.

Tanaka J, Taylor M. Object categories and expertise: is the basic level in the eye of the beholder? *Cogn Psychol.* 1991;23:457-482.

Ullman M. Disorder of body image after stroke. *Am J Nurs.* 1964;64:89-91.

Vazzetti D. Capacity, content, control: a model for analyzing the cognitive demands of activity. *Occup Ther Pract.* 1989;1(1):9-17.

Woolcock WW. Generalization strategies. In: Wehman P, Kreutzer JS, eds. *Vocational Rehabilitation for Persons with Traumatic Head Injury.* Rockville, Md: Aspen Publishers; 1990.

Zola SM. Memory, amnesia, and the issue of recovered memory: neurobiological aspects. *Clin Psychol Rev.* 1998;(8):915-932.

제11장

계산 불능증
(Acalculia)

계산불능증 (Acalculia)

작업 수행의 많은 영역에서 계산 수행 능력은 중요하다. 이러한 능력은 가격표를 읽기, 돈을 지불하기, 구매를 위해 돈을 세기, 편지를 쓰기, 요리를 위해 측정하기, 또는 수표 이서와 같은 과제를 할 때 사용된다.[1,2] 언어와 다르게, 계산은 아마도 인구의 대부분이 습득하고 숙달될 수 있다고 생각되는 유일하게 문화적으로 결정된 의미론적 체계이다. 우리의 "숫자 감각"은 생존에 유용하다.[3] 그리고 형태가 설정된 추상적인 사물의 세계를 이해하도록 도와준다. 그리고 그 조합들은 산수의 규칙을 따른다.[4]

수량에 대한 개인의 내적인 표현은 생후 1년 안에 빠르게 발달한다.[4] 우리의 활동 하에서 이러한 능력은 나중에 수에 관한 상징을 배우고 간단한 계산을 수행하도록 한다.[4,5] 성인의 수에 대한 기술은 이러한 간단한 계산을 포함할 뿐만 아니라, 아라비아 숫자, 쓰여진 숫자 이름, 그리고 말하여진 숫자 이름간의 변환하는 능력을 포함한다.[6] Dehaene은 정상 성인의 숫자처리과정 기술의 개요를 다음과 같이 나타냈다.[4]

1. *아라비아 수와 말로 나타낸 형태의 숫자를 읽고 쓴다, 수를 만들거나 이해한다.*
2. *내적인 수량을 이러한 형태의 수로 전환하고 그 반대의 경우로도 전환한다.*
3. *한 자리 수의 더하기, 빼기, 곱하기, 나누기를 계산한다.*
4. *복잡한 여러 자리 수의 산수 문제를 풀기 위해 초등 연산과 같은 것 여러 개를 통합한다.*

의뢰자는 어떠한 문제를 이해하고 해석하기 위해서 계산을 하게 될 것이다. 성공적인 수행을 위해 요구되어지는 이론을 근거로 한 매카니즘을 이해하는 것은 중요하다. 성공적인 수행은 산수적 사실(facts)(예, 4×5=20), 처리과정의 지식(예, 수행하는 방법), 그리고 개념적 지식(예, 근거를 이루는 사실과 처리과정의 원리를 이해하는 것)을 포함한 지식의 다른 형태에 의해 좌우된다. 인지적인 계산 능력의 처리과정.[7]

매카니즘은 수에 대한 이해, 수 만들기, 그리고 산수를 위한 특별한 인지 과정을 포함한다고 일반적으로 생각된다.[8,9] 그것은 연산 기호(예, +)와 단어(예, 더하기)에 대한 이해, 계산 사실의 수정과 계산 처리과정의 실행에 대한 구성요소를 포함한다.[9,10] 수 처리과정 시스템은 일반적으로 계산 시스템과는 구별된다. 수 처리과정 시스템은 수의 이해와 수 생산 하부시스템을 포함한다.[10] 그에 비해, 계산 시스템은 연산기호에 대한 이해, 계산 사실의 수정, 그리고 계산 처리과정의 실행을 포함한다.[9-11] 이러한 각각의 하위 시스템 내에서, 심층적 구별은 아라비아 숫자 처리의 요소(예, 362와 같은 한 자리수의 형태)와 언어적 숫자(verbal numbers) 처리과정의 요소사이에 만들어진다.[2]

수 이해 하부시스템은 아라비아 숫자와 언어적 숫자의 입력을 일련의 인지적 처리과정에서 사용을 위해 내재적 의미의 표현으로 변환시킨다.[2] 아라비아 숫자와 언어적 수의 포괄적인 구성 요소에서의 차이점은 어휘와 문장 처리사이에서 만들어진다. 어휘 처리는 수에서 개별적인 요소를 이해하는 것이다. 예를 들면, 숫자 '3' 또는 단어 '삼'이다. 문장 처리는 요소들 사이 관계를 분석하는 것을 포함한다. 이러한 기술은 단어 순서 또는 총괄적으로 수의 내재적 표현을 만드는 능력을 말한다.[2]

앞서 기술한 것처럼 수 생산 요소는 수의 내적 의미 표현을 외부로 보여주기 위해 연속되는 한 자리 숫자 또는 단어 표현으로 변환하는 것을 도와준다.[2,11] 계산을 수행하는 것은 수의 이해와 생산을 위한 인지 과정과 계산 과정을 위한 특별한 인지 과정의 세 가지 요소를 필요로 한다. 이러한 처리과정들은 연산 기호 또는 단어의 이해, 합계의 수정, 처리 과정 자체의 실행을 포함한다. 합계의 수정은 산수 문제 해결의 형태 중에서도 가장 중요하다.[11]

수 처리와 계산 시스템 모델은 그림 11-1과 그림 11-2에 요약되어 있다. 비록 수 처리과정과 계산 시스템 모델이 일반적으로 받아들여지고 있지만, 일부 이론가들은 그것이 지나치게 단순화되어 있다고 생각한다.[12] 그래서, 이론가들은 부호화한 복합체(encoding complex)의 대안 이론을 주장한다. 그들은 자극적이고 억제적인 결합 과정은 계산 과제를 수행하기 위해 함께 협력한다고 가정한다. 뇌손상이 이해, 계산 또는 생산을 선택적으로 손상시킨다고 가정하는 것보다 이 모델에서는 부분적인 기능 장애가 억제적인 처리과정에 선택적으로 손상을 주는 것과 관련되어 있을 거라고 주장한다.[12] 다중 수적인 코드(multiple numerical codes)는 수 처리과정과 산수적 과제 중에 서로 상호작용하고 이와 같은 논모듈(non-modular)시스템이 계획되어진다.[9] 이러한 수적인 코드는 결합적인 네트워크내에서 서로 연결되어 있다고 생각된다.

McClosky는 수적인 처리과정의 모델을 "아라비아 숫자나 쓰여진 수의 이름 모두 크게 읽는 것을 포함한 모든 트랜스코딩(transcoding)은 하나의 방법을 통해서 발생한다."로 표현한다.[9] 여전히 다른 사람들은 의미와 무의미 모두를 포함한 많은 방법의(multiroute) 모델을 주장한다. 이러한 이론가들은 두 가지 방법 중 하나의 활성화는 또다른 방법의 기능을 억제할 것이라고 가정한다.[4] 다른 이론가들은 수의 내적인 표현은 추상적인 것이 아니라, 조금은 구체적인 형식이라고 가정한다.[6] 이 모델에 따르면, "수의 트랜스코딩과 계산은 추상적 코드의 매개없이 직접 서로 연결할

계산장애 평가도구 : 수-처리과정 영역		
	항목	정답
크기 과제 비교		
아라비아 숫자	108 150	150 지적하기
언어적으로 숫자 말하기	□ "오십" □ "십오"	'오십' 을 가리키기
글자로 쓰여진 숫자	만천십팔 삼백팔십오	'만천십팔' 을 가리키기
트랜스코딩 과제(transcoding tasks)		
아라비아 숫자를 말로 표현된 숫자로	190	'백구십'
말로 표현된 것을 글로 표현된 숫자로	'십구'	십구
말로 표현된 것을 아라비아 숫자로	"사천오십칠"	4,057
아라비아 숫자를 글로 표현된 숫자로	5	오
글로 표현된 것을 말로 표현된 숫자로	구십이	"구십이"
글로 표현된 숫자를 아라비아 숫자로	삼천이십사	3,024

그림 11-1. 계산장애 평가 도구의 수-처리과정 영역 검사 항목의 예. (출처: Macaruso P, Harley W, McCloskey M. Assessment of acquired dyscalculia. In : Margolin DM, ed. *Cognitive Neuropsychology in Clinical Practice.* New York, NY : Oxford University Press; 1992:4055.europsychol Soc. 2000;6(3):299-312.)

수 있는 특정 코드 방식(예, 언어적, 시각적, 시공간적)의 시리즈에 근거를 둔다."[6] Dehaene과 Cohen은 "Triple-Code Model"을 제안하며 이 개념을 지지한다. Triple-Code Model은 아래에 있는 수의 세 가지 주요 표현을 포함한다: 시각적 아라비아 숫자 코드, 유사한 양 또는 크기 코드, 그리고 언어적 코드.[13]

Hittman-Delazer 등은 산수 시스템의 3가지 요소를 기술한다.[5] 이 요소들은, 1) 산수적 사실은 계산 과정없이 부호로 재생될 수 있는 곳에서부터 특별한 의미가 있는 네트워크 시스템 내에 저장된다고 생각된다. 2) 산수적 과정은 다중 숫자 연산을 수행하기 위해 필요한 단계들의 순서로 정의된다. 3) 산수적 징후를 위한 재인지 시스템.[5] 다른 이론가들은 개념적 지식을 4번째 요소로 추가하였다. 이것은 산수적 원리의 사용과 이해를 포함한다.

최근 뇌영상 연구는 수 처리과정 능력 내에 포함된 다수의 네트워크 개념을 입증했다. 두 개의 피질과 피질하 네트워크는 이해, 생산 그리고 다양한 형식으로 수를 지적으로 조작하는 능력의 기초를 이룬다는 것을 알았다.[14] 연구에서는 심지어 5-2와 같이 아주 간단한 계산에서도 다양한 뇌

계산장애 평가 도구 : 계산 영역		
	항목	정답
연산 기호와 단어 이해 과제		
연산 기호 이해	빼기 6+2　6×2　6-2	6-2를 지적한다.
연산 단어 이해	더하기 "구 곱하기 육"	"아니오"
글로 쓰여진 산수적 과제		
더하기	752 + 978	752 + 978 1730
빼기	86 − 37	86 − 37 49
곱하기	30 x 84	30 x 84 120 + 2400 2520
말로 표현하는 산수적 과제		
더하기	"오 더하기 팔"	"십삼"
빼기	"십칠 빼기 구"	"팔"
곱하기	"육 곱하기 삼"	"십팔"

그림 11-2. 계산장애 평가 도구의 계산 영역 검사 항목의 예. (출처: *Macaruso P, Harley W, McCloskey M. Assessment of acquired dyscalculia. In : Margolin DM, ed. Cognitive Neuropsychology in Clinical Practice. New York, NY : Oxford University Press; 1992:4055.)*

영역이 포함된다는 것을 보여준다.[4] 기능적 자기공명영상(fMRI)은 수 처리과정을 하는 동안 활성화되는 마루엽, 이마엽, 그리고 띠다발(cingulate) 영역을 포함한 징후가 나타난 뇌부위를 연구한다.[15] Ruechert 등의 연구에서는 계산하는 동안의 활성화는 서너 개의 다른 피질 영역의 협응된 노력이 포함된다는 것을 밝혀냈다.[16] 8명의 대학생들에 관한 다른 fMRI연구에서는 수 처리과정을 하는 동안 마루엽 뿐만 아니라 앞이마엽과 아마도 시상까지도 모두 활성화된다고 기술했다.[17]

표 11-1
계산 불능증의 주요한 분류

유형	설명	병변 부위
수에 대한 실독증과 실서증을 동반한 계산불능증	숫자를 읽거나 쓰는데 손상이 있어 계산 결함이 생긴다.	주로 왼쪽 대뇌반구 (특히, 마루엽)
공간 타입의 계산불능증	숫자의 공간적 조직화 손상, 시각적 무시와 관련, 숫자의 잘못된 배열, 숫자의 반전(inversion)	주로 오른쪽 대뇌반구 부위
산수불능증(주요 계산불능증)	위의 두 가지 분류 외의 계산불능증	주로, 왼쪽 대뇌반구, 그러나 오른쪽 대뇌반구에도 발생할 수 있다.

출처: *reference 1: Denburg N, Tranel D. Acalculia and disturbances of the bodyschema. In: Heilmann, Valenstein E, eds.* Clinical Neuropsychology. *4th ed. New York, NY: Oxford University Press; 2003.*

Chochon 등의 연구에서는 기능적으로 동등하지 않은 상태를 제외하고는 계산할 때 오른쪽과 왼쪽 마루엽이 포함된다는 것을 확인했다.[15] 게다가, 이 연구에서는 뚜렷한 산수적 연산에 기초가 되는 부분적으로 별개의 대뇌 네트워크 또는 회로가 존재한다고 기술했다.[15] Dehaene 등의 연구에서는 곱셈과 수 비교를 하는 부분적으로 별개의 네트워크가 있다는 결과를 보여줌으로써 별개의 네트워크 개념을 주장한다.[18]

실제로, 계산불능증의 결함은 다수의 뇌 손상의 결과로 기록되어진다.[1] 계산불능증은 실어증 또는 Gerstmann's 증후군[13,19]의 일부분으로, 얼마간의 또는 모든 네 가지 산수적 연산을 포함한 주요 결함과 같은 수많은 다른 결함과 함께 생길 수 있다.[10] Denburg와 Tranel은 계산불능증의 일반적인 3가지 분류를 표 11-1에 요약하여 나타내었다.

심지어 빼기와 곱하기와 같이 두 개의 표면상 비슷한 연산조차도 분리될 수 있다(예, 환자는 하나의 연산은 수행할 수 있지만 나머지는 수행하지 못한다).[6] 실제로 어떤 연구에서는 빼기가 곱하기와 더하기보다 더 많이 보존된다는 것을 알아냈다.[20] 한 연구에서는 또한 더하기, 빼기, 나누기에서 계산불능증을 가진 환자가 곱하기는 정상인 경우를 기술했다.[10] 이 환자는 또한 수학적 기호를 구별하는 능력은 정상이었다. 이러한 결과는 기본적인 산수적 연산을 책임지고 있는 별개의 수 처리과정 시스템의 가능성을 보여준다. 또 다른 심각한 왼쪽 대뇌반구 병변을 가진 환자의 연구에서는 명명하기, 더하기, 빼기에 대해서는 수행을 하지 못하나, 두 개의 숫자에 대한 정상적인 곱하기에서는 수행 능력을 보여주었다.[6]

Tohgi 등은 왼쪽 이마엽 경색증을 가진 환자에 대한 설명에서 위의 주장을 지지했다.[21] 환자는 더하기와 빼기는 가능했으나 곱하기와 나누기는 불가능하였다.[21] 이러한 결함으로 인해 구구단과 계산 과정 자체에서 사실을 생각하는데 어려움이 있게 된다.

Corbett 등은 계산불능증과 관련된 여전히 다른 임상적인 형태를 설명했다.[22] 피질하 경색을 가진 60세 남성은 수적인 구조에 대한 어려움과 수학적 개념을 다루는 능력의 소실, 그리고 손상된 작업 기억을 가졌다.[22] 이 연구는 수 처리과정과 계산을 위한 영역은 대뇌피질 구조에 제한되지 않는다는 것을 보여주는 여러 연구들 중 하나이다.[23]

Sokol 등은 산수적 사실을 생각해내는데는 손상이 있지만, 계산 과정의 실행에서는 정상적인 ABI 환자를 설명했다.[24] 이러한 이론가들은 인지적 계산 시스템에 두 가지 기능적으로 독립적인 요소를 지적했다.

Rosselli와 Ardila는 왼쪽 대뇌반구 손상환자 41명과 오른쪽 대뇌반구 손상환자 21명을 연구했다.[25] 모든 그룹은 계산 과제에서 어려움을 보였다. 좌측 대뇌반구 손상환자는 숫자와 산수적 기호를 읽을 때, 거꾸로 셀 때, 그리고 성공적인 연산을 수행할 때 상당히 많은 실수를 했다. 그러나, 이 환자들은 글로 쓰여진 숫자에 대한 이해는 더 나은 이해력을 보였다. Lucchelli와 Derenzi는 또한 연산 기호에 대해서는 바르게 이해를 하고 있지만, 수학적 사실을 생각해내고 계산 과정을 실행하는데 손상을 가진 환자에 대해 설명하였다.[26]

Takayama 등은 숫자를 읽고, 반복하고, 정확하게 수를 언어화할 수 있는 환자를 설명했다; 환자는 정상적인 수를 세는 능력을 가졌고; 계산의 기본적인 과정을 이해하였고; 그리고 표의 유용성을 생각하는데 어려움이 거의 없었다.[27] 그들의 실수는 많은 단계를 동시에 수행하는 과정에서 생긴다. 이러한 단계는 숫자 사실(number fact) 또는 표 유용성에 대한 생각, 숫자의 적절한 공간적 배열, 적절한 절차적 접근, 그리고 기억력, 이전의 생산물로부터 남겨진 어떤 정수(integer)의 사용을 포함한다.[27] 이 이론가들은 작업 기억 결함은 다중-숫자의 산수적 문제에 강력한 영향력을 미칠 수 있고, 왼쪽 마루엽 영역이 계산에 대한 작업 기억의 특정한 영역일 것이라고 주장했다.[27]

Delazer와 Benke는 자신이 수행했던 연산에 대해서 진정한 이해 없이 표면적인 수준으로만 산수적 사실들을 나타낼 수 있었던 왼쪽 마루엽에 종양을 가진 56세 여자환자에 대해 기술했다.[5] Hittman-Delazer 등에 의해 연구된 환자는 반대로 나타났다.[20] 이 환자는 2+3과 같은 산수적 사실 문제는 수행하지 못했음에도 불구하고, 대수적인 표현 과정을 할 수 있고, 복잡한 산수적 과제 문제에 대해 뛰어난 이해를 가졌다. 그는 산수적 원리를 이해했고 다양한 과제에 그 원리들을 적용했다. 환자의 임상적 형태는 이론가들에게 "개념적 지식(산수적 사실에 대한 지식과 산수적 처리 과정)은 계산시스템이 기능적으로 독립적인 요소이다"라는 가설을 세울 수 있도록 해준다.[5]

이전에 서술된 이론적 모델, 뇌영상, 그리고 임상적 조사 연구에서 계산불능증은 많은 다양한 방법으로 분명히 나타난다는 것을 보여준다. 계산 능력은 몇 개의 인지적 과정, 언어, 기억력, 시공간적, 그리고 집중 능력이 혼재된 상태이다.[1,7,20] 게다가, 개념적 지식 또는 추상 작용은 계산 또는 수 처리과정 시스템의 중요한 부분으로 생각되어진다.[5] Semenza 등은 지식 또는 과정의 기억상의 결함 또는 관찰의 결함 중 어떤 것이든지 계산 결함과 관련시켜 생각하였다.[7] 그들은 계산 결함의 유형이 나타나는 환자의 수행 특징을 연구하여 다음과 같은 개념을 만들었다. 이러한 특징들과 연관된 결함은 표 11-2에 요약되어 있다.

표 11-2
계산 절차의 손상과 연관된 잠재적 원인의 특징

지식의 손상/절차적 기억	모니터링 손상
잘못된 전략의 결과로 인한 일관적이고 체계적인 실수의 발생	전략의 부재로 인한 일관적이지 않고 비체계적인 실수
계산 절차 수용의 와해 없음	계산 절차 수행의 와해, 시작은 보통 정확함
계산에 대한 지식이나 부분집합 계산은 완벽하고 문제가 없음	계산의 마무리나 부분적 계산이 어려움
지식을 통한 수행의 수정	치료의 효과 없음
특정한 어려움에 대한 지각이 가능	수행의 질에 대한 일반적인 인식의 손상

출처: *reference 7: Semenza C, Miceli L, Girelli L. A deficit for arithmetical procedures: lack of knowledge or lack of monitoring?* Cortex. *1997;33(3): 483-498.*

계산불능증은 환자의 과제 수행과 관련하여 광범위한 영향을 줄 수 있다. 그러므로, 완전한 평가를 해야만 한다. 계산 기술 평가는 다양해야 하고, 필기 계산과 구술 계산, 연산 사용에 대한 이해, 산수의 공간적 요소가 포함된 과제가 있어야한다. 평가는 순수하게 주요 계산 결함만 있는지 언어, 집중력, 기억력, 또는 실행 기술과 같은 영역의 결함에 의해 나타나는 이차적인 결함인지 분석해야 한다. 또한, 가족 면담을 통해 환자의 발병이전의 계산능력을 처음에 알아내는 것이 중요하다.

계산불능증의 평가 (Evaluation of Acalculia)

검사 1 – 임상적 관찰 (Clinical Observations)

설명 (Description)

수 처리과정 능력을 포함한 작업에 근거를 둔 활동을 하는 동안 환자를 관찰한다(예, 주방 과제를 하는 동안 측정, 지역사회 활동 중 지불을 하는 동안 돈 계산, 그 또는 그녀의 수표장을 결산하기 등).

검사 2 – 계산장애 평가 도구 (Dyscalculia Battery)[2]

설명 (Description)

이 검사 도구는 수 처리과정 시스템과 계산 시스템 모두를 나타내는 항목을 가지고 있다. 이러한 각각의 주요 영역내에는 모든 구성요소 기술을 나타내는 항목이 있다. 검사 항목의 예로 그림 11-1과 11-2를 참조하라.

검사 3 – 기능적 계산 평가(Functional Calculations Evaluation)

설명 (Description)

평가는 숫자 인식, 간단한 수학 연산, 복잡한 수학 연산 그리고 이러한 연산과 연관된 개념들에 대한 검사 항목들이 개발되었다.[28,29] 기능을 중점으로 한 검사 항목은 평가에 통합되어야 한다(예, 동전 인식, 잔돈 계산, 수표 작성, 또는 예산 짜기).

점수화 (Scoring)

표준화되어있지 않음.

치료사는 기술된 각각의 과제 종류에 따라 환자의 수행 수준을 측정한다.

타당도 (Validity)

타당도를 높이기 위해서, 수행 능력 저하의 원인이 되는 부족한 시각적 집중력과 안구운동 기술, 저하된 집중력과 문제 해결능력, 정신적 유연성, 그리고 실어증은 제외한다.

계산 불능증 치료 (Treatment for Acalculia)

회복적 접근법의 활용 (Utilizing a Restorative Approach)

(주: 저자가 제시한 이러한 접근법이 사용된 근거에 기반을 둔 연구가 없기 때문에, 치료사는 계산 불능증에 대해 사용된 환자의 프로그램을 자주 관찰해야 한다.)

1. 수 처리과정 또는 계산 시스템의 어떤 부분 또는 부분들이 손상되었는지 확인하라. 한 단계 연산에서 시작해서 환자가 향상됨에 따라 다단계 연산으로 향상되는 과제와 관련하여 반복적인 수행을 환자에게 요청하라.
2. 수 처리과정과 계산 능력의 특별한 교정치료를 위해 고안된 소프트웨어를 이용한 컴퓨터 재훈련을 활용하라.

적응적 접근법의 활용 (Utilizing a Adaptive Approach)

1. 환자의 계산불능증이 기능에 어떻게 영향을 미치는지 확인하라. 그리고 필요로 할 때 — 예를 들면, 계산기의 사용 — 환경적 적응을 제공하라. 원칙적으로, 계산기는 태양의 충전을 받거나 오랜 시간 배터리가 있어야 한다. 훈련은 지역사회 외출을 하는 동안 음식점 또는 식료품 가게를 활용하는 일상생활활동(ADL) 또는 수단적 일상생활활동(IADL) 시에 계산기 사용이 포함되어야 한다.
2. 환자가 자신의 수표장을 결산하지 못한다면, 계산기와 수표장 결산의 특징을 결합한 전자 수표장을 사용한다. Radioshack 수표장 계산기(fort worth, tex)는 사용하기에 단순하고, 동시에 두 개의 외상거래 뿐만 아니라 당좌 예금계좌의 기록도 정확하게 유지할 수 있다.

3. 환자가 전화기를 사용할 수 없다면, 기억력이 첨부된 전화기로 도와줄 수 있다.
4. 평가에 근거를 두고 필요할 때 도구의 제시 방식을 변경하라. 예를 들면, 평가에서 환자가 아라비아 숫자를 읽을 수 없다는 것을 알았다면, 전화번호나 주소 같은 중요한 숫자는 단어로 써 놓는다. 만약 환자가 청각적으로는 안되지만 시각적으로 숫자를 보여주었을 때 이해할 수 있다면, 이후에는 오직 시각적인 방법만 사용한다.

참고문헌 (References)

1. Denburg N, Tranel D. Acalculia and disturbances of the body schema. In: Heilmann, Valenstein E, eds. *Clinical Neuropsychology*. 4th ed. New York, NY: Oxford University Press; 2003.
2. Macaruso P, Harley W, McCloskey M. Assessment of acquired dyscalculia. In: Margolin DM, ed. *Cognitive Neuropsychology in Clinical Practice*. New York, NY: Oxford University Press; 1992:4055.
3. Spiers PA. Acalculia revised: current issues. In: Deloche G, Seren X, eds. *Mathematical Disabilities: A Cognitive Neuropsychological Perspective*. Hillsdale, NJ: Lawrence Erlbaum Assoc; 1987.
4. Dehaene S. Cerebral basis of number counting and calculation. In: Gazzaniga, Michael S, ed. *The New Cognitive Neuroscience*. 2nd ed. Cambridge, Mass: MIT Press; 2000.
5. Hittman-Delazer M, Sailer U, Benke T. Impaired arithmetic facts but intact conceptual knowledge—a single-case study of dyscalculia. *Cortex*. 1995;31(1):139-147.
6. Cipolotti L, Butterworth B. Toward a multiroute model of number processing: impaired number transcoding with preserved calculations skills. *J Exp Psychol*. 1995;124(4):375-390.
7. Semenza C, Miceli L, Girelli L. A deficit for arithmetical procedures: lack of knowledge or lack of monitoring? *Cortex*. 1997;33(3):483-498.
8. Basso A, Burgio F, Caporali A. Acalculia, aphasia and spatial disorders in left and right brain-damaged patients. *Cortex*. 2000;36(2):265-280.
9. McCloskey M. Cognitive mechanisms in numerical processing: evidence from acquired dyscalculia. *Cognition*. 1992;44:107-157.
10. Lample Y, Eshel Y, Gilad R, Sarova-Pinhas I. Selective acalculia with sparing of the subtraction process in a patient with left parietotemporal hemorrhage. *Neurology*. 1994;44(9):1759-1761.
11. McCloskey M, Harley W, Sokol SM. Models of arithmetic fact retrieval: and evaluation in light of findings from normal and brain-damaged subjects. *J Exp P Psych Learning Mem Cogn*. 1991;17(3):377-397.
12. Clark JM, Campbell JID. Integrated versus modular theories of number skills and acalculia. *Brain Cogn*. 1991;17:204-3-239.
13. Dehaene S, Cohen L. Cerebral pathways of calculation: double dissociation between rote verbal and quantitative knowledge of arithmetic. *Cortex*. 1997;33(2):210-250.
14. Delazer M, Girelli L, Semenza C, Denes G. Numerical skills and aphasia. *J Int Neuropsychol Soc*. 1999;5(3):213-221.
15. Chochon F, Cohen L, van de Moortele PF, Dehaene S. Differential contributions of the left and right inferior parietal lobules to number processing. *J Cogn Neurosci*. 1999;11(6):617-630.
16. Ruechert L, Lange N, Partiot A, et al. Visualizing cortical activation during mental calculation with functional MRI. *Neuroimage*. 1996;3(2):97-103.
17. Rickard TC, Romero SG, Basso G, et al. The calculating brain: an fMRI study. *Neuropsychologia*. 2000;38(3):325-335.
18. Dehaene S, Tzourio N, Frak V, et al. Cerebral activations during number multiplication and comparison: a PET study. *Neurolpsychologia*. 1996;34(11):1097-1106.
19. Grafman J, Kampen D, Rosenberg J, Salazar AM, Boller F. The progressive breakdown of number processing and calculation ability: a case study. *Cortex*. 1989;25:121-133.
20. Delazer M, Benke T. Arithmetic facts without meaning. *Cortex*. 1997;33(4):697-710.
21. Tohgi H, Saitoh K, Takahashi S, et al. Agraphia and acalculia after a left prefrontal (F1, F2) infarction. *J Neurol Neurosurg Psychiatry*. 1995;58:629-632.
22. Corbett AJ, McCusker EA, Davidson OR. Acalculia following a dominant-hemisphere subcortical infarct. *Arch Neurol*. 1986;43(9):964-966.

23. Kahn HJ, Whitaker HA. Acalculia: an historical review of localization. *Brain Cogn.* 1991;17:102-1151.
24. Sokol SM, McCloskey M, Cohen NJ, Aliminosa D. Cognitive representations and processes in arithmetic: inferences from the performance of brain-damaged subjects. *J Exp Psych Learning Mem Cogn.* 1991;17(3):355-376.
25. Rosselli M, Ardila A. Calculation deficits in patients with right and left hemisphere damage. *Neuropsychologlia.* 1989;27(5):607-617.
26. Lucchelli F, DeRenzi E. Primary dyscalculia after a medical frontal lesion of the left hemisphere. *J Neurol Neurosurg Psychiatry.* 1993;56:304-307.
27. Takayama Y, Sugishita M, Akiguchi I, Kimura J. Isolated acalculia due to left parietal lesion. *Arch Neurol.* 1994;1:2860-291.
28. Lezak M. *Neuropsychological Assessment.* New York, NY: Oxford University Press; 1983.
29. Luria AR. *Higher Cortical Functions in Man.* 2nd ed. New York, NY: Basic Books Inc; 1980.
30. Parente R, Herrmann D. External aids to cognition. In: Parente R, Herrmann D, eds. *Retraining Cognition: Techniques and Applications.* 2nd ed. Austin, Tex: PRO-ED Inc; 2003.

참고서적 (Resources)

Benson DF. Disorders of visual gnosis. In: Brown JW, ed. *Neuropsychology of Visual Perception.* Hillsdale, NJ: Lawrence Erbaum Assoc; 1989.

Wheatley C. Evaluation of cognitive dysfunction. In: Early MB, ed. *Physical Dysfunction: Practice Skills for the Occupational Therapy Assistant.* St. Louis, Mo: Mosby; 1998.

제12장

클라이언트의 시각, 지각, 인지에 영향을 주는 요소들
(Factors That Influence the Client's Vision, Perception, and Cognition)

많은 기술 영역들이 클라이언트의 시각, 지각 또는 인지에 영향을 준다. 예를 들면, 실어증, 감각소실, 시각 및 지각손상은 클라이언트의 인지능력을 손상이나 악화시킬 수 있다. 앞에서 언급 했던 것과 같이 내부요소들에 더하여 외부환경이 수행에 영향을 줄 수 있다. 이 영역에 관한 세부적 정보는 이 책 다른 곳에 서술되어 있다. 이 영역들에 덧붙여 나이, 동기, 우울, 피로, 행동, 이차적 의학적 상태들과 같은 요소들이 클라이언트의 인지, 지각, 시각기술에 영향을 줄 수 있다.

나이에 따른 시각적, 지각적, 인지적 평가와 치료의 관계
(The Relationship of Age to Visual, Perceptual, and Cognitive Evaluation and Treatment)

뇌졸중의 발병률은 늘어나는 수명과 함께 빠른 속도로 증가하고 있는데 35세 이하에서는 100,000명당 3.3명 85세 이상 인구에서는 1,800명까지 증가하고 있다.[1] 578명 뇌졸중 환자를 대상으로 한 조사에서 60에서 99세 환자는 76.5%를 차지하였다.[2] 뇌졸중 환자의 대부분이 노인이라는 연구와 임상적 증거에도 불구하고, 정상적 노화에 따라 나타나는 기능적 신경학적 변화는 시각, 지각, 인지 평가와 치료동안 거의 고려되어지지 않는다. 다음 장에서는 시각, 지각, 인지기능에 영향을 줄지도 모르는 정상적 노화 과정과 관계된 주요변화를 알려줄 것이다.

감각소실 (Sensory Loss)

고유수용성 전정 기능 소실뿐만 아니라 일차 감각을 포함하는 감각손실은 노인들에게는 흔한 일이다.[3-7] 클라이언트의 모든 감각체계에서 나이와 관련된 변화는 외부세계의 왜곡된 표현으로 나타

표 12-1
노화와 관련된 시각 체계의 변화들

구조적 요소	나이와 관계된 변화	기능적 의미
각막	외형적 변화	광택의 소실. 각막을 정화시켜주는 제한된 액체의 양
	지질의 축적	희미해진 시각으로 인한 증가된 난시(근시 또는 원시의 독립성)
홍채	감소된 투과성	녹내장에 영향을 줄 수 있음
모양체 근육	근육의 수축	근육의 기능 감소로 인한 렌즈의 유동성 감소
동공	감소되어진 동공 크기	망막에 도달하는 제한된 빛의 양: 희미한 불빛에서나 어두운 곳에서의 물체 찾기의 어려움
	감소되어진 동공반사	암순응이나 명순응 감소
수정체	수정체 증가	감소되어진 적응력
	수정체의 굴절 지표감소	평탄하지 않은 굴절특성은 한 눈에 복시를 일으킬 수 있다.
	황달	망막에 까지 도달하는 빛의 양의 감소하고 빛 구조의 변화: 색각의 조정
유리체	단축	망막으로부터 분리시킬 수도 있음 (망막 그자체가 또한 떨어져 나갈 수도 있음)

날 수 있고, 즉 인지기능의 저하를 초래할 수 있다.[7] 아래에 순차적으로 서술된 나이와 관련된 감각 변화는 그들이 어떻게 클라이언트의 전체적 인지적 기능에 영향을 주는지의 관점에서 치료되어져야 한다. 치료사들은 클라이언트가 향상된 환경적 감각과 상호작용을 통하여 작업수행을 최대화하기 위해 보청기나 안경 같은 기술적 보조기를 사용하도록 권고해야 한다.[4]

시각 (Vision)

노화가 진행됨에 따라 시력과 적응성을 비롯하여 깊이 지각과 주변시각의 감소가 발생한다.[3,6,8,11] 또한 각막, 동공, 홍채, 수정체, 유리체 그리고 모양체 근육에서 변성이 일어난다.[6,12] 시각에 영향을 주는 노화와 관계된 가장 흔한 현상은 근육의 퇴화, 녹내장, 백내장, 동맥경화증이다.[8,12-14] 근육의 퇴화는 중앙 시각을 잃어버리는 결과를 낳게 되고, 이것은 70대에 나타나기 시작하여 80, 90대에 좀 더 명확하게 되기 시작한다.[5] 이러한 현상은 망막의 깊은 층에서 새어 나오는 유체에서 발생한다.[15] 이러한 누출은 망막에 압력을 가하게 되고 영양층으로 부터 분리시킨다.[15] 녹내장은 시신경원판에 영양과 혈액의 흐름에 영향을 미치는 안구내압의 증가로 발생한다.[15] 이러한 상태가 심해지면 시야손상이나 결국 실명까지 일으킬 수 있다. 백내장은 수정체 투명도의 손상의 결과로써 시각에서 전체적 투명도 손상을 일으킨다.[15] 동맥경화증은 망막동맥의 가중을 일으켜 궁극적으로 시각에 손상을 일으킬 것이다.[15]

표 12-1은 노화와 관련된 시각체계에서의 변화를 요약한 것이다.

청각 (Audition)

노화에 따른 청각의 손상은 항상 양측성이거나 보통 대칭적이다.[16] 노화와 관계된 변화는 감소되어진 내이의 기능, 고막의 두꺼워짐, 이소골 고리의 탄력성 소실, 달팽이관 또는 콜티나선기의 위축을 포함한다.[12,16] 청각체계의 구조적 변화로 인한 결과로써, 다음에 나오는 모든 기능적 변화들이 일어날 수 있다.

1. 고주파의 소실
2. 모든 주파의 소실
3. 신경학적 손상으로 인한 감소되어진 언어이해력과 분별력
4. 소리의 근원을 결정하는데 문제
5. 환경적 소리의 왜곡
6. 주변에 소음이 있을 때 청취의 어려움
7. 손상되어진 지적 기능

잔여 감각체계 (Remaining Sensory System)

적어도 약간의 노인인구에게서는 미각, 후각, 촉각, 진동감각, 온도감각, 운동감각의 민감성이 떨어지고 있다고 연구에서 발표되었다.[8,17] 고유수용성감각, 전정감각 손실 또한 흔하게 나타난다. 시각, 지각, 인지에서 전정감각 손실의 영향은 3장에서 다루어진다.

자율신경 체계 (Autonomic Nervous System)

시상하부에서 노화와 관계된 변화들이 관찰되어지고 이러한 변화들은 형태항상성의 유지능력을 감소시키는 원인이 되고 있다.[18,19] 노화와 관계된 변화는 신진대사나 유기체의 규칙적 기전에서 일어난다.[20] 노화는 적응과정의 효력에서 점진적으로 쇠퇴의 특징을 가진다. 노화와 함께 자율신경시스템 변화는 모든 시스템의 영역에 걸쳐서 발생한다. 이러한 변화들은 내부기관의 규칙적 반응의 변동, 유기체의 적응 능력, 항상적 규칙기전의 신뢰도 감소, 규칙적 기전의 혼란 등은 노년기에 이상증상의 증가를 나타낸다.[19]

지각 (Perception)

시각과 지각사이의 밀접한 관계에서 노화와 관련된 시각적 변화는 노인에게 인지적 능력에 영향을 줄 수 있다. 예를 들면, 앞에서 설명되어졌듯이 감소되어진 적응력과 좋지 않은 수정체 투과성은 원시, 섬광에서 대한 민감성, 깊이나 색깔지각에 영향을 줄 수 있다.[13] 시력이나 깊이지각, 시각폐쇄. 부분-전체지각의 손상 또한 인지 능력에 영향을 줄 수 있다.[13] 노인 클라이언트는 감소되어진 시각분별, 전경-배경, 시각기억, 공간관계를 나타낼 수 있다.[21] 입체지각의 질은 밝기와 대조에 의존한다. 그러므로 망막의 조도를 감소시키는 노화와 관계된 과정은 쌍안의 깊이지각에 손상을 줄 것이다.[13] 시각탐색동안 감소되어진 형태 재인지와 부족한 집중과정 또한 영향을 준다고 보고되었다.[22-24]

거리, 깊이, 색깔 인지와 덧붙여 노인인구의 시야는 또한 변경될 수 있다. 이 같은 노화와 관계된 변화는 일반적으로 망막과 신경체계를 포함한다. 노화와 관련된 순환 변화는 망막에서 대사적 변화를 일으킬 수 있고, 이것은 시야 크기의 변화에 의해 나타난다.[13]

인지 (Cognition)

연구에 의하면 감소되어진 뇌의 무게와 크기 그리고 대뇌피질 세포의 감소는 노화가 진행됨에 따라 발생한다.[25,26] 뇌의 이마엽과 중간 관자엽의 점진적 퇴보가 노화와 함께 발생한다고 연구되어졌다.[27] 대뇌피질은 더 높은 지적기능들과 복잡하게 얽혀 있기 때문에 인지와 행동변화는 노화와 함께 진행될 수 있다. 인간 수행의 거의 모든 분야는 인지에 의해 안내되어진다.[28] 학습에서 노화의 보편적 영향이 없다고 할지라도, 기억이나 처리능력, 집중력 그리고 문제해결, 정신 유동성, 추상력 같은 실행능력에서 노화와 관련된 변화들이 문서에 잘 나타나 있다.[27,29-33]

노인에게서 나타나는 기억의 감소는 여러 연구자료 또한 문헌에 많이 나타나 있다.[34-43] 정보의 검색이나 처리를 요구하지 않는 단순한 작업을 수행할 때는 전체적 작업수행에서 노화와 관련된 결점은 덜 나타난다.[33] 몇몇 학자들은 노화와 관련된 기억상실은 우선적으로 저장과 회상의 문제라고 여긴다. 노인들에게 이 회상 손실은 삽화적 그리고 의미적 기억에서 나타나는데 자기 주도적 활동을 요구하는 업무에서 특히 명백하게 나타난다.[27,37,39,44] 이 회상 손실은 40대나 50대에서 나타나기 시작하며 70대가 지나서는 현저하게 증가한다.[39] 다른 사람들은 무언의 기억이 노인들에게 특정문제라고 여기는데 그들의 수행을 향상시키기 위해서는 언어적 단서를 사용함으로 어느 정도 해결할 수 있다.[43,45] Craik, Byrd, 그리고 Swanson은 노화와 관계된 기억 손실은 자동적 처리과정보다 더 큰 처리능력을 요구하는 인지적 업무와 관계있는 것처럼 보인다고 하였다.[46] 노화와 관련된 기억손실은 학습전략의 비효과적 사용에 기인하는 것으로 보인다.[34,47] 예를 들면, 노인들은 젊은이들만큼 자주 효과적으로 시각적 이미지화, 언어중재, 연관 암호화, 기억술, 조직전략을 반복적으로 사용하지 않는다.[34,47,48] 이같은 비효과적 사용은 회상단서의 최소함을 의미한다.[34] 노인에게서 새로운 정보와 관련된 회상능력의 부족은 아주 오래된 기억을 일반화하는 것처럼은 보이지 않는다. 덧붙여 최근 연구에서는 영상적기억 기간이나 수용력에서 노화와 관련된 변화는 있다고 해도 약간 있다고 하고, 음향기억에서의 주요변화는 나타나지 않았다고 한다.[22] 노인들은 정보들이 새롭거나 개념적으로 잘 정리가 되지 않을 때 특히 어려움을 가진다.[39] 세상의 일반적 지식, 단어, 잘 습득한 기술뿐만 아니라, 함축적 기억은 일반적으로 노화에 의한 영향을 받지 않는다.[39]

노인에게서 공간기억의 감소가 나타난다고 보고되었다.[38] 나이에 따른 안면인식 기억은 50대에 명백하게 나타난다. 이 차이는 특히 70대까지 표명된다.[49] 추가적으로 노화와 관련된 결점은 새로운 환경에 대한 지식을 습득하는 능력과 양측 협응 능력이 감소된다는 것이다.[49] 노인에게서는 일반화되어진 재인식 처리 속도와 반응시간의 느리다고 보고되었다.[46]

이 감소된 처리능력은 인지적 활동을 하는 동안 자세와 평형 활동을 수행하는데 어려움이 있는 것과 관련되어져 있다.[3,29,31,44,50] 이것은 또는 기억이나 추상력 그리고 기억에서의 다양한 아이템처리 및 유지를 요구하는 작업에 영향을 준다.[31,51,52] 노인들은 추상적이고 복잡한 개념화를 위한 능력이 감소되고 미약한 정신 유동성을 나타낸다.[3] 감소된 기억력과 함께 이러한 결점들은 한곳에서 다른 곳으로 마음을 옮기거나,[8,47] 새로운 문제를 해결하거나 새로운 상황에 적응하는데 어려움을 나타낸다.[8,47] 노인들에서의 문제해결능력에 따른 어려움은 많은 연구에서 보고되어졌다.[8,30,34,53,54]

평가에 미치는 영향(Implications For Evaluation)

이 장에서 서술되어지는 노화와 관계있는 몇몇 결점은 개인에게 나타날 수도 있고 안 나타날 수도 있다. 치료사가 시각, 지각, 인지 평가와 치료 이전에 후천적 뇌손상(ABI)를 가진 노인의 병전 상태의 임상적 양상에 대한 정보를 얻는 것은 중요하다. 시각은 테스트 전에 평가되어져야 하고 아주 작은 시각적 자극을 포함하는 측정은 가능하다면 피해야 한다. 특히, 파란색 스펙트럼에서 미세한 색깔 차이를 요구하는 반응은 유용하지 않을 수도 있다.[55] 평가할 때 깨끗이 처방된 안경, 증가된 빛의 양, 색깔 대조를 사용해야한다. 클라이언트의 청력을 결정하라. 당신의 목소리를 수정하기 위한 노력과 무슨 말을 하였는지 환자가 이해할 수 있게 앉은 자세와 선 자세에서 평가하라. 그리고 클라이언트의 보청기를 깨끗이 하는 것도 잊지 말라.[12] 의문점이 있을 때는 시각 청각 전문가에게 상담하라.

노인들에게는 검사가 종종 위험한 경험이 될 수 있다는 것을 항상 기억하라. 검사의 두려움은 사실 그들이 반응을 취하거나 억제하는데 따른 위험을 제한시킬 수도 있다. 검사할 때 환경을 고려하라; 노인들은 젊은 사람보다 관계없는 자극에 쉽게 주의를 잃는다.[56]

마지막으로, 검사 중 피로를 고려하라.[34,36] 어느 연령대라도 정신적 피로는 다양한 감각과 지각 변화를 일으킬 수 있고 수행을 지연시키거나 혼란시키고 아마 단기기억의 손상까지 일으킬 수 있다.[49] 그 또는 그녀가 아침에 혼란스러워 한다거나 오후에 피로를 느낄 때에는 하루 중 다른 시간에 평가하라.[57]

치료와의 관계 (Implications In Treatment)

평가를 위해 고려되어져야 하는 영역들은 또한 치료에도 적용할 수 있다. 게다가 치료사는 중복되는 외부의 정보를 제한하고 주위가 산만하지 않는 환경에서 치료해야 한다.[34,36] 노인들은 이것으로부터 이익을 얻을 수 있기 때문에 반복과 연습이 권고되어진다.[2] 예를 들면, 연구에서 노인들은 젊은이들과 같이 연습을 통하여 집중력을 분산시킬 수 있는 기술을 향상시킬 수 있다.[58] 집중적이거나 광범위한 암기법 훈련 또한 노인들을 도울 수 있다.[59] 암기법의 공식적 훈련은 몇몇 노인들의 학습의 효율성을 증가시킨다.[59] 그러나 발전의 정도는 훈련의 정도에 달려 있다.

클라이언트에게 연습과 큐(언어적, 시각적, 촉각적, 혹은 움직임)를 제공뿐만 아니라, 클라이언트에게 가장 도움이 되는 큐를 활용하게 하고 반응하기 위한 충분한 시간을 제공하라. 뇌졸중을 경험한 노인들은 통제되어진 감각자극과 감각통합 기술로부터 발전될 수 있다.[60] 심리사회적 기술에 초점을 맞추고 자기 효능감 활동이나 서비스를 촉진하는 활동을 훈련시키는 것은 노인 클라이언트에게 특히 중요하다.[57] 이것은 클라이언트의 인식력을 증가시킬 뿐만 아니라 학습의 전달을 적게 요구한다.

수면장애 (Sleep Disorders)

후천적 뇌손상(ABI)을 가진 클라이언트는 다양한 수면장애의 위험에 노출되어 있다. 이것은 종종 진단되어지지 않는다.[61-65] 이러한 질병들은 후천적 뇌손상 그 자체이거나 이차적으로 우울증과 같은 정신병에서 미리 있었던 상태였을지도 모르고, 전체적 기능 감소나 일상생활활동에서 독립성의 감소로 나타날 수 있다.[61,62,66,67] 흔한 질병들은 수면 무호흡, 하지불안 증후군, 낮시간 동안 과도하게 잠자는 것을 포함할 수 있다.[61,66] 이러한 질병들은 집중력, 복잡한 문제해결 능력, 기억에 영향을 줄 수 있다.[61,62,65] 이러한 것은 클라이언트의 기억, 지각, 전체적 판단에 영향을 줄 수 있다.[65]

동기화 (Motivation)

치료적 과정에 참여하기 위한 클라이언트의 동기는 궁극적으로 기능적 결과에 영향을 미친다.[69] 후천적 뇌손상(ABI) 이후 동기의 감소는 흔하게 발생하고 신체적, 심리적 원인을 가지고 있다.[70] 예를 들면, 림프중/피질중 순환에 영향을 주는 뇌손상은 클라이언트의 감소된 동기와 관련이 있다.[70]

연구에서는 이러한 환자들에게는 약이 도움이 된다고 말한다. 다양한 심리적 요소들이 클라이언트의 동기에 영향을 줄 수 있다.[71] 예로, 우울증은 클라이언트가 어떤 것도 즐길 수 없다는 믿음을 가지게 할 수 있고, 그러므로 다시 시도하려는 자극은 가지고 있지 않다.[71] 치료시간동안 경험되어지는 시간, 에너지, 좌절, 고통은 또한 클라이언트의 동기에 영향을 줄 수 있다. 그 또는 그녀의 회복에 대한 믿음, 치료사의 능력, 치료적활동을 클라이언트 삶에 연결시키는 능력은 또한 동기의 정도를 결정한다. 그러므로 클라이언트의 이전 흥미와, 성취, 의미 있는 활동들은 치료적 과정에 포함시키는 것이 중요하다. 치료적 활동들은 적절한 목적을 가져야 하고, 또한 활동은 작업 참여에 대한 동기부여를 강하게 촉진시켜야 한다.[71] 이러한 활동들은 후천적 뇌손상(ABI)을 지닌 클라이언트의 동기화에 도움을 줄 것이다.

우울증 (Depression)

우울증은 주요 감정 질병중 하나로 종종 후천적 뇌손상(ABI) 후에 나타난다.[3,67,72-77] 한 연구에서 뇌졸중 후 우울증은 20~25%로 나타났고,[78] 또 다른 연구에서는 급성 뇌졸중(CVA)환자 106명 중 반 이상이 우울증으로 고통받고 있다고 보고하였다.[79] 장기간의 절망과 우울증은 외상성 뇌손상(TBI) 환자에게서 보여진다.[74,80] 외상성 뇌손상(TBI) 환자들에 대한 연구에 따르면, 만약 치료되지 않은 채로 방치한다면, 우울과 불안은 지속되는 경향이 있고 시간에 지남에 따라 더욱 증상이 악화된다.[81] 기록에 의하면 외상성뇌손상 후 불안 증상에는 막연한 상태의 근심, 두려움, 심한 걱정, 일반화된 용이함, 사회적 퇴보, 사람간의 민감성, 근심망상을 포함한다.[67] 후천적 뇌손상 후 우울증 증상은 원근적 사고, 빈약한 시작, 느린 반응시간, 활동수행의 질을 예견하기 위한 부족한 능력들이 포함된다.[82] 실어증 클라이언트의 우울증은 그들의 고통을 표현할 수 없기 때문에 간과되어지기도 한다.[72]

작업치료사는 재활과정 동안 계속적인 행동변화의 계속적인 관찰과 의료기록지 검토뿐만 아니라, 초기 평가동안 우울증상에 신경을 써야 한다. Rosenfeld는 다음 증상이 몇 주 이상 계속된다면 다른 전문가에게 의뢰한다.[71]

1. *불규칙한 잠의 패턴* — 빈번한 방해, 일찍 잠에서 깸
2. *흥미를 잃어버림* — 이전의 가치 있는 활동이나 관계
3. *자괴감* — 자기 자신의 무가치, 비현실적 자기비난
4. *감소되어진 에너지* — 감소되어진 생명력
5. *손상된 집중력* — 의미 있는 감소
6. *식욕의 변화* — 식욕감퇴와 몸무게 감소. 과식과 몸무게 증가
7. *손상된 심리운동* — 마음의 동요와 지체
8. *자살* — 생각, 충격, 계획, 행동

후천적 뇌손상 후 우울증이 클라이언트의 기능뿐만 아니라,[3,27,82,83] 인지적 능력에도 영향을 줄 수 있다고 보고되었다.[71,84-87] 그러나 후천적 뇌손상 후 우울증의 원인은 아직 불명확하다. 후천적 뇌손상 클라이언트에게 흔한 사회적 고립과 함께 일상생활활동에서의 지속적인 의존성은 우울증

을 악화시킨다.[61-66] 다른 관점은 우울증과 관련된 신경해부학적 그리고 신경화학적으로 분별하기 앞서 신경이미지나 약리학적으로 본다.[71] 여전히 몇몇 사람들은 후천적 뇌손상 후 우울증이 심리적이나 신체조직의 부조화의 결과임을 지지한다.[67] Rao와 Lyketosos는 일시적 후천적 뇌손상 우울증은 뇌 생리학적인 방해에 의한 결과이고, 반면에 장기간의 우울증은 신체적과 인지적 손상과 관련된 심리사회적문제와 관련되어져 있다고 말한다.[67]

후천적 뇌손상 우울증의 근본이 되는 원인이 무엇이라 할지라도, 치료사는 전체적 기능결과 뿐만 아니라, 인지, 지각, 시각의 평가와 치료 시 나타나는 증상을 고려해야만 한다. 치료사는 클라이언트의 불안을 해결하고 감정이입하여 들을 뿐만 아니라, 좌절한 클라이언트에게 용기를 북돋아 주고 강하게 지지해야 한다.[71]

행동과 성격 변화 (Behavior and Personality Changes)

성격변화와 행동 문제는 후천적 뇌손상 이후에 종종 나타난다. 클라이언트는 도전적이거나, 분열적이거나, 공격적 행동을 표출할지도 모른다.[88,89] 이것은 재활에서 중요한 영향을 가질 것이다.[80] 클라이언트는 혼란스러워 하거나 쉽게 화를 내거나 또한 고분고분하지 않을지도 모른다.[67,90] 안와 이마엽에 손상을 입은 클라이언트는 행동적 무조절 장애를 나타낸다.[89] 증상은 충동성, 불안정성, 감소된 분노 조절, 공격성, 성적행동 표출, 보속증, 그리고 일반적으로 부족한 사리판단을 포함한다.[91] 부적절한 행동의 범위는 분별없이 주목을 받으려는 불쾌한 행위로 부터 부적절한 진전이다. 드문 일이지만 후천적 뇌손상 장애인은 조증이나 조울증에 걸리기도 한다.[72,80]

대부분의 임상가들은 후천적 뇌손상 이후에 나타나는 정신병의 원인이 병적인 성격, 심리사회적, 그리고 환경적 요소들과 관계 된 손상 후의 변화에 있다고 말한다.[67] 병적인 문제는 알코올 중독이나 정신병뿐만 아니라 후천적 뇌손상 후에 부부문제나 재정문제가 위험한 요소로 나타날 수 있다.[67] 일반적 치료는 약물요법, 심리적 요법 그리고 가족교육과 지지를 포함한다. 행동적 문제를 가진 클라이언트의 치료의 일반적 지침은 다음과 같다.[75]

1. 휴식시간을 준다.
2. 단순한 환경을 유지하라.
3. 목표를 정하고 피드백을 줘라.
4. 안정된 과제를 주고, 재지도 하라.
5. 선택할 수 있도록 하라.
6. 지시사항을 간단히 하라.
7. 실패의 기회를 줄여라.
8. 치료 활동을 다양하게 하라.
9. 치료 과정을 많이 계획하라.

10. 클라이언트에게 수행을 요구한 작업을 분석하라.

행동문제를 가진 클라이언트의 관리는 치료팀 구성원 모두로부터 일관적인 노력과 접근을 요구한다. 클라이언트 개인에게 사용되어지는 기술들은 가족이나 보호자에게 가르쳐 줘야 한다. 행동관리 접근방법들은 독자들이 추가적인 세부적 정보를 찾기 위해 많은 참고문헌 뿐만 아니라, 이전 장에서 서술되어진 기술들을 참조하기를 바란다.

수행에 영향을 주는 추가적인 요인들 (Additional Factors Affecting Performance)

노화에 관해 앞서 서술되어진 것과 같이 후천적 뇌손상의 다른 많은 후유증은 클라이언트의 시각, 지각, 그리고/또한 인지기술까지 영향을 줄 수 있다. 이것은 실어증과 같은 언어 손상에서부터 감각 기억 손상까지 이른다.[66,82,92] 예로, 촉각 부주의, 고유수용감각, 입체지각은 클라이언트의 인지기능에 영향을 줄 수 있다.[92]

종종 클라이언트는 몇몇의 약을 섭취하고,[3,57] 이 약은 클라이언트의 인지 능력을 감소시킬 수 있고 권태나 혼란의 결과를 낳을 수 있다.[3,57] 그러므로 치료사는 클라이언트가 취하는 약이 무엇인지 잠재적 부작용과 상호작용을 검토하여야 한다.

많은 만성적 질병은 인지수행을 감소시키는 원인이 될 수 있다고 연구에서 보고되고 있다.[3,27,44,93,94] 이러한 것들은 만성적 갑상선기능 항진이나 저하, 고혈압, 고지혈증, 당뇨병을 포함한다.[3,27,93-96] 클라이언트가 이러한 상태로 어떤 고민을 한다면, 치료사는 클라이언트의 가족이나 보호자에게 병적인 인지능력에 대하여 상담하여야 한다.

참고문헌 (References)

1. Robins M, Baum H. Incidence, part II. *Stroke.* 1981;12(2):45-58.
2. Moskowitz E, Lightbody E, Freitag NS. Long-term follow-up of the post stroke patient. *Arch Phys Med Rehab.* 1972;53:167-172.
3. Fillit H, Butler RN, O'Connell AW, et al. Achieving and maintaining cognitive vitality with aging. *Mayo Clin Proc.* 2002;77(7):681-696.
4. Fisher DL. Cognitive aging and adaptive technologies. In: Stern PC, Carstensen LL, eds. *The Aging Mind: Opportunities in Cognitive Research.* Washington, DC: National Academy Press; 2000.
5. LaGrossa J. The plague that threatens the greatest generation. *Advance for Occupational Therapy Practitioners.* June 28, 2004.
6. Peralta A. Older adults and multidiagnosis patients. In: Early MB, ed. *Physical Dysfunction: Practice Skills for the Occupational Assistant.* St. Louis, Mo: CV Mosby; 1998.
7. Schneider B. Sensation, cognition, and levels of processing in aging. In: Naveh-Benjamin M, Moscovitch M, Roediger HL III, eds. *Perspectives on Human Memory and Cognitive Aging.* Ann Arbor, Mich: Psychology Press; 2001.
8. Filskov S, Boll T. *Handbook of Clinical Neuropsychology.* New York, NY: John Wiley & Son, Inc; 1981.
9. Hirvela H, Koskela P, Laatikainen L. Visual acuity and contrast sensitivity in the elderly. *Acta Opthalmol Scand.* 1995;73(2):111-115.
10. Hoyer WJ, Rybash JM. Age and visual field differences in computing visual-spatial relations. Psych Aging. 1992;7(3):339-342.

11. Vaughan WJ, Smitz P, Fatt I. The human lens—a model system for the study of agong. In: Ordy JM, Bizzee KR, eds. *Aging. Vol 10. Sensory System and Communication in the Elderly.* New York, NY: Raven Press; 1979.
12. Carter R, Buseck S, Shields E. *Aging: Sensory Losses.* New York, NY: American Journal of Nursing Co; 1980. (Study guide and videotape).
13. Fozard J, Wolf E, Bell B, McFarland R, Podolsky S. Visual perception and communication. In: Birren J, Schaie K, eds. *Handbook of Psychology of Aging.* New York, NY: Van Nostrand Reinhold Co; 1977.
14. Podolsky S, Schachar R. Clinical manifestations of diabetic retinopathy and other diseases of the eye in the elderly. In: Ordy JM, Bizzee KR, eds. *Aging. Vol 10. Sensory Systems and Communications in the Elderly.* New York, NY: Raven Press; 1979.
15. Aloisio L. Visual dysfunction. In: Gillen G, Burkhardt A, eds. *Stroke Rehabilitation: A Function-Based Approach.* St. Louis, Mo: Mosby Inc; 2004.
16. Pickett JM, Bergman M, Levitt H. Aging and speech understanding. In: Ordy JM, Bizzee KR, eds. *Aging. Vol 10. Sensory Systems and Communication in the Elderly.* New York, NY: Raven Press; 1979.
17. Jackson OL. Brain function, aging, and dementia. In: Umphred DA, ed. *Neurological Rehabilitation.* 2nd ed. St. Louis, Mo: CV Mosby; 1990.
18. Diamond MC. The aging brain: some enlightening and optimistic results. *Am Sci.* 1978;66:66-71.
19. Frolkis V. Aging of the autonomic nervous system. In: Birren J, Schaie K, eds. *Handbook of the Psychology of Aging.* New York, NY: Van Nostrand Reinhold Co; 1977.
20. Drachman D, Leavitt J. Memory impairment in the aged: storage vs retrieval deficit. *J Exp Psychol.* 1972;93(2):302-308.
21. Su C, Chien T, Cheng K, Lin T. Performance of older adults with and without cerebrovascular accident on the test of visual perceptual skills. *Am J Occup Ther.* 1995;49(6):491-499.
22. Kausler DH. *Learning and Memory in Normal Aging.* San Diego, Calif: Academic Press; 1994.
23. Madden DJ. Adult age differences in the time course of visual attention. *J Gerontol.* 1990;45:9-16.
24. Russo R, Parkin AJ. Age differences in implicit memory, more apparent than real. *Memory Cogn.* 1993;21:72-80.
25. Bondareff W. The neural basis of aging. In: Birren J, Schaie K, eds. *Handbook of the Psychology of Aging.* New York, NY: Van Nostrand Reinhold Co; 1977.
26. Brody H, Vijayashankar N. Anatomical changes in the nervous system. In: Finch CE, Hayfbeck L, eds. *Handbook of the Biology of Aging.* New York, NY: Van Nostrand Reinhold Co; 1977.
27. Dawson D, Winocur G, Moscovitch M. The psychosocial environment and cognitive rehabilitation in the elderly. In: Stuss DT, Winocur G, Robertson IH, eds. *Cognitive Neurorehabilitation.* New York, NY: Cambridge University Press; 1999.
28. Duchek J. Cognitive dimensions of performance. In: Christiansen C, Baum C, eds. *Occupational Therapy: Overcoming Human Performance Deficits.* Thorofare, NJ: SLACK Incorporated; 1991.
29. Charness N, Bosman E. Compensation through environmental modification. In: Dixon R, Backman L. *Compensating for Psychological Deficits and Declines.* Wahmah, NY: Lawrence Erlbaum Associates; 1995.
30. Levine B, Stuss DT, Milberg WP, et al. The effects of focal and diffuse brain damage on strategy application: evidence from focal lesions, traumatic brain injury and normal aging. *J Neuropsychol Soc.* 1998;4(3):247-264.
31. Rankin JK, Woollacott MH, Shumway-Cook A, Brown LA. Cognitive influence on postural stability: a neuromuscular analysis in young and older adults. *J Gerontol.* 2000;55(3):M112-M119.
32. Salthouse TA. What and when of cognitive aging. *Am Psychol Soc.* 2004;13:140-144.
33. Woodruff-Pak DS, Hanson C. Plasticity and compensation in brain memory systems in aging. In: Dixon RA, Backman L, eds. *Compensating For Psychological Deficits and Declines.* Mahwah, NJ: Lawrence Erlbaum Assoc; 1995.
34. Arenberg D, Robertson-Tchabo E. Learning and aging. In: Birren J, Schaie K, eds. *Handbook of the Psychology of Aging.* New York, NY: Van Nostrand Reinhold Co; 1977:421-449.
35. Baum B, Hall K. Relationship between constructional praxis and dressing in the head injured adult. *Am J Occup Ther.* 1981;35(7):438-442.
36. Birren J, Renner V. Research on the psychology of aging: principles and experimentation. In: Birren JE, Schaie KW, eds. *Handbook of the Psychology of Aging.* New York, NY: Van Nostand Reinhold Co; 1977.
37. Craik F, Grady C. Aging, memory and frontal lobe functioning. In: Stuss D, Knight R, eds. *Principles of Frontal Lobe Function.* New York, NY: Oxford University Press; 2002.
38. Denneg NW, Dew JR, Kihlstrom JF. An adult developmental study of the encoding of spatial location. *Exp Aging Res.* 1992;18:25-32.
39. Glitsky EL, Glitsky ML. Memory rehabilitation in the elderly. In: Stuss DT, Winocur G, Robertson IH, eds. *Cognitive Neurorehabilitation.* New York, NY: Cambridge University Press; 1999.

40. Kahan RL, Zarit SH, Hilbert NM, Neiderehe G. Memory complaints and impairment in the aged. *Arch Gen Psychiat*. 1975;32;1569-1573.
41. Kolb B, Wishaw I. *Fundamentals of Human Neuropsychology*. New York, NY: NH Freeman and Co; 1990.
42. Riege W, Inman V. Age differences in nonverbal memory tasks. *J Gerontol*. 1979;36(1):51-58.
43. Riege WH, Klane LT, Metter EJ, Hanson WR. Decision speed and bias after unilateral stroke. *Cortex*. 1982;18:345-355.
44. Wilson RS, Bennett DA, Swartzendruber A. Age-related change in cognitive function. In: Nussbaum PD, ed. *Handbook of Neuropsychology and Aging*. New York, NY: Plenum Press; 1997.
45. Kramer N, Farbik L. Assessment of intellectual changes in the elderly. In: Raskin A, Jarbik L, eds. *Psychiatric Symptoms and Cognitive Loss in the Elderly*. New York, NY: Hemisphere Pub; 1979.
46. Craik F, Byrd M, Swanson JL. Patterns of memory loss in three elderly samples. *Psychol Aging*. 1987;2:79-86.
47. Lezak M. *Neuropsychological Assessment*. New York, NY: Oxford University Press; 1983.
48. Brown J. *Aphasia, Apraxia and Agnosia, Clinical and Theoretical Aspects*. Springfield, Ill: Charles C Thomas Pub; 1972.
49. Crook TH, Larrabee GJ. Changes in facial recognition memory across the adult lifespan. *J Gerontol Psychol Sci*. 1992;47:138-141.
50. Salthouse TA. Aging and measures of processing speed. *Biol Psych*. 2000;54:35-54.
51. Brauer SG, Woollacott M, Shumway-Cook A. The interacting effects of cognitive demand and recovery of postural stability in balance-impaired elderly persons. *J Gerontol*. 2001;56(8):489-496.
52. Lajoie Y, Teasdale N, Bard C, Fleury M. Upright standing and gait: are there changes in attentional requirements related to normal aging? *Exp Aging Res*. 1996;22(2):185-189.
53. Delaney RC, Ravdin LD. The neuropsychology of stroke. In: Nussbaum PD, ed. *Handbook of Neuropsychology and Aging*. New York, NY: Plenum Press; 1997.
54. Young M. Problem-solving performance in two age groups. *J Gerontol*. 1966;21:505-509.
55. Bracy O. Computer-based cognitive rehabilitation. *Cognit Rehab*. 1983;1(1):7-8.
56. Crook T. Psychometric assessment in the elderly. In: Raskin A, Javick L, eds. *Psychiatric Symptoms and Cognitive Loss in the Elderly*. New York, NY: Hemisphere Publishing Co; 1979:207-220.
57. Raskin SA. Cognitive remediation of mild traumatic brain injury in an older age group. In: Raskin SA, Mateer CA, eds. *Neuropsychological Management of Traumatic Brain Injury*. New York, NY: Oxford University Press; 2000.
58. Barron A, Mattila WR. Response slowing of older adults: effects of time limit contingencies on single and dual task performances. *Psychol Aging*. 1989;4:66-72.
59. Verhaegen P, Marcoen A, Grossenms L. Improving memory performance in the aged through mnemonic training: a meta-analytic study. *Psychol Aging*. 1992;7:242-251.
60. Ordy JM, Brizzee KR. Sensory coding: sensation perception, information processing, and sensory motor integration from maturity to old age. In: Ordy JM, Bizzee KR, eds. *Aging. Vol 10. Sensory Systems and Communication in the Elderly*. New York, NY: Raven Press; 1979.
61. Ashley MJ, Ashley SM. Discharge planning in traumatic brain injury rehabilitation. In: Ashley MJ, ed. *Traumatic Brain Injury: Rehabilitative Treatment and Case Management*. 2nd ed. Boca Raton, Fla: CRC Press; 2004.
62. Castriotta RJ, Lai JM. Sleep disorders associated with traumatic brain injury. *Arch Phys Med Rehabil*. 2001;82(10):1403-1406.
63. Findley LJ, Barth JT, Powers DC, et al. Cognitive impairment in patients with obstructive sleep apnea and associated hypoxemia. *Chest*. 1986;90(5):686-690.
64. LaChappelle DL, Finlayson MA. An evaluation of subjective and objective measures of fatigue in patients with brain injury and healthy controls. *Brain Inj*. 1998;12:649-659.
65. Masel BE, Scheibel RS, Kimbark T, Kuna ST. Excessive daytime sleepiness in adults with brain injuries. *Arch Phys Med Rehabil*. 2001;82(11):1403-1406.
66. Dobkin BH. Rehabilitation and recovery of the patient with stroke. In: Mohr JP, Choi D, Grotta J, Wolf P, eds. *Stroke: Pathophysiology, Diagnosis, and Management*. 4th ed. Philadelphia, Pa: Churchill Livingstone; 2004.
67. Rao V, Lyketsos CG. Psychiatric aspects of traumatic brain injury. *Psychiatr Clin North Am*. 2002;25(1):43-69.
68. Teasdale J. Selective effects of emotion on information-processing. In: Baddeley A, Weiskrantz L, eds. *Attention: Selection, Awareness, and Control*. Oxford: Clarendon Press; 1993.
69. Macciocchi SN, Eaton B. Decision and attribution bias in neurorehabilitation. *Arch Phys Med Rehabil*. 1995;76(6);521-524.
70. Powell JH, al-Adawi S, Morgan J, Greenwood RJ. Motivational deficits after brain injury: effects of bromocriptine in 11 patients. *J Neurol Neurosurg Psychiatry*. 1996;60(4):416-421.

71. Rosenfeld MS. Motivating elders with depression in SNFs. *OT Practice.* 2004;9(11):21-28.
72. Feinstein A. Mood and motivation in rehabilitation. In: Stuss DT, Winocur G, Robertson IH, eds. *Cognitive Neurorehabilitation.* New York, NY: Cambridge University Press; 1999.
73. McKinlay WW, Watkiss AJ. Cognitive and behavioral effects of brain injury. In: Rosenthal M, Griffith ER, Kreutzer JS, eds. *Rehabilitation of the Adult and Child with Traumatic Brain Injury.* 3rd ed. Philadelphia, Pa: FA Davis; 1983.
74. Morton MV, Wehman P. Psychosocial and emotional sequelae of individuals with traumatic brain injury: a literature review and recommendations. *Brain Inj.* 1995;9:81-92.
75. Persel CS, Persel CH. The use of applied behavior analysis in traumatic brain injury rehabilitation. In: Ashley MJ, ed. *Traumatic Brain Injury: Rehabilitative Treatment and Case Management.* 2nd ed. Boca Raton, Fla: CRC Press; 2004.
76. Ramasubbu R, Robinson RG, Flint AJ, et al. Functional impairment associated with acute poststroke depression: the Stroke Data Bank Study. *J Neuropsychiatry Clin Neurosci.* 1998;10(1):26-33.
77. Steffens DC, Helms MJ, Ranga Rama Krishnan K, Burke GL. Cerebrovascular disease and depression symptoms in the Cardiovascular Health Study. *Stroke.* 1999;30(10):2159-2166.
78. Gainotti G. Assessment and treatment of emotional disorders. In: Halligan P, Kischka U, Marshall JC, eds. *Handbook of Clinical Neuropsychology.* New York, NY: Oxford University Press; 2003.
79. Kauhanen M, Korpelainen JT, Hiltunen P, et al. Poststroke depression correlates with cognitive impairment and neurological deficits. *Stroke.* 1999;30(9):1875-1880.
80. Cummings JL. Neuropsychiatric manifestations of right hemisphere lesions. *Brain Language.* 1997;57:22-37.
81. Perino C, Rago R, Cicolin A, et al. Mood and behavioural disorders following traumatic brain injury: a clinical evaluation and pharmacological management. *Brain Inj.* 2001;15(2):139-148.
82. Golisz, Toglia J. Perception and cognition. In: Crepeau E, Cohn ES, Schell BAB, eds. *Willard and Spackman's Occupational Therapy.* Philadelphia, Pa: Lippincott, Williams and Wilkins; 2003.
83. Satz P, Forney DL, Zaucha K, et al. Depression, cognition, and functional correlates of recovery outcome after traumatic brain injury. *Brain Inj.* 1998;12(7):537-553.
84. Bacher Y, Korner-Bitensky N, Mayo N, Becker R, Coopersmith H. A longitudinal study of depression among stroke patients participating in a rehabilitation program. *Can J Rehabil.* 1990;4:27–37.
85. Burton LA, Volpe BT. Depression after head injury: do physical and cognitive sequelae have similar impact? *J Neurol Rehabil.* 1992;8:63-67.
86. Herrmann N, Black SE, Lawrence J, Szekely C, Szalai JP. The Sunnybrook Stroke Study: a prospective study of depressive symptoms and functional outcome. *Stroke.* 1998;29(3):618-624.
87. Rosenthal M, Christensen BK, Ross TP. Depression following traumatic brain injury. *Arch Phys Med Rehabil.* 1998;79(1):90-103.
88. Mateer CA, Raskin S. Cognitive rehabilitation. In: Rosenthal M, Griffith ER, Kreutzer JS, eds. *Rehabilitation of the Adult and Child with Traumatic Brain Injury.* 3rd ed. Philadelphia, Pa: FA Davis; 1983.
89. Ylvisaker M, Jacobs HE, Feeney T. Positive supports for people who experience behavioral and cognitive disability after brain injury: a review. *J Head Trauma Rehabil.* 2003;18(1):7-32.
90. Mysiw JW, Sandel EM. The agitated brain injured patient. Part 2: pathophysiology and treatment. *Arch Phys Med Rehabil.* 1997;78:213-220.
91. Wood R, McMillan TM. *Neurobehavioral Disability and Social Handicap Following Traumatic Brain Injury.* Philadelphia, Pa: Psychology Press; 2001.
92. Lincoln N. Outcome Measurement in Cognitive Rehabilitation. In: Stuss DT, Winocur G, Robertson IH, eds. *Cognitive Neurorehabilitation.* New York, NY: Cambridge University Press; 1999.
93. Arvanitakis Z, Wilson RS, Bienias JL, et al. Diabetes mellitus and risk of Alzheimer disease and decline in cognitive function. *Arch Neurol.* 2004;61:661-666.
94. Madden DJ, Blumenthal JA. Interaction of hypertension and age in visual selective attention performance. *Health Psychol.* 1998;17:76-83.
95. Elias MF, Robbins MA, Elias PK, Streeten DH. A longitudinal study of blood pressure in relation to performance on the Wechsler Adult Intelligence Scale. *Health Psychol.* 1998;17(6):486-493.
96. Gregg EW, Yaffe K, Cauley JA, et al. Is diabetes associated with cognitive impairment and cognitive decline among older women? Study of Osteoporotic Fractures Research Group. *Arch Intern Med.* 2000;160(2):174-180.

참고서적 (Resources)

Arenberg D. A longitudinal study of problem solving in adults. *J Gerontol.* 1974;29:656-658.

Burvill P, Johnson G, Jamrozik K, et al. Prevalence of depression after stroke: the Perth Community Stroke Study. *Br J Psychiatry.* 1995;166(3):320-327.

Cabeza R, Grady CL, Nyberg L, et al. Age-related differences in neural activity during memory encoding and retrieval: a positron emission tomography study. *J Neurosci.* 1997;17(1):391-400.

Guilleminault C, Yuen KM, Gulevich MG, et al. Hypersomnia after head-neck trauma: a medicolegal dilemma. *Neurology.* 2000;54(3):653-659.

House A, Dennis M, Mogridge L, et al. Mood disorders in the year after the first stroke. *Br J Psychiatry.* 1991;158:83-92.

Nilsson LG, Soderlund H. Aging, cognition, and health. In: Naveh-Benjamin M, Moscovitch M, Roediger HL III, eds. *Perspectives on Human Memory and Cognitive Aging.* Ann Arbor, Mich: Psychology Press; 2001.

Paradiso S, Chemerinski E, Yazici KM, et al. Frontal lobe syndrome reassessed: comparison of patients with lateral or medial frontal brain damage. *J Neurol Neurosurg Psychiatry.* 1999;67(5):664-667.

Parikh RM, Robinson RG, Lipsey JR, et al. The impact of poststroke depression on recovery in activities of daily living. *Arch Neurol.* 1990;47(7):785-789.

Spikman J, Timmerman ME, Zomeren van AH, Deelman BG. Recovery versus retest effects in attention after closed head injury. *J Clin Exp Neuropsychol.* 1999;21(5):585-605.

Stuss DT, Winocur G, Robertson IH, eds. *Cognitive Neurorehabilitation.* New York, NY: Cambridge University Press; 1999.

제13장

시각, 지각과 인지 재훈련에 있어 컴퓨터와 컴퓨터화된 기술의 사용
(The Use of Computers and Computerized Technology in Visual, Perceptual and Cognitive Retraining)

컴퓨터(Computers)

건강관리를 위한 컴퓨터기술의 응용은 최근 몇년간 빠르게 증가하고 있다. 재활 영역에서 컴퓨터 사용은 미국, 캐나다, 영국, 오스트리아와 다른 선진국에서 확인되었다.[1] 건강관리에서 가장 최근에 컴퓨터이용은 직접 환자의 치료에 이용하고 있다.[2-5] 그런 컴퓨터 사용은 직업전 적용(prevocational applications)에서 환경적 조절, 시각, 지각 또는 인지 재훈련까지 광범위하게 사용되고 있다. 컴퓨터프로그램은 반응시간 평가, 시각탐색(visual scanning), 집중력, 정보처리속도, 기억력과 문제해결능력을 평가하기 위해 제작되고 사용되었다.[4,6-9] 적응 또는 교정 기구로서 컴퓨터 이용의 개념에서 또한 인기를 얻게 되었다.[10-12] 컴퓨터는 휴대하기 쉽고 강력해지기 때문에 장애를 가진 사람들의 이용은 확대될 것이다.[13] 작업치료사들이 전체적으로 컴퓨터와 기술에 더많은 관심을 보이는 것은 자연스러운 일이다.[14]

컴퓨터사용 지지자들은 융통성과 쉽게 변형할 수 있는 최후의 수단을 컴퓨터라고 믿는다.[15] 더욱이 컴퓨터사용은 치료사의 시간을 절약해 주고, 수행의 객관적인 측정을 제공하며 즉시 환자에게 피드백을 제공한다고 믿었다.[16] 컴퓨터프로그램은 자극에 노출된 시간과 난이도를 조절할 수 있으며, 환자의 개인적 욕구에 맞추어 체계적으로 변경할 수 있다.[16] 작고 적절한 가격의 컴퓨터와 일반적으로 이용할 수 있는 하드디스크 또는 플로피디스크는 시각, 지각 또는 인지 재훈련 과정에 컴퓨터를 이용할 수 있는 가능성을 증가시켰다. 하드웨어의 발전과 더불어 새로운 소프트웨어는 키보드 사용을 변경할 수 있고 즉, 인지손상의 회복을 위해 특별하게 디자인된 것을 사용할 수 있다.[2,15,17,18]

명백한 장점과 사용증가에도 불구하고, 시각, 지각과 인지재교육에 컴퓨터사용의 효율성은 논란의 여지가 남아있다. 시각처리의 초소경컴퓨터를 기초로 한 평가와 치료는 많은 실험적 연구에서 조사되었다.[1,19,20] Robertson 등은 컴퓨터를 매개로 한 과제이용에서 언어신호(verbal cuing)와 함께 시각탐색의 향상을 보고하였다. 이런 이점들은 독서와 전화걸기와 같은 활동에서도 어느 정도 일반화되었다.[19] 이 저자들은 컴퓨터 훈련 이후에 다른 시각공간기술(visuospatial skills)도 향상된다고 보고하였다.

컴퓨터 재훈련은 시각무시(visual neglect)의 복원(restoration)에 효과적이었다.[8,19] 그러나 몇몇 연구자들은 비록 컴퓨터는 시각무시의 재활에 도움을 줄 수 있는 것을 알고 있지만, 컴퓨터치료가 컴퓨터를 이용하지 않는 접근법보다 더 효과적이라는 결정적인 증거가 없다는 것을 경고한다.[1,19]

컴퓨터를 기초로 한 인지재교육은 집중력과 기억력의 영역에 일차적으로 초점을 두고 있다.[21] 컴퓨터 인지재교육을 받은 뇌손상환자 40명의 연구에서 기억력, 문제해결력과 집중력에 뚜렷한 증가를 보고하였다.[9] Marks 등은 컴퓨터 기억력재교육을 받은 뇌손상환자는 기억력 테스트 수행에서 향상되었고, 이런 증가는 재교육동안 유지되었다고 보고하였으나, 다른 작업에서 일반화되었다는 징후는 없다. Glisky는 기억력과 학습손상이 있는 외상성뇌손상(TBI)환자는 일상생활활동(ADL)과 관련된 기술(비록 정상보다 더 느리지만)과 꽤많은 새로운 지식을 배울 수 있다고 보고했다.[22] 이들 목표는 일차적으로 컴퓨터 재교육에 의해 성취되었다. 교육은 환자에게 정답을 답하기 위해 필요한 대역어(target word)의 많은 머리글자를 제공하며 단서를 없애는 방법을 포함한다. 컴퓨터는 환자에게 단서없이 대답할 수 있을 때까지 학습의 시도를 통해 점차적으로 글자를 도출해냈다.[7] 그는 이들 목표가 다른 수단에 의해 성취된다고 주장하지만, 이 연구에서 환자들은 다른 외적도구로 컴퓨터 사용하는 것을 좋아하는 경향이 있다고 한다. 그러나 Batchelor 등은 47명 TBI 환자의 연구결과를 보고하였을 때 그런 결과에 대한 의문을 가졌다.[16] 이들 연구자들은 컴퓨터 인지재교육을 받은 환자와 전통적인 치료를 받은 환자의 수행을 비교하였다. 그들의 연구는 컴퓨터 교육이 기억력, 집중력, 정보처리와 높은 겉질기능을 향상시키는데 전통적인 치료보다 더 효과적이라는 가설을 입증하는데 실패하였다. 더욱이 이 연구들은 컴퓨터 재교육이 일차적으로 단일사례(single case)연구에 더 효과적이라는 주장을 지적했다.

증진된 집중력은 또한 컴퓨터 재교육을 통해 이루어진 것으로 보고되었다.[20,21] 이 연구는 집중력 결핍에 대한 재활에서 전통적인 재활기술을 향상시키기 위한 컴퓨터사용에 이점을 입증하였다. 사실 더많은 연구는 관련된 매커니즘을 명확하게 하기 위한 것이라 생각하였고, 자료에 대한 연구에서 집중력기술의 치료교육이 컴퓨터 인지재활의 더 가능성있는 영역의 하나라는 것을 제안한다.[1]

아직 회복도구로서 컴퓨터-보조 인지재활(CACR)은 증명되지 않고 있다. 그러나 적응적 또는 보상적 접근법으로 컴퓨터-보조 인지재활은 많은 가능성을 보여주었다.[23] 한 연구결과에서 컴퓨터-보조 인지재활을 하지 않는 것보다 컴퓨터에서 발생된 신호로 요리과제를 더 뚜렷하게 효과적으로 수행하는 것을 보였다.[10,11] 또다른 연구결과에서 초소형컴퓨터가 환자의 감소된 기억력을 증가시키는 기능적 수행에 의한 보상에 효과적이라고 보고하였다. 초소형컴퓨터는 일상생활활동 정보의 저장과 검색을 보조하는 기억보조장치로서 도울 수 있다고 받아들여지고 있다.[1] Kim 등은 기억력 보조기구로서 22세 TBI 환자의 초소형컴퓨터를 이용한 성공적이라고 보고하였다.[25] 장애감소에 목표를 둔 컴퓨터 인지회복(복구)은 논쟁의 여지가 있지만, 연구결과들은 인지보조기장치

가 효과적인 중재장치로서 이용하는 것을 제안하고 있다.[12]

컴퓨터 기술 (Computerized Technology)

인지보조장치 (Cognitive Prosthetics)

Lynch는 특별한 환자에 기능적 활동과 관련된 한가지 또는 더 많이 디자인된 과제를 수행하기 위해 디자인된 컴퓨터를 기초로 한 시스템으로서 인지보조장치를 보고하였다.[23] 이들 보조장치들은 언어제품에서 고급주택까지 분포되어 있다.[26,27] 인지보조장치의 일상적인 사용은 넓은 응용범위를 가진다. Wilson은 아래의 예를 제공한다.[27]

1. *전화사용(use of the telephone)*
   a) 환자의 네트워크에 중요한 10명의 사진은 전화기버튼에 붙인다. 각 버튼은 사진에 있는 사람의 전화번호를 연결하도록 프로그램되어있다.
   b) 비디오-전화연결은 환자의 가정과 보호센터 또는 조력자(helper)사이를 연결해 준다.
   c) 큰 빨간 '도움' 버튼은 주간보호센터 또는 관련기관에 자동적으로 전화로 연결되게 한다.
2. *출입구와 비상구(entrance and exits)*
   a) 조명은 누군가 접근할 때 불이 켜지도록 현관입구에 설치되어야 한다.
   b) 움직임 탐지기는 누군가가 접근하는 것을 표시하는 언어메시지를 연결할 수 있다.
   c) 적외선 열쇠는 문을 열 수 있도록 한다.
   d) 환경조절시스템은 원거리에서 문을 열고 닫을 수 있도록 설치되어야 한다.
3. *온도조절(Temperature control)*
   a) 샤워와 목욕을 위해 잘 맞추어진 조절시스템은 물이 너무 뜨겁지도 차갑지도 않도록 안전하게 할 수 있다.
   b) 중앙조절시스템은 방의 온도를 조절하는데 이용할 수 있다.
4. *경보시스템(alarm system)*
   a) 경보는 요리기구 또는 다른 전기기구을 켜두고 시간이 지남에도 사용하지 않을 때 소리가 나도록 맞추어져 있다.
   b) 경보시스템은 사람이 배회하는 것을 방지하기 위해 집을 떠날 때 소리가 나도록 되어 있다.
   c) 화재 또는 다른 응급상황에서 경보는 경보 센터 또는 보호센터에 울린다. 언어메세지는 클라이언트가 위급상황을 가족에게 전달하는 것이다.

인지보조장치는 휴대용 또는 고정용과 간편한 것과 복잡한 것이 있다. 고정용장치는 전기를 발생하는 전기타이머를 포함한다(알람시계 또는 장치는 전등과 스프링클러시스템을 켠다).[28] 휴대용

장치는 메모시계 또는 개인휴대용정보단말기(personal data assistants; PDA)를 포함한다.[28,29] 메모시계는 시계화면에 존재하는 지시에 의해 수반하는 약속날짜와 시간을 저장할수 있다.[28] 어떤 메모시계는 컴퓨터에서 파일을 다운로드와 업로드를 할 수 있다.

개인휴대용정보단말기 (Personal Data Assistants)

PDA는 무게와 크기가 다양하며, 클라이언트가 운동손상이 있을 경우 가족구성원은 클라이언트를 위해 자료를 입력할 수 있다.[28] 어떤 지리적 영역에서 무선카드는 인터넷 연결을 위해 PDA에 연결할 수 있다. 모든 PDA는 신호가 있을 때 화면에 문자지시를 제공한다.[28] 어떤 PDA는 실제 키보드로 구성되어 있다. 외상성뇌손상 클라이언트의 연구에서 이들 클라이언트들은 키보드 PDA를 좋아하고, 키보드가 없는 PDA보다 키보드 PDA를 더 많이 이용한다고 보고하였다.[30]

PDA는 전화번호, 주소, 지도를 저장하는 것만큼 예견되는 기억을 위한 보조장치로서 이용할 수 있다. 12명 외상성 뇌손상 클라이언트의 연구에서 PDA는 클라이언트의 많은 부분에 대한 기억-의존기능에 지원을 돕기 위해 유용하다.[29] PDA는 클라이언트의 개인적인 일상생활과 관련된 다양한 정보를 저장하고 생성할 수 있다.[31] 클라이언트가 얼굴인식불능증(prosopagnosia)이 있다면, 친구 또는 친척의 사진은 저장하고 분류할 수 있으며 그다음에 클라이언트가 가족모임 또는 사회모임에 참석하기 전에 생각해 내어야 하였다. 사진과 라벨과 더불어 추가적인 개인정보는 저장할 수 있고 클라이언트를 더 도와주기 위해 보상할 수 있다.

Kim 등은 클라이언트를 위한 외부보조기구로서 PDA를 사용하기 전 고려해야 하는 아래 영역에 대해 설명하였다: 1) 컴퓨터 디자인, 2) 클라이언트 특성(예, 평균지능 또는 이상, 추론을 유지하거나 약간 손상되었는지, 결손에 대한 통찰력, 적절한 시작과 감소된 기능적 기억)과 3) 비용.[25] 일부 클라이언트는 컴퓨터 또는 컴퓨터장치를 이용한 작업 또는 학습에 흥미를 가지지 않을 것이다.[32] 이전에 컴퓨터 지식을 가졌거나, 집이나 직장에서 컴퓨터를 사용하고 컴퓨터를 즐기는 클라이언트는 최고 후보자이다.[32] 이런 중요성과 더불어 클라이언트는 적어도 일주일에 1~2회동안 도구를 사용하도록 훈련되어야 한다.[28]

일상생활의 전자보조도구 (Electronic AIDS to Daily Living)

일상생활의 전자보조도구(EADLs)는 예전에는 환경적 제어라 불렀다. Lange와 Smith의 주장처럼 명칭의 변화는 특별한 기술이 기술 그 자체에 초점을 맞추기 보다는 어떻게 작업 수행을 도와주는지에 중점을 둔다는 것을 반영한다.[33] 일상생활의 전자보조도구는 현재 시각, 지각 또는 인지손상을 받은 클라이언트를 도울 수 있다. Lange와 Smith는 아래에 이런 클라이언트를 도울 수 있는 일상생활의 보조도구의 예를 제공한다:[33]

전자레인지(microwaves)는 어떤 종류의 음식을 알맞게 익히기 위해 자동적으로 요리하며, 센서는

화상을 방지하기 위해 물의 온도를 감지하며 선택된 물의 온도를 조절하고 개개의 마개를 압박하며, 냉장고는 음식 항목을 센서 앞으로 통과시켜 바코드(bar code)를 스캔하며 쇼핑 목록을 수집하고 가정 배달 서비스를 위해 인터넷을 통해 쇼핑 리스트를 보낸다.

이 저자들은 또한 시각 손상을 입은 클라이언트가 사용할 수 있게 청각 스캐닝 기능을 가진 미래의 일상생활의 전자보조도구를 연구계획한다.[33]

스마트 하우스〔smart house; 집적회로(IC)에 의해 조정되는 건축물〕는 치매 환자에 맞게 디자인되고 사용되어지고 있으며, 후천적 뇌손상(acquired brain injury, ABI)을 가진 클라이언트를 위해 생각할 수 있도록 조절할 수 있다. 이런 스마트 하우스는 생활환경을 모니터하고 조절하기 위해 새로운 컴퓨터 기술과 비디오카메라를 사용한다.[27]

컴퓨터 기술의 접근과 변경 (Access and Modification to Computerized Technology)

오늘날의 기술은 후천적 뇌손상을 입은 클라이언트가 사용하기 위한 많은 입력장치(input devices)를 제공할 수 있다. 후천적 뇌손상 클라이언트는 마우스, 거꾸로 된 트랙볼(trackball), 큰 조이스틱, 라이트펜(light pen) 또는 터치스크린을 필요로 하고 사용할 것이다.[34] 키보드는 민감성이 감소된 클라이언트를 위해 자판(key)위에 크고 뚜렷이 대조가 되는 스틱으로 변경할 것이다.[35] 글자크기와 형태는 감소된 전정배경(figure ground)을 가진 클라이언트를 위해 확대하거나 눈부심이 적은 모니터(antiglare monitor)는 빛에 민감도를 가진 클라이언트를 위해 사용할 수 있다.[35] 인지 문제를 가진 클라이언트는 이해와 적절한 사용을 촉진하기 위해 도움단추(help key)를 이용할 수 있다.

이런 도구들은 단지 컴퓨터 접근을 증가시키기 위해 이용할 수 있는 약간의 변경을 한다. 후천적 뇌손상을 입은 클라이언트에 의해 보조기 또는 보상장치로써의 컴퓨터 또는 컴퓨터화 된 기술의 사용은 개인 클라이언트의 요구와 능력에 맞추어져 있다면 성공적일 것이다.[26] 인지 장애를 가진 개인을 위해 특별히 고안된 새로운 제품은 지금 시장에 퍼져있다는 것은 고무적이다.[13] 게다가, 가정에서 DVD(digital versatile disk) 녹화기의 사용은 이전에 가능했던 것보다 저렴하고 더 유연성 있는 방식으로 비디오를 기초로 한 훈련 또는 교육의 새로운 분야를 시작하게 해준다.[23] 컴퓨터 소프트웨어는 현재 운전 또는 일상생활 수학기술과 같은 일반적으로 손상된 기능적 과제에 더 초점을 둔다.[23] Anson은, "...접근 기술이 서서히 세련되기 때문에 컴퓨터 프로그래머는 디자인에서 접근성을 고려하기 시작한다."고 주장한다.[36]

인지기술도구로서 정보에 대한 두 가지 자원은 아래와 같다:[13]

1. *장애를 가진 사람들을 위한 제휴 : 포켓용컴퓨터 기술에 대한 협력*

   포켓용컴퓨터 기술에 대한 버지니아주립대학 협력은 정보 웹사이트에서 인지에 대한

보조기술에 대한 연구를 소개한다: www.vcu.edu/partnership/pda

2. *국립뇌손상협회 웹사이트*

   www.biausa.org/page/AT

시각, 지각과 인지 재교육은 컴퓨터 사용의 주제를 시작하기 전에, 이 적용을 위한 개념적 구조의 필요성을 다루는 것이 중요하다. Dunn에 의해 주장된 것은 소프트웨어 본질의 광범위한 배열은 컴퓨터인지재활 노력을 소개하는 통합적 개념구조에 대한 필요성을 강조하고 특별한 인지기능의 용어에 소프트웨어의 분류를 고려하는데 이용하였다. 어떤 접근법과 같이 재활에서 사용되는 기술을 안내하는 이론적 모델 또는 모델들은 필요하고 관련된 경험적 연구는 이런 노력들을 평가한다.

몇몇 제작자들은 최근의 기술사용에 대한 개념적 구성에서 이런 필요성에 답하려는 시도를 했다. Levin은 컴퓨터 사용의 여섯가지 분야와 행동 이론에 배경과 관련된 개요를 말한다:[37]

1. *학습실험실로서 컴퓨터* — 클라이언트는 디스크 드라이브, 마우스, 기타 등등의 사용 훈련을 받는다. 클라이언트는 컴퓨터 기술을 적용하는 실제적인 환경 내에서 논리적이고 체계적인 기술을 연습한다.
2. *정보획득* — 스스로 결정을 하는 과정과 전문적인 판단을 모방하는 컴퓨터-보조자원을 만드는데 특별한 전문적 훈련으로 전문가를 가능하게 한다.
3. *보조기구로서 컴퓨터* — 복잡한 과제를 다른 방법으로 단순화시킨다(예, 기억길잡이, 점검표)
4. *모의시험(시뮬레이션)* — (즉, 비디오 게임) 보호된 환경에서 복잡한 기술의 연습을 허용한다.
5. *반복연습과 실행* — 불연속적인 과제는 동시에 하나를 제공한다.
6. *컴퓨터-보조 다중작업* — 이 접근법은 행동이론를 기초로 한다. 강조점은 특별한 훈련 목적과 목표를 위해 치료사가 환경적 가능성을 조절할 수 있게 돕도록 만드는 방법이다.

Levin는 내적 인지력 보다는 환경에 기초를 두거나 선택할 때 자기-관리 행동을 포함하는 행동을 주시한다.[37] 그의 컴퓨터 작업은 이런 가정을 기초로 한다. 치료사는 외적 환경과 더불어 클라이언트의 상호작용을 관찰하는데 기초를 둔 분류체계에서 훈련을 준비한다.

Dunn은 그의 컴퓨터 작업에서 인간-환경 상호작용의 중요성에 대한 개념을 활용한다. Dunn은 기술이 환경의 고도로 복잡하고 기계화 된 부분으로서 인간-기계시스템 모델을 개념화하였다.[1] 개인과 컴퓨터 또는 어떤 기술 간의 상호작용은 입력, 출력과 되먹임(feedback)의 과정이다.[1] 이 인간-기계 시스템 모델은 다음에 요약된 두 가지 중요한 개념을 포함한다:[1]

1. *기계-보조적 접근법* — 장애에 이르게 한 손상을 감소시키기 위한 기술의 일시적 사용을

포함한다 — 예로, 집중력 결함과 관련된 훈련.

2. *기계-의존적 접근법* — 손상을 조절하기 위한 기술을 비교적 영구적 적용을 포함한다 — 예로, 언어합성기.

즉, 기계-보조적 접근법은 회복적 접근법(restorative approach)이고 기계-의존적 접근법은 적응적 접근법(adaptive approach)이다.

컴퓨터와 컴퓨터화 된 기술은 현대 사회에서 개인에 의해 사용되는 기본적인 도구이다. 작업치료사는 더 이상 컴퓨터보조인지재활(CACR)을 전문지식의 특별 분야로 보면 안된다.[38] 중재로서 사용과 더불어 회복적 또는 적응적이든지 작업을 기초로 한 활동(occupation-based activity)으로서 컴퓨터의 혼합이 현재 가능하다. 어떤 중재와 같이, 집중력은 활동과 입력방법에 초점을 맞추고 시각, 지각 또는 인지적 목표뿐만 아니라, 신체적인 목표를 충족하기 위해 변형시킨다.[38] 작업치료사는 이런 영역의 이해와 기술적 토대를 가지고 있어야 하고 적용시켜야 한다.[13] 어떤 영역과 같이, 치료사는 기술에 있어서 진행되는 변화를 현재에 유지해야 하고 어떻게 훈련에 적용시키는 것이다. 예로, 가까운 미래에 컴퓨터 인터페이스(전달수단)가 신경세포에 대한 능력이 존재할 것이며, 컴퓨터가 뇌세포에 대한 기억보조기구로서 기능을 할 수 있을 것이다. 현재 손상된 영역의 신경세포 재생을 얻어내는데 적절한 화학적 환경을 만들 수 있는 기술이 있다. 더욱이 모든 새로운 기술발달의 적용과 효력의 적절성은 평가가 필요하다.[27] 재활 기술의 효과적인 사용은 단지 하드웨어와 소프트웨어가 아닌, "오그웨어(orgware; organizationware. 하드웨어나 소프트웨어가 잘 작동되도록 사람이나 기관을 조작하는 기술)" 또는 적절한 사용을 위한 인간 시스템을 필요로 한다.[1] 컴퓨터를 활용에서 개인-환경 적합성은 고려되어야만 한다. 미래 연구는 적절한 통제를 가진 논리적으로 옳은 개념적 구조를 기초로 한 유효성 연구를 포함해야 한다. 단지 그 다음에 세련되게 훈련할 수 있다.

참고문헌 (References)

1. Dunn KW. Information technology and brain injury rehabilitation. In: Finlayon MAJ, Garner SH, eds. *Brain Injury Rehabilitation: Clinical Considerations.* Baltimore, Md: Williams and Wilkins; 1994.
2. Bracy O. Computer-based cognitive rehabilitation. *Cogn Rehabil.* 1983;1(1):7-8.
3. Hansen CS. Traumatic brain injury. In: Van Deusen J, ed. *Body Image and Perceptual Dysfunction in Adults.* Philadelphia, Pa: WB Saunders; 1993.
4. Milner D. Use of microcomputers in the treatment of patients with physical disabilities. *Phys Disab Center Sect Newsletter.* 1984;7(2):1.
5. Weber MP. About this issue. *Phys Disab Spec Inter Sect Newsletter.* 1984;2(2):1.
6. Adamovich BLB. Cognition, language, attention and information processing following closed head injury. In: Kreutzer JS, Wehman PH, eds. *Cognitive Rehabilitation For Persons with Traumatic Brain Injury: A Functional Approach.* Baltimore, Md: Paul H Brooks Publishing Co; 1991.
7. Glisky EL. Computer-assisted instruction for patients with traumatic brain injury: teaching of domain-specific knowledge. *J Head Trauma Rehabil.* 1992;7(3):1-12.
8. Robertson SL, Jones LA. Tactile sensory impairments and prehensile function in subjects with left hemisphere cerebral lesions. *Arch Phys Med Rehabil.* 1994;75:1108-1117.
9. Ruff RM, Baserr CA, Johnston JW, Marshal LF, Klauber SK, Klauber MR, Minteer M. Neuropsychological rehabilitation: an experimental study with head injured patients. *J Head Trauma Rehabil.* 1989;4(3):20-36.

10. Kirsch NL, Levine SP, Lajiness-O'Neill R, Schnyder M. Computer-assisted interactive task guidance: facilitating the performance of a simulated vocational task. *J Head Trauma Rehabil.* 1992;7(3):13-25.
11. Kirsh NL, Levine SP, Fallon-Krueger M, Jaros LA. The microcomputer as an "orthotic" device for patients with cognitive deficits. *J Head Trauma Rehabil.* 1987;2(4):77-86.
12. Lynch WJ. Software update. *J Head Trauma Rehabil.* 1994;9(2):105-108.
13. Gentry T. A brain in the palm of your hand: assistive technology for cognition. *OT Practice.* 2005;10(19):10-12.
14. Smith RO. The role of occupational therapy in a developmental technology model. *Am J Occup Ther.* 2000;54:339-340.
15. Gianutsos R. The computer in cognitive rehabilitation; it's not just a tool anymore. *J Head Trauma Rehabil.* 1992;7(3):26-35.
16. Batchelor J, Shores EA, Marosszeky JE, Sandanam J. Lovarini M. Focus on clinical research: cognitive rehabilitation of severely closed-head injured patients using computer-assisted and noncomputerized treatment techniques. *J Head Trauma Rehabil.* 1988;3(3):78-85.
17. Lynch WJ. The use of electronic games in cognitive rehabilitation. In: Trexler LE, ed. *Cognitive Rehabilitation—Conceptualization and Intervention.* New York, NY: Plenum Press; 1982.
18. Parente R. Cognitive rehabilitation and the use of computers. Paper presented to Baltimore Adult Communications Disorders Interest Group.
19. Robertson I, Gray J, Mckenzie S. Microcomputer-based cognitive rehabilitation of visual neglect: three multiple baseline single case studies. *Brain Inj.* 1988;2(2):151-163.
20. Sohlberg MM, Mateer CA. *Introduction to Cognitive Rehabilitation: Theory and Practice.* New York, NY: Guilford Press; 1989.
21. Thomas-Stonell N, Johnson P, Schuller R, Jutai J. Evaluation of a computer-based program for remediation of cognitive-communication skills. *J Head Trauma Rehabil.* 1994;9(4):25-37.
22. Marks C, Parente R, Anderson J. Retention of gains in outpatient cognitive rehabilitation therapy. *Cogn Rehabil.* 1986;4(3):20-23.
23. Lynch WJ. Historical review of computer-assisted cognitive retraining. *J Head Trauma Rehabil.* 2002;17(5):446-457.
24. Giles G, Shore M. The effectiveness of an electronic memory aid for a memory-impaired adult of normal intelligence. *Am J Occup Ther.* 1989;43(6):409-411.
25. Kim HJ, Burke DT, Dowds MM, George J. Utility of a microcomputer as an external memory aid for a memory-impaired head injury patient during in-patient rehabilitation. *Brain Inj.* 1999;13(2):147-150.
26. Chute DL, Bliss ME. ProsthesisWare: concepts and caveats for microcomputer-based aids to everyday living. *Exp Aging Res.* 1994;20:229-238.
27. Wilson BA. Memory rehabilitation in brain injured people. In: Stuss DT, Winocur G, Robertson IH, eds. *Cognitive Neurorehabilitation.* New York, NY: Cambridge University Press; 1999.
28. Herrmann D, Brubaker B, Yoder C, Sheets V, Tito A. Devices that remind. In: Durso FT, Nickerson RS, Schvaneveldt RW, et al, eds. *Handbook of Applied Cognition.* New York, NY: John Wiley & Sons; 1999.
29. Kim HJ, Burke DT, Dowds MM Jr, Boone KA, Park GJ. Electronic memory aids for outpatient brain injury: follow-up findings. *Brain Inj.* 2000;14(2):187-196.
30. Wright P, Rogers N, Hall C, et al. Comparison of pocket-computer memory aids for people with brain injury. *Brain Inj.* 2001;15(9);787-800.
31. Wilson BA. Memory rehabilitation: compensating for memory problems. In: Dixon R, Backman L, eds. *Compensating for Psychological Deficits and Declines.* Mahwah, NY: Lawrence Erlbaum Associates; 1995.
32. Aloisio L. Visual dysfunction. In: Gillen G, Burkhardt A, eds. *Stroke Rehabilitation: A Function-Based Approach.* St. Louis, Mo: Mosby Inc; 2004.
33. Lange ML, Smith R. The future of electronic aids to daily living. *Am J Occup Ther.* 2002;56:107-109.
34. Pedretti L, et al. Treatment of disturbances in tactile sensation, perception, cognition, and vision. In: Early MB, ed. *Physical Dysfunction: Practice Skills for the Occupational Therapy Assistant.* St. Louis, Mo: Mosby Inc; 1998.
35. Bain BK. Assistive technology in occupational therapy. In: Crepeau E, Cohn ES, Schell BAB, eds. *Willard and Spackman's Occupational Therapy.* Philadelphia, Pa: Lippincott, Williams and Wilkins; 2003.
36. Anson D. The future of computer access. *Am J Occup Ther.* 2001;55:106-108.
37. Levin W. Computer applications in cognitive rehabilitation. In: Kreutzer JS, Wehman PH, eds. *Cognitive Rehabilitation for Persons With Traumatic Brain Injury: A Functional Approach.* Baltimore, Md: Paul H. Brooks Co; 1991.
38. Phillips B, et al. Computer: tools to engage and participate in occupation. *OTAC.* September 2004: 13-23.

참고서적 (Resources)

Bergman MM. Computer-enhanced self-sufficiency: part 1. Creation and implementation of a text writer for an individual with traumatic brain injury. *Neuropsychology.* 1991;5(1):17-23.

Kasten E, Sabel BA. Visual field enlargement after computer training in brain-damaged patients with homonymous deficits: an open pilot trial. *Restorative Neurol Neurosci.* 1995;8:113-127.

Niemann H, Ruff RM, Baser CA. Computer-assisted attention retraining in head-injured individuals: a controlled efficacy study of an outpatient program. *J Consult Clin Psychol.* 1990;58(6):811-817.

Parente FJ, Anderson JK. Techniques for improving cognitive rehabilitation: teaching organization and encoding skills. *Cognit Rehabil.* 1983;1:20-22.

부록A

임상적 실험연구에서 이용되는 일반적인 통계용어와 분석

(Common Statistical Terms and Analyses Used in Clinical Research Studies)

결정계수(coefficient of determination) — X를 기초로 예상의 정확성을 나타내는 비율의 크기.

공분산분석(analysis of covariance; ANCOVA) — 연구디자인이 적절한 조절을 제공할 수 없을 때 이용된다; 통계적조절은 종속변수(dependent variable)와 더불어 측정된 한 개 또는 더 많은 혼란변수(confounding variable)에 의해 이루어진다(즉, ANOVA는 분석에서 혼란변수로 설명한다).

급내상관계수(intraclass correlation coefficient; ICC) — 두 개 또는 더 많은 평정 중에 신뢰도를 평가하는데 이용한다; 각 실험대상자를 같은 수를 요구하지 않는다; 분석상태의 다양성에 유용한 지표.

다변량통계분석(multivariate analysis of variance; MANOVA) — 그룹사이에 비교시 여러 가지 종속변수중 관련성에 대해 설명할 때 이용된다; 실험디자인의 모든 형태에 적용할 수 있다.

다중비교검정을 위한 절차(procedures for multiple comparison test) — (예로, 한가지 문제점에 대해 다중치료를 비교하는 것) — 뉴만-쿨즈 검정(Newman-Keuls Test), 쉐페의 비교(Scheffe's comparison), 본페로니 T-검정(Bonferroni T-test).

대응표본 t-검정(paired t-test) — 실험대상자가 대조군으로 이용되는 연구에서 사용됨.

메타분석(meta-analysis) — 2차 분석의 특별한 경우로 연속적인 독립변수의 결과를 결합하는 통계 방법이며 앞서 발표된 연구들을 같은 일반적인 목적에 대해 수행한다.

분산계수(coefficient of variation) — 평균과 표준편차사이의 관계에 대한 계산; 도수분포에 따른 변이성은 이 통계치를 이용하여 비교한다.

분산계수(coefficient of variation; CV) — 변이성의 크기는 등간척도(interval scale) 또는 비율척도(ratio scale)에 의미하는 데이터를 설명하는데 쓰인다.

분산분석(analysis of variance; ANOVA) — 2개 이상의 평균을 비교하도록 특별하게 디자인이 되었다.

상관계수(correlation coefficients) — 두 변수 사이에 관계의 힘과 방향을 양적으로 설명하는데 이용한다.

선형회귀(linear regression) — 선형으로 관련되거나 일치된 두 변수를 조사한다[x = 독립변수(independent variable), y = 종속변수(dependent variable)].

스피어만 순위 상관계수(Spearman rank correlation coefficient) — 피어슨 상관계수(Pearson r)에 대한 비모수적 함수, 순서자료로서 이용된다.

요인분석(factor analysis) — 내적관계의 속성을 설명하는 시도에서 많은 변수 안에 구조를 설명한다.

측정의 표준오차(standard error of measurement) — 측정오차의 표준편차는 반응의 신뢰도를 반영한다.

카이제곱(chi square) — 자료분석과 설명적 목적을 위해 사용할 수 있다; 무작위 할당이후에 동치그룹을 확인하는데 유용하다; 무작위 절차의 타당성을 확인할 수 있다[데이타는 연속척도로서 측정할수 있을 때 더 정밀한 검사(t-검정 또는 분산분석)를 선택하는 것으로 사용할 수 없다. 이것은 표본크기에 민감하다].

카파통계(kappa statistic) — 일치의 정확한 측정에 가능성(즉, 가능성의 제외한 일치된 비율을 조사한다).

크론바흐알파(cronbach alpha) — 가장 공통적인 통계지표는 내적일치도(internal consistency)에 대해 사용한다; 두 개 반응선택보다 예/아니오 척도 또는 더 많은 척도를 사용할 수 있다.

판별분석(discriminant analysis) — 회귀분석의 형식; 특징적인 두 개 또는 많은 그룹에 대한 기술은 그룹회원의 한세트 특성을 기초로 한다.

표준점수(standardized scores) — 표준편자의 용어로서 나타내는 점수.

피어슨 적률상관계수(Pearson product-moment coefficient of correlation) — x와 y는 등간척도 또는 비율척도에 정상분포를 기초로한 연속변수일 때 사용하기 위해 적용함.

회귀분산분석(analysis of variance of regression) — X축과 Y축 사이에 관찰된 관계는 우연히 나타나지 않는다.

t-검정(t-test) — 두 개의 평균 사이를 비교하여 평가하는데 이용됨; 두 개의 평균보다 많은 것을 비교할 때 사용하지 않음.

참고서적 (Resources)

Portney L, Watkins M. *Foundations of Clinical Research: Applications to Practice.* 2nd ed. Upper Saddle River, NJ: Prentice Hall Health; 2000.

부록B

평가 지표
(Evaluation Index)

부록C

용어풀이
(Glossary of Terms)

각성(조심성, vigilance) — 장시간에 걸쳐 집중력을 지속하기 위한 능력. 정신상태검사(mental status examination)에서 30초의 각성기간을 고려한다; 환경의 중요한 특징에 집중하기 위한 집중력(경계, 각성과 선택성)의 기능적 구성 요소를 조화하는 조절 과정.

감각기억(sensory memory) — 개인의 정보 처리의 첫 단계; 더욱 깊은 분석을 위해 바뀌거나 변질되는 매우 짧고, 형태를 가진 특별한 기억.

강제유도운동치료(건측위팔운동제한치료, constraint induced therapy; CIT) — 위팔 반마비를 가진 개인의 운동조절을 향상시키기 위해 고안된 기능적 기초의 중재; 두 개의 주요한 구성요소로 구성; 1) 침범된 위팔의 움직임 강요하기, 2) 점증적, 반복적과 마비된 팔의 집중된 훈련.

개시(시작, initiation) — 과제 또는 활동을 시작하는 것.

검사-재검사 신뢰도(test-retest reliablility)— 검사의 안정성을 반복해서 검사하다; 검사는 개인에게 몇 번 주어진다.

겨냥이상(안구운동조절이상, ocular dysmetria) — 눈동자의 수의적인 움직임의 범위를 조절하는데 어려움.

겹보임(복시, diplopia) — 이중시각(보기)

경화(consolidation) — 개인의 존재하는 인지 언어적 구조를 가진 새로운 기억의 통합.

계산불능증(계산못함증, acalculia) — 계산을 수행하는 능력이 없음.

계획(planning) — 목표를 향해 반드시 직접적으로 이끄는 것이 아닌 일련의 중간 단계를 통한 목표의 달성.

계획기억(prospective memory) — 활동을 완성 또는 미래에 어느 시점에 과제를 수행하기 위해 기억하는 것.

공간관계(spatial relations) — 자기와 서로서로 관련된 두 개 또는 더 많은 물체의 위치를 지각하는 능력.

관념운동행위상실증(관념운동실행증, ideomotor apraxia) — 클라이언트가 과제의 의도 또는 개념을 완전히 이해했음에도 불구하고 명령에 대한 목적적인 과제에 대해 행동을 모방하거나 수행을 못하는 능력.

관념행위상실증(관념실행증, ideational apraxia) — 운동 행동(motor acts)의 실행보다 개념의 붕괴에 원인이되는 운동행동의 순서를 실행하지 못하는 것.

교대집중력(집중력유연성)[alternating attention(attentional flexibility)] — 정신적 과제사이에 앞뒤가 바뀌는 것(예, 난로 위에 있는 음식을 주기적으로 확인하는 동안 야채 썰기).

구강행위상실증(입행위상실증, oral apraxia) — 요구되어지는 근육조직은 정상이지만 명료한 단어를 형성하고 조직하는데 어려움을 가지는 것.

구성타당성(construct validity) — 얼마나 많은 테스트 점수가 이전의 이론적인 관계와 부합하는지 측정하기.

구성행위상실증(구성실행증, constructional apraxia) — 명령이나 자발적이거나 2차원 또는 3차원, 복사, 그리기, 구조를 산출하는데 손상되며, 지각손상, 관념운동행위상실증(관념운동실행증, ideomotor apraxia), 조직화손상 또는 일차운동 혹은 감각손상에 기인하지 않는다.

국소(지리적)인식불능증(지형적 지남력 실인증, topographagnosia) — 지도, 집 계획 등의 해석에 손상.

국소지남력장애(지리적 지남력장애, topographical disorientation) — 한때 친숙했던 경로 또는 새로운 경로를 따라가는 못하는 능력.

굴절(refraction) — 눈의 시각 체계에 평가.

굴절오차(refractive error) — 정시안 편차(deviation from emmetropia)

근시(myopia) — 근시(nearsightedness); 시력이 먼 거리는 흐릿하지만, 가까운 거리는 그렇지 않다.

급속눈운동(순간적인 눈 움직임, saccadic eye movement) — 시선을 바꾸는 연속된 빠른 눈 움직임; 도약안구운동.

기능성 자기공명영상(functional magnetic resonance imaging, fMRI) — 뇌의 기능적 영역에 혈류를 기록하는 자기공명영상의 종류

기능적 재구성(functional reorganization) — 뇌영역에 존재하는 네트워크 내에서 기능적인 상호작용을 포함하는 뇌형성성(뇌가역성) 유형.

기능적 접근법(functional approach) — 클라이언트의 독립성을 최대화하기위한 실제적인 작업을 가지고 직접적으로 작업하는 하향(식) 접근법; 특별한 영역에 수행하거나 특별한 적응 또는 보상을 포함한다.

기억(memory) — 개인이 암호화하고, 저장하고, 정보를 검색하는 과정; 이전에 저장된 지각을 장래에 가져와 쓸 수 있는 능력.

기준타당성(criterion validity) — 특별한 검사가 주어진 특징의 다른 확립된 정확한 수치에 얼마나 많이 일치하는가를 측정함.

기호화(encoding) — 선택적 집중력에서 시작되고 정보는 장기기억을 효과적으로 저장될 수 있게 하기 위한 작업 기억으로 전환시키는 수단이다.

깊이지각(심도인지, depth perception) — 깊이와 거리를 판단하는 능력.

난시(astigmatism) — 시력이 가까운 거리와 먼거리 둘 다 흐리게 보임; 안구는 구형 보다는 타원형이다.

내사시(내사위, esotropia) — 눈이 안쪽으로 모인다.

내용타당성(content validity) — 검사가 전 모집단에서 측정되는 기능의 내용에 얼마나 잘 나타내고 있는가.

내적 일관성(internal consistency) — 평가의 모든 부분에서 기술 본질이 모든 아이템에서 측정되기 때문에 매우 관련성이 있는지를 측정함.

녹내장(glaucoma) — 눈의 정상적인 생리현상을 유지하는데 너무 높은 안구내 압력; 시야 손실을 초래하는 일반적인 시신경 손상되고, 조절되지 않고 남아 있으면 완전시각상실이 될 것이다.

뇌형성성(뇌가소성, brain plasticity) — 변화에 대한 뇌의 적응 능력.

눈떨림(안구진탕, nystagmus) — 한쪽 또는 양쪽 눈동자의 불수의적이고 리드미컬한 진동.

눈모음(convergence) — 시축(시각축 visual axes)의 각도 증가.

눈벌림(발산, divergence) — 시각축의 각도에 감소.

눈운동반사(optokinetic reflex) — 전정안구반사(Vestibular ocular reflex, VOR)의 기능을 통하여 지속된 움직임과 과제를 하는 동안 촉진됨.

대조민감도(contrast sensitivity) — 낮은 대조시력

동기부여 학습(incentive learning) — 일상생활에서 특별한 전략의 사용은 대신에 어떤 것을 얻도록 하는 이해.

동맥경화증(arteriosclerosis) — 동맥벽의 굳음(경화).

동시인식불능증[동시실인증, simult(an)agnosia] — 혼합의 시각을 인식하는 장애.

동시적집중력(분리집중력, divided attention) — 동시에 여러 가지 일을 할 수 있는 능력; 동시에 행해질 수 없는 과제 사이를 연결하고 집중력을 배분하는 능력과 처리자원의 시간배분하는 능력이 요구됨.

동적 상호작용이론(dynamic interactional theory, DIT) — 인지는 개인, 과제와 환경 사이에서의 상호작용의 진행중인 결과라고 가정하고; 클라이언트 수행은 기본처리전략과 학습을 위한 클라이언트의 잠재력 뿐만 아니라, 수행을 변경하는 기본처리전략과 상태를 평가함으로써 분석된다; 처리전략과 자아 인식은 외적 요인(과제와 환경)과 내적 요인(개인의 구조적인 능력)과 동적으로 상호작용하는 인지의 근본적인 견해이다.

동적평가(dynamic assessment) — 개인의 잠재적인 능력 평가, 그리고 그/그녀의 학습에 대한

잠재력을 평가하는데 목적이 있음; 인지적 능력은 수정하고 변화시킬 수 있고 과제 경험을 통해 학습이 일어날 수 있음을 가정한다; 검사자 보조를 통해 수행 변경을 시도한다.

동향프리즘(yoked prisms) — 클라이언트의 공간과 정중선 자각에 영향을 주는데 사용되는 프리즘.

망막병증(retinopathy) — 망막과 관련된 병리학.

명시적 기억(explicit memory) — 배웠거나 경험했던 의식적으로 선언될 수 있는 정보의 구성.

무오류학습(errorless learning) — 클라이언트는 어떤 오류도 발생하지 않기 위해 새로운 기술을 배우면서 지시를 받는다; 만약에 오류가 나타나면, 즉시 수정된다; 단서는 클라이언트가 더 능숙해짐에 따라 줄어들게 된다.

문제해결능력(problem solving) — 목표를 향한 장애요인을 해결하기 위해 사용되는 여러 가지 인지 기술의 통합.

방향 지남력장애(heading disorientation) — 알아볼 수 있는 표지로부터의 방향 정보를 산출하지 못하는 능력; 그들의 환경 내에서 표지 사이에 공간관계(spatial relationship)를 지각하고 기억하지 못하는 능력.

백내장(cataract) — 감소된 시력을 유발하는 것은 수정체의 투명도 손실의 결과.

범주화(categorization) — 공통점을 근거로 하여 그룹 안에 물체, 사람 또는 사건의 열거.

벤치마킹(benchmarking) — 실험연구와 관련된 평가와 치료수단으로 실습상황으로 부터의 결과를 비교하는 것.

보상(compensation) — 클라이언트의 능력을 만족시키기 위해 활동 그리고/또는 환경을 변화시키는 것을 포함할 수 있는 상실 또는 결핍에 대한 반응; 외부적(외부의 자원에 의해 제공된) 또는 상황적(그/그녀가 다른 사람들에게 의존하지 않도록 클라이언트에 의해 사용된 기술)이 될 수 있다.

비서술적 기억(nondeclarative memory) — 기술 학습의 발달 동안 학습되어지거나 획득되어진 정보.

사시(strabismus) — 눈의 부정렬(불균형).

삽화적 기억(일화적 기억, episodic memory) — 개인의 과거에 발생했던 사건을 인식 또는 이해에 따른 이전의 경험적 사건의 지식.

상사시(hypertropia) — 한 쪽 눈동자가 위로 올라간다.

상호작용적 추론(interactive reasoning) — 치료적 과정에서 나타나며, 클라이언트의 시각에서 무능력을 이해하기 위해서 클라이언트의 요구, 흥미와 가치를 이해하려는 시도.

색채인식불능증(color agnosia) — 클라이언트가 명령에 따라 색깔을 뽑아내거나, 색의 이름을 말하지 못하는 것과 같은 색을 인지하지 못하는 능력.

서술적 기억(declarative memory) — 과거 사실과 사건의 의식적 회상하게 하는 것.

선택적 집중력(selective attention) — 선택적으로 활성화되고 억제되는 반응; 자극 정보와 반응을 구별하는 것을 포함한다; 목적 지향적인 행동을 돕고 지각에 중요하다; 개인은 동반하지 않는 자극을 억제하여 시야범위에서 주어진 시간에 존재하는 모든 자극의 중첩을 수용하지 못하고 단지 한가지 자극이 더 높은 겉질영역에서 주어진 시간에 처리하는 것을 확인한다(한쪽무시는 선택적 집중력회로망의 방해의 실례이다).

수렴 근점(폭주 근점, near point of convergence) — 눈이 수렴(집중)할 수 있는 가장 가까운 점.

수렴사고력(convergent thinking) — 사고과정은 관련되고 놓친 정보의 인식과 분석이 사용된다.

시각공간인식불능증(시공간 실인증, visual spatial agnosia) — 물체 또는 물체와 자기 사이의 공간 관계를 지각하지 못하는 능력, 시각사물인식불능증(visual object agnosia)과 별개임.

시각무시(visual inattention) — 특정 감각의 장애가 없음에도 불구하고 대뇌손상 반대쪽에 대한 몸과 공간 환경의 지각이 줄어든 것; 시각무시.

시각소거(visual extinction) — 단일 시각 자극 처리 능력을 가지고 동시에 진열된 두 물체를 지각하는데 장애 또는 중증 제한.

시각인식불능증(시각실인증, visual agnosia) — 시력, 안구운동기능과 시야와 같은 충분한 일차시각기능에도 불구하고 시각 자극을 알아보지 못하는 능력.

시각인지(visual cognition) — 신경계 내의 시각기술통합의 가장 높은 단계; 학구적 활동을 위한 토대로 여겨진다; 문제, 계획 등을 풀기 위해 정신적으로 조작하고 시각 정보를 통합하는 능력.

시력(visual acuity) — 눈의 해상력.

시야(시야범위, visual field) — 특정한 공간 영역 개인이 볼 수 있는 시각 체계의 영역.

신경발달치료(법)(neurodevelopmental treatment; NDT) — 일상생활활동(ADLs)과 관련된 운동회복의 포괄적인 치료 접근법; 움직임수행과 분석에 관련된 운동학습, 움직임의 체계화, 움직임에 대한 환경적 영향과 인지적 처리과정(cognitive processing)에서 얻어진 개념을 포함한다.

신경형성성(신경가소성, neural plasticity) — 남아있는 신경세포 사이의 새로운 연결을 형성하거나 새로운 신경세포를 생성하여 새로운 뇌의 회선을 생성하는 것.

신뢰도(reliability) — 지속성과 정확성.

신체도식(body scheme) — 각 신체간의 공간적 관계개념.

실행기능(집행기능, executive function) — 일상적이지 않은 활동 동안에 대다수의 인지적 처리과정과 놀이에 참가하는 것을 조절하는 다양한 기술들.

암묵적 기억(절차기억, implicit memory) — 기억하기 위해 이전 경험의 의식적 자각이 요구되지 않는 것.

암점(scotoma) — 시야 내의 맹점.

약시(amblyopia) — 한쪽 눈의 시력 소실.

양전자방출단층촬영술스캔(positron emission tomography (PET) scan) — 조직 또는 기관이 어떻게 기능하는지 보여주는 유용한 영상 기술; 뇌를 지나는 혈류를 볼 수 있다.

어의기억(의미적기억, semantic memory) — 세상에 관해 일반적 사실 또는 지식을 포함한다.

얼굴인식불능증(안면실인증, prosopagnosia) — 알고 있는 얼굴의 개개인을 알아보는데 장애가 있음.

연역적 추론(deductive reasoning) — 체계적인 방식에 특정 원리를 근거로 주어진 상황에 대한 결론을 끌어내는 과정.

연합시각인식불능증(연합시각실인증, associative visual agnosia) — 물체의 특징과 형체를 묘사하는 능력으로 그것을 인지하지 못하는 능력.

연합학습(association learning) — 개인이 두 사건 사이에 관련성을 만들 때 일어나는 학습

외사시(외사위, exotropia) — 눈이 밖으로 향한다.

원시(hyperopia) — 원시(farshightedness); 가까운 거리는 흐릿하지만 먼거리는 그렇지 않다.

원활 안구 추적 움직임(smooth pursuit eye movement) — 망막 위에 영상을 안정되게 유지시킬 수 있는 움직임; 시각적 스캐닝.

유도적 추론(inductive reasoning) — 일반적인 결론을 이끄는 세부항목을 기초로 하는 해결법의 형식.

윤리적 추론(ethical reasoning) — 어떤 것을 할 수 없는지 어떤 것을 해야 하는지 고려하는 것.

의사결정(decision making) — 문제는 몇몇 의견에서 의사를 결정하는데 선택하기 위한 문제 해결의 형식.

이향운동(이접운동, vergence) — 시각축에 관련된 위치 변화.

이향체계(vergence system) — 두 눈의 고정과 두 눈의 시각을 유지하기 위한 눈의 정렬.

인간-환경-작업모델[person-environment-occupation (PEO) model] — 작업 수행의 역동적 성질과 사람, 환경 그리고 작업의 세가지 요소의 상호작용에 초점을 두는 것.

인간수행생태학모델(ecology of human performance model) — 그/그녀에 주변 상황의 이해없이는 개인의 이해가 불가능하다고 가정.

인간작업모델(model of human occupation; MOHO) — 개인적 견해를 시스템에 통합한다; 역동적이고 배경적 욕구와 자기-체계에 필수적인 작업사이에 행동을 가정한다; 의지, 습관화, 수행능력의 3가지 요소로 개인을 판단한다.

인식불능증(실인증, agnosia) — 친숙한 대상을 인식할 수 있는 능력이 없음.

일반화(generalization) — 새로운 상황에서 새롭게 배우게 되는 전략을 사용하는 능력.

임상관찰(clinical observation) — 클라이언트 수행을 방해하는 일반적인 운동, 시각, 지각과 인지 요인의 작업수행의 직접적인 관찰.

임상적추론(clinical reasoning) — 치료사가 계획하고, 지시하고, 수행하고, 클라이언트 간호에 반영할 때 이용되는 과정에서 만들어지는 사고와 결정.

입체시(입체보기, stereopsis) — 삼차원 시각.

자기감시(자기모니터, self-monitoring) — 자신의 행동의 양과 질을 평가하고 조절할 수 있는 개인의 능력.

자기인식(자기자각, self-awareness) — 자신의 인지적 능력의 인식(이해).

자기중심적 지남력장애(egocentric disorientation) — 시각적 지남력장애에 부수적인 지형학적 지남력장애(지형적 방향감각상실, topographical disorientation)

자기중심화(egocentric) — 개인과 관계된다.

자동적 움직임(intransitive movements) — 생각 또는 느낌을 전달하는 움직임.

자동처리(automatic processing) — 겉질밑 처리과정.

자세인식불능증(자가국소실인증, autotopagnosia) — 신체 도식의 장애.

작업기억(working memory) — 임시 저장과 정보의 조작; 환경 내에서 얻기 어려운 정보의 단기 저장, 그리고 나중에 사용을 위해 이 정보를 저장하는 과정; 동시에 대략 7개의 정보를 처리할 수 있다.

작업적응모델(occupational adaptation model; OA) — 인간적응(adaptation)과 작업(occupation)을 다룸; 수행하는 작업적 역할의 환경 내에서 일어나는 작업적 도전에 반응하여 개인과 작업적 환경사이에 상호작용으로 발달되는 적응과정(adaptation process).

장기기억(long-term memory) — 수 시간 또는 수 년 동안 영구적인 상태로 정보를 무제한 저장함.

재생(retrieval) — 이전에 부호화된 정보를 회복하는 과정.

적응(adaption) — 그/그녀의 결점에 대해 보상하기 위해 클라이언트의 환경을 변화시키거나 적응시키는 것.

적응적접근법(adaptive approach) — 클라이언트의 능력을 이용하여 적응과 환경을 촉진한다; 실제 작업행동에 훈련을 제공하고 특정 기능이 완전하게 회복하거나 복원할 수 없다고 추정한다.

전정과 배경 지각(전정배경 지각, figure ground perception) — 배경에서 전경을 구별하는 능력.

전정눈(안구)반사(vestibular ocular reflex; VOR) — 전정과 함께 안구운동을 조절하고 시각적으로 안구운동을 조절하며, 안정된 주시를 유지한다; 내이 미로(labyr nth)에서 활성화 된다; 같은 속도의 눈 움직임과 반대편 방향 머리 움직임을 함으로써 주시를 안정화한다.

전향(선행)지남력장애(anterograde disorientation) — 새로운 환경에서 예전 물건(최소 6개월 동안을 알고 있던건)을 찾는 능력을 학습할 수 없는 능력.

절차적 추론(procedural reasoning) — 진단적 추론(diagnostic reasoning); 클라이언트의 문제가 무엇이고, 이런 문제를 어떻게 다루는지를 결정하는데 사용되어지는 전략.

정량평가(quantitative assessment) — 발달된 능력의 양적 측정을 제공하는 정적인 평가(static assessment); 학습 과정 그 자체보다는 학습의 결과와 관계된다.

정성평가(qualitative assessment) — 가장 중요한 문제들이라고 하는 정성적(비수치적) 자료를 제공하고 이들 문제에 관한 상세한 정보를 제공한다; 클라이언트의 수행의 중요한 특징을 설명하고 치료사가 클라이언트가 과제와 활동을 수행하는 방법의 과정을 관찰한다.

정시(emmetropia) — 굴절 오차의 없음.

정신적 유연성(mental flexibility) — 그런 활동과 관련된 환경으로부터의 피드백에 의존하여 시작, 멈춤과 전환활동을 할수 있는 능력.

조건적추론(conditional reasoning) — 클라이언트의 능력이 어떻게 작업 수행에 영향을 미치는지를 검사하고 이해하려는 시도.

조절(accommodation) — 선명한 망막 이미지를 확보하기 위해 눈 변화(eye change)의 굴절력 과정.

조절처리(controlled processing) — 새로운 정보가 고려되어질 때 사용된다.

주시범위(고정범위, field of fixation) — 중심고정은 머리에 움직임이 없지만 움직이는 눈에 의해 달성되는 영역.

주위시(ambient vision) — 처음에 시야를 조직화하고 안정화시킨다; 주변시(peripheral vision)

중간선전위(midline shift) — 클라이언트의 중간선 오른쪽에 대한 정보는 잘 수행하고 중간선의 왼쪽에 대한 정보는 잘 수행하지 못하는 것.

지남력(orientation) — 개인적 환경 내에서 시간, 장소와 사람과 관련된 자신을 인식하는 능력.

지속적 집중력(sustained attention) — 주의경계력(vigilance); 장시간 동안 집중을 유지하는 것; 반복적, 비각성적 특성은 다른 자극에 대해 습관화와 주의산만을 일으키는 다른 원인이 되는 자극의 주의깊고 의식적인 처리을 자급하는 능력; 목표는 정해진 시간외에도 유지되며 확실히 한다.

진동시(떨림보기, oscillopsia) — 세상이 움직인다는 감각.

질병인식 불능증(anosognosia) — 클라이언트가 마비의 존재 또는 심각성을 인지 못한다.

집중(concentration) — 수행하는 동안 정신적인 작업을 하는 능력; 작업기억(working memory)에서 능동적으로 부호화되는 과정.

집중력(attention) — 감각과 경험은 각성하고 개인에게 적절하게 결정을 돕는 능동적인 과정; 들어오는 정보를 받아들이기 위해 올바르게 판단하는 수단.

착의행위상실증(착의실행증, dressing apraxia) — 신체도식과 공간관계의 장애 또는 어느 하나의 장애 때문에 스스로 옷 입고 옷 벗기를 못하는 능력.

참조의 틀(이론의 틀, frame of reference) — 훈련을 위한 이론과 연관된 기전.

처짐(눈꺼풀처짐, ptosis) — 위 눈꺼풀이 아래로 쳐지는 것.

청각인식불능증(청각실인증, auditory agnosia) — 단어와 비단어 소리를 포함하며 소리의 차이점을 인식하는 능력이 없음.

초점 집중력(focused attention) — 다른 종류의 자극에 반응하는 능력; 감각 정보를 받아들이고 운동활동을 하는데 적절한 신체자세와 지남력을 수반한다; 마음은 외부 생각에 자유롭고, 노력은 열려진 감각 채널을 유지하면서 만들어진다.

초점시력(focal vision) — 지각과 판별을 위해 물체의 중요한 특징에 집중력을 제공하는 것.

촉각계통(haptic system) — 사람이 물체를 알아보기 위해 사용할 수 있는 비시각적 수단; 피부수용체와 운동감각수용체로 구성한다.

촉각인식불능증(tactile agnosia) — 촉각, 온도, 그리고 고유수용성 기능이 여전이 정상임에도 접촉을 통해 물체를 알아보지 못하는 능력.

추상적사고(abstract thinking) — 정보를 개념화하고 추리하는 능력.

추상적학습(abstract learning) — 개인이 공간과 시간적 배경에서 독립적으로 요약된 규칙의 지식을 얻고 저장할 수 있는 학습의 최고 수준.

클라이언트와 가족교육(내담자와 가족 교육, client and Family education) — 클라이언트의 요구와 우선순위와 관련된 클라이언트와 가족에 대한 특별한 지식을 전한다.

클라이언트중심치료(내담자중심치료, client-centered practice) — 치료사는 그/그녀를 확인된 목표에 이르도록 돕기 위해 클라이언트를 참여시킨다; 클라이언트와 치료사는 변화를 촉진시키는 환경을 만드는 치료사와 협력적 관계를 발달시킨다; 클라이언트는 그 그녀의 요구와 관련된 가장 중요한 정보를 가진다.

타당성(validity) — 측정하기 위한 목적을 가진 검사가 얼마나 측정을 잘 하였는지를 참조한다.

토기눈증(토안, lagophthalmos) — 눈꺼풀의 닫힘에 결함.

통각적시각인식불능증(통각적시각실인증, apperceptive visual agnosia) — 시각 자극을 인지하고, 모방하고, 조화시키거나 구별하거나 간단한 모양 조차도 인지할 수 없는 능력.

팔다리(affected extremity)를 사용하지 않음.

팔다리운동 행위상실증(limb kinetic apraxia) — 중추신경계 손상으로 반대편 팔다리를 가지고 숙련되고, 정밀한 움직임을 하기 힘듦.

패턴인식(모양인식, pattern recognition) — 물체의 모양, 외형, 일반적 사실과 특유의 특징을 알아보는 능력.

평가자간 신뢰도(inter-rater reliability) — 2명 이상의 평가자가 독립적으로 개인에서 수행되는 평가에 유사한 평가를 부여하는지를 조사함.

평가자내 신뢰도(intra-rater reliability) — 같은 평가의 다양한 치료의 결과로서 한 평가자가 일으키는 변화를 측정하기.

표준(규준, norms) — 표준화된 방식으로 테스트를 사용하여 평가되어진 명확한 그룹으로부터 산출된 통계.

표준화검사(standardized test) — 모집단의 평균 점수가 어떻게 되는지 알기 위하여 검사자가 검사하길 원하는 다수의 모집단에게 시행되어지는 검사; 기준을 나타낸다.

표지인식불능증(landmark agnosia) — 지남력(orientation)의 목적을 위해 현저하게 관련된 표지 또는 환경적 특징을 사용하지 못하는 능력.

표현적 학습(표상학습, representational learning) — 사건의 내적표현이 형성되고 사건은 체계화

되고 상기되는 방법을 포함한다.

하사위(hypophoria) — 눈동자가 밑으로 내려간다.

하위상달식평가(bottom-up assessment) — 집중력 또는 구성행위상실증(구성실행증, constructional praxis)과 같은 구성요소기능을 측정하기 위해 고안된 특정한 평가.

하향평가(상위하달식평가, top-down assessments) — 만족스럽지 못한 수행의 가능성이 있는 근본적 원인을 이해하기 위한 한 방법으로 특별한 작업적 수행 과제에서 클라이언트의 수행을 검사하는 것.

학습된 미사용(학습된 비사용, learned nonuse) — 클라이언트가 현저한 좌절 때문에 환측.

행위상실증(실행증, apraxia) — 운동력, 감각, 협응능력상실이 없어도 어떤 숙련되고 목적 있는 운동을 수행하지 못하는 능력.

형태구별(form discrimination) — 다른 형태의 유형을 구별하는 능력.

활용적 추론(pragmatic reasoning) — 조직체의 문화, 자원, 체류허가, 보상 문제, 치료사의 개인적 환경과 같은 실제 상황에 근거한 추론.

황반변성(macular degeneration) — 중심맹점 또는 암점과 뚜렷한 중심시력 손실이 있음.

회복적 접근법(복원적 접근법, restorative approach) — 클라이언트의 장애에 기초한 손상에 초점을 맞춰진 재활; 클라이언트의 제한에 기여하는 기초적인 요인들을 검사한다; 뇌회복 또는 재구성을 촉진하거나 향상시키는데 목적이 있음.

찾아보기

사

아

자

차

타

파

하

기타